中医医师规范化培训结业理论考核精选金题

中医专业

(解析分册)

伍崇海　主编

医海医考住培结业考试研究中心教学团队　组织编写

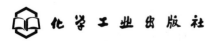

·北京·

解析目录

第一篇　公共理论 / 001

第一章　政策法规 / 002
- 第一节　中医药法【掌握】/ 002
- 第二节　执业医师法律制度【熟悉】/ 003
- 第三节　药品及处方管理办法【熟悉】/ 006
- 第四节　医疗机构管理法律制度【了解】/ 008
- 第五节　医疗事故与损害法律制度【了解】/ 010
- 第六节　卫生法基本理论【了解】/ 012
- 第七节　医疗质量管理办法【了解】/ 014
- 第八节　突发公共卫生事件应急处理条例【了解】/ 014
- 第九节　传染病防治法律制度【了解】/ 016

第二章　医学伦理学 / 020
- 第一节　医疗机构从业人员行为规范【掌握】/ 020
- 第二节　医患关系【熟悉】/ 021
- 第三节　医学道德【了解】/ 024

第二篇　专业理论 / 027

第一章　中医内科病证 / 028
- 第一节　感冒、咳嗽、哮病、喘证、肺胀、肺痈、肺痨、饮证、急劳、厥脱、汗证【掌握】/ 028
- 第二节　胸痹、心悸、不寐、心衰病【掌握】/ 034
- 第三节　胃痛、泄泻、胃痞、脾心痛、虚劳、呕吐、腹痛、便秘【掌握】/ 036
- 第四节　血证、黄疸、紫癜、髓劳、积聚、内伤发热【掌握】/ 038
- 第五节　鼓胀、水肿、淋证、尿浊、痿证、痹证、关格【掌握】/ 041
- 第六节　血浊、消渴、瘿病、肥胖【熟悉】/ 044
- 第七节　中医癌病（肺癌、胃癌、肝癌、胰腺癌）、郁证、中风、眩晕、头痛、痫证、痴呆、颤证【掌握】/ 046
- 第八节　中医内科学发展中的学术流派，著名医家的学术观点【熟悉】/ 049

第二章　相关西医内科疾病 / 051
- 第一节　慢性阻塞性肺疾病、慢性肺源性心脏病、支气管哮喘、肺炎、急慢性呼吸衰竭【掌握】/ 051
- 第二节　上呼吸道感染、气管-支气管炎、支气管扩张、肺结核、间质性肺炎、急性呼吸窘迫综合征【掌握】/ 053
- 第三节　急慢性心力衰竭、常见心律失常、高血压（高血压急症）、慢性冠脉病、急性冠脉综合征、血脂异常【掌握】/ 055
- 第四节　慢性心脏瓣膜疾病、病毒性心肌炎、原发性心肌病、急性心包炎【掌握】/ 057

第五节 慢性胃炎、消化性溃疡、功能性肠病、炎症性肠病、肝硬化（肝性脑病）、胃食管反流、急性胰腺炎【掌握】/ 058

第六节 原发性肾小球疾病、急慢性尿路感染、急慢性肾衰竭、继发性肾病【掌握】/ 060

第七节 缺铁性贫血、再生障碍性贫血、特发性血小板减少性紫癜、过敏性紫癜、白血病、白细胞减少症与粒细胞缺乏症【掌握】/ 062

第八节 甲状腺功能亢进症、糖尿病、痛风、类风湿关节炎、系统性红斑狼疮【掌握】/ 064

第九节 脑梗死、脑出血、蛛网膜下腔出血、癫痫、帕金森病、阿尔茨海默病【熟悉】/ 066

第十节 原发性支气管肺癌、胃癌、原发性肝癌、胰腺癌【掌握】/ 068

第十一节 淋巴瘤、甲状腺功能减退症、强直性脊柱炎、干燥综合征【熟悉】/ 070

第三章 内科常见急症 / 071

第一节 急性上消化道出血【掌握】/ 071

第二节 脓毒症、休克、急性中毒、中暑【掌握】/ 072

第四章 中医外科病证 / 074

第一节 疖（含暑疖、疖病）、疔疮（含颜面疔疮、手足疔疮）、痈（颈痈、腋痈、脐痈）、发（含臀痈、手足发背）、丹毒、有头疽、褥疮、窦道【掌握】/ 074

第二节 走黄与内陷、流注、流痰、蝼蛄疖、烂疔、红丝疔、锁喉痈、发颐【掌握】/ 075

第三节 乳痈、乳癖、乳核、乳岩【掌握】/ 077

第四节 肉瘿、筋瘤、肉瘤、失荣、血瘤、气瘿、石瘿【掌握】/ 079

第五节 蛇串疮、疣、癣、湿疮、瘾疹、白疕、白驳风、黧黑斑【掌握】/ 080

第六节 药毒、猫眼疮、热疮、瓜藤缠、粉刺、白屑风、酒渣鼻【熟悉】/ 082

第七节 痔疮、肛痈、肛漏、锁肛痔【掌握】/ 083

第八节 精浊、精癃、不育、前列腺癌【熟悉】/ 085

第九节 臁疮、股肿、脱疽、烧伤、肠痈【掌握】/ 086

第十节 胆石症、破伤风、水疝、冻疮【熟悉】/ 087

第十一节 中医外科学发展中的学术流派，著名医家的学术观点【了解】/ 088

第五章 相关外科疾病 / 089

第一节 疖、疖病、颜面部疖、手足部化脓性感染、急性化脓性淋巴结炎、蜂窝织炎、急性淋巴管炎、痈【掌握】/ 089

第二节 头皮穿凿性脓肿、气性坏疽、口底部蜂窝织炎、多发性肌肉深部脓肿、化脓性腮腺炎、全身性外科感染【掌握】/ 091

第三节 急性乳腺炎、乳腺增生、乳腺纤维腺瘤、乳腺癌【掌握】/ 092

第四节 带状疱疹、疣、癣、湿疹、荨麻疹、银屑病、白癜风、黄褐斑、药物性皮炎、多形性红斑、单纯疱疹、结节性红斑、痤疮、脂溢性皮炎、酒渣鼻【掌握】/ 093

第五节 甲状腺腺瘤、脂肪瘤、单纯性甲状腺肿、甲状腺癌、血管瘤、颈部淋巴结转移癌和原发性恶性肿瘤【熟悉】/ 094

第六节 下肢静脉曲张、下肢慢性溃疡、下肢深静脉血栓形成、下肢动脉硬化闭塞症【掌握】/ 095

第七节 痔、肛门直肠周围脓肿、肛瘘、直肠癌、骨与关节结核【熟悉】/ 096

第八节 前列腺炎、前列腺增生、男性不育症、前列腺癌、鞘膜积液【掌握】/ 097

第九节 烧伤、急性阑尾炎、胆囊结石、破伤风、冻伤【熟悉】/ 099

第六章 中医妇科病证 / 101

第一节 月经失调（月经先期、月经后期、月经先后不定期、月经过多、月经过少、经间期出血）、闭经、崩漏、痛经、绝经前后诸证、胎动不安、滑胎【掌握】/ 101

第二节 异位妊娠【熟悉】/ 105
第三节 产后恶露不尽、产后腹痛、产后发热、缺乳【了解】/ 106
第四节 阴痒、不孕症、癥瘕、带下病、子宫脱垂、阴疮【熟悉】/ 107
第五节 中医妇科发展中的主要学术流派及著名医家的学术观点【了解】/ 109

第七章 妇科急症诊疗与处理 / 111

异位妊娠、黄体破裂、卵巢囊肿蒂扭转【掌握】/ 111

第八章 相关妇科疾病 / 113

第一节 子宫肌瘤、前庭大腺炎【掌握】/ 113
第二节 阴道炎、宫颈炎、盆腔炎【掌握】/ 114
第三节 多囊卵巢综合征、子宫内膜异位症、卵巢囊肿、先兆流产、习惯性流产、妊娠剧吐【掌握】/ 115

第九章 中医儿科病证 / 117

第一节 感冒、咳嗽、哮喘、肺炎喘嗽【掌握】/ 117
第二节 反复呼吸道感染、厌食、口疮、呕吐、泄泻、腹痛、汗证、遗尿、紫癜【掌握】/ 118
第三节 手足口病、奶麻、抽动障碍、麻疹、痄腮、猩红热【掌握】/ 122
第四节 性早熟、疳证、注意缺陷多动障碍、癫痫、黏膜皮肤淋巴结综合征【熟悉】/ 124
第五节 中医儿科发展中的主要学术流派及著名医家的学术观点【了解】/ 127

第十章 儿科急症诊疗与处理 / 128

第一节 高热惊厥、哮喘持续状态、脱水【掌握】/ 128
第二节 心力衰竭、呼吸衰竭、休克【掌握】/ 129

第十一章 针灸专业理论及知识 / 131

第一节 经络系统的组成和概况【掌握】/ 131
第二节 十四经脉的循行与主治概要【掌握】/ 131
第三节 经络的作用【熟悉】/ 132
第四节 标本、根结、气街、四海【熟悉】/ 132
第五节 腧穴分类、主治特点、特定穴、腧穴定位法【掌握】/ 133
第六节 中医典籍有关针灸的论述【了解】/ 135

第十二章 针灸科常见病证 / 137

第一节 痹证、痿证、腰痛、漏肩风、落枕、扭伤【掌握】/ 137
第二节 中风、头痛、眩晕、面瘫、面痛、震颤麻痹、不寐、胸痹【掌握】/ 138
第三节 感冒、哮喘、胃痛、呃逆、呕吐、便秘、泄泻、癃闭【掌握】/ 139
第四节 月经不调、经闭、痛经、绝经前后诸证、不孕症【掌握】/ 141
第五节 小儿遗尿、蛇丹、湿疹、神经性皮炎、眼睑下垂、牙痛、近视、针眼（麦粒肿）、耳鸣耳聋、鼻衄【掌握】/ 142
第六节 颈椎病、腰椎间盘突出症、急性腰扭伤、腰部慢性劳损【熟悉】/ 143
第七节 肩关节周围炎、骨性关节炎、类风湿关节炎、风湿性关节炎、肱骨外上髁炎【熟悉】/ 144
第八节 脑梗死、脑出血后遗症、运动神经元病变、帕金森病、偏头痛、睡眠障碍、高血压【熟悉】/ 144
第九节 慢性胃炎、溃疡性结肠炎、排尿功能障碍、带状疱疹、神经性耳鸣、青光眼、过敏性鼻炎、子宫内膜异位症、胎位不正、小儿脑瘫【熟悉】/ 145

第十三章 推拿科常见疾病 / 146

第一节 颈椎病、腰椎间盘突出症、第三腰椎横突综合征、肩关节周围炎、肱骨外上髁炎、膝骨关节炎、踝关节扭伤、颞颌关节紊乱症【掌握】/ 146
第二节 头痛、失眠、中风后遗症、面瘫、胃痛、便秘、虚劳、痛经【掌握】/ 147
第三节 发热、儿童单纯性肥胖症、感冒、便秘、婴幼儿腹泻、夜啼、遗尿、小儿肌性斜颈、桡骨小头半脱位、小儿脑瘫【掌握】/ 148

第四节 落枕、项背肌筋膜炎、胸椎后关节紊乱、急性腰扭伤、腰肌劳损、退行性脊柱炎、腕管综合征【熟悉】/ 149

第五节 咳嗽、厌食、疳证、汗证、眩晕、积乳症、近视【熟悉】/ 150

第六节 退行性腰椎滑脱症、梨状肌综合征、跟痛症【了解】/ 150

第十四章 推拿科特色理论及观点 / 151

第一节 小儿推拿特定穴的定位与主治【熟悉】/ 151

第二节 筋出槽、骨错缝的基本理论【掌握】/ 152

第三节 推拿学术发展中的一指禅推拿、滚法推拿、内功推拿三大学术流派及经典著作，近、现代著名医家的学术观点及临床应用【了解】/ 152

第十五章 中医康复医学 / 153

第一节 康复评定【掌握】/ 153

第二节 康复治疗技术【掌握】/ 154

第三节 常见中医疾病康复【了解】/ 155

第十六章 中医骨伤疾病 / 157

第一节 锁骨骨折、肱骨外科颈骨折、尺桡骨干双骨折、桡骨远端骨折、掌指骨骨折【掌握】/ 157

第二节 股骨颈骨折、股骨粗隆间骨折、髌骨骨折、胫腓骨干双骨折、肋骨骨折、肩关节脱位、脊柱骨折（含伴有截瘫）【掌握】/ 158

第三节 落枕、颈椎病、肩周炎、肱骨外上髁炎、桡骨茎突腱鞘炎、屈指肌腱腱鞘炎【掌握】/ 160

第四节 膝侧韧带损伤、踝部扭伤、跟痛症、急性腰扭伤、腰部慢性劳损、腰椎间盘突出症、腰椎椎管狭窄症、股骨头缺血性坏死、膝骨关节炎【掌握】/ 161

第五节 肱骨干骨折、肱骨髁上骨折、股骨干骨折、胫骨平台骨折、踝部骨折、跟骨骨折【熟悉】/ 164

第六节 肘关节脱位、小儿桡骨头半脱位、掌指关节脱位【熟悉】/ 166

第七节 肱二头肌腱鞘炎、腕三角纤维软骨损伤、膝关节创伤性滑膜炎、膝半月板损伤、膝交叉韧带损伤【熟悉】/ 167

第八节 孟氏骨折、盖氏骨折、颞颌关节脱位、肩袖损伤、髋关节滑膜炎、骨质疏松症、骨关节感染、骨肿瘤【了解】/ 167

第十七章 中医耳鼻喉科疾病 / 169

第一节 旋耳疮、耳疖、耳疮、耳胀、脓耳、耳鸣耳聋、耳眩晕【掌握】/ 169

第二节 鼻疔、鼻疳、鼻窒、鼻鼽、鼻渊、鼻槁【掌握】/ 170

第三节 喉痹、乳蛾、喉瘖、喉痈、梅核气【掌握】/ 171

第十八章 中医耳鼻喉科急症 / 173

鼻衄、急喉风、骨鲠【熟悉】/ 173

第十九章 中医眼科病证 / 174

第一节 针眼、胞生痰核、睑弦赤烂、椒疮、暴风客热、天行赤眼【掌握】/ 174

第二节 火疳、聚星障、凝脂翳、瞳神紧小、绿风内障、圆翳内障、暴盲【掌握】/ 175

第三节 眼丹、上胞下垂、粟疮、流泪症、漏睛、漏睛疮异、金疳、胬肉攀睛、天行赤眼暴翳、湿翳【熟悉】/ 177

第四节 混睛障、宿翳、瞳神干缺、青风内障、云雾移睛、视瞻有色、视瞻昏渺、高风内障、青盲、目偏视、近视、远视【熟悉】/ 178

第二十章 眼科急症 / 180

异物入目、酸碱入目、辐射线伤目、撞击伤目、真睛破损、爆炸伤目、动脉栓塞【熟悉】/ 180

第二十一章 眼科相关疾病 / 181

干眼症、结膜下出血、甲状腺相关性眼病、炎性假瘤、弱视、角膜软化症、药物性眼病【掌握】/ 181

第三篇　基本技能 / 183

第一章　医疗文书的书写 / 184

中医内科常规医疗工作中病历、医嘱、处方等医疗文书的书写【掌握】/ 184

第二章　中医内科常用检查 / 185

第一节　中医四诊【掌握】/ 185
第二节　体格检查【掌握】/ 185
第三节　心电图检查及结果判读【熟悉】/ 186
第四节　胸部 X 线片读片【掌握】/ 188
第五节　专科 CT、MRI 阅片【熟悉】/ 189
第六节　动脉血气分析结果判读【熟悉】/ 189

第三章　常用操作技术 / 190

第一节　气管内插管术【掌握】/ 190
第二节　球囊呼吸器使用【掌握】/ 190
第三节　无创机械通气技术【了解】/ 191
第四节　电击除颤术【掌握】/ 192
第五节　洗胃术【熟悉】/ 193
第六节　心肺脑复苏术【掌握】/ 193
第七节　腹腔穿刺术【掌握】/ 194
第八节　腰椎穿刺术【熟悉】/ 195
第九节　骨髓穿刺术【熟悉】/ 195
第十节　胸腔穿刺术【掌握】/ 196
第十一节　氧疗技术【掌握】/ 197
第十二节　胃十二指肠置管术、快速血糖测定、OGTT 试验、导尿术【掌握】/ 197

第四章　中医外科常用检查 / 199

第一节　中医外科辨脓法【掌握】/ 199
第二节　皮肤性病科检查的基本技能【掌握】/ 199
第三节　肛肠科常用的检查方法【掌握】/ 200

第五章　中医外科操作方法与技术 / 201

切开法、烙法、砭镰法、挂线法、拖线法、结扎法、引流法、垫棉法、药筒拔法、熏法、熨法、热烘疗法、溻渍法【掌握】/ 201

第六章　外科常用技术与操作方法 / 203

第一节　消毒与无菌技术、术前准备和术后处理【熟悉】/ 203
第二节　外科手术基本技术、外科换药、外科常用的诊疗操作技术、普通外科特殊诊断方法和技术【掌握】/ 203

第七章　中医妇科常用技术与操作方法 / 204

第一节　妇科检查（双合诊、三合诊）【掌握】/ 204
第二节　基础体温、宫颈涂片，盆腔 B 超、CT 检查【熟悉】/ 204
第三节　妇科技术操作【掌握】/ 205

第八章　中医儿科常用技术与操作方法 / 206

中医儿科特色治疗技术【掌握】/ 206

第九章　针灸科常用技术与操作方法 / 207

第一节　常用腧穴的定位【掌握】/ 207
第二节　常用刺灸法技术与操作方法【掌握】/ 208

第十章　推拿科常用技术与操作方法 / 210

第一节　脊柱 X 线、CT 和 MRI 影像学诊断【熟悉】/ 210
第二节　推拿科常用的成人手法操作【掌握】/ 210
第三节　牵引【掌握】/ 211
第四节　推拿科常用的小儿手法操作【熟悉】/ 211

第十一章　中医骨伤科常用技术与操作方法 / 213

第一节　骨伤科专科检体技能【掌握】/ 213
第二节　骨关节影像学检查阅片【掌握】/ 214
第三节　中医骨伤科特色诊疗技术【掌握】/ 215
第四节　骨伤科技术操作【熟悉】/ 216

第十二章　中医耳鼻喉科常用技术与操作方法 / 218

第一节　耳鼻咽喉常用检查方法【熟悉】/ 218
第二节　纯音听力检查、声导抗【熟悉】/ 218

第三节　耳鼻喉科技术操作【掌握】/ 219

第十三章　中医眼科常用技术与操作方法 / 220

第一节　眼科检查（OCT、眼部 A/B 超）【熟悉】/ 220

第二节　眼科技术操作【掌握】/ 220

附录　模拟试题 / 221

模拟试题一 / 221

模拟试题二 / 233

参考文献 / 246

第一篇 公共理论

第一章　政策法规

第一节　中医药法【掌握】

A1和A2型题

说明：为单选题，5个选项中可能同时有最佳正确答案和非错误答案，请从中选择一个最佳答案。

1.【答案】A

【解析】中医药是中华民族的瑰宝，是我国医药卫生体系的特色和优势，是国家医药卫生事业的重要组成部分。2016年12月25日十二届全国人大常委会第二十五次会议审议通过了《中华人民共和国中医药法》（简称《中医药法》）。这是中医药发展史上具有里程碑意义的大事，将产生深远的国内国际影响。

2.【答案】C

【解析】早在1983年，全国人大代表董建华就领衔提出了制定《中医药法》的议案，此后，历届全国人大、全国政协会上，不断有关于中医药立法的议案、提案。原卫生部、国家中医药管理局高度重视中医药立法工作，曾多次组织进行立法调研、论证和起草工作，在1984—1986年间相继起草了6次《中医药法》草拟稿。

3.【答案】C

【解析】我国首部《中华人民共和国中医药法》（简称《中医药法》）于2017年7月1日正式实施。作为我国首部全面、系统体现中医药特色的综合性法律，这部《中医药法》，酝酿了33年之久，聚集了中医药界人士的目光。在这部全文7004字，共9章63条的法规中，不仅从法律层面明确了中医药的地位、发展方针和扶持措施，为中医药事业发展提供了法律保障，还对实践中存在的突出问题作了有针对性的规定。可以说，《中医药法》的实施将给城乡居民、中药材从业者、种植者的生产生活带来诸多改变。

4.【答案】C

【解析】分别从关键词和中医药产业链两个角度进行解读《中医药法》，共提及关键词46次，涉及中医药产业链上32个关键点。

5.【答案】A

【解析】中医药有着自身独特的理论体系、诊疗方法等诸多特点，如整体观念、辨证论治等理念。只有遵循其自身的发展规律，才能更好地传承和创新，包括中药材的种植炮制、中医理论的研究、中医临床诊疗规范等诸多方面，从而促进中医药事业健康、可持续发展。

6.【答案】D

【解析】中医药学是我国各族人民在长期生产生活和同疾病作斗争中逐步形成并不断丰富发展的医学科学，是我国具有独特理论和技术方法的体系，如阴阳五行、经络腧穴、辨证论治，以及中药材的采集、炮制、配伍以及药效等方面。发展中医药事业必须符合中医药的这些特点。

7.【答案】C

【解析】实践性指将理论应用于实际，通过实践来检验和发展理论。题目所描述的发展原则正是强调了理论与实践的结合，中医与西医的结合，以及传统与现代的结合，这些都需要通过实践来验证和实现。

8.【答案】E

【解析】《中医药法》第一条：为了继承和弘扬中医药，保障和促进中医药事业发展，保护人民健康，制定本法。

9.【答案】E

【解析】发展中医药事业应顺应中医药发展规律，从而促进中医药事业健康、可持续发展，遵循继承与创新相结合的原则，保持和发扬中医药特色和优势，积极利用现代科学技术，促进中医药理论和实践的发展，推进中医药现代化。

10.【答案】B

【解析】医疗机构发布中医医疗广告，应当经所在地省、自治区、直辖市人民政府中医药主管部门审查批准；未经审查批准，不得发布。发布的中医医疗广告内容应与经审查批准的内容相符合，并符合《中华人民共和国广告法》的有关规定。

11.【答案】E

【解析】根据《中医药法》，举办中医诊所的，将诊所的名称、地址、诊疗范围、人员配备情况等报所在地县级人民政府中医药主管部门备案后即可开展执业活动，委托配制中药制剂，应当向委托方所在地省、自治区、直辖市人民政府药品监督管理部门备案。医疗机构配制的中药制剂品种，应当依法取得制剂批准文号。但是，仅应用传统工艺配制的中药制剂品种，向医疗机构所在地省、自治区、直辖市人民政府药品监督管理部门备案后即可配制，不需要取得制剂批准文号。对市场上没有供应的中药饮片，医疗机构可以根据本医疗机构医师处方的需要，在本医疗机构内炮制、使用。医疗机构应当遵守中药饮片炮制的有关规定，对其炮制的中药饮片的质量负责，保证药品安全。医疗机构炮制中药饮片，应当向所在地设区的市级人民政府药品监督管理部门备案。

12.【答案】C

【解析】师承教育是指采用师承的方式进行教育。根据教育部和国家中医药管理局联合发布的《关于医教协同深化中医药教育改革与发展的指导意见》（以下简称《意见》），计划到2020年，基本建成院校教育、毕业后教育、继续教育三阶段有机衔接，师承教育贯穿始终，符合中医药事业发展要求和学科特色的中医药人才培养体系。

13.【答案】B

【解析】《中医药法》第四十三条规定：国家对经依法认定属于国家秘密的传统中药处方组成和生产工艺实行特殊保护。

第二节 执业医师法律制度【熟悉】

A1和A2型题

说明：为单选题，5个选项中可能同时有最佳正确答案和非错误答案，请从中选择一个最佳答案。

1.【答案】C

【解析】《中华人民共和国医师法》（简称《医师法》）规定，医师在执业活动中应履行下列义务：①树立敬业精神，恪守职业道德，履行医师职责，尽职尽责救治患者，执行疫情防控等公共卫生措施；②遵循临床诊疗指南，遵守临床技术操作规范和医学伦理规范等；③尊重、关心、爱护患者，依法保护患者隐私和个人信息；④努力钻研业务，更新知识，提高医学专业技术能力和水平，提升医疗卫生服务质量；⑤宣传推广与岗位相适应的健康科普知识，对患者及公众进行健康教育和健康指导；⑥法律、法规规定的其他义务。

2.【答案】C

【解析】同第1题答案。

3.【答案】C

【解析】《医师执业注册管理办法》规定，有下列情形之一的，不予注册：①不具有完全民事行为能力的；②因受刑事处罚，自刑罚执行完毕之日起至申请注册之日止不满2年的；③受吊销《医师执业证书》行政处罚，自处罚决定之日起至申请注册之日止不满2年的；④甲类、乙类传染病传染期、精神疾病发病期以及身体残疾等健康状况不适宜或者不能胜任医疗、预防、保健业务工作的；⑤重新申请注册，经考核不合格的；⑥在医师资格考试中参与有组织作弊的；⑦被查实曾使用伪造医师资格或者冒名使用他人医师资格进行注册的；⑧国务院卫生行政部门规定不宜从事医疗、预防、保健业务的其他情形。

4.【答案】E

【解析】对考核不合格的医师，县级以上人民政府卫生行政部门可以责令其暂停执业活动3～6个月，并接受培训和继续医学教育。暂停执业活动期满，再次进行考核，对考核合格的，允许其继续执业；对考核不合格的，由县级以上人民政府卫生行政部门注销注册，收回《医师执业证书》。

5.【答案】C

【解析】医生丙参与经营，未从事医疗2年多，根据医师法规定，中止医师执业活动满2年的注销注册。

6.【答案】C

【解析】医师的法律义务同时也是道德义务的包括：①遵守法律、法规，遵守技术操作规范；②树立敬业精神，遵守职业道德，履行医师职责，尽职尽责为患者服务；③关心、爱护、尊重患者，保护患者的隐私；④努力钻研业务，更新知识，提高专业技术水平；⑤宣传卫生保健知识，对患者进行健康教育。因此，维护医院形象，关心医院创收，积极推进公立医院营利性、市场化改革不属于法律义务。

7.【答案】B

【解析】医师，是指依法取得执业医师或执业助理医师资格，经注册后，在医疗、预防、保健及计划生育技术服务等专业机构中从业的卫生技术人员。

8.【答案】C

【解析】县级以上地方卫生行政部门是医师执业注册的主管部门，负责本行政区域内的医师执业注册监督管理工作。

9.【答案】D

【解析】医师在执业活动中，违反规定，有下列行为之一的，由县级以上人民政府卫生行政部门给予警告或者责令暂停6个月以上1年以下执业活动；情节严重的，吊销其《医师执业证书》；构成犯罪的，依法追究刑事责任：①违反卫生行政规章制度或技术操作规范，造成严重后果的；②由于不负责任延误急危患者的抢救和诊治，造成严重后果的；③造成医疗责任事故的；④未经亲自诊查、调查，签署诊断、治疗、流行病学等证明文件或有关出生、死亡等证明文件的；⑤隐匿、伪造或者擅自销毁医学文书及有关资料的；⑥使用未经批准使用的药品、消毒药剂和医疗器械的；⑦不按照规定使用麻醉药品、医疗用毒性药品、精神药品和放射性药品的；⑧未经患者或家属同意，对患者进行实验性临床医疗的；⑨泄露患者隐私，造成严重后果的；⑩利用职务之便，索取、非法收受患者财物或牟取其他不正当利益的；⑪发生自然灾害、传染病流行、突发重大伤亡事故及其他严重威胁人民生命健康的紧急情况时，不服从卫生行政部门调遣的；⑫发生医疗事故或发现传染病疫情及患者涉嫌伤害事件或非正常死亡，不按照规定报告的。

10.【答案】A

【解析】《医师法》规定，医师在执业活动中享有下列权利：①在注册的执业范围内，按照有关规范进行医学诊查、疾病调查、医学处置、出具相应的医学证明文件，选择合理的医疗、预防、保健方案；②获取劳动报酬，享受国家规定的福利待遇，按照规定参加社会保险并享受相应待遇；③获得符合国家规定标准的执业基本条件和职业防护装备；④从事医学教育、研究、学术交流；⑤参加专业培训，接受继续医学教育；⑥对所在医疗卫生机构和卫生健康主管部门的工作提出意见和建议，依法参与所在机构的民主管理；⑦法律、法规规定的其他权利。

11.【答案】A

【解析】《医师法》规定，医师在执业活动中应当履行下列义务：①树立敬业精神，恪守职业道德，履行医师职责，尽职尽责救治患者，执行疫情防控等公共卫生措施；②遵循临床诊疗指南，遵守临床技术操作规范和医学伦理规范等；③尊重、关心、爱护患者，依法保护患者隐私和个人信息；④努力钻研业务，更新知识，提高医学专业技术能力和水平，提升医疗卫生服务质量；⑤宣传推广与岗位相适应的健康科普知识，对患者及公众进行健康教育和健康指导；⑥法律、法规规定的其他义务。

12.【答案】D

【解析】医师在执业活动中，违反规定，有下列行为之一的，由县级以上人民政府卫生行政部门给予警告或者责令暂停6个月以上1年以下执业活动；情节严重的，吊销其执业证书；构成犯罪的，依法追究刑事责任：①违反卫生行政规章制度或技术操作规范，造成严重后果的；②由于不负责任延误急危患者的抢救和诊治，造成严重后果的；③造成医疗责任事故的；④未经亲自诊查、调查，签署诊断、治疗、流行病学等证明文件或有关出生、死亡等证明文件的；⑤隐匿、伪造或者擅自销毁医学文书及有关资料的；⑥使用未经批准使用的药品、消毒药剂和医疗器械的；⑦不按照规定使用麻醉药品、医疗用毒性药品、精神药品和放射性药品的；⑧未经患者或家属同意，对患者进行实验性临床医疗的；⑨泄露患者隐私，造成严重后果的；⑩利用职务之便，索取、非法收受患者财物或牟取其他不正当利益的；⑪发生自然灾害、传染病流行、突发重大伤亡事故，以及其他严重威胁人民生命健康的紧急情况时，不服从卫生行政部门调遣的；⑫发生医疗事故或发现传染病疫情及患者涉嫌伤害事件或非正常死亡，不按照规定报告的。

13.【答案】E

【解析】隐私权是指公民享有的私人生活安宁与私人信息秘密依法受到保护，不被他人非法侵扰、知悉、收集、利用和公开的一种人格权。本题中，贾某在朋友圈上传艾滋病患者的检验数据，并且包含了患者的工作单位，这属于患者的私人信息，贾某的行为是将患者的隐私信息公开，侵犯了患者的隐私权。

14.【答案】A

【解析】《医师法》规定，取得医师资格的，可以向所在地县级以上人民政府卫生行政部门申请注册。

15.【答案】B

【解析】获得医师资格后2年内未注册者、中止医师执业活动2年以上或者规定不予注册的情形消失的医师申请注册时，还应当提交在省级以上卫生行政部门指定的机构接受连续6个月以上的培训，并经考核合格的证明。

16.【答案】E

【解析】根据《医师法》和相关规定，取得执业《助理医师执业证书》后，具有高等学校医学专科学历（是指省级以上教育行政部门认可的各类高等学校医学专业专科学历）的，可以在医疗预防保健机构中工作满2年后报考执业医师资格考试。

17.【答案】A

【解析】无证个体医师王某为产妇接生，未

取得医师资格而从事医疗活动,属于非医师行医,且造成产妇大出血死亡,已构成犯罪。根据《医师法》规定,非医师行医的,由县级以上人民政府卫生行政部门予以取缔,没收其违法所得及其药品、器械,并处10万元以下的罚款;对医师吊销其《医师执业证书》;给患者造成损害的,依法承担赔偿责任;构成犯罪的,依法追究刑事责任。

18. 【答案】B

【解析】医疗机构对超出一般医疗服务范围或者限于医疗条件和技术水平不能诊治的患者,应当及时转诊。情况紧急不能转诊的,应当立即抢救并及时向有抢救条件的医疗卫生机构求助。

19. 【答案】A

【解析】《中华人民共和国民法典》(简称《民法典》):医务人员在诊疗活动中应当向患者说明病情和医疗措施。需要实施手术、特殊检查、特殊治疗的,医务人员应当及时向患者说明医疗风险、替代医疗方案等情况,并取得其书面同意;不宜向患者说明的,应当向患者的近亲属说明,并取得其书面同意。

20. 【答案】D

【解析】依据《医师法》,医师在执业活动中履行下列义务:①树立敬业精神,恪守职业道德,履行医师职责,尽职尽责救治患者,执行疫情防控等公共卫生措施;②遵循临床诊疗指南,遵守临床技术操作规范和医学伦理规范等;③尊重、关心、爱护患者,依法保护患者隐私和个人信息;④努力钻研业务,更新知识,提高医学专业技术能力和水平,提升医疗卫生服务质量;⑤宣传推广与岗位相适应的健康科普知识,对患者及公众进行健康教育和健康指导;⑥法律、法规规定的其他义务。依据《医师法》规定,医师实施医疗、预防、保健措施,签署有关医学证明文件,必须亲自诊查、调查,并按照规定及时填写医学文书,不得隐匿、伪造或者销毁医学文书及有关资料。

21. 【答案】A

【解析】根据《医师法》第二十条,申请个体行医的执业医师,须经注册后在医疗、预防、保健机构中执业满五年,并按照国家有关规定办理审批或备案手续;未经批准,不得行医。

22. 【答案】C

【解析】C选项是医师在执业活动中享受的权利,其余选项均为医师应该履行的义务。详见第10题【解析】。

23. 【答案】C

【解析】C选项是医师在执业活动中享受的权利,其余选项均为医师应该履行的义务。详见第10题【解析】。

24. 【答案】E

【解析】终止执业活动满2年者应当经所在地的县级以上卫生行政部门委托的机构或者组织考核合格,并依法申请办理重新注册手续后方可执业。

25. 【答案】B

【解析】《医师法》规定,卫生行政部门将委托有关机构对医师的业务水平、工作成绩和职业道德状况进行定期考核。对医师的考核结果,考核机构应当报告准予的卫生行政部门备案。对考核不合格的医师,县级以上人民政府卫生行政部门可以责令其暂停执业活动3～6个月,并接受培训和继续医学教育。暂停执业活动期满,再次进行考核,对考核合格的,允许其继续执业;对考核不合格的,由县级以上人民政府卫生行政部门注销注册,收回《医师执业证书》。

26. 【答案】A

【解析】根据《医师法》,医师在执业活动中,违反本法规定,有下列行为之一的,由县级以上人民政府卫生行政部门给予警告或者责令暂停6个月以上1年以下执业活动;情节严重的,吊销其《医师执业证书》;构成犯罪的,依法追究刑事责任:①违反卫生行政规章制度或技术操作规范,造成严重后果的;②由于不负责任延误急危患者的抢救和诊治,造成严重后果的;③造成医疗责任事故的;④未经亲自诊查、调查,签署诊断、治疗、流行病学等证明文件或者有关出生、死亡等证明文件的;⑤隐匿、伪造或者擅自销毁医学文书及有关资料的;⑥使用未经批准使用的药品、消毒药剂和医疗器械的;⑦不按照规定使用麻醉药品、医疗用毒性药品、精神药品和放射性药品的;⑧未经患者或者其家属同意,对患者进行实验性临床医疗的;⑨泄露患者隐私,造成严重后果的;⑩利用职务之便,索取、非法收受患者财物或者牟取其他不正当利益的;⑪发生自然灾害、传染病流行、突发重大伤亡事故,以及其他严重威胁人民生命健康的紧急情况时,不服从卫生行政部门调遣的;⑫发生医疗事故或者发现传染病疫情,患者涉嫌伤害事件或者非正常死亡,不按照规定报告的。

27. 【答案】B

【解析】根据《麻醉药品和精神药品管理条例》第七十三条,具有麻醉药品和第一类精神药品处方资格的执业医师,违反本条例的规定开具麻醉药品和第一类精神药品处方,或者未按照临床应用指导原则的要求使用麻醉药品和第一类精神药品的,由其所在医疗机构取消其麻醉药品和第一类精神药品处方资格;造成严重后果的,由原发证部门吊销其《医师执业证书》。执业医师未按照临床应用指导原则的要求使用第二类精神药品或者未使用专用处方开具第二类精神药品,造成严重后果的,由原发证部门吊销其《医师执业证书》。未取得麻醉药品和第一类精神药品处方资格的执业医师擅自开具麻醉药品和第一类精神药品处方,由县级以上人民政府卫生主管部门给予警告,暂停其执业活动;造成严重后果的,吊销其《医师执业证书》;构成犯罪的依法追究刑事责任。处方的调配人、核对人违反本条例的规定未对麻醉药品和第一类精神药品处方进行核对,造成严重后果的,由原发证部门吊销其《医师执业证书》。

28.【答案】C

【解析】根据《中华人民共和国药品管理法》(简称《药品管理法》)第一百四十二条,医疗机构的负责人、药品采购人员、医师、药师等有关人员收受药品上市许可持有人、药品生产企业、药品经营企业或者代理人给予的财物或者其他不正当利益的,由卫生健康主管部门或者本单位给予处分,没收违法所得;情节严重的,还应当吊销其《医师执业证书》。

29.【答案】A

【解析】医师注册后有下列情形之一的,注销注册,废止《医师执业证书》:①死亡;②受刑事处罚;③受吊销《医师执业证书》;④医师定期考核不合格,暂停执业活动期满,再次考核仍不合格;⑤中止医师执业活动满二年;⑥法律、行政法规规定不得从事医疗卫生服务或者应当办理注销手续的其他情形。

30.【答案】A

【解析】根据《医师法》第五十五条,违反本法规定,医师在执业活动中有下列行为之一的,由县级以上人民政府卫生健康主管部门责令改正,给予警告;情节严重的,责令暂停6个月以上1年以下执业活动直至吊销《医师执业证书》:①在提供医疗卫生服务或者开展医学临床研究中,未按照规定履行告知义务或者取得知情同意;②对需要紧急救治的患者,拒绝急救处置,或者由于不负责任延误诊治;③遇有自然灾害、事故灾难、公共卫生事件和社会安全事件等严重威胁人民生命健康的突发事件时,不服从卫生健康主管部门调遣;④未按照规定报告有关情形;⑤违反法律、法规、规章或者执业规范,造成医疗事故或者其他严重后果。

31.【答案】B

【解析】根据《医师法》第五十六条,违反本法规定,医师在执业活动中有下列行为之一的,由县级以上人民政府卫生健康主管部门责令改正,给予警告,没收违法所得,并处1万元以上3万元以下的罚款;情节严重的,责令暂停6个月以上1年以下执业活动直至吊销《医师执业证书》:①泄露患者隐私或者个人信息;②出具虚假医学证明文件,或者未经亲自诊查、调查,签署诊断、治疗、流行病学等证明文件或者有关出生、死亡等证明文件;③隐匿、伪造、篡改或者擅自销毁病历等医学文书及有关资料;④未按照规定使用麻醉药品、医疗用毒性药品、精神药品、放射性药品等;⑤利用职务之便,索要、非法收受财物或者牟取其他不正当利益,或者违反诊疗规范,对患者实施不必要的检查、治疗造成不良后果;⑥开展禁止类医疗技术临床应用。该医师违反了第①条,造成严重后果的应给予责令暂停6个月以上1年以下执业活动。

32.【答案】B

【解析】根据《医师法》第二十七条,对急危患者,医师应当采取紧急措施进行诊治,不得拒绝急救处置。

第三节　药品及处方管理办法【熟悉】

A1和A2型题

说明:为单选题,5个选项中可能同时有最佳正确答案和非错误答案,请从中选择一个最佳答案。

1.【答案】B

【解析】该医师开具了3张超常处方,且无正当理由,故按照《处方管理办法》的规定,该医院应对该医师提出警告,并限制其处方权,限制其处方权后,若仍连续2次以上出现超常处方且无正当理由的,取消其处方权。

2.【答案】B

【解析】《处方管理办法》第五十条规定,处方由调剂处方药品的医疗机构妥善保存。题干中乙医疗机构是处方药品的调剂机构,因此应由乙医疗机构妥善保存处方。

3.【答案】B

【解析】《中华人民共和国广告法》第十五条规定,麻醉药品、精神药品、医疗用毒性药品、放射性药品等特殊药品,药品类易制毒化学品,以及戒毒治疗的药品、医疗器械和治疗方法,不得作广告。前款规定以外的处方药,只能在国务院卫生行政部门和国务院药品监督管理部门共同指定的医学、药学专业刊物上作广告。

4.【答案】A

【解析】为规范处方管理，提高处方质量，促进合理用药，保障医疗安全，2007年2月24日卫生部（现卫健委）发布了《处方管理办法》。

5. 【答案】A

【解析】处方药，是指必须凭执业医师或者执业助理医师开具的处方方可调配、购买和使用的药品。非处方药，是指由国务院药品监督管理部门公布的，不需要凭执业医师或执业助理医师处方，消费者可以自行判断、购买和使用的药品。

6. 【答案】C

【解析】《药品管理法》规定，有下列情形之一的药品按假药论处：①药品所含成分与国家药品标准规定的成分不符；②以非药品冒充药品或者以他种药品冒充此种药品；③变质的药品；④药品所标明的适应证或者功能主治超出规定范围。

7. 【答案】B

【解析】经注册的执业医师在执业地点取得相应的处方权。经注册的执业助理医师在医疗机构开具的处方，应当经所在执业地点执业医师签名或加盖专用签章后方有效。

8. 【答案】B

【解析】精神药品处方至少保存2年。《处方管理办法》规定，医疗用毒性药品、第二类精神药品处方保存期限为2年，麻醉药品和第一类精神药品处方保存期限为3年。

9. 【答案】D

【解析】药师凭医师处方调剂处方药品。药师调剂处方时必须做到"四查十对"：①查处方，对科别、姓名、年龄；②查药品，对药名、剂型、规格、数量；③查配伍禁忌，对药品性状、用法用量；④查用药合理性，对临床诊断。认为存在用药不适宜时，应当告知处方医师进行确认或者重新开具处方。具体包括：对有配伍禁忌或者超剂量的处方，应当拒绝调配；必要时，经处方医师更正或重新签字，方可调配。发现严重不合理用药或者用药错误时，应当拒绝调剂，及时告知处方医师，进行记录，并按照有关规定报告。

10. 【答案】A

【解析】《处方管理办法》规定，经注册的执业医师在执业地点取得相应的处方权。

11. 【答案】B

【解析】《药品管理法》规定，有下列情形之一的药品按假药论处：①药品所含成分与国家药品标准规定的成分不符；②以非药品冒充药品或者以他种药品冒充此种药品；③变质的药品；④药品所标明的适应证或者功能主治超出规定范围。

12. 【答案】A

【解析】《中华人民共和国药品管理法》规定，药品上市许可持有人、药品生产企业、药品经营企业和医疗机构应当经常考察本单位所生产、经营、使用的药品质量、疗效和不良反应。发现疑似不良反应的，应当及时向药品监督管理部门和卫生健康主管部门报告。具体办法由国务院药品监督管理部门会同国务院卫生健康主管部门制定。对已确认发生严重不良反应的药品，由国务院药品监督管理部门或者省、自治区、直辖市人民政府药品监督管理部门根据实际情况采取停止生产、销售、使用等紧急控制措施，并应当在五日内组织鉴定，自鉴定结论作出之日起十五日内依法作出行政处理决定。

13. 【答案】A

【解析】医疗机构的负责人、药品采购人员、医师、药师等有关人员收受药品上市许可持有人、药品生产企业、药品经营企业或者代理人给予的财物或者其他不正当利益的，由卫生健康主管部门或者本单位给予处分，没收违法所得；情节严重的，还应当吊销其《医师执业证书》。

14. 【答案】E

【解析】药品生产、经营企业和医疗机构发现或者获知新的、严重的药品不良反应应当在15日内报告，其中死亡病例须立即报告。

15. 【答案】E

【解析】医疗机构的药剂人员调配处方必须经过核对，对处方所列药品不得擅自更改或者代用。对有配伍禁忌或者超剂量的处方，应当拒绝调配，必要时，经处方医师更正或者重新签字，方可调配。

16. 【答案】E

【解析】根据《处方管理办法》第二十七条，医疗机构应当要求长期使用麻醉药品和第一类精神药品的门（急）诊癌症患者和中、重度慢性疼痛患者，每3个月复诊或者随诊一次。

17. 【答案】D

【解析】《处方管理办法》第六条关于处方书写应当符合的规则，除特殊情况外，必须注明临床诊断。

18. 【答案】B

【解析】《处方管理办法》规定，①经注册的执业医师在执业地点取得相应的处方权。经注册的执业助理医师在医疗机构开具的处方，应当经所在执业地点执业医师签名或加盖专用签章后方有效。②经注册的执业助理医师在乡、民族乡、镇、村的医疗机构独立从事一般的执业活动，可以在注册的执业地点取得相应的处方权。③试用期人员开具处方，应当经所在医疗机构有处方权的执业医师审核并签名或加盖专用签章后方有效。④进修医师由接收进修的医疗机构对其胜任本专业工作的实际情况进行认定后授予相应的处方权。

第一章 政策法规

19.【答案】D

【解析】《处方管理办法》规定，处方开具当日有效。特殊情况下需延长有效期的，由开具处方的医师注明有效期限，但有效期最长不得超过3天。处方一般不得超过7日用量；急诊处方一般不得超过3日用量；对于某些慢性病、老年病或特殊情况，处方用量可适当延长，但医师应当注明理由。

20.【答案】C

【解析】见第19题解析。

21.【答案】A

【解析】根据《处方管理办法》，第二十三条提到，为门（急）诊患者开具的麻醉药品注射剂，每张处方为一次常用量；控缓释制剂，每张处方不得超过7日常用量；其他剂型，每张处方不得超过3日常用量。第二十四条提到，为门（急）诊癌症疼痛患者和中、重度慢性疼痛患者开具的麻醉药品、第一类精神药品注射剂，每张处方不得超过3日常用量；控缓释制剂，每张处方不得超过15日常用量；其他剂型，每张处方不得超过7日常用量。本题为中度慢性疼痛患者，医师开具第一类精神药品控缓释制剂每张处方不得超过15日常用量，应注意区别上述两条规定的内容。

22.【答案】E

【解析】医师出现下列情形之一的，处方权由其所在医疗机构予以取消：①被责令暂停执业；②考核不合格离岗培训期间；③被注销、吊销《医师执业证书》；④不按照规定开具处方，造成严重后果的；⑤不按照规定使用药品，造成严重后果的；⑥因开具处方牟取私利。

23.【答案】B

【解析】医师出现下列情形之一的，按照《医师法》第三十七条的规定，由县级以上卫生行政部门给予警告或者责令暂停六个月以上一年以下执业活动；情节严重的，吊销其《医师执业证书》：①未取得处方权或者被取消处方权后开具药品处方的；②未按照本办法规定开具药品处方的；③违反本办法其他规定的。

24.【答案】E

【解析】根据《处方管理办法》第十一条，医疗机构应当按照有关规定，对本机构执业医师和药师进行麻醉药品和精神药品使用知识和规范化管理的培训。执业医师经考核合格后取得麻醉药品和第一类精神药品的处方权，药师经考核合格后取得麻醉药品和第一类精神药品调剂资格。

25.【答案】C

【解析】根据《处方管理办法》第四条，医师开具处方和药师调剂处方应当遵循安全、有效、经济的原则。处方药应当凭医师处方销售调剂和使用。

26.【答案】A

【解析】根据《处方管理办法》第四十五条，医疗机构应当对出现超常处方3次以上且无正当理由的医师提出警告，限制其处方权；限制处方权后，仍连续2次以上出现超常处方且无正当理由的，取消其处方权。

27.【答案】A

【解析】《处方管理办法》第六条关于处方书写应当符合的规则提到，开具西药、中成药处方，每一种药品应当另起一行，每张处方不得超过5种药品。

28.【答案】E

【解析】根据《麻醉药品和精神药品管理条例》第七十三条，具有麻醉药品和第一类精神药品处方资格的执业医师，违反本条例的规定开具麻醉药品和第一类精神药品处方，或者未按照临床应用指导原则的要求使用麻醉药品和第一类精神药品的，由其所在医疗机构取消其麻醉药品和第一类精神药品处方资格；造成严重后果的，由原发证部门吊销其《医师执业证书》。执业医师未按照临床应用指导原则的要求使用第二类精神药品或者未使用专用处方开具第二类精神药品，造成严重后果的，由原发证部门吊销其《医师执业证书》。A、B、C、D四项属于医疗机构的责任。

29.【答案】B

【解析】根据《处方管理办法》第八条，经注册的执业医师在执业地点取得相应的处方权。经注册的执业助理医师在医疗机构开具的处方，应当经所在执业地点执业医师签名或加盖专用签章后方有效。

第四节 医疗机构管理法律制度【了解】

A1和A2型题

说明：为单选题，5个选项中可能同时有最佳正确答案和非错误答案，请从中选择一个最佳答案。

1.【答案】C

【解析】根据《医疗机构管理条例》第二十四条，医疗机构执业，必须遵守有关法律、法规和医疗技术规范。

2. 【答案】E
【解析】《疫苗流通和预防接种管理条例》规定，接种单位应当具备下列条件：①具有医疗机构执业许可证件；②具有经过县级人民政府卫生主管部门组织的预防接种专业培训并考核合格的执业医师、执业助理医师、护士或者乡村医生；③具有符合疫苗储存、运输管理规范的冷藏设施、设备和冷藏保管制度。承担预防接种工作的城镇医疗卫生机构，应当设立预防接种门诊。

3. 【答案】E
【解析】省级以上人民政府卫生行政部门负责组织对传染病防治重大事项的处理。

4. 【答案】E
【解析】《医疗机构管理条例实施细则》第八十三条规定，医疗机构有下列情形之一的，登记机关可以责令其限期改正：①发生重大医疗事故；②连续发生同类医疗事故，不采取有效防范措施；③连续发生原因不明的同类患者死亡事件，同时存在管理不善因素；④管理混乱，有严重事故隐患，可能直接影响医疗安全；⑤省、自治区、直辖市卫生行政部门规定的其他情形。

5. 【答案】C
【解析】医疗机构依法成立，是指依据国务院《医疗机构管理条例》及其实施细则的规定进行设置和登记。

6. 【答案】E
【解析】根据《医疗机构管理条例》，对限于设备或者技术条件不能诊治的病人，应当及时转诊。医疗机构对传染病、精神病、职业病等患者的特殊诊治和处理，应当按照国家有关法律、法规的规定办理。

7. 【答案】C
【解析】根据《医疗机构管理条例实施细则》第五十三条，医疗机构的门诊病历的保存期不得少于15年，住院病历的保存期不得少于30年。

8. 【答案】B
【解析】床位在100张以上的综合医院、中医医院、中西医结合医院、民族医医院，以及专科医院、疗养院、康复医院、妇幼保健院、急救中心、临床检验中心和专科疾病防治机构的校验期为3年；其他医疗机构的校验期为1年。

9. 【答案】D
【解析】《医疗机构管理条例》第四十七条规定，违反本条例第二十七条规定，使用非卫生技术人员从事医疗卫生技术工作的，由县级以上人民政府卫生行政部门责令其限期改正，并可以处以1万元以上10万元以下的罚款；情节严重的，吊销其《医疗机构执业许可证》或者责令其停止执业活动。

10. 【答案】D
【解析】根据《医疗机构管理条例》，未经医师（士）亲自诊查，医疗机构不得出具疾病诊断书、健康证明书或者死亡证明书等证明文件；未经医师（士）、助产人员亲自接产，医疗机构不得出具出生证明书或者死产报告书。

11. 【答案】D
【解析】根据《医疗机构管理条例》，医疗机构工作人员上岗工作，应当佩戴载有本人姓名、职务或者职称的标牌。

12. 【答案】D
【解析】《医疗机构管理条例实施细则》规定，医疗机构应当于校验期满前3个月向登记的卫生行政部门申请办理校验手续，并提交《医疗机构校验申请书》《医疗机构执业许可证》副本等。

13. 【答案】C
【解析】根据《抗菌药物临床应用管理办法》，因抢救生命垂危的患者等紧急情况，医师可以越级使用抗菌药物。越级使用抗菌药物应当详细记录用药指证，并应当于24小时内补办越级使用抗菌药物的必要手续。

14. 【答案】D
【解析】根据《抗菌药物临床应用管理办法》，医疗机构应当开展细菌耐药监测工作，建立细菌耐药预警机制，并采取下列相应措施：主要目标细菌耐药率超过30%的抗菌药物，应当及时将预警信息通报本机构医务人员；主要目标细菌耐药率超过40%的抗菌药物，应当慎重经验用药；主要目标细菌耐药率超过50%的抗菌药物，应当参照药敏试验结果选用；主要目标细菌耐药率超过75%的抗菌药物，应当暂停针对此目标细菌的临床应用，根据追踪细菌耐药检测结果，再决定是否恢复临床应用。

15. 【答案】A
【解析】根据《医疗质量管理办法》，医疗机构应当定期对医疗卫生技术人员开展医疗卫生管理法律法规、医院管理制度、医疗质量管理与控制方法、专业技术规范等相关内容的培训和考核。医疗损害诉讼程序不是培训内容，是律师需要掌握的。

16. 【答案】A
【解析】医疗机构应当按照规定对使用后的一次性医疗器具予以销毁。

17. 【答案】A
【解析】医疗废物，是指医疗卫生机构在医疗、预防、保健，以及其他相关活动中产生的具有直接或者间接感染性、毒性及其他危害性的废物。根据《医疗废物分类目录》，医疗废物共分五类：①感染性废物是指携带病原微生物具有引发感染性疾病传播危险的医疗废物，包括被患者血液、体液、排泄物污染的物品，医疗机构收治的隔离传染病病人或者疑似传染病病人产生的生活垃圾，病原体的培养基、标本和菌种、毒种保存液，各种废弃的医学标本，废弃的血液、血清，使用后的一次性使用医疗用品及一次性医疗器械；②病理性废物是指在诊疗过程中产生的人体废弃物和医学试验动物尸体，包括手术及其他诊疗过程中产生的废弃的人体组织、器官等，医学实验动物的组织、尸体，病理切片后废弃的人体组织、病理蜡块等；③损伤性废物是指能够刺伤或割伤人体的废弃的医用锐器，包括医用针头、缝合针，各类医用锐器，如解剖刀、手术刀、备皮刀、手术锯，载玻片、玻璃试管、玻璃安瓿等；④药物性废物是指过期、淘汰、变质或被污染的废弃药品，包括废弃的一般性药品，废弃的细胞毒性药物和遗传毒性药物，废弃的疫苗、血液制品等；⑤化学性废物是指具有毒性、腐蚀性、易燃易爆性的废弃化学物品，如医学影像室、实验室废弃的化学试剂，废弃的水银血压计、水银温度计。医用针属于损伤性废物，如果针头污染了那就是损伤性废物+感染性废物，所以无论是否污染都是医疗废物。

18.【答案】A

【解析】根据《医疗机构管理条例》，设置医疗机构应当符合医疗机构设置规划和医疗机构基本标准。

19.【答案】A

【解析】医疗机构执业，必须遵守有关法律、法规和医疗技术规范。

20.【答案】D

【解析】承担第二、三类医疗技术临床应用能力审核工作的是第三方审核机构。

21.【答案】B

【解析】根据《医疗机构管理条例》，医疗机构必须按照核准登记或者备案的诊疗科目开展诊疗活动。

第五节　医疗事故与损害法律制度【了解】

A1和A2型题

说明：为单选题，5个选项中可能同时有最佳正确答案和非错误答案，请从中选择一个最佳答案。

1.【答案】D

【解析】《医疗事故处理条例》规定，根据给患者人身造成的损害程度，将医疗事故分为四级。一级医疗事故，是指造成患者死亡、重度残疾的医疗事故；二级医疗事故，是指造成患者中度残疾、器官组织损伤导致严重功能障碍的医疗事故；三级医疗事故，是指造成患者轻度残疾、器官组织损伤导致一般功能障碍的医疗事故；四级医疗事故，是指造成患者明显人身损害的其他后果的医疗事故。

2.【答案】E

【解析】《医疗事故处理条例》第二十二条规定，当事人对首次医疗事故技术鉴定结论不服的，可以自收到首次鉴定结论之日起15日内向医疗机构所在地卫生行政部门提出再次鉴定的申请。

3.【答案】E

【解析】《医疗事故处理条例》规定了6种不属于医疗事故的情形：①在紧急情况下为抢救垂危患者生命而采取紧急医学措施造成不良后果的；②在医疗活动中由于患者病情异常或者患者体质特殊而发生医疗意外的；③在现有医学科学技术条件下，发生无法预料或者不能防范的不良后果的；④无过错输血感染造成不良后果的；⑤因患方原因延误诊疗导致不良后果的；⑥因不可抗力造成不良后果的。

4.【答案】B

【解析】认定医疗事故的条件之一是给患者造成危害结果，必须符合法律规定，即"死亡、残废、组织器官损伤导致功能障碍的医疗事故等医疗损害，不及此程度，不能认定为医疗事故。故因诊疗护理过失延长了治疗时间没有造成实质伤害不能认定为医疗事故。

5.【答案】A

【解析】根据《医疗事故处理条例》，赔偿残疾生活补助费的时间，根据伤残等级，按照医疗事故发生地居民年平均生活费计算，自定残之月起最长赔偿30年；但是，60周岁以上的，不超过15年；70周岁以上的，不超过5年。

6.【答案】E

【解析】同上题【解析】。

7.【答案】B

【解析】重伤通常指使人肢体残废、毁人容貌、丧失听觉、丧失视觉、丧失其他器官功能或者其他对于人身健康有重大危害的损伤。股骨干骨折本身可能并不严重，但合并肺脂肪栓塞则大大增加了病情的危重性。肺脂肪栓塞是一种严重的并发症，可能导致呼吸窘迫、循环衰竭甚至死亡，因此这种组合通常被视为重伤。

8.【答案】B

【解析】根据《医疗事故处理条例》，卫生行政部门接到医疗机构关于重大医疗过失行为的报告或者医疗事故争议当事人要求处理医疗事故争议的申请后，对需要进行医疗事故技术鉴定的，应当交由负责医疗事故技术鉴定工作的医学会组织鉴定；医患双方协商解决医疗事故争议，需要进行医疗事故技术鉴定的，由双方当事人共同委托负责医疗事故技术鉴定工作的医学会组织鉴定。医疗事故技术鉴定，由医学会组织专家鉴定组进行。

9.【答案】E

【解析】医疗事故技术鉴定结论是卫生行政部门处理医疗事故争议的依据，也是人民法院审理医疗事故争议案件的重要依据。因此，专家鉴定组应当在事实清楚、证据确凿的基础上，综合分析患者的病情和个体差异，实事求是地作出鉴定结论，并制作医疗事故技术鉴定书。

10.【答案】B

【解析】疑似输液、输血、注射、药物等引起不良后果的，医患双方应当共同对现场实物进行封存和启封，封存的现场实物由医疗机构保管。

11.【答案】D

【解析】《中华人民共和国民法典》第一千二百一十九条规定，医务人员在诊疗活动中应当向患者说明病情和医疗措施。需要实施手术、特殊检查、特殊治疗的，医务人员应当及时向患者说明医疗风险、替代医疗方案等情况，并取得其书面同意；不宜向患者说明的，应当向患者的近亲属说明，并取得其书面同意。医务人员未尽到前款义务，造成患者损害的，医疗机构应当承担赔偿责任。

12.【答案】A

【解析】根据《医疗事故处理条例》，双方自行协商制成协议书经卫生行政部门或法院调解制成调解书；经法院判决解决则制成判决书。

13.【答案】B

【解析】根据《医疗事故处理条例》，卫生行政部门接到医疗机构关于重大医疗过失行为的报告后，除责令医疗机构及时采取必要的医疗救治措施，防止损害后果扩大外，应当组织调查，判定是否属于医疗事故；对不能判定是否属于医疗事故的，应当依照本条例的有关规定交由负责医疗事故技术鉴定工作的医学会组织鉴定。

14.【答案】E

【解析】根据《中华人民共和国民法典》，医务人员在诊疗活动中未尽到与当时的医疗水平相应的诊疗义务，造成患者损害的，医疗机构应当承担赔偿责任。

15.【答案】B

【解析】根据《医疗事故处理条例》第八条，医疗机构应当按照国务院卫生行政部门规定的要求，书写并妥善保管病历资料。因抢救急危患者，未能及时书写病历的有关医务人员应当在抢救结束后6小时内据实补记，并加以注明。题干中医疗机构未在规定时间内补记抢救工作病历内容，违反上述规定，由卫生行政部门责令改正。

16.【答案】E

【解析】根据《医疗事故处理条例》医疗事故的主体"医疗机构"是指按照《医疗机构管理条例》取得医疗机构执行许可证的机构。"医务人员"是指本院从事医疗活动的所有有关医疗技术人员（医师、护士、技师、标本收集配送员、药师、药物配送员等）。所以最佳答案为E。

17.【答案】B

【解析】《医疗事故处理条例》第十六条规定：发生医疗事故争议时，死亡病例讨论记录、疑难病例讨论记录、上级医师查房记录、会诊意见、病程记录应当在医患双方在场的情况下封存和启封。封存的病历资料可以是复印件，由医疗机构保管。

18.【答案】E

【解析】根据《医疗事故处理条例》第十条，患者有权复印或者复制其门诊病历、住院志、体温单、医嘱单、化验单（检验报告）、医学影像检查资料、特殊检查同意书、手术同意书、手术及麻醉记录单、病理资料、护理记录以及国务院卫生行政部门规定的其他病历资料。患者有权复印的资料为客观资料，A、B、C、D都是关于病患的主观资料，患者是无权复印的，但是可以要求封存。

19.【答案】C

【解析】《医疗事故处理条例》第四十九条规定：医疗事故赔偿，应当考虑下列因素，确定具体赔偿数额：①医疗事故等级；②医疗过失行为在医疗事故损害后果中的责任程度；③医疗事故损害后果与患者原有疾病状况之间的关系。不属于医疗事故的，医疗机构不承担赔偿责任。

20.【答案】E

【解析】医学会应当自接到当事人提交的有关医疗事故技术鉴定的材料、书面陈述及答辩之日起45日内组织鉴定并出具医疗事故技术鉴定书。

21.【答案】C

【解析】《医疗事故处理条例》第十四条规定：发生医疗事故的，医疗机构应当按照规定向所在地卫生行政部门报告。发生下列重大医疗过失行为的，医疗机构应当在12小时内向所在地卫生行政部门报告：①导致患者死亡或者可能为二级以上的医疗事故；②导致3人以上人身损害后果；③国务院卫生行政部门和省、自治区、直辖市人民政府卫生行政部门规定的其他情形。

22.【答案】C

【解析】《医疗事故处理条例》第四条：根据对患者人身造成的损害程度，医疗事故分为四级：①一级医疗事故：造成患者死亡、重度残疾的；②二级医疗事故造成患者中度残疾、器官组织损伤，导致严重功能障碍的；③三级医疗事故：造成患者轻度残疾、器官组织损伤，导致一般功能障碍的；④四级医疗事故：造成患者明显人身损害的其他后果的。

23.【答案】B
【解析】专家鉴定组成员有下列情形之一的，应当回避，当事人也可以通过口头或者书面的方式申请其回避：①是医疗事故争议当事人或者当事人的近亲属的；②与医疗事故争议有利害关系的；③与医疗事故争议当事人有其他关系，可能影响公正鉴定的。

24.【答案】C
【解析】根据《中华人民共和国民法典》，患者在诊疗活动中受到损害，有下列情形之一的，推定医疗机构有过错：①违反法律、行政法规、规章，以及其他有关诊疗规范的规定；②隐匿或者拒绝提供与纠纷有关的病历资料；③遗失、伪造、篡改或者违法销毁病历资料。

25.【答案】D
【解析】《医疗事故处理条例》规定了6种情形不属于医疗事故：①在紧急情况下为抢救垂危患者生命而采取紧急医学措施造成不良后果的；②在医疗活动中由于患者病情异常或者因患者体质特殊而发生医疗的意外；③在现有医学科学技术条件下，发生无法预料或者不能防范的不良后果；④无过错输血感染造成不良后果的；⑤因患方原因延误诊疗导致不良后果的；⑥因不可抗力造成不良后果的。患者李某手术缝合切口的羊肠线不为其组织吸收，在临床中少见，导致李某被拖延近1个月后才得以痊愈的客观后果，属于因患者体质特殊而发生的医疗意外，不属于医疗事故。不可抗力是指当事人不能预见和人力所不能抗御的强制力量，如台风、洪水、地震或战争等。

26.【答案】B
【解析】《医师法》第五十五条规定：违反本法规定，医师在执业活动中有下列行为之一的，由县级以上人民政府卫生健康主管部门责令改正，给予警告；情节严重的，责令暂停六个月以上一年以下执业活动直至吊销《医师执业证书》：①在提供医疗卫生服务或者开展医学临床研究中，未按照规定履行告知义务或者取得知情同意；②对需要紧急救治的患者，拒绝急救处置，或者由于不负责任延误诊治；③遇有自然灾害、事故灾难、公共卫生事件和社会安全事件等严重威胁人民生命健康的突发事件时，不服从卫生健康主管部门调遣；④未按照规定报告有关情形；⑤违反法律、法规、规章或执业规范，造成医疗事故或者其他严重后果。

27.【答案】D
【解析】根据《医疗机构管理条例》第三十二条，医务人员在诊疗活动中应当向患者说明病情和医疗措施。需要实施手术、特殊检查、特殊治疗的，医务人员应当及时向患者具体说明医疗风险、替代医疗方案等情况，并取得其明确同意；不能或者不宜向患者说明的，应当向患者的近亲属说明，并取得其明确同意。因抢救生命垂危的患者等紧急情况，不能取得患者或者其近亲属意见的，经医疗机构负责人或者授权的负责人批准，可以立即实施相应的医疗措施。

28.【答案】B
【解析】《医疗事故处理条例》经2002年2月20日国务院第55次常务会议通过，由中华人民共和国国务院于2002年4月4日发布，自2002年9月1日起施行。2018年10月1日起施行的《医疗纠纷预防和处理条例》对2002年的《医疗事故处理条例》部分条例进行了一些补充，《医疗事故处理条例》目前仍然有效。

29.【答案】D
【解析】根据《中华人民共和国国家赔偿法》，赔偿请求人请求国家赔偿的时效为两年，自其知道或者应当知道国家机关及其工作人员行使职权时的行为侵犯其人身权、财产权之日起计算，但被羁押等限制人身自由期间不计算在内。在申请行政复议或者提起行政诉讼时一并提出赔偿请求的，适用行政复议法、行政诉讼法有关时效的规定。

第六节　卫生法基本理论【了解】

A1和A2型题

说明：为单选题，5个选项中可能同时有最佳正确答案和非错误答案，请从中选择一个最佳答案。

1.【答案】C
【解析】《中华人民共和国食品安全法》第四十五条规定，从事接触直接入口食品工作的食品生产经营人员每年必须进行健康检查，取得健康证明后方可上岗工作。

2.【答案】E

【解析】无论何种麻醉方式,都有可能出现呼吸抑制、呼吸骤停等紧急情况。例如全身麻醉药物可能抑制呼吸中枢,导致患者呼吸减弱甚至停止;局部麻醉如果出现局麻药中毒,也可能影响呼吸和循环功能。麻醉机及相应气源是保证患者呼吸支持的关键设备。在紧急情况下,可以通过麻醉机进行人工通气,为患者提供氧气,维持正常的氧合和二氧化碳排出。无论何种麻醉方式都必须准备麻醉机及相应气源、急救设备和药品。

3.【答案】A

【解析】某省的法规属于地方性卫生法规,是指由地方人民代表大会及其常务委员会,在法定权限内制定、颁布的有关卫生方面的规范性文件。省级卫健委是卫生行政部门,它主要负责执行法律法规等相关政策,没有立法权,不能颁布"管理法规"。它可以根据法律法规制定一些具体的执行细则、规范性文件等,但不是法规的制定主体。

4.【答案】A

【解析】刑罚处罚是由人民政府负责刑罚的部门颁布的法规条例,省卫健委属于卫生规范及指导部门,当有医生违背《某省卫生部门管理条例》只能吊销执照,具体刑罚处罚由刑事行政部门根据相关条例处理。所以答案为A。

5.【答案】A

【解析】卫生法律保护的最高和最根本的目的是保护公民健康。

6.【答案】D

【解析】《卫生行政许可管理办法》提出,首先申请人申请卫生行政许可,应当如实向卫生行政部门提交有关材料,接到申请后卫生监督机构对其申请材料的真实性负责和批准。

7.【答案】B

【解析】根据《中华人民共和国立法法》的规定,法的效力层次为:最高层次,宪法;第一层次,全国人民代表大会制定的基本法律;第二层次,全国人大常委会制定的法律;第三层次,国务院制定的行政法规;第四层次,部门规章、地方性法规、规章。《中华人民共和国药品管理法》是由全国人民代表大会常务委员会颁布实施,其他选项均由国务院颁布实施。

8.【答案】C

【解析】公共卫生监督执法的主体是国家卫生行政机关。

9.【答案】D

【解析】卫生法律关系的客体,是指卫生法律关系主体的卫生权利和卫生义务所指向的对象。卫生法律关系的客体一般包括人的生命健康权益、物、行为和智力成果等。

10.【答案】D

【解析】行政机关内部救济在我国主要是通过卫生行政复议来实现的。

11.【答案】C

【解析】我国制定卫生基本法的机关是全国人民代表大会。

12.【答案】E

【解析】《XX省药品使用条例》是由XX省人民代表大会常务委员会颁布的规范性文件,属于地方性卫生法规。

13.【答案】B

【解析】宪法是国家的根本法,具有最高的法律效力。

14.【答案】A

【解析】全国人民代表大会及其常务委员会是我国的立法机关,具有最高的立法权。卫生法律作为国家法律体系的一部分,如《中华人民共和国基本医疗卫生与健康促进法》等重要的卫生法律是由全国人民代表大会及其常务委员会制定和颁布的。

15.【答案】A

【解析】卫生行政部门是卫生行政执法主体。卫生行政部门是依法享有国家卫生行政执法权力,能以自己的名义从事卫生行政执法活动,并能独立承担由此引起的法律责任的组织。它通过制定政策、法规,开展监督检查、行政许可、行政处罚等多种行政执法活动,对医疗卫生、公共卫生等众多领域进行管理。例如,卫生行政部门可以对违反《医疗机构管理条例》规定的单位进行行政处罚,对申请医疗机构执业许可的单位进行审查和许可。

16.【答案】D

【解析】①宪法:我国的根本大法,是由我国最高国家权力机关——全国人民代表大会依照法定程序制定的具有最高法律效力的规范性法律文件。②卫生法律:由全国人民代表大会及其常务委员会制定的卫生方面的专门法律,其效力低于宪法。③卫生行政法规:由国务院制定的有关卫生方面的规范性法律文件,其法律效力低于卫生法律,是下级卫生行政部门制定各种卫生行政管理规章的依据。④卫生行政规章:由国务院卫生行政部门依法在其职权范围内制定的在全国范围内具有法律效力的卫生行政管理规章。

17.【答案】A

【解析】宪法是我国的根本大法,它是由我国最高国家权力机关——全国人民代表大会依照法定程序制定的具有最高法律效力的规范性法律文件。

18.【答案】E

【解析】①卫生法律:由全国人民代表大会及其常务委员会制定的卫生方面的专门法律,其效力低于宪法。②卫生行政法规：由国务院制定的有关卫生方面的规范性法律文件，其法律效力低于卫生法律，是下级卫生行政部门制定各种卫生行政管理规章的依据。

19.【答案】B

【解析】卫生法的调整对象是在医药卫生活动中形成的社会关系和因保护公民健康而产生的社会关系。

20.【答案】E

【解析】卫生法主要形式：①宪法；②卫生法律；③卫生行政法规；④卫生部门规章；⑤地方性卫生法规和地方政府卫生规章；⑥卫生自治条例与单行条例；⑦特别行政区有关卫生事务的规范性法律文件；⑧卫生标准；⑨国际卫生条约。

第七节　医疗质量管理办法【了解】

A1和A2型题

说明：为单选题，5个选项中可能同时有最佳正确答案和非错误答案，请从中选择一个最佳答案。

1.【答案】E

【解析】我国医疗基础条件质量包括医疗人员、医疗设备、药品物资、医疗技术水平等。

2.【答案】A

【解析】我国为了提高中医医院中成药辨证使用率，《中医医院管理评价指南》中对3级甲等中医医院中成药辨证使用率参考值为≥90%。

3.【答案】D

【解析】《中医医院管理评价指南》中，3级甲等中医医院生化、凝血、免疫等检验项目自检查开始到出具结果时间参考值为≤6小时。

4.【答案】E

【解析】死亡讨论记录应在患者死亡后7天内完成。

5.【答案】A

【解析】病危患者的日常病程记录应根据病情变化随时书写，每天至少1次，而且要有上级医师的查房意见。

第八节　突发公共卫生事件应急处理条例【了解】

A1和A2型题

说明：为单选题，5个选项中可能同时有最佳正确答案和非错误答案，请从中选择一个最佳答案。

1.【答案】B

【解析】《突发公共卫生事件应急条例》规定，有下列情形之一的，省、自治区、直辖市人民政府应当在接到报告1小时内，向国务院卫生行政主管部门报告：①发生或者可能发生传染病暴发、流行；②发生或者发现不明原因的群体性疾病；③发生传染病菌种、毒种丢失；④发生或者可能发生重大食物和职业中毒事件。国务院卫生行政主管部门对可能造成重大社会影响的突发事件，立即向国务院报告。突发事件监测机构、医疗卫生机构和有关单位发现上述需要报告情形之一的，应当在2小时内向所在地县级人民政府卫生行政主管部门报告；接到报告的卫生行政主管部门应当在2小时内向本级人民政府报告，并同时向上级人民政府卫生行政主管部门和国务院卫生行政主管部门报告。县级人民政府应当在接到报告后2小时内向设区的市级人民政府或者上一级人民政府报告；设区的市级人民政府应当在接到报告后2小时内向省、自治区、直辖市人民政府报告。

2.【答案】E

【解析】突发公共卫生事件，是指突然发生，造成或者可能造成社会公众健康严重损害的重大传染病疫情、群体性不明原因疾病、重大食物和职业中毒以及其他严重影响公众健康的事件。

3.【答案】D

【解析】为因突发事件致病的人员提供医疗救护和现场救援，对就诊患者必须接诊治疗，实行重症和普通患者分开管理，并书写详细、完整的病历记录；对需要转送的患者，应当按照规定将患者及其病历记录的复印件转送至接诊或者指定的医疗机构；对疑似患者及时排除或确诊。

4.【答案】A

【解析】应急处理指挥部只有国家级和省级，地方政府不再成立应急处理指挥部。

5.【答案】D

【解析】根据突发公共卫生事件的性质、危害程度、涉及范围，划分为一般（Ⅳ级）、较大（Ⅲ级）、重大（Ⅱ级）和特别重大（Ⅰ级）四级。

6.【答案】E

【解析】根据《突发公共卫生事件应急条例》，国家建立突发事件应急报告制度。国务院卫生行政主管部门制定突发事件应急报告规范，建立重大、紧急疫情信息报告系统。有下列情形之一的，省、自治区、直辖市人民政府应当在接到报告1小时内，向国务院卫生行政主管部门报告：①发生或者可能发生传染病暴发、流行的；②发生或者发现不明原因的群体性疾病的；③发生传染病菌种、毒种丢失的；④发生或者可能发生重大食物和职业中毒事件的。接到报告的卫生行政主管部门应当在2小时内向本级人民政府报告，并同时向上级人民政府卫生行政主管部门和国务院卫生行政主管部门报告。

7.【答案】A

【解析】突发公共卫生事件，是指突然发生，造成或者可能造成社会公众健康严重损害的重大传染病疫情、群体性不明原因疾病、重大食物和职业中毒以及其他严重影响公众健康的事件。A只是提到了食物中毒，没有强调"严重损害"公众健康，不符合突发公共卫生事件定义中的严重程度要求，所以不属于突发公共卫生事件。

8.【答案】C

【解析】题干有提及事故死亡人数二百余人，累计门诊治疗中毒者2.7万人次，属于其他严重影响公众健康的突发公共事件。

9.【答案】A

【解析】根据《突发公共卫生事件》第十九条，国家建立突发事件应急报告制度，国务院卫生行政主管部门制定突发事件应急报告规范，建立重大、紧急疫情信息报告系统，有下列情形之一的，省、自治区、直辖市人民政府应当在接到报告1小时内，向国务院卫生行政主管部门报告：①发生或者可能发生传染病暴发、流行的；②发生或者发现不明原因的群体性疾病的；③发生传染病菌种、毒种丢失的；④发生或者可能发生重大食物和职业中毒事件的。国务院卫生行政主管部门对可能造成重大社会影响的突发事件，应当立即向国务院报告。第二十条规定，突发事件监测机构、医疗卫生机构和有关单位发现有本条例第十九条规定情形之一的，应当在2小时内向所在地县级人民政府卫生行政主管部门报告；接到报告的卫生行政主管部门应当在2小时内向本级人民政府报告，并同时向上级人民政府卫生行政主管部门和国务院卫生行政主管部门报告。县级人民政府应当在接到报告后2小时内向设区的市级人民政府或者上一级人民政府报告；设区的市级人民政府应当在接到报告后2小时内向省、自治区、直辖市人民政府报告。本题只需要记住突发事件的内容和报告时限各级之间为2小时，向国务院卫生行政主管部门报告则为1小时。

10.【答案】E

【解析】传染病疫情报告是属地管理。教育部所属综合大学的附属医院发现脊髓灰质炎疫情，应当向所在地的疾病预防控制机构报告。

11.【答案】C

【解析】《突发公共卫生事件应急条例》规定，有下列情形之一的，省级人民政府应当在接到报告1小时内，向国务院卫生行政部门报告：①发生或者可能发生传染病暴发、流行；②发生或者发现不明原因的群体性疾病；③发生传染病菌种、毒种丢失；④发生或者可能发生重大食物和职业中毒事件。

12.【答案】A

【解析】查处事故权是行政/执法主体的权利，不是相对人的权利。如诊所法人为执法相对人，卫健委就是执法主体。

13.【答案】A

【解析】《突发公共卫生事件应急条例》规定，在突发事件发生期间散布谣言、哄抬物价、欺骗消费者、扰乱社会秩序的，由公安机关或者工商行政管理部门依法给予行政处罚，构成犯罪的追究刑事责任。

14.【答案】C

【解析】根据《突发公共卫生事件应急条例》规定，有下列情形之一的，省级人民政府应当在接到报告1小时内，向国务院卫生行政部门报告：发生或者可能发生传染病暴发、流行；发生或者发现不明原因的群体性疾病；发生传染病菌种、毒种丢失；发生或者可能发生重大食物和职业中毒事件。

15.【答案】A

【解析】《突发公共卫生事件应急条例》第三十条规定，国务院卫生行政主管部门对新发现的突发传染病，根据危害程度、流行强度，依照《中华人民共和国传染病防治法》的规定及时宣布为法定传染病；宣布为甲类传染病的，由国务院决定。

16.【答案】D

【解析】根据《突发公共卫生事件应急条例》第五十一条，在突发事件应急处理工作中，有关单位和个人未依照本条例的规定履行报告职责，隐瞒、缓报或者谎报，阻碍突发事件应急处理工作人员执行职务，拒绝国务院卫生行政主管部门或者其他有关部门指定的专业技术机构进入突发事件现场，或者不配合调查、采样、技术分析和检验的，对有关责任人员依法给予行政处分或纪律处分；触犯《中华人民共和国治安管理处罚条例》，构成违反治安管理行为的，由公安机关依法予以处罚；构成犯罪的，依法追究刑事责任。

17.【答案】C

【解析】根据《突发公共卫生事件应急条例》第四十二条，有关部门、医疗卫生机构应当对传染病做到早发现、早报告、早隔离、早治疗，切断传播途径，防止扩散。

18.【答案】B

【解析】国家建立突发事件应急报告制度。国务院卫生行政主管部门制定突发事件应急报告规范，建立重大、紧急疫情信息报告系统。突发事件监测机构、医疗卫生机构和有关单位发现有下列情形之一的，应当在2小时内向所在地县级人民政府卫生行政主管部门报告；接到报告的卫生行政主管部门应当在2小时内向本级人民政府报告，并同时向上级人民政府卫生行政主管部门和国务院卫生行政主管部门报告。县级人民政府应当在接到报告后2小时内向设区的市级人民政府或者上一级人民政府报告；设区的市级人民政府应当在接到报告后2小时内向省、自治区、直辖市人民政府报告。省、自治区、直辖市人民政府应当在接到报告1小时内，向国务院卫生行政主管部门报告，国务院卫生行政主管部门对可能造成重大社会影响的突发事件，应当立即向国务院报告：①发生或者可能发生传染病暴发、流行的；②发生或者发现不明原因的群体性疾病的；③发生传染病菌种、毒种丢失的；④发生或者可能发生重大食物和职业中毒事件的。

第九节 传染病防治法律制度【了解】

A1和A2型题

说明：为单选题，5个选项中可能同时有最佳正确答案和非错误答案，请从中选择一个最佳答案。

1.【答案】C

【解析】医疗机构发现甲类传染病时，应当及时采取下列措施：①对患者、病原携带者，予以隔离治疗，隔离期限根据医学检查结果确定；②对疑似患者，确诊前在指定场所单独隔离治疗；③对医疗机构内的患者、病原携带者、疑似患者的密切接触者，在指定场所进行医学观察和采取其他必要的预防措施。医疗机构发现乙类或者丙类传染病患者，应当根据病情采取必要的治疗和控制传播措施，而非除艾滋病患者、炭疽中的肺炭疽以外的乙类传染病患者予以隔离治疗。

2.【答案】A

【解析】卫生行政部门工作人员依法执行职务时，应当不少于2人，并出示执法证件，填写卫生执法文书。

3.【答案】E

【解析】本法自2004年12月1日起施行。

4.【答案】E

【解析】负有传染病疫情报告职责的人民政府有关部门、疾病预防控制机构、医疗机构、采供血机构及其工作人员，不得隐瞒、谎报、缓报传染病疫情。任何单位和个人发现传染病患者或者疑似传染病患者时，应当及时向附近的疾病预防控制机构或者医疗机构报告。

5.【答案】A

【解析】对被传染病病原体污染的污水、污物、场所和物品，有关单位和个人必须在疾病预防控制机构的指导下或者按照其提出的卫生要求，进行严格消毒处理；拒绝消毒处理的，由当地卫生行政部门或者疾病预防控制机构进行强制消毒处理。

6.【答案】B

【解析】二重感染又称重复感染，是指长期使用广谱抗生素，敏感菌被抑制，不敏感菌乘机繁殖，由原来的劣势菌群变为优势菌群造成新的感染，以消化道、呼吸道、泌尿道感染及败血症多见，一般在用药后7～10天后可能发生。假膜性肠炎可用万古霉素治疗。

7.【答案】B

【解析】根据潜伏期的长短可以确定接触者的留验、检疫或医学观察期限。一般以平均潜伏期加1～2天，危害严重的传染病可按最长潜伏期予以留验或检疫。如该病为一般传染病，其检疫期限=平均潜伏期+(1～2)天=(15～16)天。如该病为危害严重的传染病，其检疫期限=最长潜伏期=22天。

8.【答案】C

【解析】经接触疫水传播的疾病有以下流行特

征：①患者有接触疫水史，如抢险救灾、收割水稻、游泳等；②呈现地方性或季节性特点，多见于水网地区、雨季和收获季节；③大量易感人群进入流行区，可呈暴发或流行；④对疫水采取措施或加强个人防护可控制疾病发生。

9. 【答案】E

【解析】任何单位和个人发现传染病患者或者疑似传染病患者时，应当及时向附近的疾病预防控制机构或者医疗机构报告。

10. 【答案】C

【解析】食源性疾病是指通过摄食而进入人体的有毒有害物质（包括生物性病原体）等致病因子所造成的疾病。一般可分为感染性和中毒性，包括常见的食物中毒、肠道传染病、人畜共患病、寄生虫病，以及化学性有毒有害物质所引起的疾病。食物中毒是指人食用含有生物性、化学性有毒有害物质后，或误食了本身有毒的食物所出现的非传染性的急性或亚急性疾病。食物中毒：有中毒性，但无传染性。食源性肠道传染病：有人传人现象。

11. 【答案】B

【解析】被动监测：指下级单位按照规定要求常规地向上级单位报告监测需要的数据，中国的法定传染病报告系统、癌症登记系统、突发公共卫生事件报告系统、药品不良反应报告系统等都属于这一方式。

12. 【答案】A

【解析】细菌性食物中毒的特征为：①在集体用膳单位常呈暴发起病，发病者与食入同一污染食物有明显关系；②潜伏期短，突然发病，临床表现以急性胃肠炎为主，一次食物中毒人数30～100人，且无死亡病例报告，属于一般的突发公共卫生事件（Ⅳ级）。

13. 【答案】A

【解析】在院外感染的腮腺炎，住院后发病，故为带入感染。

14. 【答案】C

【解析】执行职务的医疗保健人员及卫生防疫人员发现甲类、乙类和监测区域内的丙类传染病患者、病原携带者或者疑似传染病患者，必须按照国务院卫生行政部门定的时限向当地卫生防疫机构报告疫情。

15. 【答案】B

【解析】治疗传染病的目的不仅在于促进患者康复，而且还在于控制传染源，防止进一步传播。要坚持综合治疗的原则：即治疗与护理、隔离与消毒并重，一般治疗，对症治疗与病原治疗并重的原则。

16. 【答案】C

【解析】《医疗废物管理条例》规定，县级以上地方人民政府卫生行政主管部门，应当对医疗卫生机构和医疗废物集中处置单位从事医疗废物的收集、运送、贮存、处置中的疾病防治工作，以及工作人员的卫生防护等情况进行定期监督检查或者不定期的抽查。

17. 【答案】C

【解析】根据《中华人民共和国传染病防治法》的规定，医疗机构发现甲类传染病时，对拒绝隔离的患者，不属于医疗机构的职责，应由公安机关协助医疗机构对拒绝隔离的患者采取强制措施。

18. 【答案】E

【解析】根据《中华人民共和国传染病防治法》的规定，医疗机构发现甲类传染病时，对拒绝隔离的患者，应由公安机关协助医疗机构对拒绝隔离的患者采取强制措施。

19. 【答案】B

【解析】2016年4月国务院修订后的《疫苗流通和预防接种管理条例》规定，在儿童出生后1个月内，其监护人应当到儿童居住地承担预防接种工作的接种单位为其办理预防接种证。

20. 【答案】D

【解析】各级各类医疗机构应当设立预防保健组织或者人员，承担本单位和责任地段的传染病预防、控制和疫情管理工作，履行规定职责。

21. 【答案】B

【解析】疫苗接种记录依法应保存的最低年限是5年。

22. 【答案】E

【解析】发现未依照国家免疫规划受种的儿童，应当向所在地的县级疾病预防控制机构或者儿童居住地承担预防接种工作的接种单位报告，并配合疾病预防控制机构或者接种单位督促其监护人在儿童入托、入学后及时到接种单位补种。

23. 【答案】C

【解析】《疫苗流通和预防接种管理条例》规定，不属于预防接种异常反应的情形包括：①因疫苗本身特性引起的接种后一般反应；②因疫苗质量不合格给受种者造成的损害；③因接种单位违反预防接种工作规范、免疫程序、疫苗使用指导原则、接种方案给受种者造成的损害；④受种者在接种时正处于某种疾病的潜伏期或者前驱期，接种后偶合发病；⑤受种者有疫苗说明书规定的接种禁忌，在接种前受种者或者其监护人未如实提供受种者的健康状况和接种禁忌等情况，接种后受种者原有疾病急性复发或者病情加重；⑥因心理因素发生的个体或者群体的心因性反应。

24. 【答案】B

【解析】除B选项外，其余选项均为《中华

人民共和国传染病防治法》规定单位和个人必须要做到的,是法规的明确要求,不存在复议的情况。

25.【答案】B
【解析】《中华人民共和国传染病防治法》规定,拒绝隔离治疗或者隔离期未满擅自脱离隔离治疗的,可以由公安机关协助医疗机构采取强制隔离治疗措施。

26.【答案】C
【解析】乙类传染病是指:传染性非典型肺炎、艾滋病、病毒性肝炎、脊髓灰质炎、人感染高致病性禽流感、麻疹、流行性出血热、狂犬病、流行性乙型脑炎、登革热、炭疽、细菌性和阿米巴性痢疾、肺结核、伤寒和副伤寒、流行性脑脊髓膜炎、百日咳、白喉、新生儿破伤风、猩红热、布鲁氏菌病、淋病、梅毒、钩端螺旋体病、血吸虫病、疟疾、甲型H1N1流感(原称人感染猪流感)。

27.【答案】E
【解析】卫生法律法规包括《食品卫生法》、《职业病防治法》、《传染病防治法》、《公共场所卫生管理条例》、《医师法》、《献血法》、《医疗机构管理条例》、《医疗事故处理条例》等内容,涉及范围较广,除限制人身自由外,警告、罚款、责令停产停业、吊销许可证或执照均可涉及。

28.【答案】B
【解析】乙类传染病较多,其中肺炭疽、人感染高致病性禽流感、传染性非典型肺炎需要按照甲类传染病处理。

29.【答案】E
【解析】《中华人民共和国传染病防治法》规定,对乙类传染病中传染性非典型肺炎、炭疽中的肺炭疽和人感染高致病性禽流感,采取本法所称甲类传染病的预防、控制措施。报告时限根据《传染病信息报告管理规范》(2015年版),责任报告单位和责任疫情报告人发现甲类传染病和乙类传染病中的肺炭疽、传染性非典型肺炎等按照甲类管理的传染病人或疑似病人时,或发现其他传染病和不明原因疾病暴发时,应于2小时内将传染病报告卡通过网络报告。该题中县医院确诊了禽流感H7N9,属于乙类传染病按甲类管理,所以最佳答案选E。

30.【答案】E
【解析】《中华人民共和国传染病防治法》规定,医疗机构发现甲类传染病时,应当及时采取下列措施:①对病人、病原携带者,予以隔离治疗,隔离期限根据医学检查结果确定;②对疑似病人,确诊前在指定场所单独隔离治疗;③对医疗机构内的病人、病原携带者、疑似病人的密切接触者,在指定场所进行医学观察和采取其他必要的预防措施。

31.【答案】E
【解析】甲类传染病是指鼠疫、霍乱。

32.【答案】E
【解析】鼠疫是甲类传染病。按照《传染病信息报告管理规范》的规定,应在2小时内报告到疾病预防控制机构。

33.【答案】B
【解析】《突发公共卫生事件应急条例》规定,卫生行政主管部门可以给予责令改正、通报批评、给予警告,其中责令改正最为严重。当地乡镇卫生院以床位紧张为由,拒收患者,应给予责令改正。

34.【答案】B
【解析】解答本题时要注意"自然疫源地",《中华人民共和国传染病防治法》规定在国家确认的自然疫源地计划兴建水利、交通、旅游、能源等大型建设项目的,应当事先由省级以上疾病预防控制机构对施工环境进行卫生调查。建设单位应当根据疾病预防控制机构的意见,采取必要的传染病预防、控制措施。施工期间,建设单位应当设专人负责工地上的卫生防疫工作。工程竣工后,疾病预防控制机构应当对可能发生的传染病进行监测。

35.【答案】C
【解析】根据《传染病防治法实施条例》规定,患甲类传染病、炭疽死亡的,应当将尸体立即进行卫生处理,就近火化。患其他传染病死亡的,必要时,应当将尸体进行卫生处理后火化或者按照规定深埋。理由:鼠疫、霍乱和乙类传染病中的炭疽病(指肺炭疽),有极强的传染性,尸体含有大量的病原体,不经严格处理,容易造成环境的污染,引起续发病例的发生,甚至可能造成这些疾病的再度暴发和流行。

36.【答案】A
【解析】医疗机构应当对传染病患者或者疑似传染病患者提供医疗救护、现场救援和接诊治疗,书写病历记录,以及其他有关资料,并妥善保管。

37.【答案】A
【解析】《中华人民共和国传染病防治法》规定,医疗机构对本单位内被传染病病原体污染的场所、物品及医疗废物,必须依照法律、法规的规定实施消毒和无害化处置。《传染病防治法实施办法》规定,被甲类传染病病原体污染的污水、污物、粪便,有关单位和个人必须在卫生防疫人员的指导监督下,按照要求进行处理,其中对于被污染的物品的处理要求是必须进行严格消毒或者焚烧处理。

38.【答案】C
【解析】《中华人民共和国传染病防治法》规定,医疗机构发现甲类传染病时,应当及时采取下列措施:①对患者、病原携带者,予以隔离治疗,隔离期限根据医学检查结果确定;②对疑似患者,确诊前在指定场所单独隔离治疗;③对医疗机构内的患者、病原携带者、疑似患者的密切接触者,在指定场所进行医学观察和采取其他必要的预防措施。

39.【答案】A

【解析】《中华人民共和国传染病防治法》第二十六条规定，国家建立传染病菌种、毒种库。对传染病菌种、毒种和传染病检测样本的采集、保藏、携带、运输和使用实行分类管理，建立健全严格的管理制度。

40.【答案】E

【解析】《中华人民共和国传染病防治法》第三十条规定，疾病预防控制机构、医疗机构和采供血机构及其执行职务的人员，发现本法规定的传染病疫情或者发现其他传染病暴发、流行以及突发原因不明的传染病时，应当遵循疫情报告属地管理原则，按照国务院规定的或者国务院卫生行政部门规定的内容、程序、方式和时限报告。

41.【答案】C

【解析】《中华人民共和国传染病防治法》第二条规定，国家对传染病防治实行预防为主的方针，防治结合、分类管理、依靠科学、依靠群众。

42.【答案】C

【解析】根据《中华人民共和国传染病防治法》，违反国家有关规定，采集、保藏、携带、运输和使用传染病菌种、毒种和传染病检测样本的，由县级以上地方人民政府卫生行政部门责令改正、通报批评、给予警告，已取得许可证的，可以依法暂扣或者吊销许可证；造成传染病传播流行及其他严重后果的，对负有责任的主管人员和其他直接责任人员，依法给予降级、撤职、开除的处分，并可以依法吊销有关责任人员的《医师执业证书》；构成犯罪的，依法追究刑事责任。

第二章 医学伦理学

第一节 医疗机构从业人员行为规范【掌握】

A1和A2型题

说明：为单选题，5个选项中可能同时有最佳正确答案和非错误答案，请从中选择一个最佳答案。

1. 【答案】B
   【解析】对于精神病患者来说，在发病期间一般无行为能力，签字无法律效用。

2. 【答案】B
   【解析】性病属于传染病，需要进行传染病上报，需遵循《中华人民共和国传染病防治法》，这也是职业道德要求。性病主要通过性生活传播，要告知患者及其配偶参与传染病防治，这是职业道德的要求，因性病需要夫妻同治，夫妻双方共同参与治疗，所以B选项错误，虽然患者有隐私权，但是根据《中华人民共和国传染病防治法》，国家相关部门、医疗机构和医生有上报、告知亲属和密切接触者的权利，也是医生的职业道德。

3. 【答案】A
   【解析】手术治疗的伦理要求包括：①确定手术治疗的充分性和必要性。②保证患者的知情同意权。③认真做好术前准备。④严密观察，处理得当。⑤认真操作，一丝不苟。⑥互相支持，团结协作。⑦严密观察患者的病情。⑧努力解除患者的不适。

4. 【答案】A
   【解析】在对患者诊断、治疗过程中，医务人员应遵守下列伦理原则：①患者至上原则；②最优化原则；③知情同意原则；④保密守信原则。在考试过程中会正面考查"符合"哪些原则，或反面考查"违背"哪些原则，要求考生掌握四项原则的具体内涵。前面这两题考查的都是知情同意原则，一般对于一些特殊检查、治疗和手术治疗时都应以患者（或家属）签字为据。

5. 【答案】B
   【解析】最优化原则指在选择诊疗方案时以最小的代价获得最大效果的决策。具体地说，医务人员在选择诊疗方案时，在当时的医学科学发展水平和允许的客观条件下，而采取的诊疗措施使患者痛苦最小、耗费最少、安全度最高和效果最好。

6. 【答案】A
   【解析】诊治工作的基本道德原则是适用于医务人员对患者进行诊断和治疗的过程中的行为依据。它包括及时、准确、有效、择优和自主五项原则。

7. 【答案】C
   【解析】手术前的道德要求：①严格掌握手术指征，手术动机纯正。②患者或患者家属要知情同意。③认真制订手术方案，做好术前准备。根据知情同意原则，手术固然需要征得患者同意，但在紧急情况下，医生有独立的处置权。

8. 【答案】B
   【解析】在辅助检查中，临床医生应遵循以下道德要求：①从诊治需要出发、目的合理。②知情同意、尽职尽责。③综合分析、切忌片面。④密切联系、加强协作。B选项属于体格检查应遵循的道德要求，其包括：①全面系统、认真细致。②关心体贴、减少痛苦。③尊重患者、心正无私。

9. 【答案】D
   【解析】这题考的考点是临床诊疗过程中道德要求的协同一致原则的概念，是指医务人员在诊疗过程中，密切配合、团队协作，除了D选项是一个医生可以完成，其他都要协作完成。

10. 【答案】B
    【解析】初诊医生因粗心造成漏诊异位妊娠，违背了体格检查的伦理要求中的全面系统、认真细致。体格检查过程中，医生应遵循的伦理要求除B项外还有A、D两项。C、E两项属于询问病史的伦理要求。

11. 【答案】C
    【解析】从医学伦理学基本范畴看，护士打错针，违背了审慎原则；A项不告诉患者，从医学伦理学基本范畴看，违背了良心；正确的做法是立即报告护士长,并告知值班医师和科主任,采取补救措施,确保患者生命安全;待患者病情稳定后告知真相,承认过错。

12.【答案】A

【解析】《医疗机构从业人员行为规范》规定,医师应规范行医,严格遵循临床诊疗和技术规范,使用适宜诊疗技术和药物,因病施治,合理医疗,不隐瞒、误导或夸大病情,不过度医疗。

第二节　医患关系【熟悉】

A1和A2型题

说明:为单选题,5个选项中可能同时有最佳正确答案和非错误答案,请从中选择一个最佳答案。

1.【答案】A

【解析】在医患关系中,医方负有更重的义务如注意义务、忠实义务、披露义务、保密义务,以及急危重症时强制的缔约义务等。

2.【答案】E

【解析】患者的权利主要包括基本医疗权、知情同意权、隐私保护权、经济索赔权、医疗监督权、社会免责权等。其中知情同意权规定患者有权对医疗方案自主做出选择,有自主决定权,隐私保护权规定在不损害他人或公共利益的情况下,有要求保密权。但是患者没有保管病志的权利。

3.【答案】D

【解析】声调、手势、谈话地点都对医患进行语言沟通有间接影响,关闭式谈话会直接影响医患沟通的过程。

4.【答案】E

【解析】随着病情的变化,适用于当前的病情情况的模式也可能随之变化,将会从一种模式转向另一种模式。

5.【答案】E

【解析】医患沟通的伦理准则:尊重、不伤害、有利、公正、诚信、自主。

6.【答案】C

【解析】指导-合作型是现代医患关系的一种基本模式。医生起指导作用,患者在接受医生诊疗方案和意见的情况下发挥自身的积极性,从而提高疗效、恢复健康。此种模式的应用对象往往是意识清醒的急性期患者或感染期患者。

7.【答案】B

【解析】医务人员对患者只能同情而不能动情,应当将自己的感情与患者的感情分开,在情感上保持中立。

8.【答案】D

【解析】医务人员的职业特点决定其有权了解患者与病症诊治有关的一些隐私,但是患者也有权维护自己的隐私不受侵害,对于医务人员已经了解的患者隐私,患者享有不被擅自公开的权利。但是,如果患者的"隐私"涉及他人或社会的利益,对他人或社会具有一定的危害性,如甲类传染病等,则医务人员有疫情报告的义务,应当如实上报。但是,对非直接利益相关人应当做好保密工作。

9.【答案】A

【解析】共同参与模式:在这种模式中,医患双方共同参与医疗方案的讨论、制订与分享。这种模式适用于具有一定医学知识背景或长期的慢性病患者,它类似于成人与成人之间的关系,医生的责任是"帮助患者自疗"。

10.【答案】A

【解析】患者的自主性来自于医患关系中医生对患者的尊重原则,而医患关系是以诚信为基础的具有契约性质的信托关系。

11.【答案】A

【解析】随着医学技术的进步,现代医学活动大量地采用物理、化学的诊断手段,使医生诊断、治疗越来越有效,特别是现代医学工程仪器和远程信息技术的应用,医务人员甚至可以不直接接触患者,在计算机终端就可得到有关健康和疾病的信息,做出诊断,提出治疗方案和用药等。这种技术设备依赖性的增强也隔阂了医患之间的联系,导致医患的思想、情感交流越来越少,制约了双方思想感情互动,医患关系在一定程度上被物化了。

12.【答案】A

【解析】医患关系作为医疗活动中最重要的医疗人际关系,具有一般人际关系所不具有的内在特征,有其特殊的交往模式。

13.【答案】B

【解析】医师之间关系的道德要求:①尊重同道,彼此信任:无论年轻医师与年长医师之间,还是下级医师与上级医师之间,都应当把同行视为朋友、伙伴,应当相互尊重,相互信任,而不应把彼此看作对手，相互诋毁和猜忌；②取长补短，互相学习：既要虚心学习他人的优点和长处，也要向他人无私地传授自己的业务专长和经验，做到既不故步自封、自以为是，也不垄断技术、压制他人。只有取长补短，相互学习，才能共同进步，彼此提高；③精诚合作，互谅互让：当同行出现差错等问题时，要从患者利益和友爱精神出发，既实事求是、客观公正地给予批评指正，更要给予善意的帮助和关心，决不能幸灾乐祸甚至落井下石；④求同存异，公平竞争。本题中甲医师发现乙医师的诊治存在失误，及时反映给主管部门，及时避免不必要的医疗问题的发生，体现了医务人员之间共同维护患者利益的道德关系。

14.【答案】B

【解析】知情同意权是指在临床过程中，医务人员为患者做出诊断和治疗方案后，应当向患者提供包括诊断结论、治疗决策、病情预后，以及诊治费用等方面的真实、充分的信息，尤其是诊疗方案的性质、作用、依据、损伤、风险，以及不可预测的意外等情况，使患者或其家属经过深思熟虑自主地做出选择。基本医疗权是确保公众患病时能够得到合理、平等、最基本的诊治。任何医疗机构及个人不得以任何理由推脱、阻碍这种基本权利的实现。医疗监督权是在就医过程中，患者及其家属有权对医疗活动的合理性、公正性等进行监督。

15.【答案】A

【解析】主动-被动模式，在这种模式中，医患双方不是双向作用，而是医生对患者单向发生作用。因此，医生的权威性得到了充分肯定，处于主动地位；患者处于被动地位，并以服从为前提。这种模式适用于昏迷、休克、精神病患者发作期、严重智力低下者，以及婴幼儿等一些难以表达主观意志的患者。

16.【答案】E

【解析】根据与诊治技术实施有无关系，医患关系可分为技术关系和非技术关系。技术关系是指医患双方围绕着诊断、治疗、护理，以及预防、保健、康复等具体医学行为中技术因素所构成的互动关系，是建立在技术因素而不是利益的基础上。由于现实环境的复杂性，仅仅建立在感情基础之上的医患关系很难维持，因此医患双方形成了建立在平等关系上的契约关系。在我国当今社会中，医患关系本质上是在社会地位、人格尊严相互平等前提下的服务与被服务的关系，是服务与被服务关系的契约关系，是有法律保障的信托关系。

17.【答案】C

【解析】心理治疗时要求医生尊重患者的决定权，是否允许患者父母探视，最重要的理论依据是是否对患者有利，因此首先应遵循的伦理原则是患者利益至上原则。

18.【答案】C

【解析】医患沟通中能够使得沟通更为有效与顺畅的方法是：①注意倾听；②体会患者感受；③善于用问句引导话题；④及时和恰当的反应；⑤抓住主要问题。

19.【答案】B

【解析】医务人员的职业特点决定其有权了解患者与病症诊治有关的一些隐私，但是患者也有权维护自己的隐私不受侵害，对于医务人员已经了解的患者隐私，患者享有不被擅自公开的权利。但是，如果患者的"隐私"涉及他人或社会的利益，对他人或社会具有一定的危害性，如甲类传染病等，则医务人员有疫情报告的义务，应当如实上报。但是，对非直接利益相关人应当做好保密工作。

20.【答案】D

【解析】提高医院声誉是医生的义务。

21.【答案】D

【解析】根据《中华人民共和国民法总则》《医师法》《中华人民共和国消费者权益保护法》《医疗事故处理条例》等法律法规的有关规定，患者享有如下权利。这不仅是患者的法律权利，也是患者的道德权利。①平等医疗权：平等医疗权要求医务人员平等对待患者，对待患者一视同仁；在分配医疗卫生资源时，要坚持公平公正。②知情同意权：知情同意是尊重患者自主性的具体体现，是指在临床过程中，医务人员为患者做出诊断和治疗方案后，应当向患者提供包括诊断结论、治疗决策、病情预后，以及诊疗费用等方面的真实、充分的信息，使患者或家属经过深思熟虑后自主地选择，并以相应的方式表达其接受或拒绝此种诊疗方案的意愿和承诺。③隐私保护权：为诊治的需要，患者有义务将自己与疾病有关的隐私如实地告知医务人员，但患者也有权维护自己的隐私不受侵害，对于医务人员已经了解的患者隐私，患者享有不被擅自公开的权利。④损害索赔权：在医疗活动中，因医疗机构及其医务人员违反医疗卫生管理法律、行政法规、部分规章和诊疗护理规范、常规，造成患者人身损害、精神损害或财产损失时，患者及其家属有权提出经济赔偿，并追究有关人员或单位的法律责任。⑤医疗监督权：在医疗活动过程中，患者及其家属有权对医疗活动的合理性、公正性等进行监督；有权检举、控告侵害患者权益的医疗机构及其工作人员的违法失职行为；有权对保护患者权益方面的工作提出批评、咨询和建议。

22.【答案】D

【解析】患者对疾病诊治方案、检查项目、价格等均无发言权，表现在被动，缺乏主观能动性。

23.【答案】E

【解析】封闭式提问，是指提问者提出的问题带有预设的答案，回答者的回答不需要展开，从而使提问者可以明确某些问题。封闭式提问一般在明确问题时使用，用来澄清事实，获取重点，缩小讨论范围。根据题干所以选封闭式提问。诱导性提问或称暗示性问题，是指用不恰当的提问方式限缩、操控回答者的回答。诱导性提问往往会使答案不能确实反映回答者内心的真实想法。开放式提问是心理咨询中使用的一种技术，是指提出比较概括、广泛、范围较大的问题，对回答的内容限制不严格，给对方以充分自由发挥的余地。

24.【答案】E
【解析】医务人员与患者沟通时尽量避免沉默，应该主动倾听并积极反馈（B、C错）。沟通应从患者角度看待问题，根据患者的性格特点和接受程度来告知相关病情或告知其监护人和家属（A错）。提问应开放式提问与封闭式提问相结合，有些问题需使用开放式提问有利于患者开拓思路，有些问题应使用封闭式提问，将答案限制在特定范围，如尽可能促使患者能明确回答"是"或"否"，避免使用暗示性提问。

25.【答案】D
【解析】医务人员拥有医学知识和能力，而患者却不懂或一知半解。因此，医患双方在医学知识和能力的占有上具有不对称性。由于社会对医疗卫生保健的支持力度不够、医疗卫生保健单位的管理不善，以及医患双方的自律欠缺等诸方面的原因，特别是医患双方的地位、利益、文化和思想道德修养及法律意识等方面存在差异，对医疗卫生保健活动及其行为方式、效果的理解不同等，常发生相互间的矛盾或冲突，即医患矛盾存在是必然的。

26.【答案】C
【解析】医患双方在医学知识和能力的占有上具有不对称性，用专业术语交流显然是不恰当的。

27.【答案】C
【解析】医务人员彼此信任是相互协作的基础和前提。医务人员之间要达到相互信任，首先要立足于本职，从自我做起，即在自己的岗位上发挥积极性、主动性和创造性，以自己工作的可靠性和优异成绩去赢得其他医务人员的信任。同时，自己也要对他人的品格、能力等有一个正确的认识，认识过低难以产生信任，认识过高而产生的信任又难以持久。若与同事间发生了意见分歧，应努力设法达到谅解，不得恶意中伤、诽谤或传播有损于同事的言论。

28.【答案】C
【解析】医际关系是指医务人员之间在医疗活动中形成的人际关系。现代医疗活动是任何个人都不可能独自完成的，它必须依靠医生、护士、检验人员、管理人员等全体医务人员的协同工作和密切配合，因此医际关系的作用日渐重要，成为医学伦理学研究的一项内容。医际关系包括医生与医生、医生与护士、医生与管理人、医生与辅助科室。医患关系是指医疗服务活动中客观形成的医患双方，以及与双方利益有密切关联的社会群体和个体之间的互动关系。"医"是指包括医生、护士、药检与管理等人员在内的医务人员群体，"患"是指包括患者或有直接或间接联系的亲属、监护人员，以及其所在的工作部门、单位等群体。处理医际关系与医患关系依据的伦理原则是不相同的。

29.【答案】E
【解析】本题考查的是医患关系的基本类型。医患关系的基本类型是医疗活动中医患双方互动的基本方式。根据医患关系与诊疗过程的不同层面，可将医患关系区分为"诊疗性的医患关系"和"非诊疗性的医患关系"，即医患关系的技术方面和非技术方面的医患关系。技术性医患关系是医者和患者之间在诊疗措施的决定和执行中建立起来的行为关系。非技术性医患关系是指在医疗服务过程中，医生与患者在心理、社会和伦理方面的关系。

30.【答案】C
【解析】C项为患者的权利。

31.【答案】B
【解析】主动-被动模式，在这种模式中，医患双方不是双向作用，而是医生对患者单向发生作用。因此，医生的权威性得到了充分肯定，处于主动地位；患者处于被动地位，并以服从为前提。这种模式适用于昏迷、休克、精神病患者发作期、严重智力低下者，以及婴幼儿等一些难以表达主观意志的患者。

32.【答案】D
【解析】医务人员之间关系具有其自身的特殊性，表现为：①协作性；②平等性；③同一性；④竞争性。竞争的目的是形成比、学、赶、帮、超的人际关系环境，以取得良好医学角色地位。

33.【答案】B
【解析】知情同意权：是指在临床过程中，医务人员为患者做出诊断和治疗方案后，应当向患者提供包括诊断结论、治疗决策、病情预后，以及诊治费用等方面的真实、充分的信息，尤其是诊疗方案的性质、作用、依据、损伤、风险，以及不可预测的意外等情况，使患者或其家属经过深思熟虑自主地做出选择，并以相应的方式表达其接受或者拒绝此种诊疗方案的意愿和承诺。在得到患方明确承诺后，才可最终确定和实施拟定的诊治方案。此题医师在尚未得到家属商议结果的情况下，继续手术并切除双侧卵巢，属于侵犯患方的知情同意权。

34.【答案】A
【解析】从急救伦理角度看，生命至上是首要原则。在这种情况下，虽然患者家属表示无力承担抢救费用，但医生仍有责任尽力抢救患者生命。在征得患者父母同意和医院领导同意后迅速实施抢救是比较恰当的做法。医院领导同意可以在一定程度上协调费用等相关问题，比如是否能够通过医院的救助渠道等方式来解决费用困难。

35.【答案】E

【解析】医患关系是信托关系。医师和患者在医学知识上存在着信息不对称的现象。在诊疗中，基于对医师的信任，患者将健康托付给医师。医师则运用自己的专业知识和技能，尽最大的能力医治疾病，减少痛苦。信任在先，托付在后。医患关系是契约关系。由于现实环境的复杂性，仅靠建立在情感基础上的医患信任关系很难长久维持，还需要一种机制和制度化。于是，患者在医院挂号就医后，基于医患双方法律地位的平等性和医师对专业职责的认可与承诺——患者利益至上，双方形成了明确的和既定的医患契约关系，因此医患关系的本质特征是具有契约性质的信托关系。

36.【答案】B

【解析】当医患和社会各方利益发生冲突时候，医生首先要考虑社会公共利益，再考虑患者的利益，最后考虑医生的利益。如疫情期间，必须要将患者隔离，这牺牲了患者的权利，医师必须要坚守疫情一线，都是为了最好地控制疫情，维护社会公共利益。

37.【答案】B

【解析】医疗卫生服务活动中服务接受者在接受医疗服务过程中，应当遵守和履行如下义务：一是遵守医疗的各项规章制度，接受医院的相应管理；二是尊重医务人员的人格及工作；三是积极配合医疗服务，严格遵照医嘱进行治疗；四是接受强制治疗义务。患者患有传染性疾病时，应按照法律法规的要求，主动接受强制性治疗；五是缴纳医疗费用的义务；六是防止扩大损害结果发生的义务。

38.【答案】E

【解析】良好医患关系的建立，有利于：①增强尊重患者的权利的意识，这主要是针对医方而言，因为患方属于弱势群体，其权益更易受到侵害；②建立协调医患关系的组织，如医院伦理委员会会很好地协调医患关系；③确立公正的社会舆论导向，一种公正的舆论导向对于建设良好的医患关系十分重要，因为公众的行为方式极易受到社会舆论的引导；④普及医学、伦理学、法律知识，患者由于医学知识和伦理、法律的欠缺，容易造成医患关系中的被动，医务人员的伦理、法律知识也很缺乏，从而导致对患者权益的忽视和在一些伦理困境中的不知所措。医学、伦理、法律知识的广泛普及，是建立理想医患关系的必由之路。所以最佳答案为E。

39.【答案】A

【解析】医患关系的意义：①有利于正确定性医疗行为的特殊性，从而有效规范医疗行为；②有利于正确界定医患双方的权利及义务，从而促进医疗卫生及医疗服务事业的发展；③研究医患关系对提升大学生的科研和创新能力及帮助大学生融入社会具有重要的作用。

40.【答案】E

【解析】医患纠纷增多的原因：①医疗体制改革相对于市场经济发展的滞后；②医院管理的缺陷；③医务人员的服务态度；④患者缺乏理性态度；⑤媒体的推波助澜。

41.【答案】E

【解析】改善医患关系的措施包括：①医方：提高专业技术、品德修养，尊重患者权利等；②患方：尊重医务人员和医院的规章制度，普及医学伦理法律知识，积极配合治疗；③加快卫生体制改革：完善医疗制度、规范医院的管理、完善卫生补偿体制；④建立协调医患关系的组织；⑤确立公正的社会舆论导向。

第三节 医学道德【了解】

A1和A2型题

说明：为单选题，5个选项中可能同时有最佳正确答案和非错误答案，请从中选择一个最佳答案。

1.【答案】E

【解析】道德修养意味着自我监督、自我批评、自我限制、自我改正、自我提升，一个人能够真正做到"慎独"不是一件容易的事情，医学道德修养也不例外。医务人员医学道德修养的精进，必须有适应的内外条件与环境，才能获得良好的效果。

2.【答案】E

【解析】医学美德论有利于医务人员塑造完美人格。医学美德论侧重于以医学品德、医学美德和医务人员为中心，研究和探讨医务人员应该具有什么样的品德或品格。医学职业自产生以来，正是由于无数的从医者具备的大医精诚"医乃仁术"，救死扶伤、实行人道主义的医学精神，体现出高尚的医学道德品质，保证了医学的仁学性质和人道的特点。

3. 【答案】A

【解析】"慎独"是古代儒家用语，但并非封建社会道德特有的范畴，它是中性名词，在今天使用它可以有新的内容和含义。

4. 【答案】B

【解析】医学和伦理学有着更为天然的密切联系，二者的关系突出表现在如下三个方面：首先，医乃仁术。其次，在医学研究和医疗实践中形成并发展医学伦理思想。最后，医学伦理学需要动态回应现代医学研究和医疗实践引发的新的伦理挑战。

5. 【答案】A

【解析】医疗资源管理和分配道德准则包括：医患利益兼顾，患者群体利益第一；防治结合，预防为主；经济效益与社会效益统一，社会效益第一；投入与效益并重，提高效率优先。平等交往，患者利益中心不属于医疗资源管理和分配道德准则。

6. 【答案】E

【解析】医师道德义务指作为一名医务人员在道德上应该履行的职责。它既是社会对医务人员的道德要求，也是医务人员认同的道德责任。医生道德义务中首要和根本的是对患者的义务，其中治疗疾患更是医务人员对患者的首要义务，也是医务工作者的职责所在。

7. 【答案】D

【解析】医学道德评价是人们依据一定的医学道德标准对医务人员或医疗卫生部门的医疗行为作出的道德价值和善恶的判断，它是医务人员医学道德品质形成的重要手段。医学道德评价是人们日常生活中对自己、他人或特定团体进行道德评价的一个方面，是道德现象的有机组成部分。人们总是借助于道德评价，影响甚至干预个人或者群体的行为，以激发更多的优良医德行为，对规范医生行为及患者行为有很大帮助。医学道德评价方式主要有三种，社会评价只是其中一种，还有传统习俗和内心信念的方式。

8. 【答案】C

【解析】医学道德评价应坚持两点：①动机与效果的辩证统一；②目的与手段的辩证统一。

9. 【答案】A

【解析】作为医德多种功能实现的主要机制，医德评价具有重要的意义：①是医德他律要素转化为医德自律要素的必要形式，是医德原则、规范转化为医德行为的中介和桥梁；②是营造良好的医德氛围、优化医德生活的重要保证，是维护医德原则、医德规范的重要保障；③是医务人员调整行为和培养医德品质的重要手段，是医务人员行为的监视器和调节器；④是医疗卫生保健机构和整个社会的精神文明建设及医学科学健康发展的促进力量。医德评价是为了在评价他人时做到自戒，从而打造自己的医学伦理素质，而不是满足医务人员自我心理需求的手段。

10. 【答案】E

【解析】"慎独"是我国伦理学特有的范畴，是来源于古代儒家提出的道德修养方法。"慎独"强调个人应该人前人后行为一致，有人知无人知行为一致，即在独处无人监督时，仍能坚持道德原则和道德信念，即坚持医德修养的高度自觉性、坚定性、一贯性。医学道德修养是有层次的，是一个无止境的过程，提倡"慎独"，是希望医务人员的医德修养达到更高境界。

11. 【答案】A

【解析】表明评价者个人的喜好不属于医德评价的意义。医德评价有利于形成健康的医德氛围、调节医学人际关系、将外在医德规范内化为医务人员的信念、指导医务人员选择高尚的医德行为。

12. 【答案】A

【解析】医务人员只有在医学发展和临床实践中，在处理医学伦理关系时，才能认识到哪些行为是符合医学道德的，哪些行为是违反医学道德的；才能运用医学道德规范调整和指导自己的行为，使自己的行为符合医学道德要求，从而使自己的医学道德境界不断提高。

13. 【答案】D

【解析】医德修养是指在医学生和医务工作者为培养医德品质进行勤奋学习、自我教育和自我陶冶的过程，以及经过长期医疗实践的磨炼所达到的医德境界。其中包括在医疗实践中所形成的情操、举止、礼貌、品行等。医德修养的途径和方法包括：①与医疗实践相结合是医德修养的根本途径；②"慎独"是医德修养的重要途径；③自律与他律是医德品质的养成方式。

14. 【答案】A

【解析】医学道德教育，是指在医学教育和医疗卫生实践中，遵循道德教育的基本规律，对医学生和医务人员系统地开展医学伦理精神传承、医学伦理文化培育、医学道德规范灌输，以及如何转化为职业行为的教导和训练过程。目的是围绕已成熟并不断创新的医学道德的文化、知识和实践体系，确立职业道德境界、有效激发职业情感、严格规范职业行为、培养良好职业习惯。

15. 【答案】E

【解析】医学道德教育的目的是将医学道德的理念内化到受教育者的价值体系之中，使其在行医过程中自然而然地表现出规范的职业道德行为。

16.【答案】E
【解析】在实践中，医德评价的方式主要有三种，即社会舆论、传统习俗和内心信念。对行为主体个人来说，前两种方式都是外在的客观评价，而通过内心信念来实现的医德是自我评价。

17.【答案】A
【解析】医学的主要目的是治疗患者的疾病、维护患者的健康。患者疾病的缓解和康复是衡量医疗行为是否符合道德的首要标准。

18.【答案】E
【解析】医学道德教育的意义包括：①有助于形成医务人员的内在品质，是把医学知识和规范转化为内心信念的重要一环；②有助于培养医务人员的人文素养和道德情操，是形成良好医德医风的重要环节；③有助于培养高素质的医学人才，是促进医学科学工作发展的重要措施。所以最佳答案为E。

19.【答案】C
【解析】良心是医务人员自身内部的道德评价，是自己对自己的医学伦理行为和道德价值的意识，简言之就是自我道德评价。

20.【答案】A
【解析】医德评价包括3种，即社会舆论、传统习俗、内心信念（自我反省）。医德评价要对医务人员的行为进行全面的考察，分析判断哪些行为是善的，哪些行为是恶的，进而帮助医务人员认清医德选择的方向，明确自己承担的医德责任。

（1）社会舆论：①认知范围具有一定的群众性；②对人们的行为具有约束性；③传播的幅度具有广泛性。

（2）传统习俗：即人们在漫长历史发展中逐步积累形成的行为规范倾向及价值评价。其特点为：①形成过程的悠久性；②支配人们行为的普遍性；③作为衡量人们行为标准的稳定性。

（3）内心信念：即医务人员发自内心的对医学道德义务的真诚信仰和强烈的责任感。其特点为：①观念形成的理智性；②把握、校正行为的自尊性；③追崇所信赖的道德价值目标的自觉性。叶欣护士长获得的这一系列的崇高荣誉均是医德评价中的传统习俗评价。

21.【答案】D
【解析】医德评价包括3种，即社会舆论、传统习俗、内心信念（自我反省）。其中，内心信念即医务人员发自内心的对医学道德义务的真诚信仰和强烈的责任感。其特点为：①观念形成的理智性；②把握、校正行为的自尊性；③追崇所信赖的道德价值目标的自觉性。

22.【答案】E
【解析】在实践中，医德评价的方式主要有3种，即社会舆论、传统习俗和内心信念。对行为主体个人来说，前两种方式都是外在的客观评价，而通过内心信念来实现的医德是自我评价。

23.【答案】E
【解析】与医疗实践相结合是医德修养的根本途径和方法，具体是从以下3个方面做起：①要坚持在为人民健康服务的医疗实践中认识主观世界，改造主观世界；②要坚持在医疗实践中检验自己的品德，自觉地进行自我教育、自我锻炼，提高自己的医学修养；③要随着医疗实践的发展，使自己的认识不断提高，医学道德修养不断深入。

第二篇 专业理论

第一章 中医内科病证

第一节 感冒、咳嗽、哮病、喘证、肺胀、肺痈、肺痨、饮证、急劳、厥脱、汗证【掌握】

A1和A2型题
说明：为单选题，5个选项中可能同时有最佳正确答案和非错误答案，请从中选择一个最佳答案。

1. 【答案】C
【解析】咳血燥热伤肺证的病机为燥热伤肺，肺失清肃，肺络受损。治法为清热润肺、宁络止血，方用桑杏汤加减。

2. 【答案】B
【解析】支饮寒饮伏肺证，证机概要：寒饮伏肺，遇感引动，肺失宣降。治法：宣肺化饮。代表方：小青龙汤加减。

3. 【答案】D
【解析】肺痨病变部位在肺。

4. 【答案】A
【解析】悬饮络气不和证，证机概要：饮邪久郁，气机不利，络脉痹阻。治法：理气和络。代表方：香附旋覆花汤加减。

5. 【答案】A
【解析】《黄帝内经》首提肺胀病名，并指出其病因病机及证候表现。

6. 【答案】E
【解析】肺痨之肺阴亏虚证的治法：滋阴润肺，杀虫止咳。

7. 【答案】D
【解析】哮病预防调护：注意保暖，防止感冒，避免因寒冷空气的刺激而诱发。根据身体情况，适当锻炼，以逐步增强体质，提高抗病能力。饮食宜清淡，忌肥甘油腻、辛辣甘甜，防止生痰生火，避免海腥发物；避免烟尘异味；保持心情舒畅，避免不良情绪的影响；劳逸适当，防止过度疲劳。平时可常服玉屏风散、肾气丸等药物，而不是发作时服用，以调护正气，提高抗病能力。

8. 【答案】C
【解析】痈溃脓期，络伤血溢，咯血者加牡丹皮、栀子、藕节、白茅根，另服三七、白及粉以凉血止血。

9. 【答案】B
【解析】悬饮病的主症有胸胁饱满，咳唾引痛，喘促不能平卧，或有肺痨病史，属饮流胁下。

10. 【答案】C
【解析】饮证分为痰饮、悬饮、溢饮、支饮，痰饮-饮停肠胃，悬饮-饮流胁下，溢饮-饮溢肢体，支饮-支撑胸肺。饮证有特定部位的病变，而水肿是全身性的。所以，饮证与水肿，同为津液病变，其不同点在局部与全身。

11. 【答案】E
【解析】本题旨在考查对感冒辨证论治的掌握，葱豉桔梗汤辛凉解表、疏风清热，主治风温、风热初起，是风热感冒代表方。加减葳蕤汤滋阴解表，用于阴虚感冒。荆防达表汤疏散风寒、发汗解表，用于风寒袭表、肺卫失和等证。新加香薷饮清暑祛湿解表，用于暑湿感冒。参苏饮益气解表，用于气虚感冒。

12. 【答案】C
【解析】《素问·生气通天论》曰："阳气者，大怒则形气绝，而血菀于上，使人薄厥。"所以血厥的常见诱发因素是肝阳素旺、又加暴怒。另外，久病血虚及产后或其他疾病失血过多，气随血脱，亦可发生昏厥。

13. 【答案】E
【解析】该病辨证为肺气郁闭之喘证，方用五磨饮子开郁降气平喘，故选E。

14. 【答案】A
【解析】肺痈成痈期，肺热壅盛，壮热口渴，脉洪数有力，苔黄腻可加用石膏、知母、黄连、栀子等清热药。

15.【答案】B

【解析】患者因产后大出血，突然昏厥，病属厥证血厥范畴，血出过多，气随血脱，神明失养则面色苍白，口唇无华，四肢震颤，自汗肢冷，目陷口张，呼吸微弱，舌质淡，脉芤。证属虚证，治疗当急用补气、回阳、醒神。

16.【答案】C

【解析】肺痨之气阴耗伤的治法：益气养阴。

17.【答案】D

【解析】痰饮，心下满闷，呕吐清水痰涎，胃肠沥沥有声，形体昔肥今瘦，属饮停胃肠。悬饮，胸胁饱满，咳唾引痛，喘促不能平卧，或有肺痨病史，属饮流胁下。溢饮，身体疼痛而沉重，甚则肢体浮肿，当汗出而不汗出，或伴咳喘，属饮溢肢体。支饮，咳逆倚息，短气不得平卧，其形如肿，属饮邪支撑胸肺。

18.【答案】D

【解析】该病辨证为肺卫不固之汗证。故选D。

19.【答案】C

【解析】肺痈溃脓期为热壅血瘀、血败肉腐，以咳吐大量脓痰，或如米粥，或痰血相兼，腥臭异常，胸中烦满而痛，身热，面赤，口渴喜饮，舌红，苔黄腻，脉滑数为主要表现。

20.【答案】C

【解析】肺痨之虚火灼肺证的代表方为百合固金汤合秦艽鳖甲散。前方滋养肺肾。后方滋阴清热除蒸。题中骨蒸劳热，可加用具有滋阴清热除蒸功效的秦艽、白薇、鳖甲。

21.【答案】B

【解析】患者与家人争执后突然昏厥，素有咳喘宿痰，现喉有痰声，呼吸气粗，舌苔白腻，脉沉滑。病属厥证痰厥范畴，治用导痰汤加减行气豁痰。

22.【答案】B

【解析】《伤寒杂病论·辨厥阴病脉证并治第十二》曰："厥者，手足逆冷者也"。

23.【答案】B

【解析】肺痈成痈期的表现：身热转甚，时时振寒，继则壮热不寒，汗出烦躁，咳嗽气急，胸满作痛，转侧不利，咳吐浊痰，痰呈黄绿色，自觉喉间有腥味，口干咽燥，舌苔黄腻，脉滑数。

24.【答案】E

【解析】喘证的治疗应分清虚实邪正。实喘治肺，以祛邪利气为主，区别寒、热、痰、气的不同，分别采用温化宣肺、清化肃肺、化痰理气的方法。虚喘以培补摄纳为主，或补肺，或健脾，或补肾，阳虚则温补，阴虚则滋养。至于虚实夹杂、寒热互见者，又当根据具体情况分清主次，权衡标本，辨

证选方用药。故实喘易治，虚喘难疗。

25.【答案】D

【解析】肺痈溃脓期是病情顺逆的转折点，顺证：溃后声音清朗，脓血稀而渐少，臭味亦减，饮食知味，胸胁稍痛，身体不热，坐卧如常，脉缓滑；逆证：溃后音哑无力，脓血如败卤，腥臭异常，气喘，鼻煽，胸痛，坐卧不安，饮食少进，身热不退，颧红，指甲青紫带弯，脉弦涩或弦急。

26.【答案】A

【解析】哮病日久，肺虚不能主气，故见气短声低，自汗，怕风，常易感冒；脾虚健运无权，气不化津，痰饮蕴肺，肺气上逆，则倦怠无力，食少便溏，喉中时有轻度哮鸣，痰多质稀色白；舌质淡，苔白，脉细弱，辨证为哮病缓解期肺脾气虚证，治以健脾益气、补土生金为法，代表方是六君子汤加减。

27.【答案】D

【解析】气厥实证的证机概要为肝郁不舒，气机上逆，壅阻心胸，内闭神机。方用通关散合五磨饮子加减，开窍，顺气，解郁。

28.【答案】B

【解析】哮病发作期寒包热哮证证候表现是喉中哮鸣有声，胸膈烦闷，呼吸急促，喘咳气逆，咳痰不爽，痰黏色黄或黄白相兼，烦躁，发热，恶寒，无汗，身痛，口干欲饮，大便偏干，舌苔白腻罩黄，舌尖边红，脉弦紧。证机概要：痰热壅肺，复感风寒，客寒包火，肺失宣降。治法：解表散寒，清化痰热。其代表方为小青龙加石膏汤或厚朴麻黄汤加减。

29.【答案】B

【解析】肺痈成痈期证机概要是热毒蕴肺，蒸液成痰，热壅血瘀，蕴酿成痈。治宜清肺解毒、化瘀消痈，方选苇茎汤合如金解毒散加减。

30.【答案】E

【解析】同第25题【解析】

31.【答案】A

【解析】肺痨的发病部位主要在肺。由于肺开窍于鼻，职司呼吸，痨虫自鼻吸入，直趋于肺而蚀肺，故临床多见肺失宣肃之症，如干咳、咽燥、咯血等。脏腑间具有相互资生、互相制约的密切关系，因此肺病日久可以进一步影响其他脏腑，故有"其邪辗转，乘于五脏"之说。其中与脾肾两脏的关系最为密切。

32.【答案】A

【解析】患者近半年觉胸胁支满，心下痞闷，胃中有振水音，病属痰饮范畴，加之患者体型肥胖、平素喜肥甘厚味，伴有脘腹喜温畏冷，泛吐清水痰涎，饮入易吐，口渴不欲饮水，头晕目眩，心悸气短，食少，大便溏，形体逐渐消瘦，舌苔白滑，脉弦细而滑；证属脾阳虚弱证。治法：温脾化饮。代表

方：苓桂术甘汤合小半夏加茯苓汤加减。

33. 【答案】C

【解析】针对感冒外邪致卫表失和，肺气失宣的总病机，治疗应以解表达邪为原则。

34. 【答案】A

【解析】痰鸣如吼，病属哮证；痰黄黏稠，咳吐不利，烦闷不安，面赤汗出，舌红苔黄，皆为热象，故诊为哮证之热哮，宜清热宣肺、化痰定喘，方用定喘汤。

35. 【答案】C

【解析】肺痈的诊断依据中其验痰法为肺痈患者咳吐的脓血浊痰腥臭，吐在水中，沉者是痈脓，浮者是痰。

36. 【答案】A

【解析】《素问·阴阳应象大论》提出了"其在皮者，汗而发之"的治则。这是表证辨证治疗的发源。

37. 【答案】C

【解析】风痰哮，应祛风涤痰、降气平喘，方用三子养亲汤。

38. 【答案】C

【解析】肺痨的发病部位，主要在肺。由于肺开窍于鼻，职司呼吸，痨虫自鼻吸入，直趋于肺而蚀肺，故临床多见肺失宣肃之症，如干咳、咽燥、咯血，甚至胸痛等。脏腑间具有相互资生、互相制约的密切关系，因此肺病日久可以进一步影响其他脏腑，故有"其邪辗转，乘于五脏"之说。其中与脾肾两脏的关系最为密切。患者若兼有乏力、纳少、腹胀便溏，其病损伤脾。

39. 【答案】A

【解析】肺痿是咳喘日久不愈，肺气受损，或肺阴耗伤所致肺叶萎弱不用，临床以长期反复咳吐浊唾涎沫为主的慢性肺脏虚损性疾患。

40. 【答案】D

【解析】冷哮证证机概要是寒痰伏肺，遇感触发，痰升气阻，肺失宣畅。治法为宣肺散寒，化痰平喘。代表方是射干麻黄汤或小青龙汤加减。常用药：麻黄、射干宣肺平喘，化痰利咽；干姜、细辛、半夏温肺化饮降逆；紫菀、款冬花化痰止咳；五味子收敛肺气；大枣、甘草和中。

41. 【答案】C

【解析】肺痿虚热证，出现津伤甚者，应加用沙参、玉竹。

42. 【答案】C

【解析】肺痈成痈期症见身热转甚，时时振寒，继则壮热，汗出烦躁，咳嗽气急，胸满作痛，转侧不利，咳吐浊痰，呈黄绿色，自觉喉间有腥味，口干咽燥，舌苔黄腻，脉滑数。其病机是热毒蕴肺，蒸液成痰，热壅血瘀，蕴酿成痈。治宜清肺解毒、化瘀消痈，方用苇茎汤合如金解毒散加减。

43. 【答案】C

【解析】外邪侵袭人体是否发病取决于人体卫气之强弱。

44. 【答案】E

【解析】哮病缓解期肺肾两虚证的证机概要是哮病久发，精气匮乏，肺肾摄纳失常，气不归原，津凝为痰。治法为补肺益肾。代表方是生脉地黄汤合金水六君煎加减。

45. 【答案】A

【解析】在感冒各个证型里，凡有热象（风热有实热，阴虚有虚热），脉必有"数"，由此可排除B、E；气虚感冒会强调患者虚象、脉无力，而此题中患者并无此表述，故排除D；故重点在于风寒与时行感冒的区别，时行感冒一般指流行性感冒，症状与风寒、风热、暑湿感冒相同，只是病情更重、病势更猛；此题患者病情并不严重，因此选A。

46. 【答案】D

【解析】患者咳嗽日久、咳逆喘息、咳痰色白有沫夹血丝、潮热，自汗盗汗、声嘶等症状，属于肺阴虚的表现；而面浮肢肿、肢冷形寒、五更泄泻、大肉尽脱、遗精阳痿等是阳虚的表现。苔黄而剥，舌质光淡隐紫、少津，脉微细而数也是阴阳两虚的典型舌象和脉象，总体辨证属于阴阳两虚证，治宜滋阴补阳、培元固本，代表方为补天大造丸。

47. 【答案】E

【解析】肺痈是肺叶生疮，形成脓疡的一种病证，属内痈之一。临床以咳嗽、胸痛、发热、咯吐腥臭浊痰，甚则脓血相兼为主要特征。无咯铁锈色痰，故选E。

48. 【答案】E

【解析】患者反复咳嗽咳痰10年，病属痰饮悬饮范畴。近半年呛咳时作，咳吐少量黏痰，口干咽燥，午后潮热，颧红，盗汗，形体消瘦，舌质偏红，少苔，脉小数，证属阴虚内热证。治法：滋阴清热。代表方：沙参麦冬汤合泻白散加减。

49. 【答案】B

【解析】本证因有咳嗽、咳痰黄稠，属肺热之症；发热微恶风寒，舌尖红，苔薄黄，脉浮数为风热在表的症状，故诊断为风热犯肺证。

50. 【答案】C

【解析】本证为肺痨之虚火灼肺证，故见呛咳气急，痰少质黏，或吐痰黄稠量多，时时咯血，血色鲜红，混有泡沫痰涎，午后潮热，骨蒸，五心烦热，颧红，盗汗量多，口渴心烦，失眠，性情急躁易怒，或胸胁掣痛，男子可见遗精，女子月经不调，形体日益消瘦，舌干而红，苔薄黄而剥，脉细数。证机概要：肺肾阴伤，水亏火旺，燥热内灼，络损血溢。治法：滋阴降火。代表方：百合固金汤合秦艽鳖甲散加减。

51.【答案】A
【解析】肺痿虚热证，出现虚烦、呕逆者，应加用竹茹、竹叶。

52.【答案】C
【解析】5个选项皆为发散风寒药，其中只有紫苏有行气宽中的作用，故选C。

53.【答案】E
【解析】肺痿虚寒证的特点：咳吐清稀涎沫，形寒，小便频数或遗尿。

54.【答案】C
【解析】哮病的治疗当宗朱丹溪"未发以扶正气为主，既发以攻邪气为急"之说，以"发时治标，平时治本"为基本原则。发时攻邪治标，祛痰利气，寒痰宜温化宣肺，热痰当清化肃肺，寒热错杂者当温清并施，表证明显者兼以解表，属风痰为患者又当祛风涤痰。平时应扶正治本，阳气虚者应予温补，阴虚者则予滋养，分别采取补肺健脾、益肾等法，以减轻、减少或控制其发作。

55.【答案】C
【解析】肺痿虚热证临床表现：咳吐浊唾，或咳痰带血，咳声不扬，甚则音哑，气急喘促，口渴咽燥，可伴潮热盗汗，形体消瘦，皮毛干枯；舌红而干，脉虚数。

56.【答案】A
【解析】阴虚肺燥，肺失滋润，肺伤络损，则见咳嗽，咳声短促，咯少量血丝痰，胸部隐隐闷痛，午后自觉手足心热，盗汗，口干咽燥；加之近期曾有与肺痨患者接触史，病属肺痨，苔薄白，舌边尖红，脉细数，其证为肺阴亏损证，治用月华丸加减滋阴润肺。

57.【答案】B
【解析】患者既往有慢性咳嗽病史二十余年。自觉胸胁疼痛，咳唾引痛两年。病属悬饮范畴，近期痛势逐渐减轻，而呼吸困难加重，咳逆气喘，息促不能平卧，一侧肋间胀满，舌苔白，脉沉弦。证属饮停胸胁证，其证机概要：饮停胸胁，脉络受阻，肺气郁滞。治法：泻肺祛饮。代表方：椒目瓜蒌汤合十枣汤。

58.【答案】E
【解析】感冒病名出自北宋《仁斋直指方·诸风》。故选E。

59.【答案】A
【解析】肺肾两虚，气不摄纳，气虚血瘀，故见咳吐涎沫，喘促短气，呼多吸少，动辄尤甚，唇面青紫。患者年迈，反复咳喘25年多，病属肺痿，证型为肾虚血瘀证；治用七味都气丸合柴胡疏肝散加减，以纳气定喘，活血化瘀。

60.【答案】E
【解析】喘指气息而言，为呼吸气促困难，甚则张口抬肩，摇身撷肚。哮指声响而言，必见喉中哮鸣有声，亦伴呼吸困难。正如《医学心悟》曰："夫喘促喉间如水鸡声者谓之哮，气促而连续不能以息者谓之喘。"喘未必兼哮，而哮必兼喘。哮病与喘证无发热之说，故选E。

61.【答案】B
【解析】肺痨应首辨病变之脏器，次辨虚损之性质，三辨夹火、夹痰、夹瘀之不同。①辨病变之脏器。本病常见咳嗽、咳痰、咯血、胸痛等症状，病变主要脏器为肺；若兼有乏力、纳少、腹胀、便溏，则病及于脾；如有腰膝酸软，五更泄泻，男子遗精，女子经闭，则病损至肾；或见心烦易怒，失眠心悸，则病及心肝。②辨虚损之性质。肺痨临床以咳嗽、咯血、潮热、盗汗、消瘦、舌红、脉细为主症，故以阴虚为主；病变日久，出现咳嗽无力，气短声低，自汗畏风，舌质转淡，则属气阴两虚；若病情进展，兼有喘息少气，咯血暗淡，形寒肢冷，脉虚大无力，则为气虚及阳，阴阳两虚。③辨夹火、夹痰、夹瘀。本病如发热明显，午后潮热，骨蒸颧红，五心烦热，盗汗量多，心烦口渴，属于夹火之证；痰黄量多为兼夹痰热，痰白清稀或起泡沫为湿痰、寒痰；若见唇紫舌暗，则为夹瘀。

62.【答案】D
【解析】阴损及阳，阳损及阴，终致阴阳两虚，故见咳吐涎沫，喘促短气，咽干而燥，下利泄泻，形寒肢凉，加之患者年迈，反复咳嗽35年，故此病属肺痿范畴，舌淡红，苔薄白，脉细弱，其证型为上热下寒证。

63.【答案】C
【解析】患者自觉身体沉重而疼痛，甚则肢体浮肿，病属溢饮范畴，3日前外感风寒，现恶寒，无汗，伴咳喘、痰多白沫、胸闷、干呕、口不渴，苔白，脉弦紧。证属表寒里饮。选C。

64.【答案】E
【解析】本题考察感冒的证型分类，题目中的老年、无汗、身倦、无力都是气虚感冒的考查要点，故此患者为气虚感冒，则代表方剂是参苏饮。

65.【答案】E
【解析】寒包热哮证见喉中哮鸣有声，胸膈烦闷，呼吸急促，喘咳气逆，咳痰不爽，痰黏色黄，或黄白相兼，烦躁，发热，恶寒，无汗，身痛，口干欲饮，大便偏干，舌苔白腻罩黄，舌尖边红，脉弦紧。其证机概要是痰热壅肺，复感风寒，客寒包火，肺失宣降。治法为解表散寒，清化痰热。代表方则是小青龙加石膏汤或厚朴麻黄汤加减。

66.【答案】D

【解析】风寒感冒以恶寒重，发热轻，头身疼痛，鼻塞流清涕为特征；风热感冒以发热重，恶寒轻，头痛，口渴，鼻塞流涕黄稠，咽痛和红肿为特征。两者的鉴别要点在于有无咽部肿痛。

67.【答案】C

【解析】肺阴亏耗，虚火内炽，灼津为痰，故见咳吐浊唾涎沫，其质较黏稠，咳声不扬，气急喘促，口渴咽燥，午后潮热，形体消瘦，皮毛干枯，加之患者20年前有肺结核病史，故此病属肺痿范畴，舌红而干，脉虚数，其证型为虚热证。

68.【答案】E

【解析】肺痨之阴阳两虚证，其证机概要为：阴伤及阳，精气虚竭，肺、脾、肾俱损。治以滋阴补阳为法。方选补天大造丸加减。

69.【答案】B

【解析】喉中哮鸣如鼾，声低，气短息促，动辄喘甚，发作频繁，甚则持续喘哮，口唇爪甲青紫，咳痰无力，痰涎清稀或质黏起沫，面色苍白或颧红唇紫，口不渴或咽干口渴，形寒肢冷或烦热，舌质淡或偏红，或紫黯，脉沉细或细数。此为哮病之虚哮证，治以补肺纳肾、降气化痰，代表方为平喘固本汤加减。

70.【答案】B

【解析】《黄帝内经》《金匮要略》均将肺痨（痨瘵）归属于"虚劳""虚损"的范围，提示本病的发展每可导致患者身体日益消瘦，体虚不复，形成劳损。及至唐宋，因认识到本病具有传染性，才进一步与虚劳明确区分开来，明清医籍有时将痨瘵附于虚劳之后论述，既认为两者有一定的联系，也说明又有不同之处。对比言之，肺痨具有传染特点，是一个独立的慢性传染性疾患，有其发生发展及传变规律；虚劳病缘内伤亏损，是多种慢性疾病虚损证候的总称。肺痨病位主要在肺，不同于虚劳的五脏并重，以肾为主；肺痨的病理主在阴虚，不同于虚劳的阴阳并重。故有无传染性是鉴别肺痨与虚劳的关键点。

71.【答案】C

【解析】感冒病因在六淫、时行之邪，病位在肺卫，病机为卫表不和、肺失宣肃。

72.【答案】D

【解析】治疗肺痿总以补肺生津为原则。虚热证，治当生津清热，以润其枯；虚寒证，治当温肺益气而摄涎沫。临床以虚热证为多见，但久延伤气，亦可转为虚寒证。治疗应时刻注意保护津液，重视调理脾肾。脾胃为后天之本，肺金之母，培土有助于生金；肾为气之根，司摄纳，温肾可以助肺纳气，补上制下。故不是调理肝肾，而是调理脾肾，此题易混淆

考生的思路，要认真审题。

73.【答案】A

【解析】凡题目中出现"喘"字，首先考虑喘证，排除感冒、咳嗽等病；见脉相滑而浮数，可排除虚喘；气粗鼻煽、痰"黄"、苔薄"黄"，已经可以确定患者有热证，形寒无汗、脉浮表示病邪仍在表，属于实喘证的表寒肺热证；此证型代表方为麻杏石甘汤，功效在于宣肺泄热、降气平喘。

74.【答案】B

【解析】感冒一般以风寒、风热、暑湿多见，既在表又多实证，故选B。

75.【答案】B

【解析】肺痿虚寒证，其证机概要：肺气虚寒，气不化津，津反为涎。治用甘草干姜汤或生姜甘草汤加减以温肺益气。

76.【答案】D

【解析】该患气息喘促，动辄尤甚，痰多，胸闷，符合支饮"咳逆倚息，短气不得卧"的证候特点，而怯寒肢冷，少腹拘急不仁，脐下悸动，小便不利，舌体胖大，苔白腻，脉沉细等表现均为脾肾阳气虚衰表现，故辨证为支饮脾肾阳虚证，选择温脾补肾、以化水饮为治则，D选项为正确答案。

77.【答案】D

【解析】肺痨之肾虚血瘀证，其证机概要为：肺肾两虚，气不摄纳，气虚血瘀。治用七味都气丸合柴胡疏肝散加减以纳气定喘，活血化瘀。

78.【答案】E

【解析】身热、恶风寒病属感冒，少汗、口渴咽干、心烦、舌红苔少脉细数皆为典型阴虚症状，辨证为阴虚感冒，治法为滋阴解表，故选E。

79.【答案】C

【解析】患者因脾失健运，水湿内停，积聚生痰，则形体肥胖；痰阻中焦，则见呕恶痰涎，食少，口淡；清阳不升，头窍失养则头重如裹；故其证属痰浊内阻证。

80.【答案】A

【解析】肺痿临床以咳吐浊唾涎沫为主症。唾呈稠黏细沫，或白如雪，或带白丝，咳嗽，或不咳，气短，动则气喘。故选A。

81.【答案】C

【解析】虚喘多由实喘反复发作，迁延不愈，耗伤肺肾之气所致，故虚喘的治疗，重在补肺益气养阴，补肾纳气。详见《中医内科学》喘证的内容。

82.【答案】C

【解析】肺主皮毛，通口鼻；卫行脉外，温分肉，行腠理，肺、卫均为人体最外层的防御系统，外邪进入，首当其冲自然是肺卫。

83.【答案】B

【解析】本病总由肺虚，津气大伤，失于濡养，以致肺叶枯萎。其病位在肺，但与脾、胃、肾等脏腑密切相关。

84.【答案】B

【解析】《中医内科学》喘证痰浊阻肺证的代表方分析中提出，二陈汤和三子养亲汤本是合用来治疗本证型的，两方同治痰湿，前者重点在胃，痰多脘痞者适用；后者重点在肺，痰涌气急者较宜。

A3和A4型题

说明：为共用题干单选题，考题是以一个共同题干的临床案例出现，请从中选择一个最佳答案。

1.【答案】E

【解析】患者身热、恶风、头痛为主诉，为典型表证，外感风邪，故辨为外感感冒，伴见咳嗽、咯黄黏痰，咽燥，提示有热，流黄浊涕，口干欲饮，舌苔薄白微黄，舌边尖红均为风热邪气伤津袭肺之明证，故辨证为风热感冒。

2.【答案】C

【解析】风热感冒证候为身热较著，微恶风，汗泄不畅，头胀痛，面赤，咳嗽，痰黏或黄，咽燥，或咽喉红肿疼痛，鼻塞，流黄浊涕，口干欲饮，舌苔薄白微黄，舌边尖红，脉浮数。治法为辛凉解表、宣肺清热，常用中成药为银翘解毒片、疏风解毒胶囊。

3.【答案】E

【解析】患者肝郁日久化火，上逆侮肺，导致咳嗽咳痰，胸胁胀痛，证属内伤咳嗽之肝火犯肺证。

4.【答案】B

【解析】患者肝郁日久化火，上逆侮肺，导致咳嗽咳痰，胸胁胀痛，证属内伤咳嗽之肝火犯肺证，治宜清肺泻肝，顺气降火。

5.【答案】A

【解析】患者肝郁日久化火，上逆侮肺，导致咳嗽咳痰，胸胁胀痛，证属内伤咳嗽之肝火犯肺证，治宜清肺泻肝，顺气降火；黛蛤散清肝化痰；加减泻白散顺气降火，清肺化痰；二方相合，使气火下降，肺气得以清肃，咳逆自平。

6.【答案】C

【解析】患者肝郁日久化火，上逆侮肺，导致咳嗽咳痰，胸胁胀痛，证属内伤咳嗽之肝火犯肺证，治宜清肺泻肝，顺气降火；黛蛤散清肝化痰；加减泻白散顺气降火，清肺化痰；二方相合，使气火下降，肺气得以清肃，咳逆自平。火郁伤及津液，则咳嗽日久不减，咽燥口干，加麦冬、天花粉以养阴生津敛肺。

7.【答案】B

【解析】患者于淋雨后出现恶寒，发热，无汗，头痛，四肢酸痛，流涕，咳嗽等肺卫表证，可以诊断为感冒之风寒束表证，治宜辛温解表，应用荆防达表汤。

8.【答案】A

【解析】患者于淋雨后出现恶寒，发热，无汗，头痛，四肢酸痛，流涕，咳嗽等肺卫表证，可以诊断为感冒之风寒束表证，治宜辛温解表，应用荆防达表汤。

9.【答案】B

【解析】患者于淋雨后出现恶寒，发热，无汗，头痛，四肢酸痛，流涕，咳嗽等肺卫表证，可以诊断为感冒之风寒束表证，治宜辛温解表，应用荆防达表汤。

C型题

说明：为案例分析题，考题是以一个共同题干的临床案例出现，其中有一个或多个答案。

1.【答案】B

【解析】该患者以咳嗽、咳痰为主要症状，故应诊断为咳嗽。伴随咽痛、发热、鼻流黄涕、吐痰黄稠等症状，为一派热象，故应辨证为风热犯肺。

2.【答案】D

【解析】咳嗽风热犯肺证应选用桑菊饮加减。肺热内盛，身热较著，恶风不显，口渴喜饮，加黄芩、知母清肺泄热；热邪上壅咽痛，加射干、山豆根、挂金灯、赤芍清热利咽；若咳甚，加浙贝母、枇杷叶；若热伤肺津，咽燥口干，舌质红，加南沙参、天花粉、芦根清热生津；若痰中带血，加白茅根、藕节；若夏令兼夹暑湿，症见咳嗽胸闷、心烦口渴、尿赤、舌红苔腻、脉濡数，加滑石、鲜荷叶。故本题选D。

3.【答案】ADEH

【解析】外感咳嗽需慎用敛肺镇咳之品，误用则致肺气郁遏不得宣畅，外邪不能外达而出，邪恋不去，缠绵日久反而伤正。因此必须疏散外邪，以宣肃肺气之法，因势利导，肺气宣畅则咳嗽自止。五味子、诃子肉、乌梅和罂粟壳均属于敛肺镇咳之品。

4.【答案】ABCDEFGHIJ

【解析】"五脏六腑皆令人咳，非独肺也"。说明外邪犯肺和其他脏腑功能失调、内邪干肺均可导致咳嗽。咳嗽不只限于肺，也不离乎肺，根据咳嗽的症状，将其划分为五脏之咳：肺咳、肝咳、心咳、脾咳、肾咳；六腑之咳：胃咳、大肠咳、小肠咳、胆咳、膀胱咳、三焦咳。此说为咳嗽的辨证奠定了理论基础。

5.【答案】E
【解析】无

6.【答案】A
【解析】春秋战国时期，《黄帝内经》已经对咳嗽的病因、病机、证候分类和治疗列有专篇的论述。如《素问·咳论》对咳嗽病因的认识，提到"五脏六腑皆令人咳，非独肺也""皮毛者肺之合也。皮毛先受邪气，邪气以从其合也。其寒饮食入胃，从肺脉上至于肺则肺寒，肺寒则外内合邪因而客之，则为肺咳"。其说明外邪犯肺和其他脏腑功能失调、内邪干肺均可导致咳嗽。

第二节　胸痹、心悸、不寐、心衰病【掌握】

A1和A2型题
说明：为单选题，5个选项中可能同时有最佳正确答案和非错误答案，请从中选择一个最佳答案。

1.【答案】A
【解析】心主神志。不寐的病位主要在心，与肝、脾、肾密切相关。

2.【答案】D
【解析】患者素有消渴病，故阴津不足，燥热偏盛，日久伤及血脉，心血不畅，故见心前区疼痛，如针刺，伴胸闷，舌质紫黯，脉弦涩。辨证为胸痹之心血瘀阻证，治当活血化瘀，通脉止痛。

3.【答案】E
【解析】患者心痛如绞，且心痛彻背，背痛彻心，其疼痛之表现尤为明显，符合寒邪致病的特点，结合其手足欠温，冷汗出，面色苍白等症，可以辨其为胸痹之寒凝心脉证，故方用枳实薤白桂枝汤合当归四逆汤，以温经散寒，通脉止痛。

4.【答案】D
【解析】不寐心脾两虚证可见：不寐，多梦易醒，心悸健忘，神疲食少，头晕目眩，四肢倦怠，腹胀便溏，面色少华，舌淡苔薄，脉细无力。

5.【答案】E
【解析】患者症见心痛如绞，手足厥冷，冷汗出，心悸气短，苔薄白，脉微，为一派心阳欲脱之象。当急用四逆加人参汤，温阳益气，回阳救逆。

6.【答案】C
【解析】阴虚火旺型心悸症见：心悸易惊，心烦失眠，五心烦热，口干，盗汗，思虑劳心则症状加重，伴耳鸣腰酸，头晕目眩，急躁易怒，舌红少津，苔少或无，脉细数。

7.【答案】D
【解析】四诊合参，本病辨为胸痹寒凝心胸证。胸闷胸痛，形寒肢冷，舌质淡黯，舌苔白腻，脉沉无力，皆为阴寒痹阻之象。

8.【答案】C
【解析】心悸之心虚胆怯证表现：心悸不宁，善惊易恐，坐卧不安，不寐多梦而易惊醒，食少纳呆，苔薄白，脉细数。

9.【答案】A
【解析】心悸的病机中，心悸病位在心，而与肝、脾、肾、肺四脏密切相关。

10.【答案】D
【解析】患者平素性格急躁易怒，头晕头胀，可见其肝火偏旺，近日出现入寐困难，伴见目赤、耳鸣等症，结合舌脉，可以判定其病机为肝火偏旺，上扰心神，心神不宁，故见入睡困难，故其证当辨为肝火扰心。

11.【答案】D
【解析】心悸心血不足证，治宜补血养心、益气安神，应首选归脾汤。

12.【答案】D
【解析】见"喘"辨为喘证；气涌、胸中烦闷、痰多为痰邪聚肺气机不畅之征；有汗，面红尿赤、苔黄脉数乃热盛于里之征；辨证为痰热郁肺证。代表方为桑白皮汤。

13.【答案】C
【解析】胸痹寒凝心脉证的症状：猝然心痛如绞，心痛彻背，喘不得卧，多因气候骤冷或骤感风寒而发病或加重，伴形寒，甚则手足不温，冷汗自出，胸闷气短，心悸，面色苍白，苔薄白，脉沉紧或沉细。治法：辛温散寒，宣通心阳。

14.【答案】D
【解析】题中5个选项皆可造成胸痹，但题

目中四肢厥冷、神倦自汗属阳气不足之征，故选 D。其中寒凝也可见厥冷，但寒凝实证多见，神倦自汗多为阳虚的表现，自汗更是阳虚不能卫外敛阴的症状，因此排除寒凝选项。

15.【答案】D
【解析】见"心悸"而无痛症或失眠，辨为心悸；面色不华、倦态、脉细弱均为气血亏耗之象，辨证为心血不足之心悸，治法补血养心、益气安神，方用归脾汤加减。

16.【答案】D
【解析】见痰考虑痰浊，选 D。考试时切忌发散思考。

17.【答案】D
【解析】患者为学生，因学业压力较大，思虑过度，耗伤阴血导致阴虚内热，扰动心神，心神不宁而见失眠，结合舌脉，可辨证为阴虚火旺、心肾不交证。治当滋阴降火，宁心安神。

18.【答案】B
【解析】题干中明示受惊，提示胆气不足，又 2 年来失眠噩梦，见"失眠"辨为不寐，考试中只要抓住关键词，其余条件辅助诊断即可，只看此两点已可以辨为心胆气虚型不寐，再看一眼题干有自汗、脉细，更添明证。此型代表方即为安神定志丸合酸枣仁汤加减。

19.【答案】C
【解析】瘀阻则不通，不通则痛，凡见瘀必找痛字，在各类型中必定强调痛而非痰、虚之类。

20.【答案】E
【解析】情志刺激诱发喘证，为喘证中肺气郁闭型典型特征，治法开郁降气，方用五磨饮子。

21.【答案】D
【解析】考试时凡见"易惊"首先想到胆，无论何病。

22.【答案】E
【解析】胸痛如刺如绞，痛有定处，入夜尤甚，舌紫暗有瘀斑，苔薄，脉弦涩，均为血瘀征象；故其基本病机是心脉瘀滞。

23.【答案】D
【解析】胸痹治疗原则一般为先治其标，后治其本，必要时根据虚实标本的主次，兼顾同治。

24.【答案】E
【解析】烦躁、口苦便干、尿短赤、苔黄腻是实热证之象，故能排除 A、B、C 三个选项，主诉心悸，病位在心，必当宁心安神；和中，说明病位在中焦脾胃，不能选，故选 E。

25.【答案】E
【解析】此题考查点在"时作时止，动辄多发"，这是气阴两虚型胸痹的鉴别要点。

A3和A4型题

说明：为共用题干单选题，考题是以一个共同题干的临床案例出现，请从中选择一个最佳答案。

1.【答案】A
【解析】症见"心悸不安，善惊易恐"可辨为心胆气虚证。

2.【答案】B
【解析】心中悸动，不能自控，面色不华，体倦乏力，脉细弱无力，为脾胃气血虚弱无力养心之象，治宜健脾安神养心，方用归脾丸加减。

3.【答案】C
【解析】过服温燥补剂、心烦少寐，口干，五心烦热，梦遗腰酸提示伤阴耗液、虚火内动，治宜养阴清热降虚火，知柏地黄丸最宜。

4.【答案】C
【解析】患者素体阳虚，阴寒凝滞，气血痹阻，心阳不振，故可见心痛彻背，喘不得卧，痛无休止，身寒肢冷，气短喘息，为阴寒极盛之胸痹重症；乌头赤石脂丸主治心痛彻背，背痛彻心，寒凝心脉，手足不温；苏合香丸理气温通开窍，两方合用可用于治疗本病。

5.【答案】C
【解析】同第 4 题【解析】。

6.【答案】D
【解析】胸痹，相当于现代医学的心绞痛、心肌梗死等心脏病，为了解患者病情发展，应及时复查心电图。

7.【答案】A
【解析】胸闷痛反复发作 2 年，可辨为胸痹病，胸闷如窒而痛，气短，喘憋，心烦易怒，咯黄痰，头昏沉，大便干，夜寐不安，为痰热内蕴、阻滞气机、瘀阻脉络所致，舌暗红苔黄腻、脉滑数弦亦为痰热之象，故选痰热瘀阻之胸痹。

8.【答案】D
【解析】针对此证，宜清热化痰、活血通络。

9.【答案】C
【解析】对照治法，清热化痰，小陷胸汤最宜，小陷胸汤主治痰热互结之小结胸证。心下痞闷，按之则痛，或心胸闷痛，或咳痰黄稠，舌红苔黄腻，脉滑数。失笑散活血化瘀止痛，两方合用，可达到清热化痰、活血通络的治疗目的。

第三节　胃痛、泄泻、胃痞、脾心痛、虚劳、呕吐、腹痛、便秘【掌握】

A1和A2型题
说明：为单选题，5个选项中可能同时有最佳正确答案和非错误答案，请从中选择一个最佳答案。

1.【答案】B
【解析】泄泻应首辨暴泻与久泻，其次辨泻下之物，再辨脏腑定位。

2.【答案】A
【解析】主诉大便3～4日一行，诊断便秘；口臭、面红心烦、小便黄赤，以及苔黄燥、脉数都是明显的热象，辨为热秘，代表方麻子仁丸。

3.【答案】A
【解析】《素问·至真要大论》指出"诸湿肿满，皆属于脾"。

4.【答案】B
【解析】胃痛反复发作30年，久病致虚，口渴不欲饮是胃阴不足的代表症状，大便干结难解说明阴虚严重，仅这几点已经可以诊断为胃阴亏耗型胃痛，代表方益胃汤合芍药甘草汤。

5.【答案】B
【解析】肾为先天之本，脾为后天之本，五脏有互相资生和制约的整体关系，在病理情况下可以互相影响，故虚劳病变尤以脾、肾为主。

6.【答案】B
【解析】痞满是由于中焦气机阻滞，脾胃升降失职，出现以脘腹满闷不舒为主症的病证。以自觉胀满，触之无形，按之柔软，压之无痛为临床特点。

7.【答案】E
【解析】此题粪黄褐而臭、肛门灼热烦躁口渴等说明热象明显，且泻而不爽、苔腻，说明有湿，故证属湿热泄泻。

8.【答案】A
【解析】患者因脾胃阳虚不足，虚寒内生，胃失温养，故胃脘隐痛，绵绵不休，喜温喜按；进食可护胃，故痛减；劳累或受凉后伤及胃阳，故加重；脾胃阳气不足，津液不能气化，故见泛吐清水；胃阳不足，腐熟功能减弱则食少纳呆；阳气虚弱，形体失养，故倦怠无力。舌淡苔白，脉虚缓无力为阳虚之象，故宜温中健脾，和胃止痛为主。

9.【答案】D
【解析】胃痛如兼见恶寒、头痛等风寒表证者，可加苏叶、藿香等以疏散风寒，或内服生姜汤、胡椒汤以散寒止痛。

10.【答案】D
【解析】喜温喜按都是虚证的表现，排除A和C选项，遇寒则重说明有寒，为虚寒证，故选D。

11.【答案】B
【解析】泄泻的基本病机是脾虚湿盛，故其治疗原则为运脾化湿。

12.【答案】D
【解析】饥不欲食是胃阴亏虚的最代表症状，只要看见饥不欲食，就知是胃阴不足。故选D。

13.【答案】B
【解析】便秘阳虚秘的治法：补肾温阳，润肠通便。代表方：济川煎。

14.【答案】C
【解析】患者腹泻为主诉，辨为泄泻；贪凉饮冷提示寒湿，泄泻清稀如水样、苔白腻、脉濡为湿邪明证，故可辨为寒湿内停之泄泻。

15.【答案】C
【解析】冷秘的代表方：大黄附子汤，故C项最符。

16.【答案】B
【解析】泄泻肝气乘脾证，证机概要：肝气不舒，横逆犯脾，脾失健运。治以痛泻要方加减抑肝扶脾。

17.【答案】B
【解析】便秘为大肠疾病，大肠为传导之官，以通为用，所以便秘的基本病机是大肠的传导功能失常。

18.【答案】C
【解析】便秘的病位在大肠，常与脾、胃、肺、肝、肾功能失调有关。如胃热过盛，津伤液耗，肠失濡润；脾肺气虚，大肠传送无力；肝气郁结，气机壅滞，或气郁化火伤津，腑失通利；肾阴不足，肠道失调，或肾阳不足，阴寒凝滞，津液不通，皆可影响大肠的传导，发为本病。

19.【答案】C
【解析】李中梓在《医宗必读·泄泻》中提

出了著名的治泻九法,即淡渗、升提、清凉、疏利、甘缓、酸收、燥脾、温肾、固涩,全面系统地论述了泄泻的治法,是泄泻治疗学上的里程碑。

20.【答案】E

【解析】据舌脉辨为气虚秘,故治宜益气润肠,黄芪汤主之。

21.【答案】B

【解析】腹痛较剧、痛处不移、质紫暗、脉弦为气滞血瘀的典型表现。

22.【答案】E

【解析】患者反复脘闷2年,病属痞满范畴,胃阴亏虚,胃失濡养,和降失司故证见脘腹痞闷,嘈杂,饥不欲食,恶心嗳气,口燥咽干,大便秘结,舌红少苔,脉细数。其证属胃阴不足。

23.【答案】B

【解析】大便秘结则病属便秘;血虚津少,不能下润大肠,故大便秘结。血虚不能上荣,故面色无华。心失所养则悸。血虚不能滋养于脑,故头晕目眩。舌脉象均为阴血不足之象。

24.【答案】B

【解析】肝气乘脾之泄泻证的表现为肠鸣攻痛,腹痛即泻,泻后痛缓,每因抑郁恼怒或情绪紧张而诱发,平素多有胸胁胀闷,嗳气食少,矢气频作。

25.【答案】A

【解析】腹痛饮食积滞证的代表方为枳实导滞丸。

26.【答案】B

【解析】泄泻日久,肾阳虚衰,不能温养脾胃,运化失常,黎明之前阳气未振,阴寒较盛,故腹部作痛,肠鸣即泻。泻后则腑气通利,故泻后则安。形寒肢冷,腰膝酸软,舌淡苔白,脉沉细,为脾肾阳气不足之证。

27.【答案】A

【解析】患者反复便秘1年余,病属便秘范畴;大便干,排出困难,小便清长,四肢不温,腹中冷痛,腰膝酸冷,舌淡苔白,脉沉迟,其证型是阳虚秘;治法:温阳通便;代表方:济川煎加减。

28.【答案】B

【解析】患者受凉后出现腹痛拘急,属腹痛范畴;腹痛拘急,得温痛减,口淡不渴,形寒肢冷,小便清长,大便清稀,舌质淡,苔白腻,脉沉紧,证属寒邪内阻证;治以散寒温里,理气止痛;方药以良附丸合正气天香散加减。

29.【答案】A

【解析】大便时溏时泻,水谷不化,脘腹胀闷,面黄,肢倦乏力为脾虚之象,故用健脾益气之法。

30.【答案】C

【解析】泄泻湿热泄泻的代表方为葛根芩连汤。

31.【答案】A

【解析】泻下粪便臭如败卵为宿食内停泄泻的特征,治当消食导滞,方用保和丸加减。

32.【答案】E

【解析】患者因户外劳动后两小时即出现泄泻、腹痛,病属泄泻范畴,症见泻下急迫,粪色黄褐,气味臭秽,肛门灼热,烦热口渴,小便短黄,舌质红,苔黄腻,脉滑数。其证型是湿热伤中证,治法:清热燥湿,分利止泻。代表方:葛根芩连汤加减。

33.【答案】E

【解析】关于腹痛的治疗,医生须密切注意患者的面色,腹痛部位、性质、程度、时间及腹诊情况,二便及其伴随症状,并须观察腹痛与情绪、饮食寒温等因素的关系。如见患者腹痛剧烈、拒按、冷汗淋漓、四肢不温、呕吐不止等症状,须警惕出现厥脱证,应立即处理,以免贻误病情。

34.【答案】E

【解析】患者反复便秘2月余,病属便秘范畴,症见便干结,欲便不得出,肠鸣矢气,腹中胀痛,嗳气频作,纳食减少,胸胁痞满,舌苔薄腻,脉弦。证属气秘,治法:顺气导滞。方选六磨汤加减。

35.【答案】B

【解析】该患者属于因肝脾气滞、腑气不通导致的便秘,证属气秘,治宜顺气导滞、降逆通便,方选六磨汤。

36.【答案】C

【解析】肛门灼热,烦热口渴,小便短赤,舌苔黄腻,脉滑数为湿热之象,治当清热利湿,方予葛根芩连汤加减。

37.【答案】D

【解析】该病辨证为血虚便秘,方用润肠丸养血滋阴,润燥通便。

A3和A4型题

说明:为共用题干单选题,考题是以一个共同题干的临床案例出现,请从中选择一个最佳答案。

1.【答案】A

【解析】胃部隐隐作痛,遇寒、饥饿、饮食生冷则疼痛加重,可辨为虚性胃痛,喜温喜按,更为脾胃虚寒明证,辨为脾胃虚寒之胃痛,治宜温中健脾、和胃止痛。

2.【答案】A

【解析】寒邪偏盛则以温中驱寒止痛为主，治用大建中汤温中补虚，缓急止痛。

3.【答案】C

【解析】胃痛，无泛吐清水，无手足不温者，可改用香砂六君子汤。

C型题

说明：为案例分析题，考题是以一个共同题干的临床案例出现，正确答案有一个或多个。

1.【答案】E

【解析】该患者出现大便次数增多，质烂或稀，反复发作，病属泄泻；又泄泻与情绪有关、胁肋胀闷不舒，则可辨为肝郁乘脾型泄泻。

2.【答案】BE

【解析】根据患者临床表现，辨证为肝郁乘脾，证机概要为肝失条达，横逆侮脾，脾运无权。故患者目前主病之脏为肝、脾。

3.【答案】DE

【解析】泄泻肝郁乘脾证的特点为：肠鸣攻痛，腹痛即泻，泻后痛缓，每因抑郁恼怒，或情绪紧张而发泄泻，伴有胸胁胀闷，嗳气食少，腹痛攻窜，肠鸣矢气，舌淡红，脉弦。故选DE。

4.【答案】ABCDH

【解析】对于肝郁乘脾之证，使用甘味药物可以缓急止痛，调和脾胃，缓解因肝郁克脾导致的脘腹不适等症状（A对）。酸味药有收敛止泻的作用。患者大便次数增多，适当用酸收之法可以帮助收敛止泻，同时酸入肝，也有助于抑制肝气的过度疏泄（B对）。患者舌苔白略腻，有脾虚湿盛的表现，燥脾可以祛湿健脾，改善脾胃运化功能，使泄泻症状减轻（C对）。患者大便次数多，适当使用固涩药物可以帮助减少大便次数，达到止泻的目的，如石榴皮等药物的应用（D对）。因为患者有肝郁的因素，疏利肝气可以调节情志，缓解肝郁对脾的克制，使肝脾调和，从根本上改善泄泻症状，如使用柴胡等疏肝理气之品（H对）。

5.【答案】D

【解析】泄泻肝气乘脾型泄泻的主方为痛泻要方。

6.【答案】E

【解析】该患者出现大便次数较前略减，质仍稍烂，便前腹痛减轻，面色见红润，舌淡，苔白稍腻，脉细稍弦，可辨为脾虚为主兼有肝郁型泄泻。

7.【答案】AF

【解析】该患者目前见症可辨为脾虚为主兼有肝郁型泄泻，脾虚为主则容易出现月经不调，兼肝郁则容易出现乳房胀痛。故选AF。

8.【答案】ABDE

【解析】根据主诉、紧张劳累、休息欠佳，结合辨证为脾虚、肝郁，该患者应当注意休息，适当散心放松心情，饮食宜清淡但要富有营养，且适当进行体育锻炼。

第四节 血证、黄疸、紫癜、髓劳、积聚、内伤发热【掌握】

A1和A2型题

说明：为单选题，5个选项中可能同时有最佳正确答案和非错误答案，请从中选择一个最佳答案。

1.【答案】D

【解析】黄疸消退后湿热留恋证，证机概要：湿热留恋，余邪未清。治法：清热利湿。代表方：茵陈四苓散加减。

2.【答案】A

【解析】头晕眼花，甚至昏不知人，多见于失血过多之血证，并属血证失血过多致厥的情形。

3.【答案】D

【解析】热势常随情绪波动而起伏，烦躁易怒，为肝气郁结的症状。口干而苦，舌红苔黄，脉弦数，为气郁化火的表现。

4.【答案】B

【解析】聚证，食滞痰阻证，代表方剂为六磨汤。

5.【答案】A

【解析】龙胆泻肝汤清肝泻热，用于肝火犯胃的吐血。玉女煎清胃火，适用于胃热炽盛的鼻衄。

6.【答案】B

【解析】本症为发热之气虚发热证，予甘温除热代表方之补中益气汤益气健脾，甘温除热。

7.【答案】A

【解析】心阳虚发热用保元汤，肾阳虚发热用右归丸，肾阴虚发热用左归丸，心气虚发热用七福饮。

8.【答案】D

【解析】黄疸（阳黄）热重于湿证其证机概要：湿热熏蒸，困遏脾胃，壅滞肝胆，胆汁泛溢。治法：清热通腑，利湿退黄。方选茵陈蒿汤加减。

9.【答案】C

【解析】有积块则病属积证；胀痛并见，脉弦则有气滞，软而不坚，固着不移则有瘀血，故诊断为气滞血阻证，治法：理气消积，活血散瘀。

10.【答案】D

【解析】黄疸辨证要点有：①辨阳黄与阴黄；②辨阳黄中湿热之轻重，胆腑郁热及疫毒炽盛；③辨阴黄之病因；④辨黄疸病势轻重。

11.【答案】E

【解析】患者以两胁下积块为主症，病属积证范畴。积块坚硬，隐痛，饮食大减，肌肉瘦削，神倦乏力，面色黧黑，舌淡紫，脉细数，证属正虚瘀结证。治法：补益气血，活血化瘀。代表方：八珍汤合化积丸加减。

12.【答案】B

【解析】龙胆泻肝汤清肝泄热，用于肝火犯胃的吐血。玉女煎清胃火，适用于胃热炽盛的鼻衄。

13.【答案】B

【解析】黄疸（阳黄）胆腑郁热证的代表方为大柴胡汤。

14.【答案】A

【解析】阴血亏虚之痉证用四物汤合大定风珠。

15.【答案】A

【解析】患者以腹中结块为主症，病属聚证范畴。腹中结块柔软，时聚时散，攻窜胀痛，脘胁胀闷不适，苔薄，脉弦，证属肝气郁结证。治以疏肝解郁，行气散结为法；方选逍遥散、木香顺气散加减。

16.【答案】A

【解析】胃中积热，胃失和降，气血不和，故脘腹胀闷，甚则作痛。热伤胃络，胃气上逆，故吐血色红。胃热耗津，故便秘。血随糟粕而下，则大便色黑。舌红苔黄腻，脉滑数为内有积热之象。所以治应清胃泻火、化瘀止血，方选泻心汤合十灰散。

17.【答案】D

【解析】本题考查点在于各种病的鉴别诊断：黄疸是以目黄、身黄、小便黄为主症的一种病证，其中尤以目睛黄染为主要特征。胁痛是以胁部疼痛为主症，可伴发热恶寒，或胸闷太息，极少伴嘈杂泛酸、嗳气吐腐；水肿发病时头面或下肢先肿，甚者全身浮肿，可有喘息，但先肿后喘，多伴有尿量减少。鼓胀，单腹肿胀，青筋暴露；病重时或兼下肢肿胀，或先有积聚后成鼓胀，有时小便减少。聚证是以腹中结块，或痛或胀，聚散无常，痛无定处为主要临床特征的一类病证。积证是以腹内结块，或胀或痛，结块固定不移，痛有定处为主要临床特征的一类病证。结合患者主诉，D为正确。

18.【答案】D

【解析】阴黄，脾虚湿滞证多见于黄疸久郁者，症见身目俱黄，黄色较淡而不鲜明，胁肋隐痛，食欲不振，肢体倦怠乏力，心悸气短，食少腹胀，大便溏薄，舌淡苔薄白，脉濡细。治疗方药为黄芪建中汤。

19.【答案】B

【解析】《本草纲目》指出黄药子有"凉血降火，消瘿解毒"的功效，但黄药子有小毒，长期服用对肝脏损害较大，用量不宜超过10g。

20.【答案】C

【解析】黄疸疫毒炽盛证的证机概要：湿热疫毒炽盛，深入营血，内陷心肝。治法：清热解毒，凉血开窍。代表方：犀角散加味。

21.【答案】B

【解析】患者皮肤出现青紫斑点5日，病属血证紫斑范畴；伴有鼻衄，口渴，便秘，舌质红，苔黄，脉弦数，其证属血热妄行证。治法：清热解毒，凉血止血。代表方：十灰散加减。

22.【答案】A

【解析】小柴胡汤证的发热特点是往来寒热，而非身热夜甚。

23.【答案】D

【解析】患者以腹部积块为主症，病属积证范畴；腹部积块质软不坚，固定不移，胀痛不适，舌苔薄，脉弦，证属气滞血阻证；其证机概要：气滞血瘀，脉络不和，积而成块。治法：理气消积，活血散瘀。代表方：柴胡疏肝散合失笑散加减。

24.【答案】B

【解析】茵陈蒿汤加黄连、龙胆治疗阳黄之热重于湿证；茵陈五苓散合甘露消毒丹治疗阳黄之湿重于热证，与题干相符；犀角散加味治疗急黄证；茵陈术附汤合逍遥散治疗阴黄证；大柴胡汤加厚朴、竹茹治疗沙石阻滞胆道而引起的身目黄染，为热重于湿证。

25.【答案】B

【解析】患者以便血为主症，病属便血范畴；其便血色红黏稠，大便不畅，腹痛，口苦，舌质红，苔黄腻，脉濡数，证属肠道湿热证；其证机概要：湿热蕴结，脉络受损，血溢肠道。治法：清化湿热，凉血止血。代表方：地榆散合槐角丸加减。

26.【答案】C

【解析】患者腹大坚满，绷急如鼓，皮色发黄等符合鼓胀的临床特点，故可诊断为鼓胀。因湿浊内蕴中焦，水湿内停，郁久化热，则见题干中的诸症，故证属水热蕴结证。

27.【答案】C

【解析】聚证的食滞痰阻证，治以理气化痰、导滞散结为法，方选六磨汤为主方。若因蛔虫结聚，阻于肠道所致者，可加入鹤虱、雷丸、使君子等驱蛔药物；若痰湿较重，兼有食滞，腑气虽通，苔腻不化者，可用平胃散加山楂、六曲。六磨汤以行气导滞为主，平胃散以健脾燥湿为主，运用时宜加区别。

28.【答案】B

【解析】患者齿衄3日，属血证齿衄范畴；平素喜烟酒，嗜辛辣，齿衄血色鲜红，齿龈红肿疼痛，头痛，口臭，舌红，苔黄，脉洪数，证属胃火炽盛证；治用加味清胃散合泻心汤加减清胃泻火，凉血止血。

29.【答案】A

【解析】血证的治疗可归纳为治火、治气、治血三大原则。

30.【答案】A

【解析】黄疸的病理因素有湿邪、热邪、寒邪、疫毒、气滞、瘀血六种，但其中以湿邪为主，黄疸形成的关键是湿邪为患。

31.【答案】D

【解析】积证瘀血内结证的证机概要：瘀结不消，正气渐损，脾运不健。治法：祛瘀软坚，佐以扶正健脾。代表方：膈下逐瘀汤合六君子汤加减。

32.【答案】E

【解析】黄疸早期多因湿热邪气，治宜清化湿利小便，此阶段不宜温化。

33.【答案】D

【解析】吐血肝火犯胃证，证机概要：肝火横逆，胃络损伤。治法：泻肝清胃，凉血止血。代表方：龙胆泻肝汤加减。

34.【答案】E

【解析】肝脾不调证表现：黄疸消退后，脘腹痞闷，肢倦乏力，胁肋隐痛不适，饮食欠香，大便不调，舌苔薄白，脉来细弦。证机概要：肝脾不调，疏运失职。治法：调和肝脾，理气助运。代表方：柴胡疏肝散或归芍六君子汤加减。

35.【答案】A

【解析】血证中鼻衄的辨证论治中，鼻衄热邪犯肺证证机概要是燥热伤肺，血热妄行，上溢清窍。治法：清泄肺热，凉血止血。代表方：桑菊饮加减。

36.【答案】A

【解析】痞满是指脘腹部痞塞胀满，系自觉症状，而无块状物可扪及。积聚则是腹内结块，或痛或胀，不仅有自觉症状，而且可扪及结块。

37.【答案】A

【解析】鼻衄多由火热迫血妄行所致，其中以肺热、胃热、肝火为常见，但也可因阴虚火旺所致。

38.【答案】B

【解析】患者以身目俱黄为主症，病属黄疸范畴；身目俱黄，黄色鲜明，发热口渴，腹部胀闷，口干而苦，小便黄赤，舌苔黄腻，脉弦数，证属黄疸（阳黄）热重于湿证。

A3和A4型题

说明：为共用题干单选题，考题是以一个共同题干的临床案例出现，请从中选择一个最佳答案。

1.【答案】D

【解析】聚证是以腹中结块，或胀或痛，聚散无常，痛无定处为表现。肝气郁滞表现为攻窜胀痛，故该病辨证为肝气郁滞之聚证，方用逍遥散疏肝解郁，行气散结。

2.【答案】A

【解析】积证是以腹内结块，或胀或痛，块固定不移，痛有定处为表现。聚证是以腹中结块，或胀或痛，聚散无常，痛无定处为表现。该病属聚证，故C、D、E错。肝气郁滞表现为攻窜胀痛，故选A。

3.【答案】B

【解析】肝气郁滞之聚证，治法为疏肝解郁、行气消聚。

第五节 鼓胀、水肿、淋证、尿浊、痿证、痹证、关格【掌握】

A1和A2型题
说明：为单选题，5个选项中可能同时有最佳正确答案和非错误答案，请从中选择一个最佳答案。

1.【答案】B
【解析】鼓胀肝脾血瘀型临床表现：脘腹坚满，青筋显露，胁下癥结痛如针刺，面色晦暗黧黑，或见赤丝血缕，面、颈、胸、臂出现血痣或蟹爪纹，口干不欲饮水，或见大便色黑；舌紫暗或有紫斑，脉细涩。

2.【答案】E
【解析】淋证的治法，古有忌汗、忌补之说，如《金匮要略·消渴小便不利淋病脉证并治》说："淋家不可发汗。"《丹溪心法·淋》说："最不可用补气之药，气得补而愈胀，血得补而愈涩，热得补而愈盛。"

3.【答案】E
【解析】尿石症多由下焦湿热、气滞血瘀或肾气不足引起，病变在肾、膀胱和溺窍，肾虚为本，湿热、气滞血瘀为标。肾虚则膀胱气化不利，致尿液生成与排泄失常，加之摄生不慎，感受湿热之邪，或饮食不节，嗜食辛辣肥甘醇酒之品，致湿热内生，蕴结膀胱，煎熬尿液，结为砂石；气滞血瘀，气机不利，石阻脉络，不通则痛；结石损伤血络，可引起血尿。

4.【答案】A
【解析】患者因元气衰竭，欲外脱，五脏皆欲衰竭，肺气衰竭，则气促息微；心气衰竭，则面色苍白，汗多神疲；脾气虚衰，则四肢厥冷，故治宜补五脏之气而固脱。

5.【答案】B
【解析】《景岳全书·肿胀》指出："凡水肿等证，乃肺、脾、肾三脏相干之病。盖水为至阴，故其本在肾；水化于气，故其标在肺；水唯畏土，故其制在脾。今肺虚则气不化精而化水，脾虚则土不制水而反克，肾虚则水无所主而妄行。"

6.【答案】E
【解析】痹证关节疼痛日久，肿胀局限，或见皮下结节者为痰。

7.【答案】E
【解析】患者排尿涩痛，可诊断为淋证。其临床表现为数次出现排尿时突然中断，尿道窘迫疼痛，少腹拘急，一侧腰腹绞痛难忍，牵及外阴，尿中带血，舌红，苔薄黄，脉弦，诊断为石淋。证机为湿热蕴结下焦，尿液煎熬成石，膀胱气化失司，治以清热利湿，排石通淋。代表方：石韦散加减。

8.【答案】A
【解析】痹证的病机中，病初邪在经脉，累及筋骨、肌肉、关节，日久耗伤气血，损及肝肾，虚实相兼；痹证日久，也可由经络累及脏腑，出现相应的脏腑病变，其中以心痹较为多见。

9.【答案】B
【解析】阳水多由风邪、疮毒、水湿引起，发病急，病程短，属表证、实证，病在肺、脾，肿多由头面开始，自上而下，继及全身，肿处皮肤绷急光亮，按之凹陷即起。阴水多为饮食劳倦，以及先天或后天因素导致的脏腑亏损引起，起病缓，病程长，属里证、虚证或虚实夹杂证，病在脾、肾，肿多由足踝开始，自下而上，继及全身，肿处皮肤松弛，按之不易恢复，甚则按之如泥。

10.【答案】C
【解析】肢体关节重着、酸痛、痛有定处，手足沉重，肌肤麻木不仁，辨证为着痹。行痹为肢体关节疼痛，游走不定，关节屈伸不利。痛痹为肢体关节疼痛剧烈，痛有定处。热痹为关节疼痛，局部灼热红肿。久痹为痹证迁延，疼痛时轻时重，关节肿大、畸形。

11.【答案】B
【解析】着痹为湿邪兼夹风寒阻闭经脉造成，因此治则为除湿通络、祛风散寒。

12.【答案】D
【解析】唐代《千金要方》将淋证归纳为石、气、膏、劳、热五淋；宋代《济生方》又将淋证分为气、石、血、膏、劳淋五种；上述两种五淋所指的内容，其差异在于血淋与热淋的有无。

13.【答案】B
【解析】麻黄连翘赤小豆汤合五味消毒饮具有宣肺解毒、利湿消肿的作用。肌肤乃脾肺所主之域，湿毒未能及时清解消散，则内归脏腑，使肺不能通调水道而小便不利，脾不能运化水湿，失其升清降浊之能，所以应宣肺解毒、利湿消肿。

14.【答案】C
【解析】腰痛是指因外感、内伤或挫闪跌仆

导致腰部气血运行不畅，或失于濡养，引起腰脊及腰脊两旁疼痛为主要症状的一种病证。腰痛一证，《黄帝内经》叙述较详，指出腰痛的病位在肾，病理以虚为主，并与督脉相关。腰痛的病因，有外感风、寒、湿、热之邪，内伤久病，年老体衰，劳欲过度及劳力外伤。外感、内伤与闪挫跌仆导致筋脉痹阻，腰府失养而发为腰痛。

15.【答案】D
【解析】寒邪兼夹风湿，留滞经脉，闭阻气血导致肢体关节疼痛，痛势较剧，部位固定，遇寒则痛甚，得热则痛缓，关节屈伸不利，局部皮肤或有寒冷感；舌淡，舌苔薄白，脉弦紧。根据患者临床表现可诊断为痛痹，治以散寒通络、祛风除湿，方用乌头汤加减。乌头汤重在温经散寒止痛，适用于痹证寒邪偏盛，关节疼痛明显。

16.【答案】E
【解析】水肿肾阳衰微证表现：水肿反复，面浮身肿，腰以下甚，按之凹陷不起，尿量减少或反多，腰酸冷痛，四肢厥冷，怯寒神疲，面色苍白，心悸胸闷，喘促难卧，腹大胀满；舌质淡胖，苔白，脉沉细或沉迟无力。

17.【答案】B
【解析】血淋与尿血都有小便出血，尿色红赤，甚至溺出纯血等症状。鉴别要点是有无尿痛。《丹溪心法·淋》曰："痛者为血淋，不痛者为尿血。"

18.【答案】E
【解析】鼓胀脾肾阳虚证临床表现：腹大胀满，形似蛙腹，朝宽暮急，面色苍黄，或呈苍白，脘闷纳呆，神倦怯寒，肢冷浮肿，小便短少不利；舌体胖，质紫，苔淡白，脉沉细无力。

19.【答案】A
【解析】患者表证虽解，但肿势未退，病程较长，现有身重困倦，胸闷，纳呆，泛恶，苔白腻，脉沉缓等症，是因水湿内侵，脾气受困，脾阳不振所导致，符合水湿浸渍证的表现。治以运脾化湿、通阳利水，代表方：五皮饮合胃苓汤加减。

20.【答案】D
【解析】风湿热邪壅滞经脉，气血闭阻不通，导致游走性关节疼痛，可涉及一个或多个关节，活动不便，局部灼热红肿，痛不可触，得冷则舒，可有皮下结节或红斑，常伴有发热、恶风、汗出、口渴、烦躁不安等全身症状；舌质红，舌苔黄或黄腻，脉滑数或浮数。根据患者临床表现可诊断为风湿热痹。

21.【答案】E
【解析】腰痛的病因：外邪侵袭，闪挫跌仆，年老久病。

22.【答案】B
【解析】水肿患者应注意调摄饮食：肿势重者应予无盐饮食，轻者予低盐饮食（每日食盐量3～4g），若因营养障碍而致水肿者，不必过于忌盐，饮食应富含蛋白质，清淡易消化。此外，患者还应劳逸结合，调畅情志。

23.【答案】D
【解析】患者小便浑浊日久不已，反复发作，可诊断为淋证。由于脾肾两虚，气不固摄导致尿出如脂，上有浮油，置之沉淀，有絮状凝块物，涩痛不甚，形体日见消瘦，头昏无力，腰膝酸软，舌淡，苔腻，脉细无力，符合膏淋虚证的临床表现。用膏淋汤补脾益肾固涩。

24.【答案】B
【解析】患者因情绪致淋，可辨为气淋；治法为理气疏导，通淋利尿；代表方：沉香散。

25.【答案】E
【解析】辨病位用药：根据痹证的病位不同，在辨证的基础上有针对性地使用药物，以提高治疗效果。痹在上肢可选用片姜黄、羌活、桂枝以通经达络，祛风胜湿；下肢疼痛者可选用独活、川牛膝、木瓜以引药下行；痹证累及颈椎，出现颈部僵硬不适、疼痛、左右前后活动受限者，可选用葛根、伸筋草、桂枝、羌活以舒筋通络，祛风止痛；痹证腰部疼痛、僵硬，弯腰活动受限者，可选用桑寄生、杜仲、巴戟天、淫羊藿以补肾强腰，化瘀止痛；两膝关节肿胀或有积液者，可用土茯苓、车前子、薏苡仁、猫爪草以清热利湿，消肿止痛；痹证四肢小关节疼痛、肿胀、灼热者，可选用土贝母、猫爪草、蜂房、威灵仙以解毒散结，消肿止痛。

26.【答案】D
【解析】攻下逐水法是治疗阳水的一种方法，即《黄帝内经》"去菀陈莝"之意。只宜用于病初体实肿甚，正气尚旺，用发汗、利水法无效，症见全身高度浮肿，气喘，心悸，腹水，小便不利，脉沉而有力者。使用该法，宜抓住时机，以逐水为急，使水邪从大小便而去，可用十枣汤治疗，但应中病即止，以免过用伤正。故D选项错误。俟水退后，即行调补脾胃，以善其后。病至后期，脾肾两亏而水肿甚者，逐水峻药应慎用。

27.【答案】A
【解析】患者主诉下肢关节剧痛，辨为痹证；痛处不移、得热减得寒重，关节屈伸不利，无红肿发热是痛痹的辨证要点，代表方为乌头汤。

28.【答案】B
【解析】患者小便涩滞，尿后余沥不尽，可诊断为淋证；由于气机郁结，膀胱气化不利导致少腹胀满疼痛，常因情志不舒而加重，苔薄白，脉弦，符合气淋的表现。治以理气疏导、通淋利尿，代表方为沉香散加减。

29.【答案】C
【解析】各选项药物的功效：车前子：利尿通淋、渗湿止泻、清肝明目、清肺化痰；泽泻利水渗湿、泄热；石韦利水通淋、清肺止咳、凉血止血；萆薢利湿浊、祛风湿；木通利尿通淋，清心除烦，通经下乳。

30.【答案】D
【解析】淋证中血淋的辨治：尿痛涩滞不显著，腰膝酸软，神疲乏力，舌淡红，脉细数，当滋阴清热、补虚止血，方用知柏地黄丸加减，故选D。

31.【答案】B
【解析】痹证肝肾亏虚证表现为痹证日久不愈，关节屈伸不利，肌肉瘦削，腰膝酸软，或畏寒肢冷，阳痿，遗精，或骨蒸劳热，心烦口干；舌淡红，舌苔薄白或少津，脉沉细弱或细数。证机概要为肝肾不足，筋脉失于濡养、温煦。治以培补肝肾、舒筋止痛，方用独活寄生汤。本方有益肝肾、补气血、祛风湿、止痹痛作用。

32.【答案】A
【解析】水肿的治疗原则为发汗、利尿、泻下逐水。

33.【答案】A
【解析】水肿湿热壅盛证表现：遍体浮肿，皮肤绷急光亮，胸脘痞闷，烦热口渴，小便短赤，或大便干结，舌红，苔黄腻，脉沉数或濡数。证机概要：湿热内盛，三焦壅滞，气滞水停。治法：分利湿热。代表方：疏凿饮子加减。

34.【答案】C
【解析】九味羌活丸、祖师麻片是治疗行痹的常用中成药；小活络丸是治疗痛痹的常用中成药；木瓜丸、正清风痛宁片是治疗着痹的常用中成药。

35.【答案】D
【解析】淋证患者应注意外阴清洁，不憋尿，多饮水，每2～3小时排尿一次，房事后即行排尿，防止秽浊之邪上犯膀胱。女性在月经期、妊娠期、产后更应注意外阴卫生，以免虚体受邪。养成良好的饮食起居习惯，饮食宜清淡，忌肥腻辛辣酒醇之品。避免纵欲过劳，保持心情舒畅，以提高机体抗病能力。抗生素不宜长期服用，故D选项错误。

A3和A4型题

说明：为共用题干单选题，考题是以一个共同题干的临床案例出现，请从中选择一个最佳答案。

1.【答案】E
【解析】根据患者遗精、阳痿，则病属遗精范畴，且腰膝酸软、夜尿多、畏寒肢冷、便溏夹有不消化食物等表现，该证型属于肾阳虚，治宜温补肾阳，方用右归丸。

2.【答案】C
【解析】同第1题解析。

3.【答案】D
【解析】同第1题解析。

4.【答案】B
【解析】小便涩痛如刺1天可辨为淋证，尿频数而量少，小腹拘急胀痛，大便干，苔黄脉滑数，为热邪蕴结膀胱所致，故为热淋。

5.【答案】B
【解析】对证治疗，热淋宜清热利湿通淋。

6.【答案】B
【解析】各选项的方剂，石韦散可治疗石淋、八正散可治疗热淋，小蓟饮子可治疗血淋，沉香散可治疗气淋，清肺饮可治疗肺热壅盛之癃闭。

7.【答案】B
【解析】淋证若大便秘结、腹胀者，可重用生大黄、枳实。

8.【答案】A
【解析】淋证各型凡提到气滞皆可用青皮、乌药，故选A。

C型题

说明：为案例分析题，考题是以一个共同题干的临床案例出现，其中有一个或多个答案。

1.【答案】A
【解析】指、趾、腕关节僵硬，屈伸不利，遇冷加剧，喜温喜按可辨为痹证之痛痹。痛痹主因在寒，故A项最符。

2.【答案】ABCE
【解析】病为痹，凡散寒止痛、活血通经方药皆适宜，身痛逐瘀汤活血行气、祛瘀通络、通痹止痛，独活寄生汤祛风湿止痹痛、益肝肾，益肾蠲痹汤益气和营、祛风除湿、通络止痛，黄芪桂枝五物汤益气温经、和血通痹，此四项均符合；桂枝芍药知母汤祛风除湿、通阳散寒佐以清热，白虎加桂枝汤清热通络止痛，此两项不符。故选ABCE。

3.【答案】ABCDEF

【解析】桃仁活血化瘀，五灵脂活血止痛、化瘀止血，鹿角胶温补肝肾、益精养血，露蜂房攻毒杀虫、祛风止痛，地龙通络，牛膝逐瘀通经、补肝肾、强筋骨、利尿通淋、引血下行。根据题意可全选。

4.【答案】AC

【解析】肉眼血尿，可辨为尿血病，患儿现病2天，有明确外感病史，且未诉尿急尿痛，肝肾功能未见异常，此次可能为单纯性血尿，但患儿尚有3年反复发作的血尿病史，且未发现家族史，故可能为原发性肾病，目前患儿无肝肾功能损害，故考虑为IgA肾病。

5.【答案】ABCDEF

【解析】确诊需做的检查有：尿液检查提示镜下血尿或肉眼血尿，以畸形红细胞为主，部分患者表现为混合型血尿，同时可伴有不同程度蛋白尿。血清IgA检测、补体C3检测可发现血清IgA水平增高，有助于疾病诊断。病理检查：肾活检免疫病理检查是确诊IgA肾病的重要检查。此外，患者有明显外感史，需做尿细菌培养+药物敏感试验，血尿尚需排除膀胱病变，需做膀胱镜检查，故全选。

6.【答案】B

【解析】根据感冒后尿血、发热恶风、咽红咽痛、舌红苔薄黄，脉浮数等表现可辨为风热犯肺证，B项最符。

7.【答案】A

【解析】患儿为风热犯肺证，治宜疏风清热、凉血止血，方用银翘散（《温病条辨》）合小蓟饮子（《济生方》）加减。故选A。

第六节　血浊、消渴、瘿病、肥胖【熟悉】

A1和A2型题

说明：为单选题，5个选项中可能同时有最佳正确答案和非错误答案，请从中选择一个最佳答案。

1.【答案】C

【解析】该患者出现尿频量多症状，符合消渴疾病特点，且多尿症状较为突出，再根据兼证舌脉表现"腰膝酸软，头晕耳鸣，口舌干燥，舌红少苔，脉细数"，辨证为下消之肾阴亏虚证，故选择滋阴固肾的治则。

2.【答案】C

【解析】由症状可知为消渴病下消，属肾阴亏虚型，肾阴亏虚、肾失固摄所致，故选用六味地黄丸滋阴固肾。

3.【答案】B

【解析】消渴病分上、中、下三消，上消病位在肺，中消病位在胃，下消病位在肾。《医学心悟·三消》提到，"治上消者，宜润其肺，兼清其胃""治中消者，宜清其胃，兼滋其肾""治下消者，宜滋其肾，兼补其肺"。

4.【答案】A

【解析】肾阴亏虚，肾失固摄，以致尿频量多，混浊如脂膏，腰膝酸软，乏力，头晕耳鸣，口干唇燥，皮肤干燥，瘙痒，舌红苔少，脉细数；证属肾阴亏虚证，治法为滋阴固肾。

5.【答案】C

【解析】消渴病久可并发眩晕、肺痨、胸痹心痛、中风、雀目、疮痈等病。

6.【答案】E

【解析】消渴的病机主要在于阴津亏损，燥热偏胜，而以阴虚为本，燥热为标。两者互为因果，阴愈虚则燥热愈盛，燥热愈盛则阴愈虚。病变的脏腑主要在肺、胃、肾，尤以肾为关键。三脏之中，虽有所偏重，但往往又互相影响。

7.【答案】E

【解析】瘿病的病因主要是情志内伤，饮食及水土失宜，但也与体质因素有密切关系。基本病机是气滞、痰凝、血瘀壅结颈前。本病的病变部位主要在肝、脾，与心有关。

8.【答案】B

【解析】多食易饥，消瘦，病属消渴。胃火炽盛，腐熟水谷力强，故多食易饥；阳明热盛，耗伤津血，无以充养肌肉，故形体消瘦；胃津不足，大肠失其濡润，故大便干燥；苔黄，脉滑实有力，是胃热炽盛之象。

9.【答案】E

【解析】消渴容易发生多种并发症，应在治疗本病的同时，积极防治并发症。白内障、雀盲、耳聋，主要病机为肝肾精血不足，不能上承耳目所致，宜滋补肝肾、益精补血，可用杞菊地黄丸或明目地黄丸。对于并发疮毒痈疽者，则治宜清热解毒、消散痈肿，用五味消毒饮；在痈疽的恢复阶段，治疗上则要重视托毒生肌。

10.【答案】C

【解析】瘿病是由于情志内伤、饮食及水土失宜以致气滞、痰凝、血瘀壅结颈前所引起的，以颈前喉结两旁结块肿大为主要临床特征的一类疾病。

11.【答案】D

【解析】消渴病的预防调摄：①本病除药物治疗外，注意生活调摄具有十分重要的意义，尤其是节制饮食，具有基础治疗的重要作用。在保证机体合理需要的情况下，应限制粮食、油脂的摄入，忌食糖类，饮食宜以适量米、麦、杂粮，配以蔬菜、豆类、瘦肉、鸡蛋等，定时定量进餐。②戒烟酒、浓茶及咖啡等。③保持情志平和，制订并实施有规律的生活起居计划。

12.【答案】C

【解析】早在公元前3世纪，我国已有关于瘿病的记载。战国时期的《庄子·德充符》即有"瘿"的病名。晋代《肘后备急方》首先用昆布、海藻治疗瘿病。《外科正宗·瘿瘤论》认为瘿瘤主要由气、痰、瘀壅结而成，采用的主要治法是"行散气血""行痰顺气""活血散坚"，该书所载的海藻玉壶汤等方，至今仍为临床所习用。

13.【答案】C

【解析】消渴并见视物昏蒙主要病机为肝肾精血不足，不能上承耳目所致，宜滋补肝肾、益精补血，可用杞菊地黄丸或明目地黄汤等治疗。

14.【答案】D

【解析】瘿病在古籍中又称瘿、瘿气、瘿瘤、瘿囊、影袋等名者。瘿病的病因主要是情志内伤、饮食及水土失宜，但也与体质因素有密切关系。基本病机是气滞、痰凝、血瘀壅结颈前。重症患者可出现阴虚火旺的各种症状，且常随病程的延长而加重，当出现烦躁不安、谵妄神昏、高热、大汗、脉疾等症状时，为病情危重的表现。瘿病的治疗以理气化痰、消瘿散结为基本治则。

15.【答案】B

【解析】渴而多饮为上消，消谷善饥为中消，渴而便数有膏为下消。多食，大便干燥，苔黄，脉滑实有力，属胃热炽盛之表现。

16.【答案】A

【解析】糖尿病10年则病属消渴；小便频数量多，混浊如脂膏，面色黧黑，腰膝酸软，形寒畏冷辨证属阴阳两虚，治以温阳滋肾固摄为法，用金匮肾气丸。

17.【答案】D

【解析】该患者出现"多食易饥、多尿、消瘦"表现，符合消渴病特点，且多食症状较为突出，再根据舌脉表现，辨证为中消之胃热炽盛证。

18.【答案】B

【解析】患者发现血糖升高10年，目前多食易饥，口渴，尿多，形体消瘦，病属消渴病范畴；多食易饥，口渴，尿多，形体消瘦，大便干燥，苔黄，脉滑实有力，证属中消胃热炽盛证；证机概要：胃火内炽，胃热消谷，耗伤津液。治法：清胃泻火，养阴增液。代表方：玉女煎加减。

A3和A4型题

说明：为共用题干单选题，考题是以一个共同题干的临床案例出现，请从中选择一个最佳答案。

1.【答案】B

【解析】烦渴多饮，尿频量多，口干舌燥为主症，舌红，苔薄黄，脉洪数为热盛之象，属上消之肺热津伤，故选B。

2.【答案】A

【解析】上消之肺热津伤证，对证治疗，宜清热润肺、生津止渴，故选A。

3.【答案】B

【解析】治疗上消肺热津伤证，代表方为消渴方。

C型题

说明：为案例分析题，考题是以一个共同题干的临床案例出现，其中有一个或多个答案。

1.【答案】C

【解析】患者以多饮、多尿、乏力、消瘦为主要症状，故辨为消渴病。口干舌燥烦渴引饮，大便秘结，皮肤干燥，舌红而干，苔薄黄，脉细数均为热盛伤津之征，故选C。

2.【答案】C

【解析】消渴病机主要在于阴津亏损，燥热偏盛，阴虚为本，燥热为标。

3. 【答案】A

【解析】本病可辨为中消之胃热炽盛、耗伤津液，方用玉女煎，药物组成：生石膏、知母、熟地黄、麦冬、牛膝。各选项的方药，白虎汤：生石膏、知母、炙甘草、粳米；黄连解毒汤：黄连、黄柏、黄芩、栀子；六味地黄汤：熟地黄、山茱萸、牡丹皮、泽泻、山药、茯苓；玉液汤：生山药、生黄芪、知母、葛根、五味子、天花粉、生鸡内金；益胃汤：沙参、麦冬、冰糖、细生地、玉竹。根据药物组成及功效，白虎汤加减更为合适。

第七节　中医癌病（肺癌、胃癌、肝癌、胰腺癌）、郁证、中风、眩晕、头痛、痫证、痴呆、颤证【掌握】

A1和A2型题

说明：为单选题，5个选项中可能同时有最佳正确答案和非错误答案，请从中选择一个最佳答案。

1. 【答案】D

【解析】中医癌病治疗多为对证治疗，生脉散功效为益气养阴，百合固金汤培土生金专治肺脾气阴两伤，故选之。

2. 【答案】C

【解析】瘀阻脑络型痴呆治疗方药为通窍活血汤方，通血络非虫蚁所不能，可加全蝎、蜈蚣之类以助通络化瘀之力。

3. 【答案】D

【解析】痫证痰火扰神证的临床症状为：昏仆抽搐、心烦失眠、口中吐涎、舌苔黄腻等。乏力痰多见于痰湿困脾证。

4. 【答案】A

【解析】痴呆脾肾两虚证的代表方药为还少丹，方中熟地黄、枸杞子、山茱肉滋阴补肾；肉苁蓉、巴戟天、小茴香温补肾阳；杜仲、牛膝、楮实子补益肝肾；人参、茯苓、山药、大枣益气健脾而补后天；远志、五味子、石菖蒲养心安神开窍。如见气短、乏力较著，甚至肌肉萎缩，可配伍紫河车、阿胶、续断、杜仲、鸡血藤、何首乌、黄芪等以益气养血。

5. 【答案】B

【解析】患者头摇肢颤7年，持物不稳，可诊断为颤证。由于髓海不足，神机失养，肢体筋脉失主导致腰膝酸软、失眠心烦，头晕耳鸣，善忘神呆，舌质红，舌苔薄白，脉细数，符合髓海不足证的表现。治以填精补髓，育阴息风。代表方：龟鹿二仙膏合大定风珠加减。

6. 【答案】A

【解析】无热象，无瘀血，亦无虚证表现，苔腻、脉弦滑为痰郁之证。

7. 【答案】E

【解析】大肠癌为腹部肿块，瘀毒内阻证的治法为活血化瘀、清热解毒，方用膈下逐瘀汤加减。

8. 【答案】C

【解析】头痛如刺，唇紫暗，舌暗有瘀斑，脉涩或细涩属于瘀血证。

9. 【答案】B

【解析】痴呆痰浊蒙窍证的代表方为洗心汤。

10. 【答案】B

【解析】患者自觉情绪不宁，急躁易怒，胸胁胀满近2个月，为肝郁化火，横逆犯胃，故见口苦而干，头痛，目赤，耳鸣，嘈杂吞酸，大便秘结，舌质红，苔黄，脉弦数。属郁证气郁化火证，治宜疏肝解郁、清肝泻火，方选加味逍遥散加减。

11. 【答案】D

【解析】患者以突发狂乱无知，骂詈号叫，不避亲疏为主症，病属狂证。平素急躁易怒，头痛失眠5日。狂乱无知，骂詈号叫，不避亲疏，不食不眠，舌质红绛，苔黄腻，脉滑数，证属痰火扰神证；治宜清心泻火，涤痰醒神；代表方：生铁落饮加减。

12. 【答案】D

【解析】患者头摇不止，肢麻震颤，可诊断为颤证。由于痰热内蕴，热极生风，筋脉失约导致头晕目眩，胸脘痞闷，口苦口黏，舌体胖大，有齿痕，舌质红，舌苔黄腻，脉弦滑数，符合痰热风动证的表现。治以清热化痰，平肝息风。代表方：导痰汤合羚角钩藤汤加减。前方祛痰行气，后方清热平肝息风，二方合用，清热化痰，平肝息风，适用于痰热内蕴、扰动肝风之颤证。

13. 【答案】B

【解析】眩是指眼花或眼前发黑，晕是指头晕甚至感觉自身或外界景物旋转，轻者闭目即止，重者如坐车船，旋转不定，不能站立，或伴有恶心、呕吐、汗出甚至仆倒等症状。

14.【答案】A
【解析】病机主要为风和痰，故治法应涤痰息风，开窍定痫。

15.【答案】E
【解析】痴呆脾肾两虚型痴呆治疗的代表方为还少丹。

16.【答案】D
【解析】患者产后抑郁多年，长期自觉咽中有物梗塞，但无咽痛及吞咽困难，病属中医郁证梅核气范畴。自觉咽中有物梗塞，但无咽痛及吞咽困难，在心情愉快时，症状可减轻或消失，而当心情抑郁或注意力集中于咽部时，则梗塞感觉加重，苔白腻，脉弦滑，证属痰气郁结证；其证机概要是气郁痰凝，阻滞胸咽；治用半夏厚朴汤加减，行气开郁、化痰散结。

17.【答案】C
【解析】狂证火盛阴伤证，其证机概要：心肝郁火，或阳明腑热久羁，耗津伤液，心肾失调，阴虚火旺，神明受扰。治用二阴煎合琥珀养心丹加减育阴潜阳，交通心肾。

18.【答案】C
【解析】患者两年来头摇肢颤，可诊断为颤证。颤抖无力，神疲乏力，面色淡白，表情淡漠，心悸气短，舌质淡红，舌苔薄白，脉沉濡无力，符合气血亏虚证的表现，诊断为颤证气血亏虚证。证机概要为气血两虚，筋脉失养，虚风内动。

19.【答案】A
【解析】痫证是一种发作性的神志异常，甚则出现突然昏仆、不省人事，口吐白沫，两目上视，四肢抽搐或口中怪叫，醒后如常等表现。厥证虽有突然昏仆、不省人事，但无喉中异常叫声及反复发作的特点。

20.【答案】E
【解析】癫与狂的病机特点各有不同。癫为痰气郁结，蒙蔽神机；狂为痰火上扰，神明失主。但癫证痰气郁而化火，可转化为狂证；狂证日久，郁火宣泄而痰气留结，又可转化癫证，故两者不能截然分开。脏气不平，阴阳失调，脑之神机逆乱是病机的关键。

21.【答案】D
【解析】中风以中老年人为多见，常有素体肝阳亢盛。其中脏腑者，突然昏仆，并伴有口眼㖞斜、偏瘫等症；若神昏时间较长，苏醒后有偏瘫、口眼㖞斜及失语等后遗症。厥证可发生于任何年龄，昏倒时间较短，醒后无后遗症，但血厥之实证重者可发展为中风。

22.【答案】E
【解析】突发昏仆抽搐，尖叫吐涎，牙关紧闭，则病属痫证。情绪急躁，心烦失眠，口苦而干，便秘，故诊断为痫证肝火痰热，治宜清肝泻火、化痰宁心，方用龙胆泻肝汤合涤痰汤。

23.【答案】C
【解析】患者近期自觉右胁疼痛，甚至痛引肩背，右胁部结块进行性肿大，质地坚硬，既往有肝硬化病史近10年，病属中医癌病肝癌范畴；症见右胁疼痛，甚至痛引肩背，右胁部结块进行性肿大，质地坚硬，身黄目黄，口干口苦，心烦易怒，食少厌油，腹胀满，便干溲赤，舌质红，苔黄腻，脉弦滑，证属湿热聚毒证；治法：清热利胆，泻火解毒；代表方是茵陈蒿汤加减。

24.【答案】E
【解析】"脏躁"的主症主要是女性精神忧郁，烦躁不宁，无故悲泣，哭笑无常，喜怒无定，呵欠频作，不能自控，无咽中如有物、吞之不下、咯之不出，故选E，此考点容易被忽略，应重视。

25.【答案】A
【解析】眩晕痰湿中阻证，治宜化痰祛湿、健脾和胃；代表方是半夏白术天麻汤加减。本方燥湿化痰，平肝息风，用于治疗脾虚湿盛、风痰上扰之眩晕。若眩晕较甚，呕吐频作，视物旋转，可酌加代赭石、竹茹、生姜、旋覆花以镇逆止呕；若脘闷纳呆，加砂仁、白蔻仁等芳香和胃；若兼见耳鸣重听，可酌加郁金、石菖蒲、葱白以通阳开窍；若痰郁化火，头痛头胀，心烦口苦，渴不欲饮，舌红苔黄腻，脉弦滑者，宜用黄连温胆汤清化痰热。

26.【答案】A
【解析】郁证心肾阴虚证，证机概要：阴精亏虚，阴不涵阳。治法：滋养心肾。代表方：天王补心丹合六味地黄丸加减。

27.【答案】A
【解析】患者反复咳嗽、咳痰四十余年，胸闷、胸痛近半年伴咯血，肺部X线提示右上肺占位，既往有长期吸烟史，病属中医癌病肺癌范畴；目前咳嗽不畅，胸痛有定处，如锥如刺，痰血暗红，舌暗有瘀点、瘀斑，苔薄，脉细弦，证属瘀毒内阻；治法为活血化瘀，理气散结。

28.【答案】A
【解析】患者主要症状为近1月肢体不能自制地颤抖，颤动粗大，程度较重，可诊断为颤证。因肝郁阳亢，化火生风，扰动筋脉，故心情紧张时颤动加重，伴有眩晕耳鸣，面赤烦躁，易激动，语言迟缓不清，流涎，大便干，舌质红，苔黄，脉弦，符合风阳内动证的表现。故可诊断为颤证风阳内动证。

29.【答案】C
【解析】根据"头摇不止，肢麻震颤"可诊断此患者为颤证；从胸脘痞闷、口苦口黏、舌苔黄腻可知患者有痰热，属于颤证的痰热风动证，治疗代表方为导痰汤合羚角钩藤汤。

第一章 中医内科病证 —— 047

30.【答案】B

【解析】眩晕的证候包括肝阳上亢证、气血两虚证、痰湿中阻证、瘀血阻窍证、肾精不足证，无风湿阻络证，故选B。

31.【答案】C

【解析】患者近年来智力衰退，终日无语，呆若木鸡，病属痴呆范畴；患者年迈，平素时常头晕，沉默寡言，智力衰退，终日无语，呆若木鸡，不思饮食，痞满不适，头重如裹，舌质淡，苔白腻，脉滑，其证属痰浊蒙窍证，治宜豁痰开窍、健脾化浊为法，代表方为涤痰汤加减。

32.【答案】A

【解析】患者既往有痫证病史20年余，近年来痫证频发，属痫证范畴；痫证频发，神志恍惚，心悸，健忘失眠，两目干涩，腰膝酸软，大便干燥，舌质淡红，脉沉细而数，证属心肾亏虚证；治宜补益心肾，潜阳安神；代表方为左归丸合天王补心丹加减。

33.【答案】B

【解析】癫狂痫证之心脾两虚证，若兼心气耗伤，营血内亏，悲伤欲哭，仿甘麦大枣汤之意加淮小麦、大枣。

34.【答案】E

【解析】患者一年前因家庭变故而沉默寡言，时而喃喃自语，病属癫证；近日神志恍惚，心悸易惊，肢体困乏，饮食锐减，言语无序，舌淡，苔薄白，脉沉细无力，证属心脾两虚证；证机概要：癫证日久，脾失健运，生化乏源，气血俱衰，心神失养；治法：健脾益气，养心安神；代表方：养心汤合越鞠丸加减。

35.【答案】D

【解析】患者有痫证病史3年，属痫证范畴，平素头晕头痛，痛有定处，颜面口唇青紫，舌质暗红有瘀斑，舌苔薄白，脉涩或弦，其证属瘀阻脑络证；治用通窍活血汤加减，活血化瘀，息风通络。

36.【答案】B

【解析】痴呆痰浊蒙窍证，治宜豁痰开窍、健脾化浊，代表方为涤痰汤加减，本方重在豁痰开窍，兼以益气健脾，适用于痰浊蒙窍之痴呆。脾虚明显者，加党参、白术、麦芽、砂仁等；头重如裹，哭笑无常，喃喃自语，口多涎沫者，重用陈皮、半夏、制南星，并加用莱菔子、全瓜蒌、浙贝母等化痰祛痰之品；痰浊化热，干扰清窍，舌质红，苔黄腻，脉滑数者，将制南星改用胆南星，并加瓜蒌、栀子、黄芩、天竺黄、竹沥；伴有肝郁化火，灼伤肝血心液，症见心烦躁动，言语颠倒，歌笑不休，甚至反喜污秽，或喜食炭灰，宜用转呆汤加味。属风痰瘀阻，症见眩晕或头痛，失眠或嗜睡，或肢体麻木阵作，肢体无力或肢体僵直，脉弦滑，可用半夏白术天麻汤。

37.【答案】E

【解析】郁证诊断要点：①以忧郁不畅，情绪不宁，胸胁胀满疼痛为主要临床表现，或有易怒易哭，或有咽中如有炙脔，吞之不下，咯之不出的特殊症状。②患者大多数有忧愁、焦虑、悲哀、恐惧、愤懑等情志内伤的病史，并且郁证病情的反复常与情志因素密切相关。③多发于青中年女性。无其他病证的症状及体征，故E选项说多发于老年男性是错误的。

38.【答案】D

【解析】癌病辨证要点：①辨各种癌病的脏腑病位；②辨病邪的性质，分清痰结、湿聚、气滞、血瘀、热毒的不同，以及有否兼夹；③辨标本虚实，分清虚实标本的主次；④辨脏腑阴阳，分清受病脏腑气血阴阳失调的不同；⑤辨病程的阶段，明确患者处于早、中、晚期的不同，以选择适当的治法和估计预后。辨发病急缓并非癌病辨证要点，选D。

39.【答案】B

【解析】颤证是以头部或肢体摇动颤抖，不能自制为主要临床表现的一种病证。表现为头部及肢体颤抖、摇动，不能自制，甚者颤动不止，四肢强急。常伴动作笨拙，活动减少，多汗流涎，语言缓慢不清，烦躁不寐，神识呆滞等症状。多发生于中老年人，一般呈隐袭起病，逐渐加重，不能自行缓解。部分患者发病与情志有关，或继发于脑部病变。颤证没有四肢痿软的表现，B选项错误。

40.【答案】A

【解析】癫证痰气郁结证用逍遥散合涤痰汤加减；故选A。C适用于心脾两虚证之癫证。

41.【答案】E

【解析】本病初期多以邪实为主，治当理气解郁，畅达神机，降火豁痰，化瘀通窍；后期多以正虚为主，治当补益心脾，滋阴养血，调整阴阳。

42.【答案】C

【解析】患者有痫证病史10年，反复发痫不愈，病属痫病范畴；反复发痫不愈，神疲乏力，心悸气短，面色苍白，体瘦纳呆，舌质淡，苔白腻，脉沉细而弱，证属心脾两虚证；证机概要：痫发日久，耗伤气血，心脾两伤，心神失养；治法：补益气血，健脾宁心；代表方：六君子汤合归脾汤加减。

43.【答案】A

【解析】颤证的基本病机为肝风内动，筋脉失养。病位在筋脉，与肝、肾、脾等脏关系密切。由于各种原因导致气血阴精亏虚，不能濡养筋脉；或痰浊、瘀血壅阻经脉，气血运行不畅，筋脉失养；或热甚动风，扰动筋脉，可致肢体拘急颤动。

A3和A4型题

说明：为共用题干单选题，考题是以一个共同题干的临床案例出现，请从中选择一个最佳答案。

1. 【答案】D

    【解析】风寒头痛表现为头痛时作，连及项背，呈掣痛，时有收紧感，遇风尤剧；风热头痛表现为头痛而胀，甚至头胀如裂，发热或恶风，面红目赤，口渴喜饮；风湿头痛表现为头痛如裹，肢体困重，胸闷纳呆，小便不利，大便溏；肝阳头痛表现为头胀痛而眩，以两侧为主，心烦易怒，口苦面红，或胁痛；痰浊头痛表现为头痛昏蒙沉重，胸脘痞闷，纳呆呕恶。

2. 【答案】C

    【解析】肝阳头痛用天麻钩藤饮加减，平肝潜阳。

3. 【答案】D

    【解析】同第2题【解析】。

4. 【答案】C

    【解析】眩晕耳鸣，头痛且胀为主症，辨为眩晕；每因烦劳或恼怒而头晕、头痛加剧，颜面潮红，急躁易怒，少寐多梦为肝阳上亢上扰清阳之象；口苦，舌质红，苔黄，脉弦是肝胆热盛之征；辨为肝阳上亢型眩晕。

5. 【答案】E

    【解析】对证治疗，宜平肝潜阳，清火息风。故选E。

6. 【答案】A

    【解析】肝阳上亢型眩晕治疗的代表方为天麻钩藤饮，故选A。

7. 【答案】D

    【解析】根据症状其辨证分型为狂证之火盛阴伤证，治以育阴潜阳、交通心肾之法，代表方为二阴煎合琥珀养心丹。

8. 【答案】D

    【解析】同第7题【解析】。

9. 【答案】C

    【解析】同第7题【解析】。

C型题

说明：为案例分析题，考题是以一个共同题干的临床案例出现，其中有一个或多个答案。

1. 【答案】C

    【解析】根据患者肢体震颤，吃饭、写字等精细动作困难，言语不清等表现，诊断病属中医颤证；面色潮红，手足心热，大便干结，舌绛少津，脉细数为阴虚之征，故选C。

2. 【答案】C

    【解析】大定风珠，由白芍、地黄、麦冬、龟甲、牡蛎、鳖甲、阿胶、甘草、五味子、火麻仁、鸡子黄等药组成，功效为滋阴养液、柔肝息风。

3. 【答案】ACD

    【解析】潮热明显，选清虚热药物，青蒿、地骨皮、银柴胡为清虚热要药，故选之。

第八节　中医内科学发展中的学术流派，著名医家的学术观点【熟悉】

A1和A2型题

说明：为单选题，5个选项中可能同时有最佳正确答案和非错误答案，请从中选择一个最佳答案。

1. 【答案】C

    【解析】张仲景在《伤寒杂病论》里首次将不寐的病因分为外感与内伤两大类，提出"虚劳虚烦不得眠"的论述。

2. 【答案】A

    【解析】痿证最早见于《素问》。

3. 【答案】A

    【解析】我国第一部病因病理学专著是《诸病源候论》。

4. 【答案】C

【解析】汉代张仲景在《金匮要略·水气病脉证并治》以表里上下为纲,将水肿分为风水、皮水、正水、石水、黄汗五种类型。"故选 C。

5.【答案】C

【解析】"胃不和则卧不安"出自《素问·逆调论》。故选 C。

6.【答案】B

【解析】《金匮要略》称本症为"历节"。"病历节不可屈伸,疼痛,乌头汤主之"。

7.【答案】C

【解析】汉代张仲景《金匮要略·水气病脉证并治》中提出"诸有水者,腰以下肿,当利小便,腰以上肿,当发汗乃愈"为治疗水肿的基本原则。

8.【答案】D

【解析】清代林佩琴《类证治裁》认为"喘由外感者治肺,由内伤者治肾"。

9.【答案】C

【解析】清·李用粹《证治汇补·哮病》指出"哮即痰喘之久而常发者,因内有壅塞之气,外有非时之感,膈有胶固之痰,三者相合,闭拒气道,搏击有声,发为哮病"。

10.【答案】B

【解析】《素问·咳论》指出咳嗽是"皮毛先受邪气""五脏六腑皆令人咳,非独肺也"。

11.【答案】D

【解析】正治法、反治法是《黄帝内经》诸治法大纲。要点有二,一是从脉证关系相顺相逆而言"正者正治,反者反治",顺者正、逆者反;二是从病象真假与治法关系而言"微者逆之,甚者从之""逆者正治,从者反治"。

12.【答案】A

【解析】《素问·咳论》指出咳嗽是"皮毛先受邪气""五脏六腑皆令人咳,非独肺也"。

13.【答案】B

【解析】《难经·二十难》提出了"重阴者癫""重阳者狂",使癫证与狂证相鉴别。

第二章 相关西医内科疾病

第一节 慢性阻塞性肺疾病、慢性肺源性心脏病、支气管哮喘、肺炎、急慢性呼吸衰竭【掌握】

A1和A2型题

说明：为单选题，5个选项中可能同时有最佳正确答案和非错误答案，请从中选择一个最佳答案。

1.【答案】C

【解析】慢性肺源性心脏病（简称慢性肺心病）患者可以因为肺淤血和肺水肿，呼吸困难，导致血氧浓度降低，应激反应造成神经体液变化。一方面使心率加快，心肌收缩力增强，另一方面使外周血管阻力增加，提高动脉血压，保证重要脏器血液灌注。但这些变化又进一步加重心脏的负担和缺氧，促使心泵衰竭。最终引起脑供氧不足，发生休克。

2.【答案】E

【解析】心源性哮喘多见于器质性心脏病患者，发作时必须坐起，重症者肺部有干、湿性啰音，甚至咳粉红色泡沫样痰；支气管哮喘多见于青少年，有过敏史，发作时两肺可闻及典型哮鸣音，咳出白色黏痰后呼吸困难常可缓解。测定血浆脑利尿钠肽（BNP）水平对鉴别心源性和支气管性哮喘有较大的参考价值。

3.【答案】E

【解析】慢性肺心病患者由于慢性缺氧及感染，对洋地黄类药物的耐受性低，易致中毒，出现心律失常。因此是否应用应持慎重态度，指征有：①感染已控制，呼吸功能已改善，利尿治疗后右心功能无改善者；②以右心衰竭为主要表现而无明显感染的患者；③合并室上性快速心律失常，如室上性心动过速、心房颤动（心室率＞100次/分）者；④合并急性左心衰竭的患者。

4.【答案】E

【解析】心源性哮喘是由于左心衰竭和急性肺水肿等引起的发作性气喘，主要表现为患者入睡后突然因憋气而惊醒，被迫采取坐位，呼吸深快，重者可有哮鸣音。

5.【答案】B

【解析】慢性阻塞性肺疾病（简称慢阻肺）是以持续气流受限为特征的可以预防和治疗的疾病，在吸入支气管扩张剂后，第1秒用力呼气容积（FEV_1）/有力肺活量（FVC）＜0.70，表明存在持续气流受限。

6.【答案】C

【解析】根据患者有慢性支气管炎病史，并出现肺动脉高压、右心室增大或右心功能不全的征象，检查发现有肺动脉增宽和右心室增大的征象，可诊断为慢性肺源性心脏病。

7.【答案】A

【解析】哮喘是由多种细胞和细胞组分参与的气道慢性炎症性疾病。主要特征包括气道慢性炎症，气道对多种刺激因素呈现的高反应性，广泛多变的可逆性气流受限，以及随病程延长而导致的一系列气道结构的改变，即气道重构。临床表现为反复发作的喘息、气急、胸闷或咳嗽等症状，常在夜间及凌晨发作或加重，多数患者可自行缓解或经治疗后缓解。

8.【答案】C

【解析】慢阻肺的主要症状：慢性咳嗽、咳痰，气短或呼吸困难，喘息和胸闷，晚期患者有体重下降、食欲减退等。慢阻肺的体征：视诊可见胸廓前后径增大，肋间隙增宽，剑突下胸骨下角增宽，称为桶状胸；部分患者呼吸变浅，频率增快，严重者可有缩唇呼吸等。触诊有双侧语颤减弱。叩诊有肺部过清音，心浊音界缩小，肺下界和肝浊音界下降。听诊可闻及两肺呼吸音减弱，呼气期延长；部分患者可闻及湿性啰音和干性啰音。

9.【答案】B

【解析】COLD分级：1级（轻度）：$FEV_1 \geq 80\%$；

2级（中度）：50%≤FEV_1<80%；3级（重度）：30%≤FEV_1<50%；4级（极重度）FEV_1<30%。

10.【答案】B

【解析】慢性肺心病并发心律失常多表现为房性期前收缩及阵发性室上性心动过速，其中以紊乱性房性心动过速最具特征性，也可有心房扑动及心房颤动。

11.【答案】E

【解析】由于慢性肺心病患者常有缺氧和二氧化碳潴留，这些状况会导致中枢神经系统功能障碍，进而引发肺性脑病。因此，肺性脑病是慢性肺心病最常见的并发症（E对）。心律失常可能出现在慢性肺心病患者中，它并非最常见并发症（A错）。深静脉血栓形成与慢性肺心病无直接关联，可以排除（B错）。休克通常不是慢性肺心病的直接并发症，更多见于急性疾病或严重感染等情况（C错）。消化道出血与慢性肺心病无直接联系，故不是其常见并发症（D错）。

12.【答案】E

【解析】支气管哮喘发作时胸部X线检查可见两肺透亮度增加，呈过度通气状态，胸部CT在部分患者可见支气管壁增厚、黏液阻塞。支气管哮喘的诊断标准：①反复发作喘息、气急、胸闷或咳嗽，多与接触变应原、冷空气等有关；②发作时在双肺可闻及散在或弥漫性、以呼气相为主的哮鸣音，呼气相延长；③喘息、气急、胸闷或咳嗽等症可经平喘药物治疗后缓解或自行缓解；④除外其他疾病所引起的喘息、气急、胸闷或咳嗽；⑤临床表现不典型者（如无明显喘息或体征）应有下列三项中至少一项阳性：支气管激发试验或运动试验阳性；支气管扩张试验阳性；昼夜PEF变异率≥20%。符合①~④条或④、⑤条者，可以诊断为支气管哮喘。

13.【答案】D

【解析】患者的基本临床表现及肺部听诊、X线检查的表现均符合支气管哮喘的诊断要点，故可诊断为支气管哮喘。

14.【答案】B

【解析】患者为哮喘急性发作，治疗应首选短效$β_2$受体激动剂，常用药物有沙丁胺醇和特布他林。

15.【答案】A

【解析】吸入型糖皮质激素由于其局部抗炎作用强、全身不良反应少，已成为目前哮喘长期治疗的首选药物。

A3和A4型题

说明：为共用题干单选题，考题是以一个共同题干的临床案例出现，请从中选择一个最佳答案。

1.【答案】B

【解析】根据患者的症状、体征，胸部X射线检查及实验室检查，可初步诊断为细菌性肺炎。

2.【答案】C

【解析】病原菌检测是确诊细菌性肺炎的主要依据，痰培养24~48小时可以确定病原体。

3.【答案】C

【解析】抗感染治疗是肺炎治疗的关键环节，一般多选用青霉素治疗。

C型题

说明：为案例分析题，考题是以一个共同题干的临床案例出现，其中有一个或多个答案。

1.【答案】ABCDEFGHI

【解析】慢阻肺的重点查体包括：①慢阻肺急性加重的体征（肺部查体）和反映疾病严重程度的体征（生命体征、神志异常、球结膜水肿、呼吸窘迫、发绀等）；②有无并发症，如右心衰竭的体征；③重点鉴别诊断，如肺炎、胸腔积液、气胸、肺栓塞、充血性心力衰竭的体征等。

2.【答案】ACEFI

【解析】慢阻肺急性加重的检查包括：①常规实验室检查：血红细胞计数及血细胞比容有助于了解红细胞增多症或有无出血。血白细胞计数通常对了解肺部感染情况有一定帮助，血液生化有利于评估肝肾功能。②胸部影像学检查：明确肺部感染情况，鉴别是否合并胸腔积液、气胸。③动脉血气分析：评价加重期疾病严重度的重要指标。④肺功能测定：患者3个月前已经做过肺功能测定，而且目前处于急性期，下一步暂时不做，待病情稳定可再考虑。⑤心电图（ECG）和超声心动图（UCG）：对右心室肥厚、心律失常及心肌缺血诊断有帮助，该患者为AECOPD，无明显肺心病的指征，心电图和超声心动图不是重点检查项目，暂不需检查。⑥血液生化检查：有助于确定引起AECOPD的其他因素，如电解质紊乱（低钠、低钾和低氯血症等)、糖尿病危象或营养不良(低白蛋白)等,亦可发现合并存在的代谢性酸碱失衡。⑦痰培养及药物敏感试验等:痰液物理性状为脓性或黏液性脓性时,则应在开始抗菌药物治疗前留取合格痰液进行涂片及细菌培养。

3.【答案】ACDEFI

【解析】患者为无呼吸衰竭的AECOPD,处理措施为:①低流量吸氧,发生低氧血症者可用鼻导管吸氧,成人正常动脉血氧分压(PaO_2):83~108mmHg。②短效支气管扩张剂为主,可考虑合用长效支气管扩张剂;③糖皮质激素全身运用;抗菌药物,出现黄痰、痰量增多和外周血白细胞计数升高时使用;④其他:积极的痰液引流、维持电解质和出入量平衡等。呼吸兴奋剂目前不推荐。肺炎链球菌疫苗待病情稳定后再接种。

4.【答案】B

【解析】支气管哮喘的症状有反复发作喘息、气急、胸闷或咳嗽,多与接触变应原、冷空气、物理、化学性刺激以及病毒性呼吸道感染、运动等有关。

5.【答案】A

【解析】支气管哮喘临床表现不典型者(如无明显喘息或体征)应至少具备以下1项肺功能试验阳性:①支气管激发试验或运动激发试验阳性;②支气管舒张试验阳性FEV_1增加>12%,且FEV_1增加绝对值>200mL;③呼气流量峰值(PEF)平均每日昼夜变异率>10%。

6.【答案】ABC

【解析】患者夜间间断发作憋气,就此症状,需要明确是支气管哮喘发作还是其他疾病引起。支气管哮喘发作时在双肺可闻及散在或弥漫性、以呼气相为主的哮鸣音,呼气相延长。所以D、E、F需要查体,G选项有助于明确憋气症状是否是慢性疾病引起而不是支气管哮喘发作。H选项有助于排除腹部疾病继发憋气。ABC对明确支气管哮喘发作和诊断其他引起憋气的疾病无明显意义,所以重点查体和临床观察不包括ABC。

第二节 上呼吸道感染、气管-支气管炎、支气管扩张、肺结核、间质性肺炎、急性呼吸窘迫综合征【掌握】

A1和A2型题

说明:为单选题,5个选项中可能同时有最佳正确答案和非错误答案,请从中选择一个最佳答案。

1.【答案】C

【解析】艾滋病的机会性感染中肺孢子菌肺炎(PCP)最常见,临床表现为发热、干咳、呼吸困难及胸部紧闷感,影像学表现为间质性肺炎。

2.【答案】C

【解析】目前普遍认为,气道慢性炎症是导致气道高反应性的主要机制之一,当气道受到变应原或其他刺激后,多种炎症细胞释放炎症介质和细胞因子,导致气道上皮损害、上皮下神经末梢裸露等,从而导致气道高反应性。

3.【答案】D

【解析】飞沫传播是肺结核最重要的传播途径,经消化道和皮肤等其他途径传播现已罕见。

4.【答案】E

【解析】结核分枝杆菌培养为痰结核分枝杆菌检查提供准确可靠的结果,灵敏度高于涂片法,常作为结核病诊断的金标准;结核菌素试验广泛应用于检出结核分枝杆菌的感染,而非检出结核病。

5.【答案】C

【解析】患者慢性咳嗽11年,近5年出现活动后气急明显,肺功能检查FEV1/FVC小于60%,考虑诊断为慢性阻塞性肺疾病(COPD),COPD是一种不可逆性气流阻塞特征的慢性支气管炎和(或)肺气肿,可进一步发展为肺心病和呼吸衰竭的常见慢性疾病。该患者肺康复的目的除外改善肺功能。

6.【答案】B

【解析】根据患者临床表现及痰培养、胸部X线检查结果可确诊为肺结核。急性血行播散型肺结核多见于婴幼儿和青少年,身体浅表淋巴结肿大,肝脾大,皮肤淡红色粟粒疹,可出现颈项强直等脑膜刺激征,眼底检查约1/3患者可见脉络膜结核结节,X线及CT开始为肺纹理重,在症状出现2周左右可发现肺尖至肺底呈大小、密度、分布都均匀的粟粒状结节阴影,直径2mm左右。

7.【答案】D

【解析】老年男性,有慢性支气管炎、肺气肿病史,发热、咳脓痰,胸部X线片提示右上肺大片阴影且有多个空腔、水平裂下弧形(提示可能是肺脓肿）。在病原学诊断前，经验性治疗应覆盖常见病原体，如革兰氏阴性杆菌、厌氧菌等。第三代头孢菌素（如头孢他啶等）对革兰氏阴性杆菌的抗菌活性强，联合氨基糖苷类抗生素（如阿米卡星）可以扩大抗菌谱，覆盖可能的病原菌，包括铜绿假单胞菌等革兰氏阴性菌，同时对部分厌氧菌也有一定作用，比较适合该患者的情况。

8. 【答案】A

【解析】异烟肼是单一抗结核药中杀菌力，特别是早期杀菌力最强者。

9. 【答案】E

【解析】间质性肺炎 X 线影像表现为一侧或双侧肺下部不规则阴影，可呈磨玻璃样、网格状，其间可有小片肺不张阴影。

10. 【答案】A

【解析】慢性支气管炎发作期，未得到病原体及药物敏感试验结果前，首先应选择广谱抗生素或针对革兰氏阳性球菌的抗生素抗感染，包括大环内酯类、青霉素类、喹诺酮类、头孢菌素类。头孢曲松属于三代头孢菌素类抗生素，故可选择使用。而其他选项均不属于上述各类，甲硝唑主要针对厌氧菌；利福平、异烟肼主要针对结核杆菌；庆大霉素主要针对革兰氏阴性杆菌。

11. 【答案】C

【解析】感染是急性呼吸窘迫综合征（ARDS）的常见原因，也是 ARDS 的首要高危因素，而 ARDS 又易并发感染，所以对所有患者都应怀疑感染的可能，除非有明确的其他导致 ARDS 的原因存在。

12. 【答案】B

【解析】ARDS 的病理改变为弥漫性肺泡损伤，主要表现为肺广泛性充血水肿和肺泡腔内透明膜形成。

13. 【答案】C

【解析】急性上呼吸道感染主要病原体是病毒，少数是细菌。

14. 【答案】C

【解析】根据患者基本临床表现鼻塞流清涕、咳嗽、咽痒及鼻腔黏膜充血、水肿符合普通感冒的基本诊断。

C 型题

说明：为案例分析题，考题是以一个共同题干的临床案例出现，其中有一个或多个答案。

1. 【答案】F

【解析】反复咳嗽、咳痰 15 年，桶状胸，肺功能测定为阻塞性通气功能障碍，可诊断为 COPD。活动后气短 2 年，双下肢水肿 1 个月。加重伴有呼吸困难 3 日，三尖瓣区可闻及收缩期杂音，可诊断为肺心病。

2. 【答案】ACF

【解析】肺功能检查是判断持续气流受限的主要客观指标。吸入支气管扩张剂后，$FEV_1/FVC < 70\%$ 可确定为持续气流受限。肺总量（TLC）、功能残气量（FRC）和残气量（RV）增高，肺活量（VC）减低，表明肺过度充气。如有小气道阻塞时，最大呼气流速-容量曲线在 75% 和 50% 肺容量时流量明显降低。当使用支气管扩张剂后第 1 秒用力呼气容积（FEV_1）与用力肺活量（FVC）的比值（FEV_1/FVC）< 0.70 提示已发展为 COPD。

3. 【答案】BD

【解析】COPD 的诊断分为稳定期及急性加重期病情的评估。

4. 【答案】ACFI

【解析】根据患者有慢阻肺或慢性支气管炎、肺气肿病史，或其他胸、肺疾病病史，并出现肺动脉压增高、右心室增大或右心功能不全的征象，如颈静脉怒张、剑突下心脏搏动增强、肝大压痛、肝颈静脉反流征阳性、下肢水肿等，心电图、胸部 X 线片、超声心动图有肺动脉增宽和右心室增大、肥厚的征象，可以作出慢性肺心病诊断。B 选项夜间阵发性呼吸困难说明存在左心衰。慢性肺心病的心电图诊断标准如下：①额面平均电轴 $\geq +90°$；② V_1 R/S ≥ 1；③重度顺钟向转位（V_5 R/S < 1）；④ $Rv_1+Sv_5 \geq 1.05mV$；⑤ aVR R/S 或 R/Q ≥ 1；⑥ $V_{1\sim 3}$ 呈 QS、Qr 或 qr；⑦肺型 P 波。具有一条即可诊断。D 选项心电图有 ST 段下移、H 选项心电图示左束支传导阻滞均不支持右室大。慢性肺心病的超声心动图诊断标准如下：①右心室流出道内径 $\geq 30mm$；②右心室内径 $\geq 20mm$；③右心室前壁厚度 $\geq 5mm$ 或前壁搏动幅度增强；④左、右心室内径比值 < 2；⑤右肺动脉内径 $\geq 18mm$ 或肺动脉干内径 $\geq 20mm$；⑥右室流出道/左房内径 > 1.4；⑦肺动脉瓣曲线出现肺动脉高压征象者（a 波低平或 $< 2mm$，或有收缩中期关闭征等）。故 E、G 不选。所以最佳答案为 ACFI。

5. 【答案】ABDG

【解析】慢性肺心病除肺、胸基础疾病及急性肺部感染的特征外，尚有肺动脉高压，X 线诊断标准如下：①右下肺动脉干扩张，其横径 $\geq 15mm$ 或右下肺动脉横径与气管横径比值 ≥ 1.07，或动态观察右下肺动脉干增宽>2mm；②肺动脉段明显突出或其高度≥3mm；③中心肺动脉扩张和外周分支纤细，形成"残根"征；④圆锥部显著凸出（右前斜位45°）或其高度≥7mm；⑤右心室增大。具有上述任一条均可诊断。

6.【答案】AC
【解析】慢性肺心病患者一般在积极控制感染、改善呼吸功能、纠正缺氧和二氧化碳潴留后，心力衰竭便能得到改善，患者尿量增多，水肿消退，不需常规使用利尿药和正性肌力药。但对经上述治疗无效或严重心力衰竭的患者，可适当选用利尿药、正性肌力药或扩血管药物。原则上宜选用作用温和的利尿药，联合保钾利尿药，小剂量、短疗程使用。慢性肺心病患者心功能不全，补液时切忌大量快速补液。

7.【答案】ABD
【解析】COPD患者稳定期的治疗包括：①教育和劝导患者戒烟、脱离污染环境；②支气管舒张剂（如按需吸入沙丁胺醇、吸入抗胆碱能药及口服茶碱类药物）；③对重度和极重度、反复加重的患者可长期吸入糖皮质激素与长效 β_2 受体激动剂联合制剂；④口服祛痰药；⑤长期家庭氧疗。

8.【答案】BDF
【解析】慢性肺心病应用强心剂的指征是：①感染已被控制，呼吸功能已改善，利尿药不能得到疗效而反复水肿的心衰患者；②以右心衰竭为主要表现，而无明显感染者；③合并急性左心衰竭者。

第三节 急慢性心力衰竭、常见心律失常、高血压（高血压急症）、慢性冠脉病、急性冠脉综合征、血脂异常【掌握】

A1和A2型题
说明：为单选题，5个选项中可能同时有最佳正确答案和非错误答案，请从中选择一个最佳答案。

1.【答案】B
【解析】NYHA心功能分级法：Ⅰ级：日常活动量不受限制，一般活动不引起乏力、呼吸困难等症；Ⅱ级：体力活动轻度受限，休息时无自觉症状，一般活动下可出现心衰症状；Ⅲ级：体力活动明显受限，低于平时一般活动，即引起心衰症状；Ⅳ级：不能从事任何体力活动，休息状况下也存在心衰症状，活动后加重。根据该患者的临床表现，可判断为心功能Ⅱ级。

2.【答案】E
【解析】左心衰的临床表现为发病急，突然出现呼吸困难、烦躁不安、口唇发绀、大汗淋漓、心率加快、两肺广泛湿啰音及哮鸣音、心尖部奔马律。

3.【答案】B
【解析】对于高血压患者的降压治疗，血压降至正常时，即刻停药是不对的。降压药物，控制血压的水平为主，不能达到根治的目的，而且千万不要突然停用降压药物。特别是在冬天，突然停药可能会造成血压的反跳，使血压升高更明显，这种血压的忽忽低低，更容易导致心脑血管事件。

4.【答案】C
【解析】患者为青年女性，既往无慢性肺部疾病史，无高血压，所以肺源性心脏病、高血压心脏病可除外。而患者面颊暗红，口唇发绀，双肺底闻及湿啰音，提示为左心衰表现；心尖区可闻及舒张期隆隆样杂音，提示有二尖瓣狭窄。

5.【答案】C
【解析】根据患者原有心绞痛病史，近2周来每于清晨5时发作，疼痛持续时间较长，心电图示Ⅱ、Ⅲ、aVF导联ST段抬高。经处理后心电图恢复正常，考虑变异型心绞痛，发病机制是冠状动脉暂时性的痉挛。应用硝苯地平的机制是解除冠状动脉痉挛。

6.【答案】C
【解析】左心衰的主要特征为肺循环淤血；右心衰的主要特征为体循环淤血。

7.【答案】B
【解析】高血压并发症为高血压危象、高血压脑病、脑血管病、心力衰竭、慢性肾衰竭，其中脑血管意外是我国高血压最常见的死亡原因。故本题选B。

8.【答案】A
【解析】临床上将血脂异常分为高胆固醇血症（TC增高，TG正常）、高甘油三酯血症（TC正常，TG增高）、混合型高脂血症（TC增高，TG增高）。

9.【答案】B
【解析】心绞痛以发作性胸痛为主要临床表现，疼痛部位主要在胸骨体上中段后，可波及心前区，手掌大小范围，甚至横贯前胸，界限不清楚；常放射至左肩、左臂内侧，达无名指和小指，或至颈、咽或下颌部、牙齿或后背部。

10. 【答案】B

【解析】呼吸道感染是最常见、最重要的心力衰竭的诱因，感染性心内膜炎也不少见，常因其发病隐匿而易漏诊。

11. 【答案】E

【解析】脑血管意外是我国高血压病最常见的并发症，是心肌梗死的4～6倍。美国人最常见的高血压并发症是肾衰竭。

12. 【答案】D

【解析】心肌梗死溶栓禁忌证：①有出血素质、活动性出血或出血性疾病。②近三个月内有颅、脊部手术及外伤史。③颅内动脉瘤、动静脉畸形、颅内肿瘤及可疑蛛网膜下腔出血。④手术、创伤、分娩后10天以内。⑤活动性溃疡病及结核病。⑥严重高血压，BP＞200mmHg（26.7kPa）/120mmHg（16kPa）及对药物过敏。

13. 【答案】B

【解析】左心衰以肺循环淤血表现为主，多出现呼吸困难、咳嗽等表现；右心衰以体循环淤血为主，患者可出现纳差，尿少；查体：颈静脉怒张，心尖区可闻及舒张期杂音，三尖瓣区可闻及收缩期杂音，肝肋下2cm，符合右心衰竭的特点。

14. 【答案】D

【解析】根据患者基本临床表现心源性哮喘及检查可见血浆BN升高等可初步诊断为急性左心衰。

15. 【答案】B

【解析】房颤复律后预防复发的药物有奎尼丁、心律平、索他洛尔、胺碘酮等，在药物选择时应考虑患者的基础心脏病。冠心病患者首选胺碘酮和索他洛尔；高血压而没有左心室肥厚首选普罗帕酮，胺碘酮为二线用药，当有明显的左心室肥厚时胺碘酮则成为一线药物；心衰患者用胺碘酮和多非特是安全的。综上，在未知患者基础疾病时，用胺碘酮是安全的。

16. 【答案】B

【解析】高血压发生高血压肾病，一般年龄多在40～50岁以上，高血压病史5～10年以上。早期主要症状是夜尿增多，逐渐出现蛋白尿，可以出现轻度水肿，同时出现高血压视网膜病变、左心室肥厚、冠心病等。一般病程进展缓慢，逐渐发展成肾衰竭。在夜间平卧休息时，因心脏负荷相对减轻，心排血量增加，肾灌注血量增加，高血压导致肾动脉硬化，尿浓缩和稀释功能减退，因此夜尿明显增多。

17. 【答案】A

【解析】利尿剂是心力衰竭治疗中改善症状的基石，是心衰治疗中唯一能够控制体液潴留的药物，但不能作为单一治疗。

18. 【答案】C

【解析】原发性高血压功能紊乱期为高血压的早期阶段，全身细小动脉间歇性痉挛收缩、血压升高，因动脉无器质性病变，痉挛是可逆的，痉挛缓解后血压可恢复正常。

19. 【答案】D

【解析】患者胸痛发作频繁，持续时间超过30分钟，含服硝酸甘油不能缓解，排除心绞痛可能，排除A。查心电图示：Ⅱ、Ⅲ、aVF 导联ST段弓背抬高，依据心电图及临床表现可诊断急性下壁心肌梗死。广泛前壁心肌梗死，心电图V_1～V_6导联ST段均应出现异常，排除E。前间壁心肌梗死心电图应体现在V_1～V_3导联ST段，排除C。急性心包炎患者，应有炎症表现，如发热等症状，排除B。

20. 【答案】D

【解析】本题考查高血压药物的适应证及禁忌证。ACEI/ARB适应证：心衰、糖尿病、肾病、蛋白尿；禁忌证：高钾、妊娠、双侧肾动脉狭窄、血Cr＞3mg/dl（265.2μmol/L）。β受体阻滞剂适应证：心率快者、年轻人、心绞痛、慢性心衰；禁忌证：急性心衰、哮喘、房室传导阻滞、周围血管病。钙通道阻滞剂适应证：糖尿病、冠心病、外周血管病；禁忌证：房室传导阻滞。噻嗪类利尿剂适应证：难治性高血压、心衰；禁忌证：痛风。本患者有痛风史，禁用噻嗪利尿剂。血肌酐320μmol/L，禁用ACEI及ARB。心率慢，禁用β受体阻滞剂。因无使用钙通道阻滞剂的禁忌证，故最适宜。

C型题

说明：为案例分析题，考题是以一个共同题干的临床案例出现，其中有一个或多个答案。

1. 【答案】ABCE

【解析】房颤中控制心室率的药物包括β受体阻滞剂、钙通道阻滞剂（常用的有维拉帕米）、洋地黄制剂和某些抗心律失常药物（如胺碘酮、决奈达隆），所以选ABCE。房颤复律的药物主要有ⅠA类（奎尼丁、普鲁卡因胺）、ⅠC类（普罗帕酮、氟卡尼）、Ⅲ类（胺碘酮、多非利特、索他洛尔）抗心律失常药物。

2. 【答案】C

【解析】心音强弱不等，心律不齐，提示房

颤，华法林是房颤抗凝治疗的有效药物。口服华法林，使凝血酶原时间INR维持在2.0～3.0，能安全而有效地预防脑卒中发生。

3.【答案】ABCD

【解析】洋地黄中毒引起的房颤是电复律的禁忌证，房颤新发体循环栓塞者在心房内可能存在血栓，不适宜电复律。糖尿病患者伴发的房颤一般不考虑电复律，因为糖尿病患者伴发的房颤受血糖的影响极易复发，此外复律成功率较低，糖尿病血栓风险高，所以除非紧急情况给予糖尿病伴发的房颤电复律，一般不考虑电复律。G、H选项左房显著扩大者和房颤伴有长间歇者电复律易诱发恶性心律失常。

4.【答案】BDEFG

【解析】慢性房颤患者发生栓塞的机制是血液高凝、心房血液滞留或流速减慢导致的。糖尿病、栓塞病史、心脏瓣膜置换术后都会使血液高凝，容易形成栓子，这也是为什么糖尿病病史长的患者需要用阿司匹林，而栓塞病史、心脏瓣膜置换术后要用抗凝药物；左心房增大、伴有心力衰竭可导致心房血液滞留或流速减慢，容易形成栓子。

第四节 慢性心脏瓣膜疾病、病毒性心肌炎、原发性心肌病、急性心包炎【掌握】

A1和A2型题

说明：为单选题，5个选项中可能同时有最佳正确答案和非错误答案，请从中选择一个最佳答案。

1.【答案】B

【解析】心尖区听诊有低调的隆隆样舒张中晚期杂音，为风心病二尖瓣狭窄特有体征。

2.【答案】B

【解析】感染后出现胸骨后、心前区疼痛为急性心包炎的特征，听诊有心包摩擦音、呈抓刮样粗糙的高频音为急性心包炎最具诊断性的体征，结合心电图、心脏B超均可诊断为急性心包炎。

3.【答案】C

【解析】病毒性心肌炎，心脏扩大并发心力衰竭，应卧床休息的时间至少是3～6个月。

4.【答案】D

【解析】风湿热是导致二尖瓣狭窄的主要原因，应推荐预防性抗风湿热治疗，长期甚至终身使用苄星青霉素120万U，每月肌注1次。

5.【答案】C

【解析】患者有心悸，并且咳粉红色泡沫样痰，出现气促，说明呼吸功能受损，而又有心功能降低的症状，可以说明呼吸功能的受损与心脏有关，由于在心尖闻及舒张期隆隆样杂音，而且出现二尖瓣面容，首先考虑为二尖瓣狭窄。

6.【答案】C

【解析】根据患者的典型前驱感染史，及相应的临床表现、实验室、心电图检查可初步诊断为病毒性心肌炎。

7.【答案】E

【解析】肥厚型心肌病患者最常见的症状是劳力性呼吸困难和乏力，劳力性呼吸困难可见于90%的患者。

A3和A4型题

说明：为共用题干单选题，考题是以一个共同题干的临床案例出现，请从中选择一个最佳答案。

1.【答案】D

【解析】各选项心律失常中，只有三度房室传导阻滞更严重，能引起晕厥发作。

2.【答案】E

【解析】①大炮音是三度房室传导阻滞的典型表现。三度房室传导阻滞时，心房及心室各自保持自己的节律，当心室收缩正好出现在心房收缩之后，心室在相对未完全舒张和未被血液充分充盈的情况下，二尖瓣位置较低，急速的心室收缩使二尖瓣迅速和有力地关闭使第一心音增强，称为"大炮音"。②本患者心率慢，出现晕厥，为安装起搏器的绝对指征。阿托品可提高房室阻滞的心率，适用于阻滞位于房室结的患者，目前仅用于无心脏起搏条件的应急情况。

C型题

说明：为案例分析题，考题是以一个共同题干的临床案例出现，其中有一个或多个答案。

1.【答案】A
【解析】患者有胸闷、气短症状，颈静脉怒张，心界扩大，提示心包积液，考虑为急性心包炎引起的心包压塞，不存在右心衰竭。

2.【答案】AFH
【解析】心电图、胸部X线及超声心动图是心脏疾病常规检查，对于心包积液可凭超声心动图确诊，心电图及胸部X线可为心衰及心包积液的病因诊断提供一定线索。

3.【答案】F
【解析】奇脉指大量积液患者在触诊时桡动脉搏动呈吸气性显著减弱或消失、呼气时复原的现象。奇脉是心包积液压塞心脏的重要体征。

4.【答案】ACDEF
【解析】大量心包积液，心包压塞心脏的主要体征为：心尖搏动减弱或不能扪及，叩诊心界扩大，坐位、卧位心界有变化，心音低而遥远，脉压变小，可出现奇脉等。

5.【答案】D
【解析】心包积液可以分为少量、中量、大量积液，可根据积液总量来分，也可以按照部位液体宽度（超声下为液性暗区）来分，比如右室前壁、左室后壁、房室沟，少量：左室后壁液体宽度≤5mm；中量：右室前壁5～10mm，左室后壁10～20mm；大量：右室前壁≥15mm，左室后壁≥20mm。该患者超声心动图结果示：右室前壁和左室后壁可见液性暗区宽度为10mm，为中量心包积液，应行心包穿刺抽液。

6.【答案】EFH
【解析】心包穿刺首次抽液应不超过100～200mL，以后再逐渐增加到300～500mL。穿刺过程中，患者切勿咳嗽或深呼吸。

第五节　慢性胃炎、消化性溃疡、功能性肠病、炎症性肠病、肝硬化（肝性脑病）、胃食管反流、急性胰腺炎【掌握】

A1和A2型题

说明：为单选题，5个选项中可能同时有最佳正确答案和非错误答案，请从中选择一个最佳答案。

1.【答案】A
【解析】慢性胃炎的病因包括：Hp感染、十二指肠胃反流、自身免疫、年龄因素和胃黏膜营养因子缺乏。其中以Hp感染最为常见。

2.【答案】B
【解析】发生急性胰腺炎时，血清淀粉酶起病后2～12小时开始升高，48小时开始下降，持续3～5天。血清脂肪酶起病后24～72小时开始升高，持续7～10天。血清淀粉酶可经过肾脏排泄，因此尿淀粉酶可升高，轻度肾功能改变可影响尿淀粉酶检测的精确性。

3.【答案】E
【解析】浅表性胃炎胃镜下表现：胃黏膜充血和水肿，有时可见糜烂和出血。萎缩性胃炎胃镜下表现：胃黏膜变薄，呈灰黄或灰白。黏膜皱襞减少变细，甚至消失，黏膜光滑。黏膜下血管分支清晰可见，有时可见出血和糜烂。

4.【答案】E
【解析】慢性胃炎的确诊必须依靠胃镜检查及胃黏膜活检。

5.【答案】E
【解析】慢性胃炎的组织学以显著炎症细胞浸润、上皮增殖异常、胃腺萎缩、异型增生及瘢痕形成等为特点。

6.【答案】C
【解析】胃镜下胃窦黏膜红白相间，以白为主，是典型的慢性萎缩性胃窦炎的表现。

7.【答案】D
【解析】患者胃十二指肠溃疡穿孔、腹膜炎24小时，伴有休克，应在抗休克的同时手术治疗。

8.【答案】A
【解析】根据患者的基本临床症状及Hp检测阳性，可暂时考虑为慢性胃炎，但仍需做胃镜检查明确诊断，避免漏诊、误诊。

9.【答案】C

【解析】该题所有选项均是反流性食管炎的病因，但最主要的病因是食管下端括约肌功能障碍和松弛延长。

10. 【答案】C

【解析】激素有抑制免疫、抗炎作用，可能导致炎症播散，从而加重胰腺炎，不会引起急性胰腺炎。一般只有在重症胰腺炎时，短期使用。

11. 【答案】D

【解析】患者2月前因胃窦后壁溃疡，经抗溃疡药物治疗近8周，疼痛曾缓解，现仍有上腹痛，首先应行纤维胃镜检查了解溃疡情况，视情况进行下一步处理。

12. 【答案】C

【解析】慢性萎缩性胃炎可再分为多灶萎缩性胃炎和自身免疫性胃炎两大类，前者病变主要在胃窦部，又称胃窦炎或B型胃炎，多由Hp感染引起的慢性浅表性胃炎发展而来，壁细胞抗体为阴性，不会发生恶性贫血；后者病变主要位于胃体部，又称A型胃炎，由自身免疫引起，患者血液中存在自身抗体如壁细胞抗体，伴恶性贫血者还可查到内因子抗体。

13. 【答案】D

【解析】活动期消化性溃疡一般为单个，也可多个，呈圆形或卵圆形。多数活动性溃疡直径<10mm，边缘较规整，周围黏膜常有充血水肿，表面覆以渗出物形成的白苔或黄苔，底部由肉芽组织构成。溃疡深者可累及胃、十二指肠壁肌层或浆膜层，累及血管时可引起大出血，侵及浆膜层时易引起穿孔；溃疡愈合后产生瘢痕。十二指肠溃疡可因反复发生溃疡而变形，瘢痕收缩而形成狭窄或假性憩室等。

14. 【答案】E

【解析】十二指肠溃疡大出血的手术指征：①出血甚剧，短期内出现休克。②经短期（6～8小时）输血（600～900mL）后，血压脉搏等一般状况未好转，或者一度好转，但停止输血或输血速度减慢后，症状又迅速恶化；或24小时内输血量超过1000mL才能维持血压和血细胞比容。③不久以前曾经有过类似的大出血。④正在进行胃十二指肠药物治疗的患者，发生了大出血。⑤患者年龄在60岁以上或者伴有动脉硬化症的胃十二指肠大出血。⑥同时存在瘢痕性的幽门梗阻或者并发急性穿孔。综上所述，该患者应该在补充血容量的同时紧急手术治疗。

15. 【答案】D

【解析】慢性胃炎的过程是胃黏膜损伤与修复的一种慢性过程，主要组织病理学特征是炎症、萎缩和肠化生，炎症表现为黏膜层以淋巴细胞和浆细胞为主的慢性炎症细胞浸润，当见有中性粒细胞浸润时显示有活动性炎症，称为慢性活动性胃炎，多提示存在Hp感染。

16. 【答案】B

【解析】该患者反复腹泻、黏液脓血便、腹痛等怀疑为溃疡性结肠炎，其确诊还需检查结肠镜和黏膜活检组织学。

A3和A4型题

说明：为共用题干单选题，考题是以一个共同题干的临床案例出现，请从中选择一个最佳答案。

1. 【答案】C

【解析】一般具备下列3条中任意2条即可诊断为急性胰腺炎：①急性持续中上腹痛；②血清淀粉酶或脂肪酶大于正常值上限3倍；③急性胰腺炎的典型影像学改变。胆石症及胆管感染是急性胰腺炎的主要病因。

2. 【答案】B

【解析】同第1题【解析】。

3. 【答案】B

【解析】食物是胰腺分泌的天然刺激物，胰腺炎起病后短期禁食，降低胰液分泌，减轻胰酶对胰腺的自身消化。

C型题

说明：为案例分析题，考题是以一个共同题干的临床案例出现，其中有一个或多个答案。

1. 【答案】B

【解析】该患者出现突发腹痛，恶心、呕吐，呕吐后腹痛不缓解，上腹部正中压痛阳性，符合急性轻症胰腺炎的临床表现，实验室检测：WBC、NE升高，尿淀粉酶异常升高，胆石症、胆囊炎、消化性溃疡等急腹症时尿淀粉酶也会升高，但一般不会超过500U/L。

2. 【答案】D

【解析】患者无其他选项的行为，且半个月前患结膜炎，故考虑病毒性感染。

3. 【答案】BC

【解析】急性胰腺炎的一般治疗原则为禁食

水、补液、抗炎、抑制胰酶、肠道功能维护等。

4.【答案】CDE

【解析】该患者有肝硬化的典型查体表现，即蜘蛛痣、肝掌、脾大，同时有腹水表现，患者有近20年每日饮白酒250mL（半斤）以上，考虑存在酒精性肝硬化，患者病史长，有乏力、食欲缺乏、腹胀症状，也有可能进展为肝癌。实验室检查提示肝炎病毒感染，考虑存在病毒性肝炎。

5.【答案】ABCDGH

【解析】该患者还需要的检查应该围绕明确诊断和指导进一步治疗来选择，血常规、肝功能、甲胎蛋白、腹部超声、腹部CT 等有助于肝硬化和肝癌的诊断。肝炎病毒定量检测有助于明确病毒性肝炎的活跃程度。患者暂无消化道穿孔和消化道出血的表现暂不需要做腹部X线、粪便隐血检查，所以最佳答案选ABCDGH。

6.【答案】ABCEFGH

【解析】根据题干患者肝硬化诊断是较明确的，该患者肝硬化的原因有饮酒及肝炎病毒感染，因此需要戒酒、抗肝炎病毒治疗，同时患者有腹水表现，需要予以利尿药、抽腹水及配合静脉白蛋白治疗；降低门静脉压力可以减少肝硬化的腹水、上消化道出血等相关并发症的风险。患者暂无腹膜炎和感染的症状，所以无需应用抗生素。

第六节 原发性肾小球疾病、急慢性尿路感染、急慢性肾衰竭、继发性肾病【掌握】

A1和A2型题

说明：为单选题，5个选项中可能同时有最佳正确答案和非错误答案，请从中选择一个最佳答案。

1.【答案】B

【解析】革兰氏阴性杆菌为尿路感染最常见致病菌，其中以大肠埃希菌最为常见，约占全部尿路感染的90%，其次为副大肠杆菌、变形杆菌、克雷伯菌等。5%～10%的尿路感染由革兰氏阳性菌引起，主要是肠球菌和葡萄球菌。

2.【答案】D

【解析】急性肾小球肾炎诊断依据：上呼吸道感染后出现血尿、蛋白尿、水肿、高血压及血清C3下降。

3.【答案】B

【解析】微小病变型肾病：光镜下肾小球基本正常，近曲小管上皮细胞可见脂肪变性。免疫病理检查阴性。特征性改变和本病的主要诊断依据为电镜下有广泛的肾小球脏层上皮细胞足突融合。

4.【答案】D

【解析】对慢性肾脏病变肾功能进行性减退有明确作用的措施有：及时有效地控制高血压，ACEI和ARB的应用，严格控制血糖，控制蛋白尿等。

5.【答案】C

【解析】肾病综合征是以大量蛋白尿，低蛋白血症，高度水肿和高脂血症为特点的临床综合征。不属于肾小球疾病的病理分型的范畴。

6.【答案】C

【解析】肾病综合征患者饮食应给予高维生素、低脂、低盐（每日1～3g食盐）、优质蛋白饮食。水肿时控制入水量，应不超过尿量与不显性失水量之和。

7.【答案】A

【解析】患者婚后2周起病，发病急，考虑是性生活引起尿道黏膜损伤或刺激后，细菌上行感染引起，排除慢性病的可能，排除D。尿液镜检可见白细胞管型，可与膀胱炎相鉴别，排除B。患者无血尿、蛋白尿、水肿、高血压等症状，可与急性肾炎相鉴别，排除C。肾结石主要临床表现是：疼痛，患侧胀痛、钝痛或肾绞痛，肾区叩击痛或从尿中排出结石为主，依据患者临床表现，排除E。急性肾盂肾炎是细菌及其他微生物病原体引起的感染性肾脏疾病，起病急，寒战、高热等全身中毒的表现为其主要特征，尿频、尿急、尿痛为泌尿系刺激症状，查体：肾区叩击痛，尿细菌培养阳性，均可支持诊断。

8.【答案】C

【解析】有尿路感染的症状和体征，如尿路刺激征（尿频、尿痛、尿急），耻骨上方疼痛和压痛，发热，腰部疼痛或叩击痛等，尿细菌培养菌落数≥10^5/mL，即可诊断尿路感染。

9.【答案】B

【解析】IgA 肾病是最为常见的一种原发性肾小球疾病，是指肾小球系膜区以IgA或IgA沉积为主，伴或不伴有其他免疫球蛋白在肾小球系膜区沉积的原发性肾小球病。免疫荧光可见肾小球系膜区IgA或以IgA为主的免疫复合物沉积，这是IgA肾病的诊断标志。

10.【答案】B

【解析】血尿虽然是肾病的一个症状，但它更多反映的是肾脏的炎症或损伤，而不直接决定肾病的预后。血尿的轻重与肾病预后的关联相对较小，除非血尿是由严重的肾脏疾病（如肾小球肾炎）引起，且持续存在（B对）。蛋白尿是肾病的一个常见症状，反映了肾小球滤过膜的损伤程度。持续的蛋白尿可能导致肾小球进一步损伤，影响肾病预后（A错）。蛋白尿症是肾病综合征的一个重要特征，它可能导致水肿、感染等并发症，对肾病预后有显著影响（C错）。高血压是肾病常见的并发症，也是肾病进展和预后不良的重要因素。高血压可能加重肾脏损伤，导致肾功能进一步恶化（D错）。高脂血症是肾病综合征的常见表现之一，它可能增加患心血管疾病的风险，对肾病预后产生不利影响（E错）。

11.【答案】E

【解析】肾性高血压是最常见的继发性高血压，引起肾性高血压最常见的疾病是慢性肾小球肾炎。

12.【答案】E

【解析】急性肾小球肾炎，最常见的病原体主要为β-溶血性链球菌"致肾炎菌株"感染所致，如扁桃体炎、猩红热和脓疱疮等。

13.【答案】A

【解析】急性肾功能衰竭透析指征有：①急性肺水肿；②血钾≥6.5mmol/L；③BUN≥21.4mmol/L，或Scr≥442μmol/L；④高分解状态（Scr每日升高≥176.8μmol/L或BUN每日升高≥8.9mmol/L，血钾每日上升1mmol/L）；⑤无尿2天或少尿4天；⑥酸中毒，pH＜7.15或二氧化碳结合力＜13mmol/L；⑦尿毒症症状严重，如嗜睡、昏迷、抽搐、癫痫发作等。慢性肾功能衰竭开始透析的指征有：①肌酐清除率＜10mL/min；②Scr≥707μmol/L（8mg/dl）；③BUN≥28.5mmol/L（80mg/dl）；④血钾≥6.5mmol/L；⑤代谢性酸中毒；⑥明显水潴留症状；⑦尿毒症症状明显；⑧出现贫血、心包炎、消化道出血等严重并发症。注意：急性肾衰竭时，Scr≥442μmol/L即是透析的指征；慢性肾功能衰竭时，血肌酐≥707μmol/L才是透析的指征。

C型题

说明：为案例分析题，考题是以一个共同题干的临床案例出现，其中有一个或多个答案。

1.【答案】ABDEG

【解析】患者为妊娠女性，有尿路刺激症状、腰痛，以及寒战、高热，考虑尿路感染可能性大。应先行血常规、尿常规、尿液细菌学检查，并查肌酐、尿素氮以排除肾功能损害。泌尿系统B超应择期进行，感染急性期不宜行IVP。

2.【答案】CDE

【解析】患者为妊娠女性，除尿路刺激症状外，还存在发热、腰痛。查体：上输尿管点轻度压痛，双肾区明显叩击痛。检查：血白细胞升高，中性粒细胞增加，尿常规见白细胞++++/HP，红细胞++/HP，中段尿培养见大肠杆菌生长，且菌落计数大于10^5/mL。其尿路感染诊断明确，考虑为上尿路感染。

3.【答案】ABCDE

【解析】尿路感染的用药原则：①根据尿路感染的位置，是否存在复杂尿感的因素选择抗生素的种类、剂量及疗程。②选用对致病菌敏感的抗生素。无病原学结果前，一般首选对革兰氏阴性杆菌有效的抗生素，尤其是首发尿路感染。治疗3天症状无改善，应按药敏结果调整用药。③选择在尿和肾内浓度高的抗生素。④选用肾毒性小、不良反应少的抗生素。⑤单一药物治疗失败、严重感染、混合感染、耐药菌株出现时应联合用药。

4.【答案】D

【解析】妊娠期尿路感染宜选用毒性小的抗菌药物，如阿莫西林、呋喃妥因或头孢菌素类等。孕妇急性肾盂肾炎应静脉滴注抗生素治疗，可用半合成广谱青霉素或第三代头孢菌素，疗程为两周。反复发生尿路感染者，可用呋喃妥因行长程低剂量抑菌治疗。

5.【答案】D

【解析】肾病综合征的诊断标准：①尿蛋白大于3.5g/d；②血浆白蛋白低于30g/L；③水肿；④血脂升高。其中前两项为诊断所必需的。

6.【答案】ABDE

【解析】根据肾病综合征的诊断标准，ABDE选项检查项目是诊断价值较大的。

7.【答案】E

【解析】肾病综合征的主要治疗为使用糖皮质激素等药物抑制炎症和免疫反应，另外还包括对症治疗，如利尿消肿、减少蛋白尿等。细胞毒药物可用于"激素依赖型"和"激素抵抗型"患者，本例患者并无此问题。患者血浆白蛋白低于20g/L时，才开始预防性抗凝治疗，本例患者不需要。

8.【答案】A

【解析】患者激素治疗使用原则一般是起始足量，口服时间8周，必要时可延长至12周。本例患者治疗后，水肿消退，尿蛋白减少，宜继续使用激素治疗，5周后减量。

第七节 缺铁性贫血、再生障碍性贫血、特发性血小板减少性紫癜、过敏性紫癜、白血病、白细胞减少症与粒细胞缺乏症【掌握】

A1和A2型题
说明：为单选题，5个选项中可能同时有最佳正确答案和非错误答案，请从中选择一个最佳答案。

1. 【答案】C
【解析】口服铁剂有效的表现是外周血网织红细胞增多，高峰在开始服药后5～10天，2周后血红蛋白浓度上升，一般2个月左右恢复正常。铁剂治疗应在血红蛋白恢复正常后至少持续4～6个月，待铁蛋白正常后停药。

2. 【答案】B
【解析】缺铁性贫血的原因有需要增加而摄入不足、吸收不良、消耗过多等，而各种原因引起的慢性失血是缺铁性贫血最常见的原因。

3. 【答案】A
【解析】患者白细胞计数正常，排除B、C、E。过敏性紫癜患者发病前1～3周有全身不适、低热、乏力及上呼吸道感染等前驱症状，患者亦无任何过敏征象，排除D。骨髓象提示：增生活跃、幼稚型巨核细胞比例增加，符合血小板减少性紫癜的表现。

4. 【答案】D
【解析】再障可见全血细胞减少，网织红细胞百分比数＜0.01，淋巴细胞比例增高。

5. 【答案】D
【解析】过敏性紫癜皮疹特点是高出皮肤的鲜红色至深红色丘疹、红斑或荨麻疹，多见于下肢伸侧及臀部、关节周围，大小不一，多呈对称性，分批出现，压之不褪色。

6. 【答案】B
【解析】过敏性紫癜诊断要点：发病前1～3周有低热、咽痛、全身乏力或上呼吸道感染史；典型症状为四肢皮肤紫癜，可伴腹痛、关节肿痛、血尿；血小板计数、功能及凝血相关检查正常，可排除其他原因所致的血管炎及紫癜。

7. 【答案】B
【解析】本病半数患者以发热为早期表现，可为低热，亦可高达39～40℃以上，伴有畏寒、出汗等。虽然白血病本身可以发热，但高热往往提示有继发感染。感染可发生在各个部位，以口腔炎、牙龈炎、咽峡炎最常见，可发生溃疡或坏死。

8. 【答案】B
【解析】首次诊断为特发性血小板减少性紫癜的患者，一般情况下首选的治疗是糖皮质激素治疗，近期有效率为80%。

9. 【答案】D
【解析】急性淋巴细胞白血病是一种进行性恶性疾病，其特征为大量的类似淋巴母细胞的未成熟白细胞，故排除A。再生障碍性贫血见全血细胞减少，网织红细胞绝对值减少，一般无脾大，排除B。原发性血小板减少性紫癜，是指血液循环中存在抗血小板抗体，使血小板破坏过多，引起紫癜，排除C。恶性组织细胞病是单核-巨噬细胞系统中组织细胞的恶性增生性疾病，临床表现以发热，肝、脾淋巴结肿大，全血细胞减少和进行性衰竭为特征，骨髓象可见异常组织细胞、多核巨组织细胞。慢性粒细胞白血病是一种骨髓增殖性疾病，其特点是粒细胞（包括已成熟的和幼稚阶段的粒细胞）产生过多，排除E。故本题选D。

10. 【答案】D
【解析】中性粒细胞减少是指外周血中性粒细胞绝对计数，在成人低于$2.0×10^9/L$；在儿童≥10岁时，低于$1.8×10^9/L$，或＜10岁时低于$1.5×10^9/L$；严重者低于$0.5×10^9/L$时，称为粒细胞缺乏症。

11. 【答案】B
【解析】急性重型再障血小板计数减少，常＜$10×10^9/L$。

12. 【答案】A
【解析】白细胞减少症是由多种原因引起的一组综合征。外周血白细胞持续低于$4×10^9/L$，称为白细胞减少症。患者支持诊断的检查结果应低于$4×10^9/L$。

13. 【答案】E
【解析】再障是一种获得性骨髓造血功能衰竭症。雄激素为再生障碍性贫血的首选用药。

14. 【答案】C
【解析】脾功能亢进会导致白细胞数减少，所以排除A；而B门脉性肝硬化不会导致白细胞增多，且体检并未发现肝大，所以排除；由于为急性病程，所以排除D；而淋巴细胞并未增多，所以排除E。由于白细胞增多，而白细胞分类中各阶段幼稚细胞均有，又由于急性病程，所以选C。

15. 【答案】C
【解析】关于特发性血小板减少，急性型的主要表现为：①急起畏寒、发热；②出血部位广泛，皮肤黏膜出血广泛且严重；③脾大；④预后良好。

⑤血小板＜50×10⁹/L。慢性型的主要表现为：①起病缓慢，病程长；②出血轻，一般为皮肤、鼻、齿龈出血和月经过多；③可有轻度脾大；④少部分可痊愈；⑤血小板多在50×10⁹/L以上。A为慢性出血、白血病的表现；B为粒细胞性缺乏症的表现；D见于胃肠道疾病和颅高压；E见于白血病。故本题选择C。

16.【答案】D
【解析】慢性特发性血小板减少性紫癜颗粒型巨核细胞比例增加，但急性与慢性均呈现血小板生成型巨核细胞减少。

A3和A4型题

说明：为共用题干单选题，考题是以一个共同题干的临床案例出现，请从中选择一个最佳答案。

1.【答案】E
【解析】根据患者的临床表现：贫血、发热、出血、胸骨下段压痛，以及实验室检查：白细胞增多，血小板降低等可考虑为急性白血病。骨髓象是诊断该病的主要依据和必做检查，多数急性白血病骨髓象有核细胞显著增生，以原始细胞为主。

2.【答案】B
【解析】根据患者的细胞化学检查：MPO（-），PAS（+）呈粗颗粒状，NSE（-）等可判断为急性淋巴细胞白血病。

3.【答案】A
【解析】本病治疗方案首选VP方案，即长春新碱（VCR）和泼尼松（P）组成。

C型题

说明：为案例分析题，考题是以一个共同题干的临床案例出现，其中有一个或多个答案。

1.【答案】ABF
【解析】患者因月经量增多半年，乏力、面色苍白及活动后心慌、气短1个月来诊，应先做的检查有：妇科B超明确是否有妇科疾病引起月经量增多，心电图了解是否有心律失常等情况，血常规了解患者目前的贫血情况。

2.【答案】ABCE
【解析】为确定贫血病因，明确患者是否存在叶酸、维生素B₁₂、血清铁等缺乏，网织红细胞计数能反映造血活跃情况，对是否存在溶血性贫血和再障有帮助。血钙测定和血钾测定对确定贫血病因无帮助，不能确定贫血病因。

3.【答案】C
【解析】患者血常规提示贫血，血清铁降低，铁蛋白降低，考虑为缺铁性贫血。

4.【答案】AC
【解析】缺铁性贫血除表现贫血一般症状外，还可表现为组织缺铁表现，包括精神行为异常，如烦躁、易怒、注意力不集中、异食癖；体力、耐力下降，易感染；儿童生长发育迟缓、智力低下；口腔炎、舌炎、舌乳头萎缩、口角皲裂、吞咽困难；毛发干枯、脱落；皮肤干燥、皱缩；指（趾）甲缺乏光泽、脆薄易裂，重者指（趾）甲扁平，甚至凹下呈勺状（匙状甲）。牛肉样舌见于巨幼红细胞性贫血。

5.【答案】CE
【解析】单纯性缺铁性贫血时，红细胞内血红蛋白合成减少，使MCH降低（E对、B错），导致红细胞体积变小，即MCV减小（C对，D错）。白细胞及血小板数目可正常或减少，两者不具有特征性，因此，其变化不是单纯缺铁性贫血的特点（A、F错）。

6.【答案】ACE
【解析】选项B和F属于巨幼细胞贫血表现，缺铁性贫血不会影响中性粒细胞，故D不属于缺铁性贫血特点。所以最佳答案为ACE。

7.【答案】AB
【解析】患者子宫肌瘤较大，需行手术切除，术前应注射右旋糖酐铁使血红蛋白上升至60g/L以上，且需申请浓缩红细胞输血治疗。

8.【答案】ABE
【解析】多饮茶会影响铁的吸收，不利于预防缺铁性贫血，预防感冒、少吃淀粉类食物对预防缺铁性贫血无意义。A、B、E可预防缺铁性贫血。

9.【答案】ACEGI
【解析】引起脾大的病因包括：①感染性疾病：传染性单核细胞增多症、亚急性感染性心内膜炎、粟粒性肺结核、布鲁菌病、血吸虫病、黑热病及疟疾等。②免疫性疾病：费尔蒂综合征、系统性红斑狼疮及结节病等。③淤血性疾病：充血性心力衰竭、缩窄性心包炎、Budd-Chiari综合征、肝硬化、门静脉或脾静脉血栓形成等。④血液系统疾病：溶血性贫血、遗传性球形红细胞增多症、地中海贫血及镰状细胞贫血等。浸润性脾大：各类白血病、淋巴瘤、骨髓增生性疾病及脂质贮积病、恶性组织细胞病及淀粉样变性等。⑤脾的疾病：脾淋巴瘤、脾囊肿及脾血管瘤等。⑥原发性脾大：发病原因不明。

10.【答案】ABEG

【解析】慢性粒细胞白血病（CML）：血常规示白细胞数明显增高，嗜酸性粒细胞、嗜碱性粒细胞增多，血小板多在正常水平，NAP活性减低或呈阴性反应。治疗有效时NAP活性可以恢复，疾病复发时又下降，合并细菌性感染时可略升高。骨髓象示骨髓增生明显至极度活跃，以粒细胞为主，粒红比例明显增高，其中中幼、晚幼及杆状核粒细胞明显增多，原始细胞<10%，嗜酸性粒细胞、嗜碱性粒细胞增多，红细胞相对减少，巨核细胞正常或增多，晚期减少。偶见Gaucher样细胞。细胞遗传学及分子生物学改变95%以上的CML，细胞中出现Ph染色体。在受累的细胞中，还可找到 BCR-ABL 融合基因。

11.【答案】ABF

【解析】CML需与下列疾病相鉴别：①其他原因引起的脾大，血吸虫病、慢性疟疾、黑热病、肝硬化、脾功能亢进等均有脾大。但各病均有各自原发病的临床特点，并且血常规及骨髓象无CML的典型改变。Ph染色体及 BCR-ABL 融合基因均阴性。②类白血病反应，常并发于严重感染、恶性肿瘤等基础疾病，并有相应原发病的临床表现。粒细胞胞质中常有中毒颗粒和空泡。嗜酸性粒细胞和嗜碱性粒细胞不增多。NAP反应强阳性。Ph染色体及 BCR-ABL 融合基因阴性。血小板和血红蛋白大多正常。原发病控制后，白细胞恢复正常。③骨髓纤维化，原发性骨髓纤维化脾大显著，血常规中白细胞增多，并出现幼粒细胞等，易与CML混淆。但骨髓纤维化外周血白细胞数一般比CML少，多不超过 $30×10^9$/L。NAP阳性。幼红细胞持续出现于外周血中，红细胞形态异常，特别是泪滴状红细胞易见。Ph染色体及 BCR-ABL 融合基因阴性。患者可存在 JAK2V617F、CALR、MPL 等基因突变。多次多部位骨髓穿刺干抽。骨髓活检网状纤维染色阳性。

12.【答案】ABDEGI

【解析】CML的治疗措施有：①口服羟基脲。② IFN-α 是分子靶向药物出现之前的首选药物。③其他药物：包括 Ara-C、高三尖杉酯碱、砷剂、白消安等。④分子靶向治疗，如第一代酪氨酸激酶抑制剂（TKI）甲磺酸伊马替尼。⑤异基因造血干细胞移植。

13.【答案】ACFHI

【解析】CML的用药：①羟基脲为细胞周期特异性抑制DNA合成的药物（A错），起效快，但持续时间短。羟基脲可出现皮肤色素沉着的不良反应，但是药物的不良反应与使用时间长短没有绝对的关系，并不是长期使用就可出现皮肤色素沉着（C错）。②白消安是一种烷化剂，作用于早期祖细胞，起效慢且后作用长，骨髓抑制明显（B对），长期用药可出现精液缺乏及停经（D对）。③ IFN-α 起效较慢。常见毒副反应为流感样症状（E对）。④甲磺酸伊马替尼能特异性阻断ATP在ABL激酶上的结合位置，使酪氨酸残基不能磷酸化，从而抑制 BCR-ABL 基因阳性细胞的增殖，药物目前不能完全根治（H错），甲磺酸伊马替尼的初始剂量：慢性期（CP）患者为400mg/d（F错），加速期（AP）患者为600mg/d，患者虽然用药物控制达到完全分子生物学缓解，并非意味着疾病已经根治，仍需继续服用药物（J对）。⑤异基因造血干细胞移植（Allo-HSCT）是目前被认为根治CML的标准治疗。骨髓移植在达到缓解后血常规及体征控制后尽早进行，越早移植效果相对较好（I错）。

第八节 甲状腺功能亢进症、糖尿病、痛风、类风湿关节炎、系统性红斑狼疮【掌握】

A1和A2型题

说明：为单选题，5个选项中可能同时有最佳正确答案和非错误答案，请从中选择一个最佳答案。

1.【答案】D

【解析】乳糜微粒的主要功能是将外源性甘油三酯运送到体内肝外组织。极低密度脂蛋白的主要功能是把内源性甘油三酯运送到体内肝外组织，也向外周组织间接或直接提供胆固醇。低密度脂蛋白的主要功能是将胆固醇转运到肝外组织，为导致动脉粥样硬化的重要脂蛋白。高密度脂蛋白的主要功能是将外周组织（包括动脉壁在内）的胆固醇转运到肝脏进行代谢。

2.【答案】B

【解析】双胍类降糖药的适应证：① 2型糖尿病，尤其是无明显消瘦及伴血脂异常、高血压或高胰岛素血症的患者，作为一线用药，可单用或联合其他药物应用。② 1型糖尿病，与胰岛素联合应用可能减少胰岛素用量和血糖波动。

3.【答案】B

【解析】引起甲状旁腺功能亢进症的原因中，最常见的是单发的甲状旁腺腺瘤，少见的有多发腺瘤、旁腺增生及旁腺腺癌。

4.【答案】E

【解析】患者妊娠6个月，为手术及放射性碘治疗的禁忌证，仅适用于小剂量抗甲状腺药物治疗，故应选择最小有效剂量硫脲类药物。β受体阻滞剂（如普萘洛尔）适用于各类甲亢，但主要在药物治疗的初治期使用，可控制心动过速等临床症状。不单独应用治疗甲亢。

5.【答案】D

【解析】海带、海藻、海螵蛸、海蛤壳等含碘量都较高，临证时须注意，若患者确系碘缺乏引起的单纯性甲状腺肿大，此类药物可以大量使用，若属甲状腺功能亢进症，则使用时需慎重。

6.【答案】E

【解析】甲状腺B超和放射性核素甲状腺显像检查，有助于确定甲状腺的位置、外形、大小及结节性质。但不能判断是否为甲状腺亢进症。

7.【答案】C

【解析】当血糖高于正常范围而未达到糖尿病诊断标准时，为确诊应进行口服葡萄糖耐量试验（OGTT）检查。

8.【答案】E

【解析】TC、LDL-C、TG、VLDL-C增高是冠心病的危险因素，其中以LDL-C最为重要，HDL-C则被认为是冠心病的保护因素。TC为血清总胆固醇，LDL-C为低密度脂蛋白胆固醇，TG为甘油三酯，VLDL-C为极低密度脂蛋白胆固醇，HDL-C为高密度脂蛋白胆固醇。

9.【答案】E

【解析】患者空腹血糖6.4mmol/L，做OGTT，空腹血糖6.6mmol/L，餐后2小时血糖8.4mmol/L，符合FPG＜7mmol/L，且OGTT 7.8～11.1mmol/L，故诊为糖耐量减低。

10.【答案】E

【解析】痛风是由于嘌呤代谢障碍所导致的代谢性疾病，常表现为急慢性关节炎、痛风石、间质性肾病等。因为高尿酸血症的存在，有10%～25%的痛风患者可以发生肾脏的尿酸性结石。

11.【答案】D

【解析】根据《中国成人血脂异常防治指南（2016年修订版）》，中国ASCVD一级预防人群血脂异常分层标准，升高：TC≥6.2mmol/L（240mg/dl）。

12.【答案】B

【解析】甲亢术后发生甲状腺危象的主要原因是术前准备不充分，甲亢症状控制不好。

13.【答案】E

【解析】各种严重的糖尿病急性或慢性并发症均为糖尿病胰岛素治疗的适应证。感染为糖尿病并发症，患者X线检查证实肺内炎症，说明存在感染，此时应改用胰岛素治疗。

14.【答案】C

【解析】某些内分泌疾病、药物或化学物质引起者为继发性糖尿病，但患者无此诱因，且患者空腹血糖（FPG）7.8mmol/L，≥7mmol/L，故可诊断糖尿病。FPG≥7mmol/L（126mg/mL），或者OGTT 2hPG或随机血糖≥11.1mmol/L（200mg/mL）可诊断糖尿病。

15.【答案】A

【解析】^{131}I禁忌证：妊娠、哺乳期妇女。

16.【答案】B

【解析】眼裂增宽、两眼突出，呈现惊愕表情者，称为甲亢面容；慢性病容为面容憔悴，表情忧虑，面色灰暗或苍白；二尖瓣面容为面色晦暗，双颊紫红，口唇轻度发绀；伤寒面容为表情淡漠，反应迟钝，呈无欲状态；贫血面容为面色苍白，唇舌色淡，表情疲惫。故选B。

A3和A4型题

说明：为共用题干单选题，考题是以一个共同题干的临床案例出现，请从中选择一个最佳答案。

1.【答案】D

【解析】根据患者的基本临床表现：晨僵、持续1小时以上、关节对称性疼痛，关节肿胀、畸形，持续时间≥6周，实验室检查：血沉或CRP异常、抗CCP阳性等符合类风湿关节炎的诊断要点，故可诊断为类风湿关节炎。

2.【答案】A

【解析】甲氨蝶呤为类风湿关节炎的首选药物，并且是联合治疗的基本药物。

C型题

说明：为案例分析题，考题是以一个共同题干的临床案例出现，其中有一个或多个答案。

1.【答案】E

【解析】血糖测定和口服葡萄糖耐量试验血糖

升高是诊断糖尿病的主要依据，也是判断糖尿病病情和控制情况的主要指标。

2.【答案】FG

【解析】糖尿病鉴别点与性别、血糖高低无关，一般发生于肥胖超重儿。1型糖尿病绝大多数是自身免疫性疾病，遗传和环境因素共同参与。2型糖尿病是由遗传因素及环境因素共同作用而引起的多基因遗传性复杂疾病。

3.【答案】EF

【解析】糖尿病治疗原则包括：早期、长期、综合治疗和全面达标、个体化等原则。

4.【答案】ACDF

【解析】双胍类降糖药作用机制为促进肌肉等外周组织摄取葡萄糖，抑制肝糖原的输出（糖异生），促进葡萄糖的无氧糖酵解，抑制肠道对葡萄糖的吸收，改善外周组织对胰岛素的敏感性，增强胰岛素的作用等。

5.【答案】E

【解析】患者已确诊甲亢，近1月开始服用丙基硫氧嘧啶，甲状腺毒症的症状好转，近两日喉痛、心率增高，全身乏力，似有低热。这时首先应考虑的是患者感染是否与抗甲亢药物不良反应致使粒细胞缺乏有关，所以首先进行白细胞计数及分类。

6.【答案】BCD

【解析】抗甲状腺药物的不良反应包括：皮疹、粒细胞减少、中毒性肝病等。抗甲状腺药物使用剂量过多，可以造成甲状腺功能低下，但不是不良反应，属用药过量。消化道症状、肌无力、房颤是甲亢的表现。

7.【答案】B

【解析】患者经过治疗4个月，症状缓解，说明T_3、T_4被抑制。但甲状腺肿大更明显，突眼也加重，说明抗甲亢药物抑制过度，导致甲状腺素的缺乏，可引起甲状腺代偿性肿大和突眼加重。所以这时需要将抗甲状腺药物减量并加用甲状腺制剂补充生理需要量。

8.【答案】ACD

【解析】甲亢最佳的停药指标是甲状腺功能正常和TRAb阴性。粒细胞减少、肝功能损害是抗甲亢治疗药物的不良反应。

9.【答案】C

【解析】患者对称性肿痛，多关节变形1年。双手掌指关节尺侧偏移，双肘屈曲畸形。考虑为类风湿关节炎。强直性脊柱炎，最典型和常见的表现为炎性腰背痛，附着点炎多见于足跟、足掌部，也可见于膝关节、胸肋连接、脊椎骨突、髂嵴、大转子和坐骨结节等部位。骨关节炎，主要表现为受累关节及其周围疼痛、压痛、僵硬、肿胀、关节骨性肥大和功能障碍，临床表现随受累关节而异，疼痛发生于活动以后，休息可缓解；好发于膝、髋、颈椎和腰椎等负重关节及远端指间关节、近端指间关节、第一腕掌关节和第一跖趾关节。风湿热，最常见的是关节炎，呈游走性、多发性关节炎，关节疼痛通常在2周内消退。纤维肌痛综合征，是一种以全身弥漫性疼痛及发僵为主要临床特征，并常伴有疲乏无力、睡眠障碍、情感异常和认知功能障碍等多种其他症状的慢性疼痛性非关节性风湿病，该病在特殊部位有压痛点。

10.【答案】B

【解析】甲氨蝶呤是类风湿关节炎的首选药物，生物制剂是靶向药物。

11.【答案】A

【解析】生物制剂的不良反应是易引起感染和结核，该患者的表现符合结核性胸膜炎。

12.【答案】DF

【解析】在使用生物制剂时，若出现活动性结核，则应停用生物制剂，并予抗结核治疗。

第九节　脑梗死、脑出血、蛛网膜下腔出血、癫痫、帕金森病、阿尔茨海默病【熟悉】

A1和A2型题

说明：为单选题，5个选项中可能同时有最佳正确答案和非错误答案，请从中选择一个最佳答案。

1.【答案】E

【解析】Guillain-Barré综合征，即吉兰-巴雷综合征，又称感染性多发性神经根炎。

2.【答案】E

【解析】癫痫患者不应在某种药物治疗无效后，立即更换其他药物，应根据医生指导用药，不可随意停止服药及更换药物。

3.【答案】A

【解析】B、C见于流行性乙型脑炎，D见于脑梗死和多发性硬化但不是基本病变，E见于帕金森病。

4.【答案】A

【解析】震颤、肌强直、运动减少是帕金森病的主要临床特征，震颤常为首发症状，占帕金森病患者的80%。

5.【答案】A

【解析】脑出血最常见病因是高血压合并细小动脉硬化，其他病因包括动-静脉血管畸形、脑淀粉样血管病变、血液病（如白血病、再生障碍性贫血、血小板减少性紫癜、血友病、红细胞增多症和镰状细胞病等）、抗凝或溶栓治疗等。

6.【答案】C

【解析】脑出血好发于基底节区、丘脑、脑干、小脑，以基底节区多见。

7.【答案】E

【解析】脑出血为脑实质内部血肿，往往累及脑内神经纤维传导束、皮质及神经核团，有神经系统局灶体征；而蛛网膜下腔出血分布于蛛网膜下腔，除脑膜刺激征外，在疾病早期局灶体征相对较少。

8.【答案】E

【解析】患者为中年女性，跑步后突发剧烈头痛及颈部疼痛。体检：神志清，痛苦貌，颈项强直，Kernig征、布氏征阳性。考虑患者头痛最可能的病因为蛛网膜下腔出血。

A3和A4型题

说明：为共用题干单选题，考题是以一个共同题干的临床案例出现，请从中选择一个最佳答案。

1.【答案】C

【解析】患者既往有高血压病史，情绪激动时出现剧烈头痛、呕吐，意识障碍，血压升高，且CT示脑实质内高密度影，脑脊液呈血性，可初步诊断为脑出血；导致本病最常见病因是高血压伴颅内小动脉硬化，先天性动脉瘤也可导致本病，治疗应以控制脑水肿为主，其次防止再出血，降低颅内压，维持机体功能，防止并发症。

2.【答案】D

【解析】同第1题【解析】。

3.【答案】A

【解析】同第1题【解析】。

C型题

说明：为案例分析题，考题是以一个共同题干的临床案例出现，其中有一个或多个答案。

1.【答案】ABCDEFHI

【解析】急性脑血管病患者查体要点：①生命体征、瞳孔及意识状态，这几项是主要评估有无威胁生命安全的重要体征；②肌力、病理征及脑膜刺激征主要为疾病定位诊断提供证据；③心脏查体及颈动脉听诊主要为寻找病因提供证据。

2.【答案】ACDEFG

【解析】考虑为脑卒中患者，为保证患者能够在溶栓时间窗内进行适当治疗，在未确定是出血性或缺血性疾病之前需按溶栓治疗方案进行相关检查。包括血常规、血生化、凝血功能、头颅CT、心电图、心肌梗死三项及心肌酶谱等。

3.【答案】ABDEFH

【解析】脑出血治疗主要为对症支持治疗、脱水降低颅内压治疗，一般不预防性使用抗癫痫治疗，在有脑疝风险时需行开颅血肿清除术。但症状较轻、病情稳定、小量脑出血或症状重、昏迷程度重的患者不适合外科手术治疗。

4.【答案】ABDEFGH

【解析】对于发作性疾病，患者就诊时往往没有阳性体征，详细的病史询问尤为重要。本例患者为青少年，发作史的询问对诊断癫痫综合征有重要价值。出生史、生长发育史、热性惊厥史、颅脑外伤史、既往病史及家族史有助于查找病因。

5.【答案】ABCH

【解析】不同年龄阶段癫痫的病因不同。本例患者为青少年起病，主要病因为特发性、先天及围生期因素、中枢神经系统感染、脑发育异常等。

6.【答案】BCDFH

【解析】在开始减药后的2年之内，约30%的患者可能再次发作。故患者在药物治疗的情况下，2～5年以上完全无临床发作，可以考虑逐渐停药。且为降低停药后再次发作的风险，在决定停药前应评估再次发作的可能性，如脑电图持续异常、存在多种发作风险，有明显神经影像学异常及神经功能缺损的患者，复发率较高，故应延长服药时间。停药过程根据不同癫痫综合征而有所不同。停药过程应缓慢进行，可持续数月至1年以上。

第十节 原发性支气管肺癌、胃癌、原发性肝癌、胰腺癌【掌握】

A1和A2型题

说明：为单选题，5个选项中可能同时有最佳正确答案和非错误答案，请从中选择一个最佳答案。

1. 【答案】C
   【解析】乙肝表面抗原（HBsAg）阳性，肝肋下3cm，提示存在病毒性肝炎；白球比例（A/G）倒置，提示存在肝硬化；肝脏质地硬，甲胎蛋白（AFP）大于200ng/L，且进行性上升，考虑合并原发性肝癌。

2. 【答案】C
   【解析】胰腺癌90%为导管细胞癌，常位于胰头，主要表现为腹痛、消化不良、黄疸、消瘦，实验室检查可见血清胆红素升高，重度黄疸时可见尿胆红素阳性。

3. 【答案】A
   【解析】低剂量CT是目前筛查肺癌较有价值的方法。

4. 【答案】E
   【解析】结核球：多见于年轻人，多无症状。病灶多位于肺上叶尖后段和下叶背段，边界清楚，密度高，可有包膜，有时含钙化点，周围有结节状病灶，多年不变。肺门淋巴结结核：易与中央型肺癌混淆，多见于儿童、青年，有发热、盗汗等结核中毒症状，结核菌素试验常阳性，抗结核治疗有效。原发性支气管肺癌：主要以咳嗽咳痰、咯血、消瘦为临床症状，X线显示多为一侧肺门类圆形阴影，边缘毛糙，可有分叶或切迹，可呈结节、球状、网状阴影或磨玻璃影。纵隔淋巴瘤指发生在纵隔的淋巴瘤，胸部X线提示肺门淋巴结肿大。炎性假瘤是一种特发的非特异性慢性增殖性炎症，临床表现类似肿瘤，但实质上是炎症。

5. 【答案】B
   【解析】该患者已发生转移，故不适合手术治疗，应行以化疗为主的综合治疗，以延长患者的生存周期。

6. 【答案】D
   【解析】该患者结合现病史及既往史、个人史，初步考虑符合原发性支气管肺癌的临床表现，需做进一步检查明确诊断。

7. 【答案】E
   【解析】胃癌的扩散方式包括：直接蔓延、淋巴结转移、血行播散、种植转移。

8. 【答案】E
   【解析】老年男性，低热、胸痛、咳嗽、咳痰，痰中有血丝，消瘦，左锁骨上质硬、固定的肿大淋巴结，结合胸部的X线片及CT显示左上肺叶不张，首先考虑支气管肺癌。支气管扩张表现为：咳嗽、咳脓痰，CT可直接显示扩张的支气管，与本例不符。

9. 【答案】E
   【解析】胃癌的好发部位依次是胃窦（58%）、贲门（20%）、胃体（15%）、全胃或大部分胃（7%）。

10. 【答案】B
    【解析】肺癌按照组织病理学分类，分为：非小细胞肺癌（包括鳞状细胞癌、腺癌、大细胞癌及其他）、小细胞癌（包括燕麦细胞型、中间细胞型、复合燕麦细胞型）。小细胞癌恶性程度高，生长快，在各型肺癌中预后最差。

11. 【答案】B
    【解析】超声内镜检查对肿瘤侵犯深度的判断准确率可达90%，有助于区分早期和进展期胃癌。

A3和A4型题

说明：为共用题干单选题，考题是以一个共同题干的临床案例出现，请从中选择一个最佳答案。

（1~3题共用题干）

1. 【答案】D
   【解析】胃镜检查结合黏膜活检，是目前最可靠的诊断胃癌的手段。

2. 【答案】D
   【解析】内镜治疗适用高或中分化无溃疡、直径小于 2cm 且无淋巴结转移者。

3. 【答案】E

【解析】长期使用含硝酸盐较高的食物后，硝酸盐在胃内被细菌还原成亚硝酸盐，再与胺结合生成致癌物亚硝胺，故不应长期使用咸菜、腌制烟熏食品。

C型题

说明：为案例分析题，考题是以一个共同题干的临床案例出现，其中有一个或多个答案。

1. 【答案】E

【解析】甲胎蛋白是诊断肝细胞癌特异性的标志物，现已广泛用于肝癌的普查、诊断、判断治疗效果及预测复发。在排除妊娠和生殖腺胚胎瘤的基础上，AFP＞400ng/mL 为诊断肝癌的条件之一。对AFP 逐渐升高不降或＞200ug/L，持续 8 周结合影像学及肝功能变化作综合分析或动态观察。活动性肝炎患者一般肝功能异常，该患者肝功能正常，所以最佳答案选 E。

2. 【答案】ABCDF

【解析】超声、CT、MRI 对肝癌检出率很高，AFP 是诊断肝细胞癌特异性的标志物，放射性核素显像是将放射性药物引入体内后，以脏器内、外或正常组织与病变之间对放射性药物摄取的差别为基础，利用显像仪器获得脏器或病变的影像，对肝癌的检出率较高。胃镜、肠镜、全小肠造影，分别检查胃、结肠、小肠，对肝癌检查无意义，肝功能是提示肝脏功能的指标，对肝癌无诊断意义，血常规无肝癌诊断指标，故选 ABCDF。

3. 【答案】BCFGH

【解析】肝癌的特异性最高的肿瘤标志物为 AFP，其他的肝癌肿瘤标志物，如 AFu、GGT2、APT、AIF、AAT、ALP-I 等有助于 AFP 阴性肝癌的诊断和鉴别。

4. 【答案】ABEHI

【解析】①门体分流术是针对门静脉高压症的并发症进行治疗的手术术式。主要是通过建立肝门静脉的侧支循环降低门区静脉的压力，用于治疗由于门静脉高压引起的脾脏功能亢进、食管胃底静脉曲张破裂出血、难治性腹水等并发症。②灌肠、降血脂、保护胃黏膜、补充白蛋白、静脉滴注抗生素是常见对症治疗方法，其余选项是肝癌的治疗方法。

5. 【答案】E

【解析】一侧肺门类圆形阴影，边缘毛糙，可有分叶或切迹，与肺不张或阻塞性肺炎并存时，下缘可表现为倒 S 状影像，是右上叶中央型肺癌的典型征象。该患者咳嗽、咳痰、痰中带血为肺癌的常见症状，结合影像学表现，肺癌的可能性大。

6. 【答案】ABCEI

【解析】胸部电子计算机体层扫描（CT）具有更高的分辨率，可发现肺微小病变和普通 X 线胸片难以显示的部位（如位于心脏后、脊柱旁、肺尖、肋膈角及肋骨头等）。痰脱落法细胞学检查是肺癌的重要诊断方法之一。支气管镜是诊断肺癌的主要方法之一。肿瘤标志物检测，癌胚抗原（CEA）、神经特异性烯醇酶（NSE）、细胞角蛋白 19 片段（CYFRA21-1）和胃泌素释放肽前体（ProGRP）检测或联合检测时，对肺癌的诊断和病情的监测有一定参考价值。肺癌的发生认为是由于原癌基因的激活和抑癌基因的缺失所致，因此癌基因产物如 c-myc 基因扩增、ras 基因突变，以及抑癌基因 Rb、P53 异常等有助于诊断早期肺癌。结核菌素试验广泛应用于检出结核分枝杆菌的感染，而非检出结核病。心电图是利用心电图机从体表记录心脏每一心动周期所产生电活动变化的曲线图形。

7. 【答案】ABCF

【解析】肺癌作用于其他系统引起的肺外表现有肥大性骨关节病、高钙血症、低钠血症、周围神经病变、库欣综合征等。霍纳综合征、上腔静脉阻塞综合征为肿瘤局部扩散症状。复视、共济失调、癫痫发作、脊髓束受压迫为肿瘤中枢神经系统转移的症状。

8. 【答案】ADE

【解析】肺上沟瘤可引起病侧眼睑下垂、同侧额部与胸壁少汗或无汗，是由于肿瘤压迫颈部交感神经所致，还会导致瞳孔缩小、眼球内陷，称为霍纳综合征。

9. 【答案】ABH

【解析】原发肿瘤可引起的症状和体征有咳嗽、痰血或咯血、气短或喘鸣、胸痛、发热、消瘦等。肿瘤局部扩展引起的症状和体征有胸痛、声音嘶哑、吞咽困难、胸腔积液、心包积液、上腔静脉阻塞综合征、霍纳综合征。

第十一节 淋巴瘤、甲状腺功能减退症、强直性脊柱炎、干燥综合征【熟悉】

A1和A2型题
说明：为单选题，5个选项中可能同时有最佳正确答案和非错误答案，请从中选择一个最佳答案。

1.【答案】D

【解析】无痛性进行性淋巴结肿大或局部肿块是淋巴瘤共同的临床表现。

2.【答案】A

【解析】原发性甲状腺功能减退症患者实验室检查：血清 TSH 升高，FT_4、TT_4 降低。血清 FT_3、TT_3 早期正常，晚期降低。

3.【答案】A

【解析】根据该患者的基本临床表现及实验室检查可考虑为甲状腺功能减退症，治疗的目标是将血清 TSH 和甲状腺激素水平恢复到正常范围内，左甲状腺素钠治疗通常需要终身服药。

4.【答案】E

【解析】非甾体抗炎药可作为疼痛和晨僵的强直性脊柱炎患者的一线用药，对于有持续活动性症状的患者倾向于用本类药物维持治疗。

5.【答案】C

【解析】干燥综合征若出现持续腮腺肿大、紫癜、白细胞减少、冷球蛋白血症、低 C_4 需警惕淋巴瘤的可能。

C型题
说明：为案例分析题，考题是以一个共同题干的临床案例出现，其中有一个或多个答案。

1.【答案】B

【解析】强直性脊柱炎（AS）的病理改变是附着点炎，可以引起胸肋连接、脊椎骨突、髂嵴、大转子、坐骨结节，以及足跟、足掌等部位疼痛。

2.【答案】DF

【解析】男女比率约 1∶1，男性病情较重。最典型和常见的表现为炎性腰背痛，附着点炎多见于足跟、足掌部，也见于膝关节、胸肋连接、脊椎骨突、髂嵴、大转子和坐骨结节等部位。腰骶部隐痛，休息不缓解，活动后症状改善。30% 左右的患者可出现反复发作的葡萄膜炎或虹膜炎。突发第一跖趾关节红、肿、热、痛为痛风急性发作的典型表现。对称性的外周小关节肿痛是类风湿关节炎的表现。

3.【答案】B

【解析】附着点病（炎）指肌腱、韧带和关节囊等附着于骨关节部位的非特异性炎症、纤维化乃至骨化，为 AS 的基本病变。

4.【答案】E

【解析】AS 的关节 X 线除可表现为骶髂关节改变外，脊柱椎体可因前缘凹面消失而形成方形变，后期可因椎间盘钙化、纤维环及前后韧带钙化及骨化、骨桥形成，表现为"竹节样改变"。

5.【答案】D

【解析】AS 的关节外表现包括眼葡萄膜炎、结膜炎、肺上叶纤维化、升主动脉根和主动脉瓣病变，以及心传导系统失常、IgA 肾病，晚期患者可因神经受压引起马尾综合征等。

第三章 内科常见急症

第一节 急性上消化道出血【掌握】

A1和A2型题
说明：为单选题，5个选项中可能同时有最佳正确答案和非错误答案，请从中选择一个最佳答案。

1. 【答案】A
【解析】引起上消化道出血的常见原因为消化性溃疡、食管胃底静脉曲张破裂、急性糜烂出血性胃炎和胃癌等，其中消化性溃疡是最常见的病因。

2. 【答案】A
【解析】中心静脉压能较好地反映血容量的情况，有助于指导低血容量患者的扩容治疗。应注意避免因输液、输血过快、过多而引起肺水肿，原有心脏病或老年病患者必要时可根据中心静脉压调节输入量。

3. 【答案】C
【解析】上消化道出血首选胃镜检查。多主张在出血后24～48小时内进行检查，称急诊胃镜检查，可大大提高出血病因诊断的准确性。X线钡餐造影检查目前多被胃镜检查代替。上消化道大出血时不宜上消化道钡餐检查，急诊纤维胃镜检查可迅速明确出血部位和病因，出血24小时内胃镜检查阳性率可达95%，超过48小时则阳性率下降。经选择性腹腔动脉或选择性肠系膜动脉造影可用于血流动力学稳定的活动性出血患者，可明确病因与出血部位，指导治疗。

4. 【答案】A
【解析】胃镜检查是目前诊断上消化道出血病因的首选检查方法。

5. 【答案】E
【解析】患者上消化道大出血，血压95/65mmHg，脉搏102次/分，提示外周循环衰竭，应积极抗休克，输血、补液、纠正血容量不足。患者呕出1000mL暗红色血液，从出血量来看，应该是大于1000mL的，胃内应有未呕吐出的血液，急诊胃镜的适应证是大量出血的需要血红蛋白恢复至70g/L及抗休克后再进行。

6. 【答案】A
【解析】患者为消化性溃疡导致上消化道出血，首选质子泵抑制剂（PPI）制剂奥美拉唑治疗。根据题干无输血依据，输血不选，根据题干患者没有活动性出血的依据，仅明确诊断为活动性出血时需禁食，所以选用流食是可以的。

7. 【答案】E
【解析】老年男性患者，既往慢性乙型肝炎病史20年（肝硬化的高危因素），冠心病史8年。食用坚果（上消化道出血诱因）后突发呕血（出现上消化道出血），伴心悸、胸闷、气短，查体：BP 90/50mmHg（正常值＞90/60mmHg，提示存在失血性休克），心率110次/分（正常值60～100次/分，提示心率过快，失血过多的表现），心律不齐，早搏10次/分（冠心病患者大量呕血，心肌缺血缺氧，诱发早搏），综合患者的病史、查体，可初步诊断为肝硬化并发食管胃底静脉曲张出血伴早搏。食管胃底静脉曲张出血通常出血量大、死亡率高，患者现在的主要治疗目的是控制出血。生长抑素是一种血管活性药物，可以有效减少门静脉血流量，降低门静脉压，从而止血。且因不伴全身血流动力学改变，短期使用无严重不良反应，为治疗食管胃底静脉曲张出血的最常用药物。西咪替丁是H_2受体拮抗剂，可以减少胃酸对曲张静脉壁的损伤；普萘洛尔为非选择性β受体拮抗剂，通过收缩食管-胃底血管，减少食管-胃底高动力循环，二者主要用于食管胃底静脉曲张出血的一级预防。硝酸甘油为内皮依赖性血管扩张剂，主要用于稳定型心绞痛缓解期的治疗。血管升压素又称抗利尿激素，主要用于治疗尿崩症和肺出血。

8. 【答案】B
【解析】老年女性患者，既往无肝病史，上腹部无规律性隐痛2个月（消化性溃疡或胃癌的常见症状），因饮酒后呕咖啡样物150mL、柏油便300mL（提示上消化道出血）。查体：血红蛋白90g/L（正常为120～160g/L，提示为上消化道大量出血引起的血红蛋白降低）；血压 90/60mmHg（正常＞90/60mmHg）、脉搏 110 次 / 分（正常为 60～100 次 / 分），血压降低、脉搏细速为上消化道大量出血引起休克的表现。综合患者的病史、症状、体征，考虑胃溃疡出血的可能性大。根据《急性非静脉曲张性上消化道出血诊治指南》（2018），止血措施有：①内镜下止血：起效迅速、疗效确切，应作为首选；②抑酸药物：包括质子泵抑制剂（PPI）如奥美拉唑、H_2 受体拮抗剂（H_2RA）如雷尼替丁等，既有利于止血和预防再出血，又可治疗溃疡。PPI 止血效果显著优于 H_2RA，故首选奥美拉唑静注；③止血药：对于没有凝血功能障碍或继发纤溶亢进的患者，应避免使用此类药物，如维生素 K_1、6-氨基己酸、垂体后叶激素，止血药在消化道出血中的作用和地位较 PPI 要低；④选择性血管造影及栓塞治疗；⑤手术、三腔二囊管压迫（D 错）对食管胃底静脉曲张出血者疗效佳，不适用于溃疡性出血。

9.【答案】D

【解析】青年男性患者，呕血 2 小时，面色苍白、口渴、脉快（失血的表现），既往十二指肠溃疡病史 10 年，结合患者现病史、既往史，应考虑为十二指肠溃疡大出血。患者经胃镜止血、输血等非手术治疗后症状未改善，因此应采取的进一步治疗措施是急诊剖腹探查，以明确出血部位、并控制出血。加用成分输血、冰盐水 200mL 加去甲肾上腺素 8mL 洗胃、双静脉通道晶体、胶体同时输注，以及静脉应用止血药等非手术治疗适用于出血量较少、症状较轻的患者。

第二节 脓毒症、休克、急性中毒、中暑【掌握】

A1和A2型题

说明：为单选题，5个选项中可能同时有最佳正确答案和非错误答案，请从中选择一个最佳答案。

1.【答案】A

【解析】CO 中毒不会出现针尖样瞳孔，其他选项可以。吸毒过量，尤其是阿片类毒品过量常出现特征性"三联征"，即昏迷、针尖样瞳孔、呼吸抑制。

2.【答案】C

【解析】休克早期可出现轻度兴奋征象，意识尚清，精神紧张，心率加快，呼吸频率加快，脉细速，血压降低，面色苍白，出冷汗；休克中期可见烦躁，意识不清，呼吸表浅，四肢温度下降，心音低钝，脉搏细弱，血压进行性降低，皮肤湿冷，少尿；休克晚期表现为 DIC 和多器官功能衰竭，DIC 表现为顽固性低血压，皮肤发绀，以及呼吸功能衰竭、心功能衰竭、肾功能衰竭等。

3.【答案】E

【解析】血液灌流（HP）是临床上非常常用的血液净化方法之一，是临床抢救危重中毒患者非常有效的净化治疗手段，可用于各种毒物或药物中毒，尤其是对药物中毒的治疗。血液灌流能有效去除血液内肌酐、尿酸、中分子物质、酚类、胍类、吲哚、有机酸及多种药物但不能去除尿素、磷酸盐、水分及电解质，因此治疗尿毒症时，一般应与血液透析（HD）联用，即组合型人工肾治疗方式（HD+HP）。

4.【答案】A

【解析】脓毒症休克是以低血压为特征的急性微循环衰竭状态，是严重脓毒症的一种特殊类型。

5.【答案】C

【解析】急性有机磷中毒的临床表现为呼气或呕吐物中有蒜臭味儿，胆碱能兴奋表现包括大汗、针尖样瞳孔、腺体分泌、平滑肌痉挛、肌肉颤动、中枢神经系统症状。

6.【答案】A

【解析】酸性毒物（磷、有机磷、汽油、甲醛、溴、溴化烷等）中毒，一般用 5% 碳酸氢钠溶液冲洗，再用清水冲洗；苯酚、二硫化碳、溴苯、苯胺等中毒，用 10% 乙醇液冲洗；磷化锌、黄磷中毒用 1% 碳酸钠溶液冲洗；碱性毒物（氨水、氨、氢氧化钠等）中毒用 2% 醋酸或 3% 硼酸、1% 枸橼酸溶液冲洗。

7.【答案】E

【解析】中毒诊断的主要依据是毒物接触史和临床表现。

8.【答案】B

【解析】患者因脾破裂导致大量出血，心率降低，血压下降，考虑为低血容量性休克。

9.【答案】B

【解析】目前对百草枯中毒患者尚无特效解毒药。治疗包括以下几点：

（1）复苏：①保持气道通畅，SpO_2 89% 为重度低氧血症，可予吸氧（A 对），出现呼吸衰竭患者予呼吸机治疗；②维持血压，避免出现休克血压；③器官功能支持。

（2）减少毒物吸收：①清除毒物污染；②催吐和洗胃；③导泻。

（3）增加毒物排出：①强化利尿；②血液净化。
（4）其他治疗：①免疫抑制药，早期静脉应用大剂量甲泼尼龙、地塞米松和（或）环磷酰胺；②抗氧化剂，如应用大剂量维生素C或维生素E；③抗纤维化药；④百草枯竞争剂如普萘洛尔、左旋多巴。

（5）中药治疗。

10.【答案】E

【解析】洗胃适应证：口服毒物1小时以内者；对服用吸收缓慢的毒物、胃蠕动功能减弱或消失者，服毒4～6小时后仍应洗胃。洗胃禁忌证：吞服强腐蚀性毒物、食管静脉曲张、惊厥、昏迷患者。

第四章 中医外科病证

第一节 疖（含暑疖、疖病）、疔疮（含颜面疔疮、手足疔疮）、痈（颈痈、腋痈、脐痈）、发（含臀痈、手足发背）、丹毒、有头疽、褥疮、窦道【掌握】

A1和A2型题
说明：为单选题，5个选项中可能同时有最佳正确答案和非错误答案，请从中选择一个最佳答案。

1. 【答案】D
【解析】疖病：好发于项后发际、背部、臀部，几个到几十个，反复发作，缠绵不愈；也可在身体各处散发疖肿，一处将愈，他处续发，或间隔周余、月余再发。患消渴、习惯性便秘或营养不良者易患本病。

2. 【答案】C
【解析】蛇头疔中期，症见手指末节呈蛇头状肿胀，酿脓时有剧烈的跳痛，下垂时疼痛更甚，触痛明显。治宜切开排脓，切口应在患指末节的两个侧面，作纵形切口，长度以不越过指节为宜；肿胀严重者可在两侧作贯穿切口，切开后用药线蘸八二丹或九一丹插入疮口，外敷金黄膏。

3. 【答案】A
【解析】患者属脐痈湿热火毒证，应予以清火利湿解毒，方选黄连解毒汤合四苓散加减。

4. 【答案】D
【解析】蛇头疔辨别手指部有脓无脓，除依据一般化脓日期及触诊外，可采用透光法。蛇头疔即手指端的疔。

5. 【答案】D
【解析】足发背多因局部外伤感染毒邪，或湿热下注，导致湿热毒邪壅阻肌肤，气血凝滞，热盛肉腐而成。

6. 【答案】C
【解析】臀痈，是发生在臀部的急性化脓性疾病。其特点是病位较一般痈深，范围也大，病势急骤，较难腐溃。俗名"针毒结块"，相当于西医学的臀部蜂窝织炎。

7. 【答案】C
【解析】颈痈初起证属风热痰毒，代表方为牛蒡解肌汤或银翘散加减。

8. 【答案】E
【解析】痈成脓在发病后7天左右，即使体质较差者亦不超过2周。

9. 【答案】B
【解析】生于指甲缘的，形如蛇眼，称蛇眼疔。脓积于甲下，痛胀难忍，称代指；生于甲后的，称蛇背疔。生于手指螺纹的，称螺疔。生于指中节前，肿如鱼肚、蛇肚的，称鱼肚疔或蛇腹疔。生于手掌心的，形如盘中托珠状，称托盘疔。生于足掌心的，称足底疔。

10. 【答案】C
【解析】臀痈是中医病名，指发生在臀部的急性化脓性疾病。其特点是病位较一般痈深，范围也大，病势急骤，较难腐溃。

11. 【答案】D
【解析】根据题干内容，该病诊为丹毒，辨证为湿热内蕴，治以利湿清热解毒。

12. 【答案】B
【解析】颜面部疖和疔的鉴别要点：疔疮形如粟，坚硬根深，状如钉钉之状；疖突起根浅，肿势限局，无明显根脚，一般无全身症状。

13. 【答案】B
【解析】疮疡内治法的总则为消、托、补，初期尚未成脓时，用消法使之消散，并针对病因病情运用清热解毒、和营行瘀、行气、解表、温通、通里、理湿等法则，其中清热解毒为疮疡最常用的治法。

14.【答案】A

【解析】颈痈的发生多由外感风温、风热之邪，内伤情志，气郁化火，以致外邪内热夹痰蕴结于少阳、阳明经络，气血凝滞，热胜肉腐而成；或因患乳蛾、口疳、龋齿或头面疮疖毒邪流窜至颈部而成。

15.【答案】D

【解析】颜面疔疮属热毒内蕴，治法宜清热解毒。

16.【答案】D

【解析】丹毒局部皮肤可见小片红斑，迅速蔓延成大片鲜红斑，边界清楚，略高出皮肤表面，压之皮肤红色减退，放手后立即恢复。患部皮肤肿胀，摸之灼手，触痛明显。该患者症状符合上述描述，故辨为丹毒。

17.【答案】D

【解析】疖肿此愈彼起、不断发生，口干唇燥，舌红苔薄，脉细数多见于体虚毒恋证，治宜清热解毒养阴，方用仙方活命饮合增液汤加减。

18.【答案】A

【解析】此证为丹毒，证属风热毒蕴，治法：疏风清热解毒。方用普济消毒饮加减。

19.【答案】A

【解析】颈痈是发生在颈部两侧的急性化脓性疾病，俗名"痰毒"。相当于西医学的颈部急性化脓性淋巴结炎。特点是初起局部皮色不变，肿胀，疼痛，灼热，肿块边界不清。

20.【答案】E

【解析】疖的分类：①有头疖患处皮肤上有一色红灼热之肿块，约3cm大小，疼痛，突起根浅，中央有一小脓头，脓出便愈。②无头疖皮肤上有一红色肿块，范围约3cm，无脓头，表面灼热，压之疼痛，2～3天化脓后为一软的脓肿，溃后多迅速愈合。③蝼蛄疖好发于儿童头部。临床上可见两种类型。一种以疮形肿势小，但根脚坚硬，溃脓后脓出而坚硬不退，疮口愈合后，过一时期还会复发，常一处未愈，他处又生。另一种疮大如梅李，相连三五枚，溃后脓出而疮口不敛，日久头皮窜空，如蝼蛄窜穴之状。④疖病好发于项后、背部、臀部等处，几个到数十个，反复发作，缠绵数年不愈。亦可在身体各处散发，此处将愈，他处又起。尤好发于皮脂分泌旺盛、消渴病及体质虚弱之人。

A3和A4型题

说明：为共用题干单选题，考题是以一个共同题干的临床案例出现，请从中选择一个最佳答案。

1.【答案】B

【解析】丹毒的临床特点是：病起突然，恶寒发热，局部皮肤忽然变赤，色如丹波脂染，焮热肿胀，边界清楚，迅速扩大，数日内可逐渐痊愈，易复发。根据患者的临床表现可诊断为丹毒，发于新生儿臀部，称赤游丹，多由胎热火毒所致，治宜凉血清热解毒。犀角地黄汤清热解毒，凉血散瘀；黄连解毒汤泻火解毒，两方合用共奏凉血清热解毒之效。

2.【答案】D

【解析】同第1题【解析】。

3.【答案】A

【解析】同第1题【解析】。

4.【答案】D

【解析】丹毒胎火蕴毒证，出现壮热烦躁，甚则神昏谵语者，加服安宫牛黄丸或紫雪丹。

第二节　走黄与内陷、流注、流痰、蝼蛄疖、烂疔、红丝疔、锁喉痈、发颐【掌握】

A1和A2型题

说明：为单选题，5个选项中可能同时有最佳正确答案和非错误答案，请从中选择一个最佳答案。

1.【答案】A

【解析】走黄与内陷为疮疡阳证疾病过程中，因火毒炽盛，毒邪走散，或正气不足，正不胜邪，客于营血，内攻脏腑引起的危重病证。继发于疔疮的病变称为走黄；因疔毒或除疔疮以外的其他疮疡引起的病变称为内陷。看表述即可知，两者在邪毒、内攻的部位、感邪方式没有太大差异，只是程度的区别，走黄相对内陷相对较轻。

2.【答案】E

【解析】根据该患者的症候表现可诊断为：疮疡锁喉痈证，其分析如下：外感风温夹痰热之邪，内因肺胃积热，痰热毒邪壅积于结喉，故红肿坚硬、灼热疼痛；风温热毒与正气相搏，内热炽盛，故壮热口渴，大便干结，小便黄赤；结喉为吞咽及呼吸之要冲，因邪毒蕴结，故出现吞咽困难；舌红绛、苔黄腻、脉弦滑数或洪数为热毒聚结之象。

3.【答案】E

【解析】红丝疔的临床表现：好发于四肢，多先在皮肤生疔部位或皮肤破损处见红肿热痛，继则在皮肤上起一条或多条红丝，迅速向躯干方向走窜，上肢可停于肘部或腋部，下肢可停于腘窝或胯间。流火为发于小腿足部的丹毒，特点为病起突然，恶寒发热，局部皮肤忽然变赤，色如丹涂脂染，焮红肿胀，边界清楚，迅速扩大。流注为发于肌肉深部的急性化脓性疾病，特点是发病急骤，局部漫肿疼痛，皮色如常，容易走窜。

4.【答案】C

【解析】流注，中医病名，是以发生在肌肉深部的转移性、多发性脓肿为表现的全身感染性疾病。其特点是漫肿疼痛，皮色正常，好发于四肢、躯干肌肉丰厚之深处，并有此处未愈他处又起的特点。

5.【答案】E

【解析】砭镰法俗称"飞针"，现多是用三棱针或刀锋在疮疡患处皮肤或黏膜上浅刺，放出少量血液，使内蕴热毒随血外泄的一种治疗方法。此法有疏通经络、活血化瘀、排毒泄热、扶正祛邪的作用，适用于急性阳证疮疡，如下肢丹毒、红丝疔及疖、疮、痈肿初起、外伤瘀血肿痛、痔疮肿痛等。

6.【答案】B

【解析】火陷是由于阴液不足，火毒炽盛，复因挤压疮口，或治疗不当或失时，以致正不胜邪，毒邪客于营血，内犯脏腑而成。

7.【答案】B

【解析】锁喉痈初起为热毒聚结于结喉处，红肿绕喉，坚硬灼热疼痛，肿势蔓延；壮热、口渴、头痛、颈强、吞咽困难；舌红绛，苔黄腻，脉弦滑数或洪数。治宜散风清热，化痰解毒。方药：普济消毒饮加减。

8.【答案】D

【解析】蝼蛄疖，疖病的一种，多发生于小儿头部，患处初为小疖，其根坚硬，外形如蟮（指蚯蚓）之拱头，故俗称"蟮拱头"。这种疖肿常为多发性，头皮下脓腔相连，破后像蝼蛄串穴，故名"蝼蛄疖"。相当于西医学的头部脓肿性穿掘性毛囊周围炎。

9.【答案】B

【解析】颜面部疔疮病变迅速，疮形如粟，坚根深，状如钉，全身热毒症状明显，易成走黄之变。

10.【答案】E

【解析】根据题干内容，可诊断为走黄内陷，患者以虚证为主，故为虚陷。

11.【答案】C

【解析】流注是发生于肌肉深处的急性化脓性疾病，其特点是好发于四肢躯干肌肉丰厚处的深部，引起活动障碍。

12.【答案】B

【解析】走黄与内陷是疮疡阳证在病变发展过程中，因火毒炽盛，或正气不足，导致毒邪走散，内传脏腑而引起的一种危险性证候。

13.【答案】C

【解析】烂疔是发生于皮肉之间、腐烂甚剧、病势暴急的急性化脓性疾病，发病前多有手足创伤和接触泥土、脏物史，潜伏期一般为2～3天。

14.【答案】D

【解析】烂疔初起患肢有沉重、包扎过紧感，继则出现"胀裂样"疼痛，四肢皮肤高度水肿，紧张光亮，按之凹陷，不能即起，肿胀迅速，蔓延成片，状如丹毒，皮肤呈灰白，或棕黄，或如紫铜色。1～2天后，肿胀疼痛剧烈，皮肤上出现许多含暗红色液体的小水疱，积聚融合成数个大水疱。疮面略带凹陷，形如匙面，按之局部有握雪音。溃后有浅棕色湿浊稀薄脓水，混杂气泡，气味臭秽。此后，腐肉大片脱落，疮口较大。

15.【答案】E

【解析】内陷发生的根本原因在于正气不足，火毒炽盛，加之治疗失时或不当，以致正不胜邪，反陷入里，客于营血，内犯脏腑。

16.【答案】A

【解析】锁喉痈是发于颈前正中结喉处的急性化脓性疾病，该患者主要临床表现符合锁喉痈特征，故诊断为锁喉痈。

17.【答案】B

【解析】蛇肚疔发于指腹部，整个患指红肿疼痛，呈圆柱状，形似小红萝卜，关节轻度屈曲，不能伸展，若强行扳直即觉剧痛，一般7～10天成脓。因指腹皮肤厚韧，不易测出波动感，也难自溃。

第三节 乳痈、乳癖、乳核、乳岩【掌握】

A1和A2型题

说明：为单选题，5个选项中可能同时有最佳正确答案和非错误答案，请从中选择一个最佳答案。

1. 【答案】D
   【解析】乳房胀痛与月经关系密切，肿块界限不清，辨为乳癖；月经不调、腰膝乏力为冲任不和之象，辨为冲任失调型乳癖，代表方二仙汤合四物汤。

2. 【答案】C
   【解析】乳癖是以乳房有形状大小不一的肿块，疼痛，与月经周期相关为主要表现的乳腺组织的良性增生性疾病。好发于30～50岁的女性，约占全部乳腺疾病的75%，是临床上最常见的乳腺疾病。本病有一定的癌变危险。相当于西医学的乳腺增生。

3. 【答案】C
   【解析】乳痈肝胃郁热证，症见乳房部肿胀疼痛，肿块或有或无，皮色不变或微红，乳汁排泄不畅；伴恶寒发热，头痛骨楚，口渴，便秘；舌淡红或红，苔薄黄，脉浮数或弦数。治宜疏肝清胃，通乳消肿。方用瓜蒌牛蒡汤加减。

4. 【答案】B
   【解析】治疗乳岩冲任失调当调和冲任，方用二仙汤合开郁散；八珍汤合开郁散适用于气血两虚证；神效瓜蒌散合开郁散适用于肝郁胃热证；参苓白术散合开郁散适用于脾虚证；人参养荣汤合开郁散适用于老年气虚证。

5. 【答案】D
   【解析】乳岩好发于40～60岁女性，绝经期女性发病率相对较高。

6. 【答案】D
   【解析】根据患者症状、体征，双侧乳房肿块伴疼痛半年，乳房胀痛，乳房肿块随喜怒消长可诊为乳癖；胸闷胁胀，善郁易怒，失眠多梦，苔薄黄，脉弦滑均为肝郁痰凝证之征象。

7. 【答案】E
   【解析】乳岩早期为患侧乳房出现无痛性单发的小肿块，质硬，表面不光滑，与周围组织分界不清，在乳房内不易被推动，一般由患者在无意中发现。随着肿块逐渐生长和增大，肿块表面皮肤出现凹陷，乳头内缩或抬高，皮肤呈"橘皮样"改变，这些都是乳岩的重要体征。乳岩发展至晚期，肿块固定于胸壁，不易推动，皮面出现多个坚硬的小结或小索，甚至彼此融合，弥漫成片；如延伸至背部和对侧胸壁，则可紧缩胸壁，限制呼吸。有时皮肤可破溃形成溃疡，中央凹陷似弹坑，有时外翻似菜花，时流紫红血水，恶臭难闻。

8. 【答案】E
   【解析】乳核是指乳腺小叶内纤维组织和腺上皮的良性肿瘤。好发于20～25岁的青年女性，乳中结核，边界清楚，表面光滑，推之活动。胸闷叹息，烦躁易怒，月经不调，是肝气郁结之证候。

9. 【答案】B
   【解析】乳痈是由热毒侵入乳房所引起的一种急性化脓性疾病，常发生于产后未满月的哺乳期女性，特点是乳房结块，红肿热痛，故结合临床表现特点，此诊断当为乳痈。

10. 【答案】D
    【解析】乳核是以乳中结核，状如鸡卵，表面光滑，边界清楚，推之能移，不痛，与月经周期无关为主要表现的肿瘤性疾病。好发于20～25岁的青年女性。相当于西医学的乳腺纤维腺瘤。

11. 【答案】C
    【解析】乳癖的预防与调护：①应保持心情舒畅，情绪稳定。②应适当控制脂肪类食物的摄入。③及时治疗月经失调等妇科疾患和其他内分泌疾病。④对发病高危人群要重视定期检查。

12. 【答案】A
    【解析】乳癖有两个分型，肝郁痰凝证用逍遥蒌贝散加减；冲任失调证方用二仙汤合四物汤加减。

13. 【答案】A
    【解析】乳痈是发生于乳房部的急性化脓性疾病。其临床特点为：乳房部结块、肿胀疼痛，伴有全身发热，溃后脓出稠厚。常发生于哺乳期妇女，尤以产后尚未满月的初产妇多见。

14. 【答案】C
    【解析】此证乃乳癖之冲任失调证。气血瘀滞，痰浊凝结，经脉阻塞而致乳房结块、疼痛，月经不调。治法：调摄冲任。方药：二仙汤合四物汤加减。

15.【答案】E

【解析】乳岩是以乳房部肿块,质地坚硬、高低不平,病久肿块溃烂脓血污秽恶臭,疼痛日增为主要表现的肿瘤性疾病。根据患者症状、体征可诊断为此病。

16.【答案】E

【解析】粉刺性乳痈,是一种以乳腺导管扩张、浆细胞浸润为病变基础的慢性非细菌性感染的乳腺化脓性疾病。其特点是多在非哺乳期或非妊娠期发病,常有乳头凹陷或溢液,初起肿块多位于乳晕部,化脓溃破后脓中夹有脂质样物质,易反复发作,形成瘘管,经久难愈,全身炎症反应较轻。相当于西医学的浆细胞性乳腺炎。

17.【答案】C

【解析】乳岩是指乳房部的恶性肿瘤,相当于西医学的乳腺癌,特点是乳房肿块质地坚硬,凹凸不平,边界不清,推之不移,按之不痛,或乳头溢血,晚期可见溃烂凸如泛莲或菜花等表现。

18.【答案】A

【解析】根据患者症状、体征诊为乳痈,肝胃郁热证,乳房部肿胀疼痛,肿块或有或无,皮色不变或微红,乳汁排泄不畅;伴恶寒发热,头痛骨楚,口渴,便秘;舌淡红或红,苔薄黄,脉浮数或弦数。辨证分析:情志内伤,肝气郁结,郁久化热,加之产后恣食厚味,胃内积热,以致肝胃蕴热,气血凝滞,乳络阻塞,不通则痛,故乳房肿胀疼痛有块;毒热内蕴,故患侧乳房皮肤微红;邪热内盛,正邪相争,营卫失和,故恶寒发热,头痛骨楚;胃经热盛,故口渴、便秘、舌红苔薄黄;弦脉属肝,数脉主热。治法:疏肝清胃,通乳消肿。方药:瓜蒌牛蒡汤加减。

19.【答案】A

【解析】根据患者症状体征,发现左乳肿物3个月,肿物单发,约1.5cm×1.5cm大小,质韧,边界清,光滑,无疼痛,生长缓慢,诊为乳核;伴胸闷,苔薄白,脉弦均为肝郁气滞证之征象;治法:疏肝理气,化痰散结;方药:逍遥散加减。

20.【答案】D

【解析】乳痈良品,通淋妙品——蒲公英。

21.【答案】A

【解析】乳房外上方按之中软,有波动感,提示已成脓,应以乳头为中心,放射状切口,切口应按乳络方向并与脓腔基底大小一致,切口位置应选择脓肿稍低的部位,使引流通畅而不致形成乳漏且免伤乳囊。

22.【答案】D

【解析】乳核是指乳腺小叶内纤维组织和腺上皮的良性肿瘤。其临床特点是好发于20～25岁的青年女性,乳中结核,形如丸卵,边界清楚,表面光滑,推之活动。乳房皮肤有橘皮样改变是乳腺癌的特征。

23.【答案】C

【解析】乳痈肝胃郁热证,症见乳房部肿胀疼痛,肿块或有或无,皮色不变或微红,乳汁排泄不畅;伴恶寒发热,头痛骨楚,口渴,便秘;舌淡红或红,苔薄黄,脉浮数或弦数。治宜疏肝清胃、通乳消肿,方用瓜蒌牛蒡汤加减。

24.【答案】B

【解析】乳痈是发生在乳房部的最常见的急性化脓性疾病。其临床特点是乳房结块,红肿热痛,溃后脓出稠厚,伴恶寒、发热等全身症状。好发于产后1个月以内的哺乳的女性,尤以初产妇为多见。

25.【答案】C

【解析】根据患者的临床症状:乳房肿块、无痛;检查:肿块质硬边界清,表面光滑,与周围组织无粘连,活动度好等符合乳核的诊断要点,故可初步诊断为乳核。

A3和A4型题

说明:为共用题干单选题,考题是以一个共同题干的临床案例出现,请从中选择一个最佳答案。

1.【答案】D

【解析】炎性癌临床少见,多发于青年女性,半数发生在妊娠或哺乳期。起病急骤,乳房迅速增大,皮肤肿胀,色红或紫红,发热,但无明显的肿块。转移甚广,对侧乳房往往不久即被侵及,并很早出现腋窝部、锁骨上淋巴结肿大。

2.【答案】A

【解析】怀疑癌肿首选切除活检,切除活检是临床上最重要、最确切的诊断方法。

3.【答案】B

【解析】手术仍是乳腺癌治疗的首选方法,近年来手术范围渐趋缩小,辅助采用化疗、放疗可进一步提高疗效。

第四节 肉瘿、筋瘤、肉瘤、失荣、血瘤、气瘿、石瘿【掌握】

A1和A2型题

说明：为单选题，5个选项中可能同时有最佳正确答案和非错误答案，请从中选择一个最佳答案。

1. 【答案】E
   【解析】结扎法适用于瘤、赘疣、痔、息肉、脱疽等病，以及脉络断裂引起的出血之症；适合血瘤的是冷冻或放射疗法。

2. 【答案】A
   【解析】坚硬不可移者曰石瘿，皮色不变者曰肉瘿，筋脉露结者曰筋瘤，赤脉交结者曰血瘤，随喜怒消长者曰气瘿。

3. 【答案】D
   【解析】寒湿凝筋证，症见瘤色紫暗，喜暖，下肢轻度肿胀；伴形寒肢冷，口淡不渴，小便清长；舌淡暗，苔白腻，脉弦细。治宜暖肝散寒、益气通脉，方用暖肝煎合当归四逆汤加减。

4. 【答案】D
   【解析】忧思郁怒，气滞、痰浊、瘀血凝结而成，随经络而行，留注于结喉，聚而成形，乃成肉瘿。

5. 【答案】A
   【解析】筋瘤之劳倦伤气证，症见久站久行或劳累时瘤体增大，下坠不适感加重；常伴气短乏力，脘腹坠胀，腰酸；舌淡，苔薄白，脉细缓无力。治宜补中益气、活血舒筋，方用补中益气汤加减。

6. 【答案】C
   【解析】根据题干内容，可诊为筋瘤，久站久立时青筋迂曲加重，伴下坠不适，平素气短乏力，食少腹胀，查舌淡、苔白，脉缓而无力均为劳倦伤气之象，治以补中益气、活血舒筋为主，方用补中益气汤。

7. 【答案】B
   【解析】肉瘿是以颈前结喉正中附近出现半球形柔软肿块，能随吞咽而上下移动为主要表现的甲状腺良性肿瘤。好发于青年及中年人，女性多见。相当于西医学的甲状腺腺瘤。

8. 【答案】C
   【解析】筋瘤外伤瘀滞证，外伤筋脉，瘀血凝滞，阻滞筋脉络道，故青筋盘曲，状如蚯蚓，色青紫；筋脉阻滞，不通则痛，故患肢肿胀疼痛；舌有瘀点，脉细涩为有瘀之象。治法：活血化瘀，和营消肿。方药：活血散瘀汤加减。

9. 【答案】E
   【解析】血瘤相当于西医学的血管瘤。血瘤发病多见鲜红或紫，故与火邪为患相关。

10. 【答案】C
    【解析】筋瘤的诊断要点：好发于长久站立工作者或怀孕的妇女，多见于两小腿。早期感觉患肢酸胀不适和疼痛，站立时明显，行走或平卧时消失。患肢静脉逐渐怒张，小腿静脉盘曲如条索状，色带青紫，甚则状如蚯蚓，瘤体质地柔软，抬高患肢或向远心方向挤压，可缩小，但患肢下垂或放手顷刻充盈回复。有的在肿胀处发生红肿、灼热、压痛等症状，经治疗后条索状肿胀较为坚韧。瘤体如被碰破，流出大量瘀血，经压迫或结扎后方能止血。病程久者，皮肤萎缩，颜色褐黑，易伴发湿疮和臁疮（慢性溃疡）。

11. 【答案】B
    【解析】根据患者临床症状可诊断为气瘿之肝郁痰凝证，治宜疏肝解郁，化痰软坚；四海舒郁丸可行气化痰，散结消瘿；故选此方。

12. 【答案】A
    【解析】气瘿是以颈前漫肿，边缘不清，皮色如常，按之柔软，可随喜怒而消长为主要表现的甲状腺肿大性疾病。

13. 【答案】C
    【解析】颈部肿块柔韧，随吞咽动作上下移动，病属肉瘿；常伴有急躁易怒、汗出心悸、失眠多梦、月经不调，舌红，苔薄，脉弦，证属气阴两虚。治法：益气养阴，软坚散结。方药：生脉散合海藻玉壶汤加减。

14. 【答案】E
    【解析】颈痈是发生在颈部两侧的急性化脓性疾病，俗名痰毒，又称时毒。其临床特点是多见于儿童，冬春易发，初起时局部肿胀、灼热、疼痛而色不变，结块边界清楚，具有明显的风温外感症状。肉瘿：肿块位于喉结正中或左右，呈半球形，可随吞咽动作上下移动，生长慢，质韧，无溃烂。石瘿是指瘿病肿块坚硬如石者，属于恶性病变。其特点是喉结处结块，坚硬如石，高低不平，推之不移。锁喉痈是发于颈前正中喉结处的急性化脓性疾病，因其红肿绕喉故名。失荣是发于颈部及耳之前后的岩肿，因其晚期气血亏虚而瘀滞，出现面容憔悴，形体消瘦，状如树之枝叶枯萎，失去荣华而得名。多见于40岁以上的男性。故选E。

15. 【答案】C

【解析】血瘤可发生于身体任何部位，但以四肢、躯干、面颈部多见。常在出生后即发现，随着年龄增长而长大，长到某种程度后，可停止进展。瘤体外观呈暗红色或紫蓝色，亦可为正常皮色，小如豆粒，大如拳头，质地柔软，状如海绵，压之可缩小，肢体活动时胀大。血瘤可并发出血、感染和溃烂。婴儿患者有的可在数年内自行消退。

16.【答案】E

【解析】肉瘤是发生于皮里膜外，由脂肪组织过度增生而形成的良性肿瘤，特点是瘤体质地柔软似棉，外观肿形似馒，用力可压扁，推之移动，与皮肤无粘连，瘤体表面皮肤如常，亦无疼痛，生长缓慢，根据患者的基本临床症状可诊断为肉瘤。

17.【答案】A

【解析】气瘿主要是由于情志内伤，肝郁气滞，脾失健运，痰湿内生，气滞痰凝，结于颈部而成。其中肝郁气滞是其主要的病因病机，气瘿的主要中医证型为肝郁气滞证。

18.【答案】E

【解析】肉瘿是指瘿病中结喉肿块较局限而柔韧者。其临床特点是颈前结喉一侧或两侧结块，柔韧而圆，如肉之团，随吞咽动作而上下移动，发展缓慢。好发于中青年女性。

19.【答案】A

【解析】气瘿一般多发生在青春期，无明显不适感，呈弥漫性肿大，结节常为多个。

20.【答案】B

【解析】中医学脂瘤相当于西医学皮脂腺囊肿，肉瘤相当于西医学脂肪瘤，血瘤相当于西医学血管瘤，外痈相当于西医学急性淋巴结炎，失荣相当于西医学颈部恶性淋巴瘤或淋巴结转移癌。

21.【答案】B

【解析】筋瘤是以筋脉色紫，盘曲突起，状如蚯蚓，形成团块为主要表现的浅表静脉病变，相当于西医学的下肢静脉曲张。

A3和A4型题

说明：为共用题干单选题，考题是以一个共同题干的临床案例出现，请从中选择一个最佳答案。

1.【答案】E

【解析】肿块坚硬如石正是石瘿得名之因。石瘿是指瘿病肿块坚硬如石者，属于恶性病变。其特点是结喉处结块，坚硬如石，高低不平，推之不移。

2.【答案】E

【解析】瘿痈是指结喉处突然出现肿块伴疼痛的疾病。其临床特点为结喉处结块、肿胀、疼痛，伴有发热，起病急骤。

3.【答案】C

【解析】气瘿是指颈前结喉部漫肿伴结块，按之柔软，是最常见的瘿病。因其肿块可随喜怒而消长，故称为气瘿，颈前结喉两侧弥漫性肿大，伴有结节，质地不硬，皮色如常，生长缓慢。

4.【答案】D

【解析】肉瘿是指瘿病中结喉肿块较局限而柔韧者。其临床特点是颈前结喉一侧或两侧结块，柔韧而圆，如肉之团，随吞咽动作而上下移动，发展缓慢。

5.【答案】A

【解析】石瘿是指瘿病肿块坚硬如石者，属于恶性病变。相当于西医学的甲状腺癌。首选手术治疗。

第五节 蛇串疮、疣、癣、湿疮、瘾疹、白疕、白驳风、黧黑斑【掌握】

A1和A2型题

说明：为单选题，5个选项中可能同时有最佳正确答案和非错误答案，请从中选择一个最佳答案。

1.【答案】B

【解析】尖锐湿疣又称生殖器疣、性病疣，是由人乳头状瘤病毒所引起的一种病毒性赘生物。

2.【答案】C

【解析】急性湿疮起病较快，常对称发生，可发于身体的任何一个部位，亦可泛发于全身，发作无明显诱因，以面部的前额、眼皮、颊部、耳部、口唇周围等处多见。初起皮肤潮红、肿胀、瘙痒，继而在潮红、肿胀或其周围的皮肤上，出现丘疹、丘疱疹、水疱。皮损群集或密集成片，形态大小不一，边界不清。常因搔抓而水疱破裂，形成糜烂、流滋、结痂。自觉瘙痒，轻者微痒，重者剧烈瘙痒呈间歇性或阵发性发作，常在夜间增剧，影响睡眠。皮损广泛者，可有发热、大便秘结、小便短赤等全身症状。

3.【答案】D

【解析】瘾疹，皮肤上突然出现风团，色白或红或正常肤色；大小不等，形态不一；局部出现，或泛发全身，或稀疏散在，或密集成片；发无定时，但以傍晚为多。风团成批出现，时隐时现，持续时间长短不一，但一般不超过24小时，消退后不留任何痕迹，部分患者一天反复发作多次。自觉剧痒、烧灼或刺痛。部分患者，搔抓后随手起条索状风团；少数患者，在急性发作期，出现气促、胸闷、呼吸困难、恶心呕吐、腹痛腹泻、心慌等症状。急性者，发病急来势猛，风团骤然而起，迅速消退，瘙痒随之而止；慢性者，反复发作，经久不愈，病期多在一两个月以上，甚至更久。

4.【答案】A

【解析】寻常型进行期皮损宜用温和之剂，可用黄连膏外搽。

5.【答案】E

【解析】白疕是一种以红斑、丘疹、鳞屑损害为主要表现的慢性炎症性皮肤病。口干舌燥、咽喉疼痛，大便干燥，小便短赤；舌红，舌苔薄黄，脉弦滑是血热内蕴之象。

6.【答案】A

【解析】慢性湿疮多由急性、亚急性湿疮反复发作而来，也可起病即为慢性湿疮，其表现为患部皮肤增厚，表面粗糙，皮纹显著或有苔藓样变，触之较硬，暗红或紫褐色，常伴有少量抓痕、血痂、鳞屑及色素沉着，间有糜烂、流滋。自觉瘙痒剧烈，尤以夜间、情绪紧张、食辛辣鱼腥动风之品时为甚。若发生在掌跖、关节部，易发生皲裂，引起疼痛。病程较长，数月至数年不等，常伴有头昏乏力、腰酸肢软等全身症状。

7.【答案】A

【解析】风热皆为阳邪，其性干燥，风热相搏，伏于营血，发于肌肤，故见皮损鲜红，皮损不断出现，红斑增多，刮去鳞屑可见发亮的薄膜，有点状出血，有同形反应；血热心神被扰，故心烦；阳邪耗伤阴津则口渴，大便干燥，尿黄；舌红；苔黄或腻、脉弦滑或数为风热血燥之象。治法：清热解毒，凉血活血。方药：犀角地黄汤或凉血地黄汤加减。

8.【答案】B

【解析】白色鳞屑、发亮薄膜和点状出血是白疕的皮损重要特征，称为三联征。

9.【答案】D

【解析】瘾疹是一种皮肤出现红色或苍白色风团，时隐时现的瘙痒性、过敏性皮肤病；风团呈白色，遇寒加重，伴有恶寒怕冷，舌淡红，苔薄白，脉浮紧是风寒束表之象。

10.【答案】B

【解析】同第6题【解析】。

11.【答案】A

【解析】瘾疹多见风团；热疮多在发热或高热过程中出现，好发于皮肤黏膜交界处；黄水疮皮损以脓疱、脓痂为主；蛇串疮为成簇水疱，刺痛明显。

12.【答案】B

【解析】瘾疹是一种皮肤出现红色或苍白色风团，时隐时现的瘙痒性、过敏性皮肤病；患者脘腹疼痛，恶心呕吐，大便泄泻；舌质红，苔黄腻，脉弦滑数为胃肠湿热之象。

13.【答案】B

【解析】白秃疮相当于西医学的白癣。皮损特征：在头皮有圆形或不规则覆盖灰白鳞屑的斑片。病损区毛发干枯无泽，常在距头皮0.3～0.8cm处折断而呈参差不齐状。头发易于拔落且不疼痛，病发根部包绕有白色鳞屑形成的菌鞘，自觉瘙痒，发病部位以头顶、枕部居多，但发缘处一般不被累及。青春期可自愈，秃发也能再生，不遗留瘢痕。

14.【答案】A

【解析】热疮是发热后或高热过程中在皮肤黏膜交界处所发生的急性疱疹性皮肤病。

15.【答案】A

【解析】湿疮病湿热蕴肤证，治法：清热利湿止痒。方药：龙胆泻肝汤合萆薢渗湿汤加减。

16.【答案】B

【解析】蛇串疮是一种皮肤上出现成簇水疱，呈带状分布，痛如火燎的急性疱疹性皮肤病。因皮损状如蛇行，故名蛇串疮；因每多缠腰而发，故又称缠腰火丹；本病又称为火带疮、蛇丹、蜘蛛疮等。

17.【答案】A

【解析】疣是一种发生在皮肤浅表的良性赘生物。因其皮损形态及部位不同而名称各异。如发生于手指、手背、头皮等处者，称千日疮、疣目、枯筋箭或瘊子，可自身接种。

18.【答案】D

【解析】蛇串疮是一种皮肤上出现成簇水疱，呈带状分布，痛如火燎的急性疱疹性皮肤病。

19.【答案】C

【解析】白疕气血瘀滞证：一般病程较长，反复发作，多年不愈，皮损紫暗或有色素沉着，鳞屑较厚，有的呈蛎壳状，或伴有关节活动不利，苔薄舌有瘀斑，脉细涩；治宜活血化瘀，解毒通络；方药：桃红四物汤加减。

20.【答案】B

【解析】蛇串疮是一种皮肤上出现成簇水疱，

呈带状分布，痛如火燎的急性疱疹性皮肤病。因皮损状如蛇行，故名蛇串疮；因每多缠腰而发，故又称缠腰火丹；本病又称之为火带疮、蛇丹、蜘蛛疮等。

21.【答案】D

【解析】瘾疹血虚风燥证，治法：养血祛风润燥。方药：当归饮子加减。

22.【答案】C

【解析】湿热毒邪虽退，但气血凝滞未解，不通则痛，故皮疹消退疼痛不止；治宜理气活血，通络止痛。

23.【答案】C

【解析】瘾疹胃肠湿热证代表方为防风通圣散加减。

24.【答案】C

【解析】引发癣的病原主要是亲角质蛋白的皮肤癣菌，主要包括毛癣菌属、小孢子菌属和表皮癣菌属，侵犯人和动物的皮肤、毛发、甲板，引起的感染统称为皮肤癣菌病，简称癣。

A3和A4型题

说明：为共用题干单选题，考题是以一个共同题干的临床案例出现，请从中选择一个最佳答案。

1.【答案】B

【解析】瘾疹的临床特点是皮肤上出现风团，色红或白，形态各异，发无定处，骤起骤退，退后不留痕迹，自觉瘙痒。根据患者的临床表现可考虑为瘾疹。

2.【答案】C

【解析】瘾疹的临床特点是皮肤上出现风团，色红或白，形态各异，发无定处，骤起骤退，退后不留痕迹，自觉瘙痒。根据患者的临床表现可考虑为瘾疹，辨证为胃肠湿热证。

3.【答案】C

【解析】瘾疹的临床特点是皮肤上出现风团，色红或白，形态各异，发无定处，骤起骤退，退后不留痕迹，自觉瘙痒。根据患者的临床表现可考虑为瘾疹，辨证为胃肠湿热证，治法为疏风解表、通腑泄热，方药是防风通圣散加减。

4.【答案】A

【解析】同第3题【解析】。

C型题

说明：为案例分析题，考题是以一个共同题干的临床案例出现，其中有一个或多个答案。

1.【答案】D

【解析】皮肤上出现风团，色红或白，形态各异，发无定处，骤起骤退，退后不留痕迹，自觉瘙痒是瘾疹的临床特征，即西医学的荨麻疹。

2.【答案】A

【解析】遇冷水或受风寒后加重，见恶寒畏风，口不渴，纳可，二便调，夜寐欠安，舌淡红，苔薄白，脉浮缓为感受风寒之征，故选A。

3.【答案】B

【解析】风寒外袭，治法应疏风散寒，调和营卫，故选B。

4.【答案】C

【解析】荆防败毒散：发散风寒，解表祛湿。消风散：疏风除湿，清热养血。玉屏风散：固表止汗。故C项最符。

5.【答案】CE

【解析】恶寒重提示寒邪入里，加肉桂、附子补火助阳，故选CE。

第六节　药毒、猫眼疮、热疮、瓜藤缠、粉刺、白屑风、酒渣鼻【熟悉】

A1和A2型题

说明：为单选题，5个选项中可能同时有最佳正确答案和非错误答案，请从中选择一个最佳答案。

1.【答案】C

【解析】患者因素体阳热偏盛，肺经蕴热，复受风邪，熏蒸面部而发颜面部粉刺，治宜疏风清肺，故选枇杷清肺饮。

2. 【答案】C

【解析】药毒分三型,湿毒蕴肤证方用萆薢渗湿汤加减,热毒入营证方用清营汤,气阴两虚证方用增液汤合益胃汤。

3. 【答案】B

【解析】药毒引起皮肤发疹总由禀赋不耐,药毒内侵所致;或风热之邪侵袭腠理,或湿热蕴蒸,郁于肌肤;或外邪郁久化火,血热妄行,溢于肌肤;或火毒炽盛,燔灼营血,外发于皮肤,内攻于脏腑,久而导致阴液耗竭,阳无所附,浮越于外,病重而危殆。

4. 【答案】D

【解析】1632年陈司成著《霉疮秘录》,是我国第一部论述梅毒较完善的专著,该书记载霉疮"酷烈匪常,人体沦肌,流经走络……或攻脏腑,或巡孔窍……可致形损骨枯,口鼻俱费,甚则传染妻妾,丧身绝育,移患于子女",并提出解毒、清热、杀虫为本病的主要治法,开创了砷剂治疗梅毒的先河。

5. 【答案】A

【解析】白屑风是一种发生在头皮的慢性疾病,其临床特点以毛囊口棘状隆起、糠状鳞屑为特征,一般无自觉症状,或有轻度瘙痒。相当于西医学的脂溢性皮炎。

6. 【答案】C

【解析】猫眼疮是一种以靶形或虹膜状红斑为主,兼有丘疹或丘疱疹等多形性损害的急性炎性皮肤病。

7. 【答案】A

【解析】瓜藤缠是一种发生于下肢的结节红斑性、皮肤血管炎性皮肤病,其临床特点是散在性皮下结节,鲜红色至紫红色,大小不等,压痛,好发于小腿伸侧。

第七节 痔疮、肛痈、肛漏、锁肛痔【掌握】

A1和A2型题

说明:为单选题,5个选项中可能同时有最佳正确答案和非错误答案,请从中选择一个最佳答案。

1. 【答案】A

【解析】低位单纯性肛漏:只有1个漏管,并通过外括约肌深层以下,内口在肛窦附近。低位复杂性肛漏:漏管在外括约肌深层以下,有2个以上外口,或2条以上管道,内口在肛窦部位。高位单纯性肛漏:仅有1条管道,漏管穿过外括约肌深层以上,内口位于肛窦部位。高位复杂性肛漏:有2个以上外口及管道有分支窦道,其主管道通过外括约肌深层以上,有1个或2个以上内口。肛门部化脓性汗腺炎:是皮肤及皮下组织的慢性炎症性疾病,常可在肛周皮下形成漏管及外口,流脓,并不断向四周蔓延。检查时可见肛周皮下多处漏管及外口,皮色暗褐而硬,肛管内无内口。患者多处外口、肛窦处触及凹陷性硬结,本题辨为低位复杂性肛漏。

2. 【答案】B

【解析】肛痈是指直肠周围间隙发生急、慢性感染而形成的脓肿。相当于西医学的肛门直肠周围脓肿。肛痈的发生绝大部分与肛隐窝炎有关,其临床特点是发病急骤、肛周剧痛,伴全身高热,酿脓破溃后易形成瘘管。

3. 【答案】E

【解析】切开加挂线疗法是高位肛漏的一种常用手术方法。此法具有简便、经济、不影响肛门功能、瘢痕小等优点。其机理是切开部分漏管周围组织后利用结扎线的机械作用,通过紧缚所产生的压力或收缩力,使局部组织血运受阻,发生缺血性坏死,缓慢切开,使断端有与周围组织产生非炎症性粘连的机会,防止肛管直肠环突然断裂回缩而引起肛门失禁。目前多以橡皮筋代替丝线,可缩短疗程,减轻术后疼痛。

4. 【答案】C

【解析】球头银丝检查是临床用于肛漏的一种检查方法。检查时以球头银丝自肛漏外口徐徐插入,按硬索方向轻轻探查,同时以左手食指插入肛内协助寻找内口,球头银丝在肛门直肠内如能顺利通过的部分即为内口。若因内口过小,银丝的球头部不能通过时,如手指部感到有轻微的触动感,也属内口部位。检查隐窝炎时,可将球头银丝弯成倒钩状,自发炎的肛窦处探索。以球头银丝检查,可以探知肛漏瘘管的方向、深度、长度,以及管道是否弯曲、有无分支和肛管直肠是否相通、内口与肛管直肠环的关系等。操作时应耐心、轻柔,禁用暴力,以免造成人工管道而将真正瘘管和内口遗漏,给治疗造成困难。

5. 【答案】A

【解析】直肠指检对肛管直肠癌的早期诊断

有重要意义。80%的直肠癌位于手指可触及的部位。手指触及肠壁上有大小不等的无痛性硬结或溃疡，推之不移，或肠腔狭窄，指套染有脓血黏液。肛管癌较少见，早期肿块较小，呈疣状，生长迅速，表面凹凸不平，或变为溃疡，质地坚硬，渗流臭水。

6.【答案】D

【解析】息肉痔相当于直肠息肉，并无疼痛感觉。息肉痔多见于2～8岁儿童，好发于直肠下端。一般为单发，也有一连串集生20～30个之多，称为多发性肠道息肉；多发者多见于青壮年。息肉突出，质嫩蒂小，色鲜红，小如豌豆、樱桃，大如杨梅、胡桃。大便时无疼痛感，但有肿物脱出；多伴有鲜血及黏液，多少不等，不与粪便混杂；小的息肉便后脱出，能自行回纳，大的息肉须用手推回；常伴大便不爽，下坠或里急后重感。

7.【答案】E

【解析】锁肛痔的诊断要点：锁肛痔的最早症状是便血，血中常夹黏液，血色鲜红，呈间歇性，常被误认为内痔。随病情发展，可出现大便次数增多，里急后重，肛门坠胀，粪便中央有黏液脓血，呈暗红色，有特殊臭味。病至后期，由于肿块侵犯，肠腔狭窄，使大便变细、变扁，以及腹胀、腹痛、食欲不振、疲乏无力等。

8.【答案】C

【解析】肛漏管道行走规律（索罗门氏定律）：将肛门两侧的坐骨结节画一条连线，当漏管外口在连线之前且距离肛缘4cm以内者，其内口多在齿状线处与外口位置相对，其管道多为直行；如外口在距肛缘4cm以外，或外口在连线之后者，其内口多在肛后正中齿线处，管道多弯曲或呈马蹄形。

9.【答案】E

【解析】切开加挂线疗法是高位肛漏的一种常用手术方法。此法具有简便、经济、不影响肛门功能、瘢痕小等优点。其机理是切开部分漏管周围组织后利用结扎线的机械作用，通过紧缚所产生的压力或收缩力，使局部组织血运受阻，发生缺血性坏死，缓慢切开，使断端有与周围组织产生非炎症性粘连的机会，防止肛管直肠环突然断裂回缩而引起肛门失禁。目前多以橡皮筋代替丝线，可缩短疗程，减轻术后疼痛。

10.【答案】A

【解析】低位单纯性肛漏：只有1个漏管，并通过外括约肌深层以下，内口在肛窦附近。低位复杂性肛漏：漏管在外括约肌深层以下，有2个以上外口，或2条以上管道，内口在肛窦部位。高位单纯性肛漏：仅有1条管道，漏管穿过外括约肌深层以上，内口位于肛窦部位。高位复杂性肛漏：有2个以上外口及管道有分支窦道，其主管道通过外括约肌深层以上，有1个或2个以上内口。患者符合低位单纯性肛漏。

11.【答案】C

【解析】肛痈是指直肠周围间隙发生急、慢性感染而形成的脓肿，相当于西医学的肛门直肠周围脓肿。肛痈的发生绝大部分与肛隐窝炎有关，其临床特点是发病急骤、肛周剧痛，伴全身高热，酿脓破溃后易形成瘘管。由于肛痈发生的部位不同，可有不同的名称，如生于肛门旁皮下者，名肛门旁皮下脓肿；生于坐骨直肠窝者，名坐骨直肠窝脓肿；生于骨盆直肠窝者，名骨盆直肠窝脓肿；生于直肠后间隙者，名直肠后间隙脓肿。

12.【答案】A

【解析】同第10题【解析】。

13.【答案】C

【解析】肛漏是指直肠、肛管与周围皮肤相通所形成的瘘管。多由肛门痈溃后脓水淋漓、久不收口所致，西医称之为肛瘘。其临床特点为肛周反复流脓水、疼痛、瘙痒，并可从流脓外口触及或探及管道通向肛内。

14.【答案】B

【解析】枯痔散敷于Ⅱ、Ⅲ期肛外的内痔痔核的表面，具有强腐蚀作用，能使痔核干枯性坏死，达到痔核脱落痊愈的目的。

15.【答案】E

【解析】肛漏手术治疗的原则是：正确寻找和处理内口，最大程度地保留肛门功能，创面保持引流通畅，重视术后处理，防止假性愈合等。

16.【答案】C

【解析】息肉痔是直肠末端黏膜下和肛管皮肤下的直肠静脉丛发生扩大、曲张所形成的柔软静脉团，或肛缘皮肤结缔组织增生或肛管皮下静脉曲张破裂形成的隆起物。

17.【答案】D

【解析】肛裂是指肛管皮肤全层裂开并形成感染性溃疡。

18.【答案】E

【解析】血栓性外痔好发于截石位肛门缘3点或9点处，表面紫暗，界限清楚，有压痛，无波动感，题干所述与之标准相符，故E为正确答案。

19.【答案】C

【解析】血栓性外痔的好发部位是截石位3、9点。

20.【答案】C

【解析】息肉痔是指发生于结直肠黏膜上的赘生物，是一种常见的结直肠良性肿瘤。其临床特点为肿物蒂小质嫩，其色鲜红，便后出血。

21.【答案】E

【解析】锁肛痔是发生在肛管直肠的恶性肿瘤，病至后期，肿瘤阻塞，肛门狭窄，排便困难，犹如锁住肛门一样，故称为锁肛痔。便血是锁肛痔最常见的早期症状。大便带血，血为鲜红或暗红，量不多，常同时伴有黏液，呈持续性，此时常被误认为痔疮。病情进一步发展，可出现大便次数增多，有里急后重、排便不尽感，粪便中有血、脓、黏液，并有特殊的臭味。

A3和A4型题

说明：为共用题干单选题，考题是以一个共同题干的临床案例出现，请从中选择一个最佳答案。

1.【答案】C

【解析】肛痈火毒炽盛证，因感受火热邪毒，随血下行，蕴结于肛门，经络阻隔，瘀血凝滞，热盛肉腐而成脓。本题患者表现证属火毒炽盛证。

2.【答案】B

【解析】肛痈火毒炽盛证，治宜清热解毒透脓，透脓散具有托毒溃脓之效，故应选此方治疗。

3.【答案】C

【解析】肛痈火毒炽盛证，治疗的代表方为透脓散加减。

4.【答案】A

【解析】肛痈深部脓肿应行弧形切口，避免损伤括约肌；浅部脓肿可行放射状切口。肛痈破溃后大多形成肛漏。

5.【答案】B

【解析】同第4题【解析】。

第八节 精浊、精癃、不育、前列腺癌【熟悉】

A1和A2型题

说明：为单选题，5个选项中可能同时有最佳正确答案和非错误答案，请从中选择一个最佳答案。

1.【答案】C

【解析】前列腺炎，相当于中医学的精浊，临床以辨证论治为主，抓住肾虚（本）、湿热（标）、瘀滞（变）三个基本病理环节，分清主次，权衡用药。

2.【答案】E

【解析】精浊的辨证论治，见"舌暗或有瘀点瘀斑，脉涩"知有瘀血，辨为气滞血瘀证，故选E。

3.【答案】E

【解析】精浊是精室在邪毒或其他致病因素作用下产生的一种疾病。常见症状是尿频、尿急、尿痛，偶见尿道溢出少量乳白色液体，并伴有会阴、腰骶、小腹、腹股沟等部位隐痛不适等。好发于中青年男性。该患者的表现可辨为阴虚火旺型精浊，治疗代表方为知柏地黄丸。

4.【答案】D

【解析】患者头晕目眩，腰膝酸软，失眠多梦，咽干，均为阴虚之象，辨为肾阴亏虚型精癃，治疗的代表方为知柏地黄丸。

5.【答案】E

【解析】精浊的预防与调摄：①急性前列腺炎患者禁忌前列腺按摩，以免炎症扩散；②急性期忌房事，慢性者应建立合理的性生活，避免频繁的性冲动，戒除手淫恶习；③禁酒，忌过食肥甘及辛辣炙煿食物；④慢性患者应调节情志，积极有规律地治疗，保持乐观情绪，树立战胜疾病的信心；⑤生活规律，劳逸结合，不要久坐或骑车时间过长；⑥增加营养，加强锻炼，增强体质，预防感冒。

6.【答案】D

【解析】精癃，相当于西医学的前列腺肥大，又称前列腺增生。前列腺增生是指前列腺增生肥大所引起的一种常见的男性泌尿生殖系疾病。其特点是尿频、夜尿次数增多、排尿困难为主，严重者可发生尿潴留或尿失禁，甚至出现肾功能受损。直肠指检：前列腺多为正常大小，或稍大或稍小，触诊可有轻度压痛。有的患者前列腺可表现为软硬不均或缩小变硬等异常现象。

7.【答案】D

【解析】精浊多见于青壮年。急性者，发病急骤，寒战高热，腰骶部及会阴部疼痛，常有尿频、尿痛及直肠刺激症状。形成脓肿时常发生尿潴留。直肠指检可见前列腺饱满肿胀，压痛明显，局部温度增高。

A3和A4型题

说明：为共用题干单选题，考题是以一个共同题干的临床案例出现，请从中选择一个最佳答案。

1. 【答案】C

【解析】50岁以上的男性患者逐渐出现进行性尿频，以夜间为明显，并伴排尿困难，是良性前列腺增生症的典型表现，结合直肠指诊的表现，故可诊断。

2. 【答案】E

【解析】小腹急满胀痛为湿浊阻滞之征，舌暗、脉细涩是瘀血的重要鉴别点，辨为浊瘀阻塞证，故选E。

3. 【答案】D

【解析】对证治疗，宜活血化瘀、通气利水，故选D。

4. 【答案】C

【解析】根据病情患者在精癃的基础上出现了癃闭，癃闭浊瘀阻塞证治疗的代表方为代抵当汤。

第九节　臁疮、股肿、脱疽、烧伤、肠痈【掌握】

A1和A2型题

说明：为单选题，5个选项中可能同时有最佳正确答案和非错误答案，请从中选择一个最佳答案。

1. 【答案】C

【解析】大肠痈主要是因肠道内气血凝滞和湿热蕴结引起的化脓性疾病；小肠痈发于小肠间之内痈；湿瘀滞于肠胃，致缩脚肠痈；盘肠痈，指肠痈化脓后，脓汁从脐部溢出者。

2. 【答案】E

【解析】肠痈热毒证，治法：通腑排脓，养阴清热。方药：大黄牡丹汤合透脓散加减。

3. 【答案】D

【解析】臁疮是指发生在小腿下部的慢性溃疡，又称裤口疮、裙风，相当于西医学的小腿慢性溃疡。本病多继发于恶脉（下肢静脉曲张）和丹毒等病。其临床特点是多发于小腿中下1/3交界处前内外侧，溃疡发生前患部长期皮肤瘀斑、粗糙，溃烂后疮口经久不愈或虽已经收口，每易因局部损伤而复发。此病俗称"老烂脚"。

4. 【答案】E

【解析】肠痈是指发生于肠道的痈肿，属内痈范畴。现今阑尾炎的病名继承了中国古代中医对阑门肠痈的认识。压痛是最常见最重要的体征，部位取决于阑尾的位置，多为右下腹的麦氏点。

5. 【答案】C

【解析】脱疽，是以初起肢冷麻木，后期趾节坏死脱落，黑腐溃烂，疮口经久不愈为主要表现的脉管疾病。根据患者病史、症状、体征不难诊断，后溃疡肉色灰暗，周围组织红肿，昼夜疼痛，查舌红、苔黄腻、脉弦数均为湿热毒盛之象，治以清热利湿、解毒活血，方用四妙勇安汤。

6. 【答案】A

【解析】治疗股肿，血瘀证方用通络活血汤和抵当汤，湿热下注证方用四妙勇安汤，气虚血瘀证方用补阳还五汤或当归四逆汤。

7. 【答案】A

【解析】肠痈临床表现：①初期：腹痛多起于脐周或上腹部，数小时后，腹痛转移并固定在右下腹部，疼痛呈持续性、进行性加重。一般可伴有轻度发热，恶心纳减，舌苔白腻，脉弦滑或弦紧等。②酿脓期：若病情发展，渐至化脓，则腹痛加剧，右下腹明显压痛、反跳痛，局限性腹皮挛急；或右下腹可触及包块；壮热不退，恶心呕吐，纳呆，口渴，便秘或腹泻。舌红苔黄腻，脉弦数或滑数。③溃脓期：腹痛扩展至全腹，腹皮挛急，全腹压痛、反跳痛；恶心呕吐，大便秘结或似痢不爽；壮热自汗，口干唇燥。舌质红或绛，苔黄糙，脉洪数或细数等。

8. 【答案】D

【解析】脱疽湿热毒盛，症见患肢剧痛，日轻夜重，局部肿胀，皮肤紫暗，浸淫蔓延，溃破腐烂，肉色不鲜；身热口干，便秘溲赤；舌红，苔黄腻，脉弦数。治宜清热利湿，活血化瘀；方用四妙勇安汤加连翘、黄柏、赤小豆、丹参、川芎、赤芍、牛膝等。

9. 【答案】A

【解析】根据患者表现，辨证为肠痈瘀滞证，治法：行气活血，通腑泄热。方药：大黄牡丹汤合红藤煎剂加减。

10. 【答案】C

【解析】股肿气虚湿阻证，症见下肢肿胀日

久，朝轻暮重，活动后加重，休息抬高下肢后减轻，皮色略暗，青筋迂曲，倦怠乏力，舌淡边有齿印，苔薄白，脉沉。治宜益气健脾，祛湿通络。方用参苓白术散加味。

11.【答案】B

【解析】外治初用金黄膏、九一丹；溃疡脓污秽者用七三丹；脓净后用生肌玉红膏。故答案选择B。

12.【答案】C

【解析】根据题干内容，可诊为臁疮早期，舌红、苔黄、脉弦细均为湿热下注证表现。

13.【答案】D

【解析】紫草膏：清热凉血、生肌止痛，用于烫火伤，疮疡已溃，疼痛不止。玉红膏：活血祛腐、解毒止痛、润肤生肌收口，适用于一切溃疡腐肉未脱、新肉未生之时，或日久不能收口者。青黛散：收湿止痒、清热解毒，适用于蛇串疮及急、慢性湿疮等皮肤焮红痒痛、渗液不多之症，亦可用于痄腮患者及对各种油膏过敏者；肠痈外治疗法：无论脓已成或未成，均可选用金黄散、玉露散或双柏散，用水或蜜调成糊状，外敷。

14.【答案】C

【解析】股肿多有长期卧床、分娩、腹部或盆腔手术、外伤史，起病较急，主要表现为患肢疼痛肿胀，行走时加剧，发热，深静脉行走区压痛，浅静脉怒张，由于静脉血栓的部位不同，临床上可出现不同的表现。

15.【答案】B

【解析】肠痈湿热型，症见右下腹痛甚，有压痛及反跳痛，腹肌紧张，口渴，发热，食欲不振，便秘，尿黄，苔黄腻，脉滑数。治宜通腑泄热，解毒利湿透脓。方用复方大柴胡汤加减。

16.【答案】E

【解析】脱疽的常见证型包括：①寒湿阻络证；②血脉瘀阻证；③湿热毒盛证；④热毒伤阴证；⑤气血两虚证。

17.【答案】C

【解析】桃红四物汤活血化瘀、通络止痛，可用于脱疽的血脉瘀阻型的治疗。

18.【答案】E

【解析】肠痈的诊断要点：①轻症，初起上腹部或脐周作痛，阵发性钝痛，数小时后疼痛转移至右下腹部，逐渐加重；伴有恶寒发热，恶心呕吐，便秘，腹胀，溲赤，苔黄腻，脉洪数。②重症，痛处固定不移，痛势加剧，腹肌紧张拘急、拒按，局部可触及局限性肿物，高热不退。

19.【答案】D

【解析】股肿是深部静脉血栓形成和炎性病变所引起的一种疾病。其特点是多有长期卧床、分娩或手术史，患肢肿胀疼痛，皮温升高，浅表静脉显露。股肿相当于西医学的深静脉血栓。本病最大的危害是静脉血栓脱落后引起肺梗死或肺栓塞。

20.【答案】C

【解析】股肿气虚湿阻证治以益气健脾，祛湿通络为法，方用参苓白术散加减。

21.【答案】A

【解析】脱疽一期（局部缺血期）表现为患肢末端发凉，怕冷，麻木，酸痛，间歇性跛行，每行走500～1000m后觉患肢小腿或足底有酸胀疼痛感而出现跛行，休息片刻后症状缓解或消失，再行走同样或较短距离时，患肢出现酸胀疼痛。随着病情的加重，行走的距离越来越短。患足可出现轻度肌肉萎缩，皮肤干燥，皮色变灰，皮温稍低于健侧，足背动脉搏动减弱，部分患者小腿出现游走性红硬条索（游走性血栓性浅静脉炎）。

第十节 胆石症、破伤风、水疝、冻疮【熟悉】

A1和A2型题

说明：为单选题，5个选项中可能同时有最佳正确答案和非错误答案，请从中选择一个最佳答案。

1.【答案】B

【解析】Ⅰ°冻疮为红斑性冻疮，损伤在表皮层；Ⅱ°冻疮为水疱性冻疮，损伤达真皮层；Ⅲ°冻疮为腐蚀性冻疮，损伤达全皮层或深及皮下组织；Ⅳ°冻疮为坏死性冻疮，损伤深达肌肉、骨骼。

2.【答案】D

【解析】严重全身性冻伤患者，应采取急救措施，首先使患者迅速脱离寒冷环境，脱去冰冷潮湿的衣服鞋袜，给予热饮料、热茶、温酒等，根据病情可进行人工呼吸、吸氧和抗休克治疗。对冻僵患者要进行快速复温，宜将患者浸放在40℃左右温水中，一直到指（趾）甲床出现潮红、神志清楚，移出擦干并继续保温。宜配合静脉给葡萄糖液等，所输液体温度以25～32℃为宜，以补充糖、电解质。严禁用雪搓、火烤及冷水浴。

3.【答案】B

【解析】舌淡为血虚不能荣养之象，喜暖怕冷为虚寒之象，故辨为血虚寒凝证。

4.【答案】D

【解析】冷水浴为退热法之一。

5.【答案】A

【解析】冻疮是由于寒冷引起的局限性炎症损害，是以病因命名的疾病。

6.【答案】B

【解析】全身性冻伤患者应迅速脱离寒冷环境，首先脱去冰冷潮湿衣物，可给予姜汤、糖水等温热饮料，不宜给含乙醇的饮料，以免散热，严禁用雪搓、用火烤或冷水浴。

7.【答案】C

【解析】浅Ⅰ度烧伤创面无感染时的愈合时间为7～14天。

8.【答案】A

【解析】水疝相当于西医学的睾丸或精索鞘膜积液，故主要是指阴囊内有水湿停滞，以不红不热、状如水晶为特征的一种疾病。

第十一节　中医外科学发展中的学术流派，著名医家的学术观点【了解】

A1和A2型题

说明：为单选题，5个选项中可能同时有最佳正确答案和非错误答案，请从中选择一个最佳答案。

1.【答案】B

【解析】《疡科心得集》指出"凡治痈肿，先辨虚实阴阳"。

2.【答案】D

【解析】此分类出自《周礼》，选D。

3.【答案】A

【解析】阳和汤出自《外科证治全生集》。

4.【答案】C

【解析】《外科正宗》是由明代陈实功编著的一本外科专著，成书于1617年。

5.【答案】A

【解析】外科三大学术流派：正宗派以明代陈实功的《外科正宗》为代表；全生派以清代王维德的《外科证治全生集》为代表；心得派以清代高秉钧的《疡科心得集》为代表。

第五章　相关外科疾病

第一节　疖、疖病、颜面部疖、手足部化脓性感染、急性化脓性淋巴结炎、蜂窝织炎、急性淋巴管炎、痈【掌握】

> **A1和A2型题**
> 说明：为单选题，5个选项中可能同时有最佳正确答案和非错误答案，请从中选择一个最佳答案。

1.【答案】A
【解析】痈指邻近的多个毛囊及其周围组织的急性化脓性感染，也可由多个疖融合而成。初起为小片皮肤硬肿、色暗红，可有数个凸出点或脓点，疼痛较轻，但有畏寒、发热等全身不适。需要鉴别的是疖，疖是指单个毛囊及其周围组织的急性细菌性化脓性感染。初起时，局部皮肤有红、肿、痛的小硬结（直径<2cm）；数日后结节中央组织坏死、软化，肿痛范围扩大，触之稍有波动，中心处出现黄白色的脓栓；继而脓栓脱落、破溃流脓。

2.【答案】D
【解析】急性淋巴管炎表现：浅层淋巴管炎在伤口附近出现一条或多条红线，局部硬肿并有压痛；伴有发热、恶寒、乏力等全身临床表现。深层淋巴管炎不出现红线，但患肢出现肿胀，有压痛。网状淋巴管炎（又称丹毒），好发于下肢和面部；其临床表现为起病急，局部出现界限清楚之片状红疹，颜色鲜红，并稍隆起，压之褪色。

3.【答案】A
【解析】①丹毒：轻度擦伤或搔抓、头部以外损伤、不清洁的脐带结扎、预防接种和慢性小腿溃疡均可能导致此病。潜伏期2～5天。前驱症状有突然发热、寒战、不适和恶心等。数小时至1天后出现红斑，并进行性扩大，界限清楚。患处皮温高、紧张，并出现硬结和非凹陷性水肿，受累部位有触痛、灼痛，常见附近淋巴结肿大，伴或不伴淋巴结炎。也可出现脓疱、水疱或小面积的出血性坏死。好发于小腿、颜面部。②坏死性筋膜炎：继发于擦伤、挫伤、昆虫叮咬等皮肤轻度损伤后，受累皮肤发红或发白、水肿，触痛明显，病灶边界不清，呈弥漫性蜂窝织炎状。当病灶部位的感觉神经被破坏后，则剧烈疼痛可被麻木或麻痹所替代，这是本病的特征之一；还会有血性水疱、奇臭的血性渗液等症状。③厌氧链球菌性肌炎：污染较重的创伤和手术是最常见的诱发因素，一般在创伤或手术后2～3天发生，病程进展缓慢。好转的局部疼痛重又趋于加重，患者觉患部肿胀、剧烈疼痛，有血浆样液体渗出，并有恶臭。若感染的肌肉表浅，皮肤可有水肿、苍白甚至出现浆液性水疱，否则局部仅有压痛和轻度肿胀。与需氧、厌氧菌混合感染时，可有捻发音。发热，体温可达39℃。可伴有肝、肾功能损害。有全身中毒症状，尿蛋白阳性并可有管型。④急性蜂窝织炎：多因皮肤、黏膜损伤后，皮下疏松结缔组织受病菌感染所致。病变局部红、肿、热、痛，并向周围迅速扩大。红肿的皮肤与周围正常组织无明显的界限，中央部颜色较深，周围颜色较浅。感染部位较浅、组织较松弛者，肿胀明显且呈弥漫性，疼痛较轻；感染位置较深或组织较致密时，则肿胀不明显，但疼痛剧烈。多伴有程度不同的全身症状，如畏寒、发热、头痛、乏力和白细胞计数增高等。

4.【答案】C
【解析】切口线应达到病变边沿健康组织，B对，而不是皮肤的全层，故C错，深度须达到痈的基底部（深筋膜层）。中央部坏死组织多、全身症状重者应手术治疗（A对），尽量剪除坏死组织（D对），唇痈不宜切开（E对）。

5.【答案】E
【解析】①急性蜂窝织炎：是发生在皮下、筋膜下、肌间隙或深部蜂窝组织的急性、弥漫性、化脓性感染。表浅者初起时患处红、肿、热、痛，继之炎症迅速沿皮下向四周扩散，肿胀明显，疼痛剧烈。此时局部皮肤发红、指压后可稍褪色，红肿边缘界限不清楚，可出现不同大小的水疱，病变部位的引流淋巴结常有肿痛。②坏死性筋膜炎：是一种广泛而迅速的严重软组织感染，是多种细菌的混合感染，其中主要是化脓性链球菌和金黄色葡萄球菌等需氧菌，患者有明显中毒症状如寒战、高热或低血压的表现。③急性浅静脉炎：沿浅静脉走行突然发生红肿、灼热、疼痛或压痛，出现条索状物或硬结。急性期后，条索状物变硬，局部皮肤色素沉着，与该患者表现不符。④产气性皮下蜂窝织炎：初期表现类似一般性蜂窝织炎，但病变进展快且可触感皮下捻发音，破溃后可有臭味，全身状态较快恶化。⑤急性淋巴管炎：浅部病变表皮下可见红色条线，有触痛，扩展时红线向近心端延伸，中医学称之为"红丝疗"。

6.【答案】B

【解析】浅部脓肿常有波动感，深部脓肿一般无波动感，但局部有疼痛及压痛。

7.【答案】C

【解析】见"色如涂丹"可辨丹毒，这也是丹毒名称的由来，发热、灼手、大便2日未行都是热毒内盛之象，辨为风热毒蕴型丹毒，代表方普济消毒饮加减。

8.【答案】B

【解析】疗是单个毛囊及其所属的皮脂腺的急性化脓性感染，致病菌多为金黄色葡萄球菌及表皮葡萄球菌。

9.【答案】A

【解析】发生于面部，特别是上唇、鼻及鼻唇沟周围（危险三角区）的疗，感染易沿内眦静脉和眼静脉扩散，进入颅内海绵状静脉窦而引起海绵窦炎。

10.【答案】A

【解析】口底、颌面和颈部的急性蜂窝织炎可发生喉头水肿和气管压迫，引起呼吸困难，甚至窒息。

11.【答案】C

【解析】急性淋巴管炎可分为网状淋巴管炎（即丹毒）和管状淋巴管炎。管状淋巴管炎常见于四肢，以下肢为多，常继发于足癣感染。可分为深、浅两种。浅层淋巴管炎在伤口近侧出现一条或多条红线，硬而有压痛；深层淋巴管炎不出现红线，但肢体感染淋巴管沿线出现肿胀、压痛。网状性淋巴管炎好发于下肢及头面部，急性淋巴结炎是急性淋巴管炎继续扩散至局部淋巴结或化脓性病灶经淋巴管蔓延至所属区域淋巴结的急性化脓性感染。

12.【答案】C

【解析】切口一般要与皮纹、血管、神经和导管平行，以免伤及这些组织，亦不可做经关节区的纵形切口，以免瘢痕挛缩而影响关节功能。

A3和A4型题

说明：为共用题干单选题，考题是以一个共同题干的临床案例出现，请从中选择一个最佳答案。

1.【答案】E

【解析】全身出现发热、乏力、体温升高，局部肿胀、压痛明显，白细胞升高提示感染存在。考虑为注射引起局部感染形成脓肿。

2.【答案】E

【解析】局部脓肿已形成，治疗为切开引流，全身应用抗生素。

C型题

说明：为案例分析题，考题是以一个共同题干的临床案例出现，其中有一个或多个答案。

1.【答案】AB

【解析】根据临床特点，足癣诊断不难做出。丹毒是由溶血性链球菌感染引起的皮肤或黏膜、皮下组织内淋巴管及其周围组织的急性炎症，是以红斑、水肿和疼痛为特征的皮肤感染性疾病。起病常有诱因，如足癣、鼻炎、口腔黏膜及齿龈感染病灶。根据患者的临床表现，且起病有明确诱因，即右足趾间皮肤有抓破史，故首先考虑丹毒。特别注意有无诱因和促发因素，有利于彻底治疗本病。

2.【答案】AE

【解析】血常规是诊断丹毒的重要依据，表现为血白细胞计数和中性粒细胞数增高。足趾真菌镜检是诊断浅部真菌病的重要且简单的方法。

第二节 头皮穿凿性脓肿、气性坏疽、口底部蜂窝织炎、多发性肌肉深部脓肿、化脓性腮腺炎、全身性外科感染【掌握】

A1和A2型题
说明：为单选题，5个选项中可能同时有最佳正确答案和非错误答案，请从中选择一个最佳答案。

1. 【答案】C
【解析】膈下脓肿表现：①腹膜炎或腹部手术后，病情曾一度好转，数日后又出现弛张热，伴寒战出汗、脉快等感染中毒症状。②患侧上腹部持续性钝痛，伴肩部放射痛及呃逆。③局部压痛和叩击痛，相应部位肋间皮肤水肿。④全身症状：发热，初为弛张热，脓肿形成以后持续高热，也可为中等程度的持续发热。脉率增快，舌苔厚腻。逐渐出现乏力、贫血、衰弱、盗汗、厌食、消瘦、白细胞计数升高、中性粒细胞比例增加等。⑤局部症状：脓肿部位可有持续钝痛，疼痛常位于近中线的肋缘下或剑突下，深呼吸时加重。

2. 【答案】D
【解析】气性坏疽的病原菌为革兰氏阳性梭状芽孢杆菌。

3. 【答案】E
【解析】^{13}C-尿素呼气试验，是检测是否有幽门螺杆菌感染的检查。

4. 【答案】C
【解析】多个相邻毛囊及其所属皮脂腺的急性化脓性感染称为痈。

5. 【答案】D
【解析】感染已扩散为指甲周围炎或甲下脓肿，应视感染范围，切除部分指甲或拔除全部指甲。

6. 【答案】D
【解析】丹毒属于急性炎症，其发病急骤，患者常有畏寒、发热等全身中毒症状，体温可高达39～40℃，除全身中毒症状外，局部可出现不同程度皮损，部分患者可出现局部淋巴结肿痛等症状。丹毒的临床表现具体如下：①全身症状：由于疲劳过度、营养不良等因素导致机体抵抗力下降，再合并细菌侵袭，可出现丹毒，感染后潜伏期为2～5天，患者多出现突然发热、恶心、乏力等全身不适症状。②局部症状：患者局部皮肤可出现红斑，其略高于皮面并且边缘清楚，表面光滑、发亮，可迅速向四周扩大。部分患者在红斑上可发生大小不等的水疱，称为大疱性丹毒。患者自觉局部灼热、疼痛，按压时疼痛明显。③部分患者可出现局部淋巴结肿痛，常并发淋巴管炎。若丹毒多次复发，引起持续性局部淋巴结水肿，淋巴管受损、阻塞，可产生局部象皮肿，尤以小腿部多见。题中所示患者表现符合丹毒诊断。

7. 【答案】A
【解析】丹毒是皮肤淋巴管网的急性炎性感染，其好发部位为下肢，有红疹，界限清楚。

8. 【答案】D
【解析】破伤风的临床治疗中抗毒素的应用非常重要，抗毒素可以中和游离的毒素；早期应用有效，一旦毒素与神经组织结合，则难奏效。

A3和A4型题
说明：为共用题干单选题，考题是以一个共同题干的临床案例出现，请从中选择一个最佳答案。

1. 【答案】A
【解析】根据患者伤口周围有捻发音、伤处分泌物涂片有大量革兰氏阳性粗大短棒菌、局部X线片肌纤维间有大量气体可诊断为气性坏疽。本病潜伏期一般为伤后1～4天，对于这类感染首选青霉素，彻底清创是预防本病最可靠的方法，伤后6小时内清创，几乎完全防止气性坏疽的发生。

2. 【答案】D
【解析】根据患者伤口周围有捻发音、伤处分泌物涂片有大量革兰氏阳性粗大短棒菌、局部X线片肌纤维间有大量气体可诊断为气性坏疽。本病潜伏期一般为伤后1～4天，对于这类感染首选青霉素，彻底清创是预防本病最可靠的方法，伤后六小时内清创，几乎完全防止气性坏疽的发生。

3. 【答案】B
【解析】根据患者伤口周围有捻发音、伤处分

第五章 相关外科疾病 —— 091

泌物涂片有大量革兰阳性粗大短棒菌、局部X线片肌纤维间有大量气体可诊断为气性坏疽。本病潜伏期一般为伤后1~4天，对于这类感染首选青霉素，彻底清创是预防本病最可靠的方法，伤后六小时内清创，几乎完全防止气性坏疽的发生。

C型题

说明：为案例分析题，考题是以一个共同题干的临床案例出现，其中有一个或多个答案。

1.【答案】BCDHIJ
【解析】下肢疼痛伴有发热，首先考虑软组织感染，需要鉴别痛风、外伤、血管缺血、腰椎间盘突出等。足癣是下肢软组织感染常见的诱因。腰痛、右下肢麻木用来鉴别腰椎间盘突出。间歇性跛行用来鉴别下肢动脉狭窄缺血。

2.【答案】BCDFIK
【解析】下肢软组织感染，需要鉴别痛风、外伤、血管缺血、腰椎间盘突出等。下肢皮温升高是软组织感染的常见表现。足癣是下肢软组织感染常见的诱因，足趾间皮肤皲裂是足癣的表现之一。下肢感觉、直腿抬高试验用来鉴别腰椎间盘突出。足背动脉搏动情况用来鉴别下肢动脉狭窄缺血。

3.【答案】AB
【解析】对于比较明确的下肢软组织感染，需要完善血常规检查（评估炎症程度）、血生化检查（评估肝肾功能、明确血尿酸水平）。

第三节 急性乳腺炎、乳腺增生、乳腺纤维腺瘤、乳腺癌【掌握】

A1和A2型题

说明：为单选题，5个选项中可能同时有最佳正确答案和非错误答案，请从中选择一个最佳答案。

1.【答案】D
【解析】乳房表皮呈橘皮样改变为乳腺癌特征性改变，故选D。

2.【答案】C
【解析】该患者可见乳房肿块，圆形，表面光滑，质地坚韧，推之移动，发于妊娠期，符合乳房纤维瘤的诊断要点，现考虑为乳房纤维瘤。手术切除是治疗本病唯一有效的方法。

3.【答案】A
【解析】Paget病为乳头湿疹样乳腺癌，是一种特殊类型乳癌，临床少见，恶性程度低，发展慢。乳头有瘙痒、烧灼感，乳头和乳晕的皮肤呈湿疹样改变，进而形成溃疡。

4.【答案】E
【解析】乳腺增生是单侧或双侧乳房疼痛并出现肿块，乳痛和肿块与月经周期及情志变化密切相关。疼痛通常在月经前加剧，经后疼痛减轻。乳房肿块大小不等，形态不一，边界不清，质地中等或硬韧，活动度好。好发于25~45岁的中青年女性。E为乳腺癌的病理改变，故E错。

5.【答案】B
【解析】妊娠期及哺乳期是激素分泌的特殊时期，可引起原有肿瘤增大，故选B。

A3和A4型题

说明：为共用题干单选题，考题是以一个共同题干的临床案例出现，请从中选择一个最佳答案。

1.【答案】A
【解析】患者感觉乳房疼痛、局部红肿、发热，中心有波动感证明有脓肿形成，是急性乳腺炎的典型特点，故诊断为急性乳腺炎。

2.【答案】D
【解析】急性乳腺炎脓肿形成后，主要治疗措施是及时进行脓肿切开引流。

3.【答案】A
【解析】乳腺脓肿手术切口：以乳头为中心放射状切口。

C型题

说明：为案例分析题，考题是以一个共同题干的临床案例出现，其中有一个或多个答案。

1. 【答案】C

【解析】根据乳腺肿块性质和腋窝淋巴结情况，怀疑乳腺癌。应选择乳腺钼靶X射线摄影。

2. 【答案】A

【解析】根据国际抗癌协会建议的乳腺癌TNM分期，该患者的分期为$T_2N_1M_0$。

3. 【答案】D

【解析】对于Ⅱ期乳腺癌应行乳腺癌改良根治术，即肿块切除但可保留胸大肌和胸小肌，外加淋巴结清扫术。

4. 【答案】A

【解析】对于ER、PR阳性的乳腺癌患者推荐内分泌治疗。绝经前患者应考虑他莫昔芬治疗，绝经后患者可考虑芳香化酶抑制剂，如来曲唑、依西美坦等。内分泌治疗推荐的口服治疗时间为5年。

5. 【答案】B

【解析】对于HER-2（+++）的乳腺癌患者靶向治疗首选注射用曲妥珠单抗。

第四节 带状疱疹、疣、癣、湿疹、荨麻疹、银屑病、白癜风、黄褐斑、药物性皮炎、多形性红斑、单纯疱疹、结节性红斑、痤疮、脂溢性皮炎、酒渣鼻【掌握】

A1和A2型题

说明：为单选题，5个选项中可能同时有最佳正确答案和非错误答案，请从中选择一个最佳答案。

1. 【答案】C

【解析】带状疱疹西医治疗应及早应用抗病毒药物，可用阿昔洛韦、伐昔洛韦或泛昔洛韦口服。

2. 【答案】D

【解析】带状疱疹西医治疗包括抗病毒药、止痛药、糖皮质激素和免疫调节剂等。

3. 【答案】C

【解析】尖锐湿疣：皮肤黏膜交界处尤其是外阴、肛周出现淡红色或污灰色表皮赘生物。醋酸白试验为阳性。故选C。

4. 【答案】D

【解析】癣是发生在表皮、毛发、指甲的浅部真菌性皮肤病。

5. 【答案】E

【解析】本病轻症者用抗组胺药、钙剂、维生素C；重症者应尽早应用足量糖皮质激素。

6. 【答案】A

【解析】湿疹是一种皮肤炎症性反应，一般认为与变态反应有一定关系，其临床特点是皮损对称分布，多形性损害，剧烈瘙痒，有渗出倾向，反复发作，易成慢性，故根据患者的临床表现可考虑为湿疹。

7. 【答案】D

【解析】急性荨麻疹整个病程短于6周，多数能治愈，并找到病因；慢性荨麻疹病程超过6周，反复发作，常难以找到病因。

8. 【答案】C

【解析】痤疮皮损初起为针头大小的毛囊性丘疹，或为白头粉刺，黑头粉刺，可挤出白色或淡黄色脂栓，因感染而呈红色小丘疹，顶端可出现小脓疱。

A3和A4型题

说明：为共用题干单选题，考题是以一个共同题干的临床案例出现，请从中选择一个最佳答案。

1. 【答案】B

【解析】白癜风是指以皮肤出现大小不同、形态各异的白斑为主要临床表现的后天性局限性色素脱失性皮肤病，根据患者的临床表现及病理检查可诊断为白癜风。

2.【答案】A

【解析】该病皮损局限或全身泛发者可选用光化学疗法或光疗法（窄波紫外线）。

C型题
说明：为案例分析题，考题是以一个共同题干的临床案例出现，其中有一个或多个答案。

1.【答案】C

【解析】根据患者发病前服用解热镇痛药史，有一定潜伏期，以及其临床表现，考虑为药疹，排除A、B、D；固定性药疹初次发作一般为局限性圆形或类圆形红斑，严重者可形成水疱，以皮肤黏膜交界处多见，少数患者四肢可见，但数目不多可排除。依据"虹膜现象"，泛发对称，符合多形红斑型药疹，故选C。

2.【答案】ABCD

【解析】药疹治疗原则首先停用致敏药物，类固醇皮质激素抗过敏起效快、作用强，部分皮损糜烂，有可能继发感染，应使用抗生素，红霉素过敏发生率极低，可选用，皮肤黏膜损害通过有效护理对早日康复十分重要，故A、B、C、D选项均正确，其中A为关键选项。酚麻美敏片与酚咖片均含有同一化学成分"对乙酰氨基酚"，故不宜选用E。

3.【答案】BE

【解析】药疹的外用药物治疗原则：①以红斑为主，无渗出、糜烂皮肤损害可外涂炉甘石洗剂；②糜烂、渗出皮损：常用3%硼酸溶液、0.05%～0.1%小檗碱溶液湿敷，每次20～30分钟，2～3次/天。③合并细菌感染的皮损：湿敷后采用莫匹罗星软膏等抗菌剂外用，2～3次/天。

4.【答案】D

【解析】皮损沿某一周围神经呈带状排列，多发生在身体的一侧，一般不超过正中线。神经痛为本病特征之一。

5.【答案】BD

【解析】物理治疗如紫外线、频谱治疗仪、红外线等局部照射，可缓解疼痛，促进水疱干涸和结痂，带状疱疹单侧发病，不会跨过脊柱中线。

6.【答案】C

【解析】带状疱疹典型皮损表现，物理药物治疗相配合。皮损消失后，仍持续1个月以上疼痛为后遗神经痛。

第五节　甲状腺腺瘤、脂肪瘤、单纯性甲状腺肿、甲状腺癌、血管瘤、颈部淋巴结转移癌和原发性恶性肿瘤【熟悉】

A1和A2型题
说明：为单选题，5个选项中可能同时有最佳正确答案和非错误答案，请从中选择一个最佳答案。

1.【答案】C

【解析】引起地方性甲状腺肿的主要原因是缺碘。在流行地区，甲状腺肿的集体预防极为重要，一般多用碘化食盐，每10～20kg食盐中均匀加入碘化钾或碘化钠1g即可满足人体每日的需要量。

2.【答案】D

【解析】慢性淋巴细胞性甲状腺炎为非恶性肿瘤，甲状腺功能进行性下降，以补充甲状腺素为主要治疗原则。

3.【答案】A

【解析】根据患者的临床表现及检查，考虑为甲状腺腺瘤。

4.【答案】A

【解析】甲状腺腺瘤的临床特点是颈前无痛性肿块，质地柔韧，表面光滑，边界清楚，多为单发，随吞咽动作上下移动，生长缓慢，属于甲状腺良性肿瘤，有恶性变倾向。甲状腺癌病情进展快，结节硬、固定，表面不平，不随吞咽动作而上下移动，是最常见的甲状腺恶性肿瘤。

A3和A4型题

说明：为共用题干单选题，考题是以一个共同题干的临床案例出现，请从中选择一个最佳答案。

1. 【答案】C

【解析】常见的颈部肿块有慢性淋巴结炎、转移性肿瘤、恶性淋巴瘤和甲状舌管囊肿，排除A、D选项；慢性淋巴结炎病程长，症状轻，淋巴结较硬，可活动，压痛不明显，最终淋巴结可缩小或消退，排除B选项；淋巴瘤患者在发现淋巴结肿大前或同时可出现发热、盗汗、消瘦、皮肤瘙痒等全身症状，排除E选项；转移性肿瘤约占颈部恶性肿瘤的3/4，在颈部肿块中，发病率仅次于慢性淋巴结炎和甲状腺疾病，所以应高度怀疑转移癌。

2. 【答案】C

【解析】患者目前高度怀疑转移癌需要明确原发病灶，所以选C。

3. 【答案】E

【解析】目前患者考虑转移癌的可能性大，选择检查的项目是围绕明确转移癌的部位和性质，细针穿刺活检取的组织量少，一般用来做明确良恶性，但一般明确转移癌的性质需要免疫组化，所需的标本组织需要量大，所以不予考虑细针穿刺，直接采取淋巴结活检。

第六节 下肢静脉曲张、下肢慢性溃疡、下肢深静脉血栓形成、下肢动脉硬化闭塞症【掌握】

A1和A2型题

说明：为单选题，5个选项中可能同时有最佳正确答案和非错误答案，请从中选择一个最佳答案。

1. 【答案】D

【解析】静脉壁软弱、静脉瓣膜缺陷，以及浅静脉内压力升高是引起下肢静脉曲张的主要原因。静脉薄弱和静脉瓣膜缺陷，与遗传因素有关。长期站立、重体力劳动、慢性咳嗽等，使瓣膜承受过度的压力，逐渐松弛，不能紧密关闭。循环血量经常超负荷，亦可造成压力升高，静脉扩张，从而形成相对性瓣膜关闭不全。

2. 【答案】E

【解析】本患者直肠癌术后，突发左下肢肿胀，左腿皮温增高，股三角区有深压痛，最可能的诊断是左下肢深静脉血栓形成。深静脉血栓形成的三大因素：静脉损伤、血流缓慢和血液高凝状态。其中，血液高凝状态如妊娠、术后、创伤、癌症等，可使血小板增高，凝血因子含量增加而抗凝血因子活性降低，易导致血管内异常凝结形成血栓。临床分型：①中央型；②周围型；③混合型。中央型，即髂-股静脉血栓形成，其发病左侧多于右侧，起病急骤，全下肢明显肿胀，患侧髂窝、股三角区有疼痛和压痛，浅静脉扩张，患肢皮温及体温均升高。本病与动脉栓塞的区别主要是：静脉栓塞部位皮温增高，而动脉栓塞部位发凉。

3. 【答案】D

【解析】下肢深静脉血栓可分为3个类型，中央型：髂-股静脉血栓形成；周围型：股-腘静脉，以及小腿部深静脉处血栓形成；混合型：整个下肢深静脉血栓形成。

4. 【答案】A

【解析】下肢慢性溃疡多见于久立久行者，常为下肢静脉曲张的后期并发症，主要发于小腿内、外侧下1/3处，临床特点是经久难以收口，或虽经收口，每易因损伤而复发，与季节无关。

5. 【答案】B

【解析】本病的发生与高血压、高血脂、糖尿病及吸烟等因素密切相关，与脂质代谢紊乱有密切关系，动脉壁功能障碍也是重要因素。

6. 【答案】C

【解析】做此题首先要区分是动脉还是静脉疾病，本题提示：左足苍白、皮温降低、足背动脉搏动消失，明显为动脉系统疾病，即排除了B和D。急性动脉栓塞主要表现就是"痛"，剧烈疼痛。本题提示"间歇性跛行"这是C和E共同的临床表现，区分点：①动脉硬化性闭塞症：多见于老年人，合并有高血压、冠心病、糖尿病等疾病；②血栓闭塞性脉管炎：多见于年轻患者，有吸烟史。

第五章 相关外科疾病 —— 095

A3和A4型题

说明：为共用题干单选题，考题是以一个共同题干的临床案例出现，请从中选择一个最佳答案。

1. 【答案】E

    【解析】下肢静脉曲张是指下肢大隐静脉或小隐静脉系统处于过伸状态，以蜿蜒、迂曲为主要形态改变的一类疾病，多发生于持久站立或体力劳动者。根据患者的临床症状可初步诊断为下肢静脉曲张。

2. 【答案】A

    【解析】深静脉通畅试验，用来测定深静脉回流情况。患者站立时，用止血带结扎大腿根部以阻断大隐静脉回流，此时嘱患者快速踢腿10余次，若深静脉通畅，由于小腿肌肉运动而使静脉血经深静脉回流，此时曲张之浅静脉空虚而萎陷，否则会出现肢体沉重、曲张静脉更突出等。

3. 【答案】B

    【解析】穿弹力袜可改善且预防下肢静脉曲张。

第七节 痔、肛门直肠周围脓肿、肛瘘、直肠癌、骨与关节结核【熟悉】

A1和A2型题

说明：为单选题，5个选项中可能同时有最佳正确答案和非错误答案，请从中选择一个最佳答案。

1. 【答案】D

    【解析】肛门直肠周围脓肿临床表现主要为肛周持续性跳动性疼痛，全身感染症状不明显。病变处明显红肿，有硬结并有压痛，脓肿形成可有波动感，穿刺易抽出脓液。

2. 【答案】D

    【解析】肛门瓣与直肠柱之间的肠壁黏膜形成开口向上的袋状间隙，称肛隐窝或肛窦。隐窝底部有肛腺开口，由于该处常积存粪屑，易发生感染，可引发肛隐窝炎，进而导致肛门直肠周围脓肿、肛瘘等疾病。故选D。

3. 【答案】B

    【解析】挂线疗法具有没有疼痛、疗程短、引流好、简便，以及不会造成肛门失禁等优点。

4. 【答案】A

    【解析】贯穿结扎法适用于Ⅱ、Ⅲ度内痔，对纤维型内痔更适宜。

5. 【答案】D

    【解析】内痔伴有肛门周围急、慢性炎症或腹泻者不宜手术治疗。

6. 【答案】B

    【解析】直肠指检在直肠癌的早期诊断上有重要意义。80%的直肠癌位于手指可触及的部位。手指触及肠壁上有大小不等的无痛性硬结或溃疡，推之不移，或肠腔狭窄，指套染有脓血黏液。

7. 【答案】D

    【解析】肛瘘手术时，手术的关键是尽量减少肛管括约肌损伤，防止肛门失禁，同时避免瘘的复发。肛管直肠环是由肛管内括约肌、直肠壁纵肌下部、肛管外括约肌的浅部、深部及肛提肌的耻骨直肠肌纤维共同组成的肌环，是括约肛管的重要结构，手术中若不慎将其完全切断将引起肛门失禁。直肠肛管肌受自主神经支配，无括约肛门功能，切断后不引起排便失禁。

8. 【答案】B

    【解析】内痔分度：Ⅰ度：痔核较小，不脱出，以便血为主。Ⅱ度：痔核较大，大便时可脱出肛外，便后自行回纳，便血或多或少。Ⅲ度：痔核更大，大便时痔核脱出肛外，甚至行走、咳嗽、喷嚏、站立时也会脱出，不能自行回纳，须用手推回或平卧、热敷后才能回纳，便血不多或不出血。Ⅳ度：痔核脱出，不能及时回纳，嵌顿于外，因充血、水肿或血栓形成，以致肿痛、糜烂和坏死，即嵌顿性内痔。

9. 【答案】C

    【解析】内痔Ⅲ度：痔核更大，如鸡蛋或更大，色灰白，大便时或行走时脱出肛外，不能自行还纳，一般不出血，一旦出血则呈喷射状，痔核脱出后如不尽快还纳，则易嵌顿而绞窄肿胀、糜烂坏死。

10. 【答案】B

    【解析】痔疮是直肠末端黏膜下和肛管皮肤下的静脉丛发生扩大、曲张所形成的柔软静脉团，以便血、脱出、肿痛为临床特点。

11. 【答案】D

【解析】肛门失禁是肛瘘手术虽少见但是严重的并发症，多由于切断了肛管直肠环，或者部分切断，导致肛门完全失禁或部分失禁。

12.【答案】B

【解析】黏膜下脓肿通常指发生在黏膜下层的脓肿，它可能产生歧义：在肛门直肠区域，如果指的是肛管或直肠黏膜下的脓肿，它实际上可能是肛腺感染的一部分，进而可能发展为肛门直肠周围脓肿；如果它指的是其他部位的黏膜下脓肿（如口腔、鼻腔等），则不属于肛门直肠周围脓肿。但根据题目的语境和选项的常规理解，此处的"黏膜下脓肿"未明确指明部位（B错）。肛门旁皮下脓肿是肛门直肠周围脓肿的一种，位于肛门周围的皮下组织，属于肛门直肠周围脓肿的范畴（A对）。坐骨直肠间隙脓肿是肛门直肠周围脓肿的一种，位于坐骨直肠间隙，属于肛门直肠周围脓肿的范畴（C对）。骨盆直肠间隙脓肿是肛门直肠周围脓肿的一种，位于骨盆直肠间隙，属于肛门直肠周围脓肿的范畴（D对）。直肠后间隙脓肿是肛门直肠周围脓肿的另一种类型，位于直肠后间隙，属于肛门直肠周围脓肿的范畴（E对）。故选B。

13.【答案】B

【解析】肛瘘的手术治疗有切开法和挂线法两种，高位肛瘘两种方法都有用到的时候，但是在用切开法时一定要配合挂线法，以免造成严重并发症，因此最适宜的还是挂线法。

14.【答案】E

【解析】肛周脓肿临床特点是多发病急骤，疼痛剧烈，伴寒战高热，破溃后大多形成肛瘘。

A3和A4型题

说明：为共用题干单选题，考题是以一个共同题干的临床案例出现，请从中选择一个最佳答案。

1.【答案】C

【解析】根据题干信息，最可能为直肠癌。

2.【答案】C

【解析】只要肛门外括约肌和肛提肌未受累，保证环周切缘阴性的前提下，均可行结肠-直肠低位吻合术（Dixon手术）或结肠-肛管超低位吻合术，其长期生存率和无复发生存率不劣于会阴切除。

C型题

说明：为案例分析题，考题是以一个共同题干的临床案例出现，其中有一个或多个答案。

1.【答案】A

【解析】青年男性，腹痛便血，合并肛瘘，首先考虑克罗恩病，首选结肠镜检查并多点取病理活检，结肠镜应进入回肠末段进行观察，如果活检病理提示非干酪样肉芽肿即可确诊。故首选结肠镜。

2.【答案】B

【解析】肛瘘是炎症性肠病中克罗恩病的典型并发症。溃疡性结肠炎发生肛周病变的概率低，结肠癌虽然有年轻化趋势，但不是首先考虑的。慢性阿米巴痢疾患者的大便为暗红色果酱样，有腥臭味，全身症状相对较轻；慢性细菌性痢疾患者常有急性菌痢病史，均可排除。患者的表现更符合克罗恩病。

3.【答案】BC

【解析】A为感染性肠炎使用的药物，D为抗结核药，E为结肠癌的化疗药物，B为氨基水杨酸制剂，C是磺胺类药物，B、C均是治疗克罗恩病的药物。

第八节 前列腺炎、前列腺增生、男性不育症、前列腺癌、鞘膜积液【掌握】

A1和A2型题

说明：为单选题，5个选项中可能同时有最佳正确答案和非错误答案，请从中选择一个最佳答案。

1.【答案】C

【解析】前列腺炎的临床表现为排尿异常、疼痛、性功能障碍、全身症状。

2.【答案】A
【解析】前列腺增生最早出现的症状是尿频，夜间更为明显，可出现急迫性尿失禁。

3.【答案】C
【解析】根据患者尿频、排尿等待、尿流变细、尿后滴沥等症状，结合其年龄、性别，高度怀疑为前列腺增生引起。而直肠指检是前列腺增生重要的检查方法，患该病者均需做此项检查。多数患者可触到增大的前列腺，表面光滑，质韧、有弹性，边缘清楚，中间沟变浅或消失，即可作出初步诊断。

4.【答案】E
【解析】尿频是前列腺增生患者的最初症状，夜间较明显，随梗阻加重，尿频更加明显。进行性排尿困难是前列腺增生患者最典型的症状。

5.【答案】A
【解析】前列腺增生可见尿频、尿急、夜尿增多、尿失禁，进行性排尿困难等，根据患者进行性排尿困难及其他临床症状，可初步考虑为前列腺增生。

6.【答案】E
【解析】治疗前列腺增生症的两个主要药物是α肾上腺素能受体阻滞剂和5α-还原酶抑制剂。α肾上腺素能受体阻滞剂是通过作用于前列腺组织中平滑肌细胞的受体，使其松弛，减少尿道阻力，改善排尿功能。5α-还原酶抑制剂是通过抑制体内睾酮向双氢睾酮转化，而使前列腺体积缩小，改善排尿症状。

7.【答案】C
【解析】局限在前列腺包膜以内（T_{1b}、T_2期）的前列腺癌可以行根治性前列腺切除术，也是治疗前列腺癌的最佳方法，但仅适于年龄较轻、能耐受手术的患者。T_3、T_4期以内分泌治疗为主，可行睾丸切除术，配合非类固醇类抗雄激素制剂或促黄体素释放激素类似物（LHRH-A）缓释剂。

8.【答案】B
【解析】精索鞘膜积液表现为阴囊内囊性肿块，呈慢性无痛性逐渐增大。积液量多时可有阴囊下坠感、胀痛或牵扯感。透光实验阳性，可清楚触及睾丸及附睾。透光试验（+），可在睾丸鞘膜积液和精索鞘膜积液间鉴别。睾丸鞘膜积液触不到睾丸。

A3和A4型题

说明：为共用题干单选题，考题是以一个共同题干的临床案例出现，请从中选择一个最佳答案。

1.【答案】D
【解析】此患者初步诊断为前列腺增生，对于该病的诊断A、B、C、E四项是常规必须做的检查，以判断疾病的严重程度，有无手术指征，并进一步排除前列腺癌的可能。膀胱镜检查不是必需的检查。除非同时患有膀胱肿瘤、憩室等才进行膀胱镜的检查。

2.【答案】A
【解析】尿流率检查应该在自然排尿的情况下进行，任何人为的干扰都会得出不准确的结果。尿流率检查应尿量在150mL以上才有诊断价值，少于150mL都认为没有临床意义。

3.【答案】D
【解析】对于此患者最需要排除的疾病是脑血管疾病造成的神经源性膀胱，因此首先应做的检查方法是尿流动力学检查。

4.【答案】B
【解析】前列腺增生的检查，直肠指检前列腺常有不同程度的增大，表面光滑，中等硬度而富有弹性，中央沟变浅或消失。B超、CT、膀胱尿道造影、膀胱镜及尿流动力学等检查可以协助诊断。此外，血清PSA、前列腺体积、最大尿流率、残余尿量的检测可预测本病的临床进展。

5.【答案】A
【解析】前列腺增生多为良性，且治疗方式多样，故选A，其余均不恰当。

C型题

说明：为案例分析题，考题是以一个共同题干的临床案例出现，其中有一个或多个答案。

1.【答案】E
【解析】患者为老年男性，有尿频、排尿不畅及夜尿次数增多，且无肉眼血尿，考虑诊断为前列腺增生。

2.【答案】ABCDE
【解析】A项，国际前列腺症状评分（IPSS）是量化前列腺增生下尿路症状的方法，是目前国际公认的判断前列腺增生患者症状严重程度的最佳手段。B项，前列腺增生的排尿困难及急性尿潴留、反复尿路感染、肾功能衰竭等并发症会严重影响患者的生活质量，故对其进行生活质量评估有助于患者的治疗。C项，血清PSA为血清前列腺特异性抗原，测定PSA对排除前列腺癌，尤其前列腺有结节或质地较硬时十分必要。D项，尿流率检查可以确定前列腺增生患者排尿的梗阻程度，如<10mL/s则表明梗阻较为严重，常是手术指征之一。E项，残余尿量正常情况下小于5mL，若超出正常值提示膀胱排尿功能已代偿不全。F项，膀胱镜主要用于肿瘤和结核的诊断。

3. 【答案】ABDEF

【解析】C项，患者前列腺增大、中央沟变浅，外腺区未见低回声区，血清PSA正常，考虑诊断为前列腺增生。

4. 【答案】AC

【解析】患者梗阻较轻，可采用药物治疗或微创技术治疗。常用的药物有α肾上腺素能受体阻滞剂（盐酸坦索罗辛）、5α-还原酶抑制剂（甲磺酸多沙唑嗪联合非那雄胺）和植物类药物等。

5. 【答案】BC

【解析】前列腺增生未引起明显梗阻者一般不需处理。梗阻较轻或不能耐受手术者可采用药物治疗或微创技术治疗。当排尿梗阻症状严重、残余尿量>50mL，或出现前列腺增生导致的并发症如反复尿潴留等，应采用外科手术治疗。故应行压力-尿流率测定、膀胱压力容积测定评估是否具有手术适应证。

6. 【答案】D

【解析】患者梗阻较轻，可采用药物治疗，可更换α₁受体阻滞剂。常用药物有盐酸特拉唑嗪、阿夫唑嗪、甲磺酸多沙唑嗪及盐酸坦索罗辛。

7. 【答案】A

【解析】患者排尿不畅等排尿期（梗阻性）症状改善，尿频和夜尿增多等储尿期（刺激性）症状无改善，提示存在膀胱兴奋性增高。托特罗定为竞争性M胆碱受体阻滞剂，临床上用于膀胱过度兴奋引起的尿频、尿急或急迫性尿失禁等症状的治疗。

8. 【答案】D

【解析】前列腺增生是老年男性最常见的疾病。对一位老年男性排尿困难及夜尿多的患者，首先应检查前列腺。

9. 【答案】AC

【解析】排尿困难的患者，查体发现下腹部可触及充盈的膀胱，肛门指检发现前列腺Ⅱ度肿大，但表面光滑，未扪及硬结，质中，血PSA值正常。首先考虑有前列腺增生伴慢性尿潴留。

10. 【答案】BDF

【解析】当抽血检查发现血Cr为345μmol/L，BUN为20mmol/L，IVP提示双侧上尿路梗阻积水，说明患者因前列腺增生导致长期慢性尿潴留，发生慢性梗阻性肾功能不全。此时急于行前列腺手术，必然会加重肾功能损害。因此，需先做膀胱造瘘，或留置导尿管，同时服用非那雄胺等药物，待肾功能好转后再考虑行手术切除前列腺。这种处理方案是前列腺增生导致晚期并发症的治疗原则，切记。

11. 【答案】EF

【解析】患者经内科保守治疗及充分引流尿液、梗阻解除后，肾功能恢复正常，此时最佳治疗方案应选择手术。有条件者可选用TURP（经尿道前列腺切除术）或选用传统的耻骨上开放性前列腺切除术。

第九节 烧伤、急性阑尾炎、胆囊结石、破伤风、冻伤【熟悉】

A1和A2型题

说明：为单选题，5个选项中可能同时有最佳正确答案和非错误答案，请从中选择一个最佳答案。

1. 【答案】A

【解析】患者已产生临床症状，且结石数量多，无其他并发症，病情轻，采用腹腔镜胆囊切除术，其有损伤小、恢复快、疼痛轻、瘢痕不易发现等优点。

2. 【答案】D

【解析】女性臀部占6%，躯干部含会阴占27%。

3. 【答案】C

【解析】该患者烧伤面积左足为3.5%+左小腿6.5%=10%；烫伤后剧痛、水疱、创面红肿，为浅Ⅱ度烧伤。

4. 【答案】E

【解析】急性阑尾炎在不同发展阶段可出现不同的病理变化，可归纳为4种临床类型：急性单纯性阑尾炎、化脓性阑尾炎、坏疽或穿孔性阑尾炎、阑尾周围脓肿。

5. 【答案】A

【解析】冻伤患者严禁用雪搓，故选A。

6. 【答案】B

【解析】严重的全身性冻伤患者必须立即采取

急救措施，迅速使患者脱离寒冷环境，首先脱去冰冷潮湿的衣服、鞋袜（如衣服、鞋袜连同肢体冻结者，不可勉强脱下，以免造成皮肤撕脱，可立即浸入40℃左右温水中，待融化后脱下或剪开）。可给予姜汤、糖水等温热饮料，但不宜给予含乙醇的饮料，以免散热。必要时静脉输入加温（不超过37℃）的葡萄糖溶液、低分子右旋糖酐、能量合剂等。早期复温过程中，严禁用雪搓、用火烤或冷水浴等。在急救时，如一时无法获得温水，可将冻肢置于救护者怀中或腋下复温。

7.【答案】A
【解析】胆结石的主要临床表现是胆绞痛，出现与高脂肪餐有关的右上腹绞痛，右上腹轻压及右上腹隐痛，即可考虑结石。

8.【答案】C
【解析】Ⅰ度烧伤（红斑性烧伤）：仅伤及表皮（角质层），生发层健在，再生能力强。表面呈红斑状，干燥无渗出，有烧灼感，3～7天痊愈，短期内可有色素沉着。浅Ⅱ度烧伤（水疱性烧伤）：伤及表皮的生发层、真皮乳头层。局部红肿明显，有薄壁大水疱形成，内含淡黄色澄清液体，水疱皮如被剥脱，可见创面红润、潮湿，疼痛明显。如不发生感染，1～2周内愈合，一般不留瘢痕，多数有色素沉着。深Ⅱ度烧伤（水疱性烧伤）：伤及皮肤的真皮深层，深浅不尽一致，尚残留皮肤附件，也可有水疱，但去疱皮后创面微湿，红白相间，痛觉较迟钝。如不发生感染，3～4周可愈合，常有瘢痕形成。Ⅲ度烧伤（焦痂性烧伤）：为全层皮肤烧伤，甚至达到皮下、肌肉或骨骼。创面无水疱，呈蜡白或焦黄色，甚至炭化，痛觉消失，局部温度低，皮层凝固性坏死后形成焦痂，触之如皮革，痂下可见树枝状栓塞的血管。一般均需植皮才能愈合，愈合后有瘢痕，常形成畸形，甚则难以自愈。根据患者表现诊断为浅Ⅱ度烧伤。

A3和A4型题

说明：为共用题干单选题，考题是以一个共同题干的临床案例出现，请从中选择一个最佳答案。

1.【答案】D
【解析】B超检查方便易行，诊断胆囊结石的阳性率高达90%，是临床用于诊断胆囊结石的首选检查。血清、尿淀粉酶增高有助于急性胰腺炎的诊断。疑有腹腔内出血或消化道穿孔等腹腔内渗液时可行诊断性腹腔穿刺检查，单纯胆囊结石、胆囊炎时不应进行腹腔穿刺。

2.【答案】C
【解析】反复右上腹疼痛病史，高脂餐后诱发出现腹痛，疼痛向右肩背部放射，高热无黄疸，是急性结石性胆囊炎的表现。出现右上腹压痛、反跳痛，说明炎症较重，局部有渗出。

3.【答案】D
【解析】对于有症状和（或）并发症的胆囊结石，首选胆囊切除术治疗。腹腔镜胆囊切除术已是常规手术。对于慢性胆囊炎或胆囊炎症状轻者也可选择腹腔镜胆囊切除术。对于病情复杂，可作开腹胆囊切除。胆囊造口术适合高龄危重患者，或遇局部解剖不清、粘连严重者。胆总管切开引流用于胆总管内有结石、胆总管扩张者。胆肠内引流术适合胆总管下端梗阻、胆总管明显扩张者。

4.【答案】B
【解析】根据患者典型的转移性右下腹疼痛及查体可见右下腹压痛、反跳痛及肌紧张，结肠充气试验阳性，可初步诊断为急性阑尾炎。

5.【答案】A
【解析】诊断为急性阑尾炎，治疗应立即手术，既安全又可防止复发，可预防并发症的发生。

C型题

说明：为案例分析题，考题是以一个共同题干的临床案例出现，其中有一个或多个答案。

1.【答案】DEFG
【解析】怀疑阑尾炎的患者，要注意麦氏点是否有压痛。肾区叩击痛阳性的患者需要除外泌尿系结石。阑尾炎患者，肠鸣音通常会减弱，如果患者肠鸣音活跃或亢进，要除外胃肠炎或肠梗阻。如果患者有皮疹，要警惕过敏或紫癜引起的腹痛。

2.【答案】ACH
【解析】仅为诊断，首先需要进行的检查包括血常规（评估炎症程度）、尿常规（与泌尿系结石相鉴别）、腹部超声。

3.【答案】CEFG
【解析】阑尾炎的治疗方案包括禁食水（也为手术治疗做准备）、静脉补液、抗感染治疗。对诊断明确的患者，如果不存在手术禁忌，应考虑手术治疗。

第六章 中医妇科病证

第一节 月经失调（月经先期、月经后期、月经先后不定期、月经过多、月经过少、经间期出血）、闭经、崩漏、痛经、绝经前后诸证、胎动不安、滑胎【掌握】

A1和A2型题

说明：为单选题，5个选项中可能同时有最佳正确答案和非错误答案，请从中选择一个最佳答案。

1. 【答案】A
【解析】这种情况多见于虚证闭经，一般而论，年逾16岁尚未行经，或已行经而又月经稀发、量少，渐至停闭，并伴腰膝酸软、头晕眼花、面色萎黄、五心烦热，或畏寒肢冷，舌淡脉弱等者，多属虚证。

2. 【答案】B
【解析】二仙汤合二至丸主治绝经前后诸证、闭经等肾阴阳两虚者。仙茅、淫羊藿、巴戟天温补肾阳；知母、黄柏滋肾坚阴；当归养血和血；二至丸中的墨旱莲、女贞子滋肝肾之阴；加何首乌补肾育阴，生龙牡滋阴潜阳敛汗。二方共奏温阳补肾，滋阴降火、潜阳敛汗之功。

3. 【答案】B
【解析】色暗红，夹小血块是血瘀型月经过少的主症。

4. 【答案】B
【解析】肝气失于疏泄，郁而化热，经前冲气偏盛，冲气夹肝热上逆，上扰心神，且肝郁更甚，气机不畅，故烦躁易怒，抑郁不乐；肝热上腾，肝热胆泄，故头晕目眩，口苦咽干；肝郁气滞，故胸胁胀满；肝强克伐脾土，故不思饮食；郁热扰于冲任，迫血妄行，故月经量多；经血为热灼，故色深红。舌红，苔黄，脉弦数，也为肝经郁热之征。治法：清肝泄热，解郁安神。

5. 【答案】C
【解析】痛经气滞血瘀证的主要证候：经前或经期小腹胀痛拒按，经血量少，行而不畅，血色紫暗有块，块下痛暂减；乳房胀痛，胸闷不舒；舌质紫暗或有瘀点，脉弦。

6. 【答案】B
【解析】月经后期肾虚证主要证候：周期延后，量少，色暗淡，质清稀，或带下清稀；腰膝酸软，头晕耳鸣，面色晦暗，或面部暗斑；舌淡，苔薄白，脉沉细。治法：补肾养血调经。方药：当归地黄饮。

7. 【答案】C
【解析】闭经痰湿阻滞证的主要证候：月经延后，经量少，色淡质黏腻，渐至月经停闭；伴形体肥胖，胸闷泛恶，神疲倦怠，纳少痰多或带下量多，色白；苔腻，脉滑。

8. 【答案】A
【解析】经期延长血瘀证，治法为活血祛瘀，理冲止血，方用桃红四物汤合失笑散。

9. 【答案】A
【解析】气虚：素体虚弱，或劳倦过度伤气，或久病大病正气受损，或肺、脾、肾的功能失常，影响气的生成，而致妇科诸疾。中气虚或肾气虚均可致冲任不固，发生月经先期、月经过多、崩漏、胎漏、乳汁自出。

10. 【答案】C
【解析】经间期出血，血色紫暗，夹有血块，小腹疼痛拒按，情志抑郁，舌紫暗或有瘀点，脉涩有力。治宜活血化瘀、理血归经，方用逐瘀止血汤。血府逐瘀汤：活血化瘀、行气止痛，主治气滞血瘀证闭经；少腹逐瘀汤：活血祛瘀、温经止痛，主治寒凝血瘀证痛经；桃红四物汤：养血活血，主治血瘀型经期延长。桂枝茯苓丸：活血、化瘀、消癥，主治血瘀型经期延长和血瘀型癥瘕。

11.【答案】E

【解析】《素问》曰："恐则气下。"中医认为"恐"为肾之志，长期恐惧或突然意外惊恐，皆能导致肾气受损。惊恐伤肾，每使气下，可致月经过多、闭经、崩漏、胎动不安、不孕。

12.【答案】E

【解析】人体是以五脏为中心的有机整体，脏腑生理功能的紊乱和脏腑气血阴阳的失调，均可导致妇产科疾病，其中关系最密切的是肾、肝、脾三脏。脾失统摄，脾气虚弱，中气不足，统摄无权，冲任不固，可出现月经过多、经期延长、崩漏、胎漏、产后恶露不绝、乳汁自出。

13.【答案】C

【解析】人体是以五脏为中心的有机整体，脏腑生理功能的紊乱和脏腑气血阴阳的失调，均可导致妇产科疾病，其中关系最密切的是肾、肝、脾三脏。肝郁化热化火，火热之邪下扰冲任血海，迫血妄行，可致月经先期、月经过多、崩漏、胎漏、产后恶露不绝。

14.【答案】C

【解析】经行身痛主要是由于素体血虚、经期或产后血虚愈甚，体不胜劳，感受寒邪所致（C对）。经行感冒可能由外寒引发，但经行感冒是指女性在经期感受外邪（不仅仅是寒邪），出现的发热恶风，头身疼痛，鼻塞流涕，或咳嗽，或咽喉痒痛等症状的疾病；它并非特指由外寒单独导致（A错）。经行头痛主要与肝火、血瘀或血虚有关，并非直接由外寒导致（B错）。带下病是指带下量明显增多，色、质、气味发生异常，或伴全身、局部症状者；其病因主要是湿邪，与外寒无直接关联（C错）。经间期出血是指两次月经之间，氤氲之时，出现周期性的少量阴道出血者；其病因主要与肾阴虚、湿热、血瘀等有关，与外寒无关（E错）。故选C。

15.【答案】B

【解析】人体是以五脏为中心的有机整体，脏腑生理功能的紊乱和脏腑气血阴阳的失调，均可导致妇产科疾病，其中关系最密切的是肾、肝、脾三脏。肾气虚，封藏失职，冲任不固，可致月经先期、月经过多、崩漏、产后恶露不绝。

16.【答案】B

【解析】督脉虚损，阴阳平衡失调，可导致闭经、崩漏、经断前后诸证、绝经妇女骨质疏松症。

17.【答案】A

【解析】痛经：本病的发生与冲任、胞宫的周期性生理变化密切相关。主要病机在于邪气内伏或精血素亏，更值经期前后冲任二脉气血的生理变化急骤，导致胞宫的气血运行不畅，"不通则痛"，或胞宫失于濡养，"不荣则痛"，故使痛经发作。

18.【答案】A

【解析】此题排除法可知A为错误选项。

19.【答案】C

【解析】湿邪分内湿、外湿。外湿多与气候环境有关，如气候潮湿，阴雨连绵，或久居湿地，或经期、产后冒雨涉水，湿邪内渗致病。湿留体内日久，又可随体质的阴阳盛衰而发生寒化或热化，导致带下、阴痒、盆腔炎等。内湿主要是由脾的运化和输布津液的功能下降引起水湿痰浊在体内蓄积停滞致病，易导致经行浮肿、经行泄泻、闭经、多囊卵巢综合征、带下病、子肿、子满、产后身痛、不孕症等病证。

20.【答案】D

【解析】崩漏常分为以下几型：血热证（实热、虚热）；肾虚证（肾阴虚、肾阳虚）；脾虚证；血瘀证。故选D。

21.【答案】D

【解析】月经18～20天一行，提示月经提前，血为热灼，故经色深红或紫红，质黏稠；热邪扰心，则心烦，面红；热甚伤津，则口干，小便短黄，大便燥结。舌红，苔黄，脉数，均为热盛于里之象。辨为阳盛血热证，治法宜清热凉血调经。

22.【答案】E

【解析】肝失条达，冲任气血郁滞，经血不利，"不通则痛"，故经期小腹胀痛拒按；冲任气滞血瘀，故经行不畅，色暗有块；肝郁气滞，经血不利，故乳房胀痛。舌紫暗，脉弦，均是气滞血瘀之候。辨为气滞血瘀型痛经，治法：行气活血，化瘀止痛。

23.【答案】D

【解析】脾气虚弱，中气不足，统摄无权，冲任不固，可出现月经过多、经期延长、崩漏、胎漏、产后恶露不绝、乳汁自出。

24.【答案】D

【解析】月经后期的辨证分型：肾虚证；血虚证；血寒证（虚寒、实寒）；气滞证；痰湿证。其中当归地黄饮是肾虚证的代表方。

25.【答案】D

【解析】阴虚失守，冲任不固，故经血非时而下；阴虚生热，虚热扰血，热迫血行，阴虚血少，则量少淋漓，质地黏稠；心烦潮热，尿黄便结，舌红，苔薄黄，脉细数，均为虚热之象。

26.【答案】A

【解析】崩漏肾阴虚证代表方为左归丸（《景岳全书》）去牛膝合二至丸。

27.【答案】D

【解析】胎漏的证型有：肾虚型；气血亏虚型；血热型；血瘀型；湿热型。

28.【答案】C
【解析】女性的特殊生理,月经周期分为四期:行经期(行经第1~5日)、经后期(周期的第6~13日)、经间期即排卵期,又称"的候""真机""氤氲"之时(周期第14~15日),以及经前期(周期第16~30日)。

29.【答案】C
【解析】崩漏的特点是周期、经期、经量均异常,而其他月经失调性疾病仅为其中之一异常,所以鉴别的要点应该是周期、经期、经量,看其是否同时异常。

30.【答案】A
【解析】阳气不足,阴寒内盛,不能温养脏腑,气血化生不足,故月经量少;阳虚不能温煦子宫,故小腹冷痛,喜暖喜按;阳虚肾气不足,外府失养,故腰膝酸冷,苔白,脉沉为虚寒之征。辨为虚寒证,治法宜温阳散寒,养血调经。方用金匮温经汤。

31.【答案】A
【解析】孕后起居不慎,或跌仆闪挫,或为劳力所伤,以致气血紊乱,气乱则胎失所载,血乱则胎失所养,是以胎元内失摄养而不固,故腰腹疼痛,胎动下坠;气血紊乱,冲任不固,故阴道下血;气耗血伤,则精神倦怠,脉滑无力。治疗法则:益气养血,固肾安胎。方用加味圣愈汤。

32.【答案】C
【解析】绝经前后诸证肾阴阳俱虚证的代表方为二仙汤合二至丸加何首乌、龙骨、牡蛎。

33.【答案】A
【解析】阳虚不能温煦子宫,故小腹冷痛、腰膝酸软,喜暖喜按;阳气不足,阴寒内盛,不能温养脏腑,气血化生不足,故月经量少;苔白,脉沉为虚寒之征。辨为阳虚内寒证。

34.【答案】E
【解析】原发性闭经是指女性年逾16岁,虽有第二性征发育但无月经来潮,或年逾14岁,尚无第二性征发育及月经。患者18周岁月经尚未初潮,故选E。

35.【答案】B
【解析】无论肝肾亏虚、阳虚、气血虚滞等何种原因,凡造成胞脉失于濡养,都属于不荣则痛。

36.【答案】E
【解析】瘀血阻滞于冲任,经间期阳气内动,与之相搏,脉络损伤,血不循经,故而经间期出血;瘀血内阻,则出血量少色紫黑、有血块;气血阻滞,则少腹两侧胀痛;瘀血阻络,气机不畅,故胸闷烦躁。辨为血瘀证,治法宜化瘀止血。

37.【答案】D
【解析】本病治疗原则重在疏肝补肾,调和冲任,患者腰膝酸软属肾虚不荣外府,经前乳房胀痛、心烦易怒,为肝郁气滞之征,故治法宜补肾疏肝。

38.【答案】A
【解析】头晕眼花为气血不能上荣之象,心悸气短,神疲肢倦为气血亏虚不能濡养心神四肢之征,故辨为气血虚弱。

39.【答案】C
【解析】月经后期血虚证,治法为补血填精、益气调经,方药为大补元煎。

40.【答案】A
【解析】月经先后无定期的发病机理主要是肝肾功能失常,冲任失调,血海蓄溢无常。

41.【答案】B
【解析】人参养荣汤是在八珍汤的基础上加减而成,是益气养血的代表方,故用于治疗闭经气血虚弱证。

42.【答案】C
【解析】经期抑郁,情绪不宁,胸闷胁胀为肝郁血虚之象,不思饮食可见脾胃虚弱,舌苔薄腻,脉弦细为肝郁脾虚之舌脉,治宜疏肝解郁,养血健脾,故用逍遥散。

43.【答案】E
【解析】痛经阳虚内寒证的主要证候:经期或经后小腹冷痛,喜按,得热则舒,经量少,经色暗淡,腰腿酸软,小便清长,舌淡胖、苔白润,脉沉。

44.【答案】A
【解析】闭经气滞血瘀证的主要证候:月经停闭不行,胸胁、乳房胀痛,精神抑郁,少腹胀痛拒按,烦躁易怒,舌紫暗,有瘀点,脉沉弦而涩。

45.【答案】D
【解析】素体虚弱,或房事所伤,或经期、产后不洁,湿毒秽浊之邪乘虚而入,侵及冲任、胞宫,日久瘀结,血不归经,故阴道出血,量少,淋漓不断。湿毒内蕴,下注冲任,夹杂色带下,恶臭,小腹疼痛,湿邪黏腻,致低热起伏,神疲,形体消瘦;舌质暗,苔白腻,脉细弱,均是湿邪之证。本证注意E选项的鉴别。

46.【答案】D
【解析】经间期出血血瘀证的主要证候:经间期出血量少或多少不一,色紫黑或有血块,少腹两侧或一侧胀痛或刺痛;情志抑郁,胸闷烦躁;舌紫暗或有瘀点,脉细弦。故其月经特点是:经间期出血,色紫黑,或有血块。

47.【答案】E
【解析】证候分析:风热相搏,邪郁肌腠,经前冲气偏盛,气热相加,风热内动,则身起红色风团,瘙痒异常,感风遇热尤甚;热伏冲任,迫血妄行，故月经多提前，量多色红；热甚伤津，口干喜饮，尿黄便结。舌红苔黄，脉浮数，均为风热内盛之象。

48.【答案】C
【解析】闭经阴虚血燥证的证候：月经初潮来迟，或月经后期量少，渐至闭经；头晕耳鸣，腰膝酸软，或足跟痛，手足心热，甚则潮热盗汗，心烦少寐，颧红唇赤；舌红，苔少或无苔，脉细数。

49.【答案】D
【解析】素体血虚，营阴不足，血虚生风，经行时阴血愈虚，风胜则痒，可出现以经行风疹频发，瘙痒难忍，入夜尤甚，月经多推迟、量少色淡、面色淡白或萎黄，唇、甲淡白，头晕眼花，心悸多梦，手足发麻，舌淡，脉细等为常见症的经行风疹块证候。治用当归饮子养血祛风止痒。当归饮子由四物汤合荆芥、防风、黄芪、白蒺藜、何首乌、甘草组成。方中用四物汤、何首乌养血润燥，荆芥、防风、白蒺藜疏血中之风以止痒，黄芪、甘草益气固表，扶正祛邪，共奏养血祛风止痒之功效。

50.【答案】B
【解析】月经过多患者可见月经量明显增多，或超过80mL，月经周期、经期一般正常。

51.【答案】B
【解析】经间期出血需与月经先期、月经过少、赤带相鉴别。

52.【答案】B
【解析】瘀阻冲任，新血不能归经而妄行，故经量增多；瘀血凝结，故色暗有块；瘀阻冲任，"不通则痛"，故腹痛，舌暗，脉涩，亦为瘀血阻滞之征。治法：活血化瘀止血。方药：失笑散加减。

53.【答案】D
【解析】痛经肾气亏损证的代表方为益肾调经汤。

54.【答案】A
【解析】素体虚弱，或劳倦过度，损伤脾气，中气不足，冲任不固，不能制约经血，以致经期延长。治宜补气升提、固冲调经，方用举元煎加阿胶、艾叶、乌贼骨。

55.【答案】E
【解析】口为胃之门户。胃热炽盛，熏蒸于上，则口舌生疮，口臭口干。热盛灼伤津液，则尿黄便结。苔黄厚，脉滑数，均为胃热炽盛之象，治宜清胃泻火，方用凉膈散（《和剂局方》）。本题容易被B、D选项干扰。本证没有胃阴虚症状。

56.【答案】A
【解析】脾肾阳虚，水湿泛溢，则见四肢浮肿。脾虚失运，则纳减腹胀，大便稀溏。腰为肾府，肾虚则腰膝酸软。脾肾虚损，经血失固，则经行量多，色淡红质薄。舌淡苔白腻，脉沉缓或濡细，乃为阳虚不足之候。治宜温肾化气、健脾利水，方用肾气丸合苓桂术甘汤。本题易被选项干扰，本病除了温补脾肾阳外，还要利水消肿。

57.【答案】C
【解析】月经后期虚寒证的主要证候：月经延后，量少，色淡红，质清稀，小腹隐痛，喜暖喜按；腰酸无力，小便清长，大便稀溏；舌淡，苔白，脉沉迟或细弱。

58.【答案】B
【解析】痛经气血虚弱主要证候：经期或经后小腹隐痛喜按，月经量少，色淡质稀，神疲乏力，头晕心悸，失眠多梦，面色苍白，舌淡，苔薄，脉细弱。

59.【答案】C
【解析】经断复来见于老年女性，其已经经历了经、孕、产、乳等伤阴血的阶段，年届七七，肾气虚，天癸竭，太冲脉衰少，地道不通，经水断绝。当进入老年期，肾水阴虚逐渐影响他脏，或脾虚肝郁冲任失固或湿热下注、湿毒瘀结损伤冲任以致经断复行。故经断复行可辨证分为脾虚肝郁证、湿热下注证、血热证和肾阴虚证等。

60.【答案】C
【解析】痛经湿热蕴结型的主要证候：经前或经期小腹灼痛拒按，痛连腰骶，或平时小腹痛，至经前疼痛加剧，经量多或经期长，经色紫红，质稠或有血块，平素带下量多，黄稠臭秽，或伴低热，小便黄赤，舌红，苔黄腻，脉滑数或濡数。治疗法则：清热除湿，化瘀止痛。方药：清热调血汤。本题易错选A选项，A选项功效为清泻肝胆实火，清利肝经湿热。

61.【答案】C
【解析】素体血虚，或大病久病后，以致气血两虚，经行时阴血下注胞中，气随血泄，肢体百骸缺乏营血灌溉充养，经脉失养不荣而身痛。治宜养血益气、柔筋止痛，方用当归补血汤加白芍、鸡血藤、丹参、玉竹。本题易被E选项干扰，芎归胶艾汤能养血止血、调经安胎，主治妇人冲任虚损证。

62.【答案】B
【解析】崩漏的主要病机是冲任损伤，不能制约经血。

63.【答案】A
【解析】素体阴血不足，经行或经后，阴血下注，营阴益虚，阴虚内热则潮热有时，阴不敛阳则五心烦热。阴血不足则月经量少，色红。颧红、烦躁少寐为虚热上扰之征。舌红少苔，脉细数均为虚热之象。本题容易被D选项干扰，肾虚分肾气虚、肾阴虚、肾阳虚三种分型，本题选A选项更准确。

64.【答案】E

【解析】根据证候可辨为气虚证。主要证候：行经量多，色淡红，质清稀；神疲体倦，气短懒言，小腹空坠，面色㿠白；舌淡，苔薄，脉细弱。

65.【答案】C

【解析】阴虚火旺，火热乘心，则经期口舌糜烂。阴津不能上乘，则口燥咽干。阴虚不能敛阳，则五心烦热。内热灼津伤液，则尿少色黄。舌红苔少，脉细数，均为阴虚内热之征。治宜滋阴清热，方用知柏地黄丸或上下相资汤。本题可用排除法，两地汤：养阴清热、凉血调经，主治月经先期之阴虚血热证。六味地黄丸：滋补肝肾，主治肝肾阴虚证。玉女煎：清胃热、滋肾阴，主治胃热阴虚证。清胃散：清胃凉血，用于胃火牙痛。

66.【答案】B

【解析】闭经寒凝血瘀型主要证候：经闭数月，小腹冷痛拒按，得热痛缓，形寒肢冷，面色青白，舌紫暗，苔白，脉沉紧。治疗法则：温经散寒，活血调经。方药：温经汤。本题容易错选E选项，E选项举元煎功效为益气升提。

67.【答案】E

【解析】闭经气滞血瘀证的主要证候：月经停闭不行，胸胁、乳房胀痛，精神抑郁，少腹胀痛拒按，烦躁易怒；舌紫暗，有瘀点，脉沉弦而涩。治法：理气活血，祛瘀通经。本题容易错选B选项，B选项多伴有头晕耳鸣、腰酸腿软等肾虚症状。

68.【答案】A

【解析】本题主要考查痛经肾气亏损证的主要证候。本题容易错选C选项，C选项多伴有腹胀纳少、肢体倦怠、神疲乏力、少气懒言等症状。

69.【答案】B

【解析】瘀血阻于冲任，新血难安，故经行量多；瘀血内结，故经色紫暗有块；瘀阻胞脉，"不通则痛"，故经行腹痛，或平时小腹胀痛。舌紫暗或有瘀点，脉涩有力，为血瘀之征。治宜活血化瘀、固冲止血。方用桃红四物汤加三七、茜草或失笑散加益母草、三七、茜草。本题容易被A、C、D选项干扰，本病偏血瘀，气滞证不明显，肝气郁结证也不明显。

70.【答案】C

【解析】素体虚弱，卫阳不固，经行气血更虚，风寒之邪乘虚侵袭肌表腠理，不得宣散，皮毛闭塞，风寒束表，而出现一系列风寒表证，故用荆穗四物汤解表散寒、和血调经。

A3和A4型题

说明：为共用题干单选题，考题是以一个共同题干的临床案例出现，请从中选择一个最佳答案。

1.【答案】B

【解析】根据患者表现，可辨为月经过少，质黏腻、白带量多，形体肥胖，胸闷，呕恶，舌淡、苔白腻，脉滑为痰湿阻滞之象。

2.【答案】A

【解析】月经过少痰湿型代表方：苍附导痰丸。

3.【答案】D

【解析】月经过少痰湿型治法：化痰燥湿调经。

4.【答案】A

【解析】寒客胞宫，血为寒凝，瘀滞冲任，血行不畅，故经前小腹冷痛；寒得热化，瘀滞暂通，故得热痛减；寒凝血瘀，冲任失畅，可见经色暗有血块；寒邪内盛，阻遏阳气，故畏寒肢冷，面色青白。舌暗，苔白，脉沉紧，均为寒凝血瘀之候。故治宜温经散寒，化瘀止痛，用少腹逐瘀汤治疗。

5.【答案】D

【解析】同第4题【解析】。

6.【答案】B

【解析】本病患者证属寒凝血瘀。患者因寒凝气闭，则见四肢冰凉、冷汗淋漓，加附子、细辛回阳散寒。

第二节 异位妊娠【熟悉】

A1和A2型题

说明：为单选题，5个选项中可能同时有最佳正确答案和非错误答案，请从中选择一个最佳答案。

1.【答案】E

【解析】腹腔镜检查是异位妊娠诊断的金标准，而且可以在确诊的同时行镜下手术治疗。

2.【答案】E

【解析】异位妊娠血 hCG 为阳性，黄体破裂、卵巢囊肿蒂扭转则为阴性。

3.【答案】C

【解析】患者为育龄女性，停经 6 周，突发下腹痛 3 小时。血压 86/56mmHg，心率 102 次 / 分。妇科检查：阴道后穹隆饱满，触痛，宫颈举痛，盆腔触诊不满意。考虑诊断异位妊娠破裂出血，阴道后穹隆穿刺抽出不凝血，即可诊断。

4.【答案】D

【解析】患者停经、腹痛、阴道流血，再依据 B 超血 hCG 可初步考虑为异位妊娠。

5.【答案】C

【解析】异位妊娠与黄体破裂的鉴别主要依靠血 hCG 检查异位妊娠血 hCG 为阳性，黄体破裂血 hCG 为阴性。

6.【答案】E

【解析】患者因脾虚运化失司，湿邪下注，损伤任带，而见带下量多、色白、质稀等症，治宜健脾益气，升阳除湿；完带汤补脾疏肝，化湿止带，可用于脾虚湿浊带下，故选此方。金匮肾气丸和内补丸主治肾阳虚证，知柏地黄丸主治阴虚夹湿热证。

7.【答案】A

【解析】治则应下胎益母，化瘀消癥杀胚。故选 A。代表方为宫外孕 I 号方。

8.【答案】E

【解析】异位妊娠的主要临床表现：下腹痛、阴道流血、晕厥与休克、腹部包块。

A3和A4型题

说明：为共用题干单选题，考题是以一个共同题干的临床案例出现，请从中选择一个最佳答案。

1.【答案】E

【解析】根据患者停经史、尿妊娠试验阳性、B 超显示宫内妊娠，可诊断该患者现为妊娠期，见阴道少量流血，伴腰酸、腹痛下坠，则为肾虚冲任不固、胎失所养而引起的胎动不安、胎漏。

2.【答案】A

【解析】根据患者表现，应为肾虚冲任不固，胎失所养而引起的胎动不安、胎漏。肾虚髓海不足，脑失所养，故见头晕耳鸣；肾虚膀胱失约，故小便频数，夜尿多。

3.【答案】A

【解析】患者为肾虚冲任不固，胎失所养而引起的胎动不安、胎漏。治宜固肾安胎，佐以益气。寿胎丸主治滑胎及防治流产的代表方，故选此方。

4.【答案】C

【解析】患者证属肾虚，小腹下坠为气虚不摄引起，故加黄芪、升麻益气升提，固摄胎元。

第三节 产后恶露不尽、产后腹痛、产后发热、缺乳【了解】

A1和A2型题

说明：为单选题，5个选项中可能同时有最佳正确答案和非错误答案，请从中选择一个最佳答案。

1.【答案】C

【解析】产后病的治疗原则：应根据亡血伤津、元气受损、瘀血内阻、多虚多瘀的特点，本着"勿拘于产后，亦勿忘于产后"的原则，结合病情进行辨证论治。

2.【答案】C

【解析】产后过劳可导致恶露不绝、缺乳和子宫脱垂。

3.【答案】D

【解析】人体是以五脏为中心的有机整体，脏腑生理功能的紊乱和脏腑气血阴阳的失调，均可导致妇产科疾病，其中关系最密切的是肾、肝、脾三脏。脾失健运：脾气素虚，或饮食不节、劳倦过度伤脾，或木郁侮土，脾气虚弱，健运失常，气血生化不足而脾虚血少，冲任失养，血海不盈，可出现月经后期、月经过少、闭经、胎萎不长、缺乳。

4.【答案】E

【解析】肝郁化热化火，火热之邪下扰冲任血海，迫血妄行，可致月经先期、月经过多、崩漏、胎漏、产后恶露不绝。

5.【答案】B

【解析】乳汁自出的主要病机为胃气不固，气虚失摄；或肝经郁热，迫乳外溢。

6. 【答案】B

【解析】产后胞宫、胞脉空虚，寒邪乘虚而入，血为寒凝，结而成瘀；或七情内伤，气滞而血瘀，瘀阻冲任，血不归经，以致恶露淋漓不尽。

7. 【答案】A

【解析】各种原因导致的血虚，致冲任血海匮乏不能由满而溢，或失于濡养，可发生月经后期、月经过少、闭经、痛经、妊娠腹痛、胎动不安、滑胎、胎萎不长、缺乳、产后身痛、产后血劳、不孕。

8. 【答案】D

【解析】产后瘀血内阻，营卫不通，阴阳失和，则寒热时作；瘀血内停，阻滞胞脉，则恶露量少，色紫暗有块；胞脉瘀阻不通，则腹痛拒按。舌紫暗，脉弦涩有力，为血瘀之征。辨为血瘀型产后发热，治法活血祛瘀、和营除热，代表方为生化汤。

9. 【答案】A

【解析】新产血室正开，百脉俱虚，邪毒乘虚内侵，损及胞宫、胞脉，正邪交争，致令发热恶寒，高热寒战；邪毒与血相搏，结而成瘀，胞脉阻滞，则小腹疼痛拒按，恶露色紫暗；热迫血行则量多，热与血结则量少；热毒熏蒸，故恶露质如败酱，其气臭秽；热为阳邪，灼伤津液则大便秘结。舌红，苔黄脉数有力，为毒热内盛之征。辨为感染邪毒型产后发热，治法清热解毒、凉血化瘀。

10. 【答案】C

【解析】血虚型产后腹痛主要证候：产后小腹隐隐作痛，数日不止，喜按喜揉，恶露量少，色淡红，质稀无块；面色苍白，头晕眼花，心悸怔忡，大便干结；舌淡，苔薄白，脉细弱。色暗不畅是血瘀证的主要证候。

11. 【答案】D

【解析】肠宁汤主治血虚肠燥之产后腹痛。方中当归补血和营、活血行滞，既补虚又止痛；熟地黄、阿胶滋阴养血，以助当归补养阴血而调理冲任；麦冬养阴润燥；人参、山药、甘草补气健脾，以资阴血之生化；续断补肾养肝，强壮腰膝；肉桂温通血脉，散寒止痛。诸药合用，共奏补益气血、温行止痛之效，使血气旺盛，冲任得养，则诸症可除。

12. 【答案】C

【解析】恶露色紫红、有臭味、面潮红、口燥咽干、舌红脉数均为热邪入血分、热邪伤津之征。

13. 【答案】C

【解析】产后发热外感风寒的代表方为荆穗四物汤加苏叶。

14. 【答案】D

【解析】产后发热总的发病机制即阴血骤虚，阳易浮散。产后1~2日内，由于产妇阴血骤虚，营卫暂时失于调和，常有轻微的发热，不兼有其他症状者，属生理性发热，一般能在短时间内自退。亦有在产后3~4日泌乳期间有低热，俗称"蒸乳"，也非病态，在短期内会自然消失。

15. 【答案】D

【解析】产后气血耗伤，血室正开，产时接生不慎，或产后护理不洁或不禁房事致使邪毒乘虚而入，稽留于冲任、胞脉，正邪交争因而发热。

A3和A4型题

说明：为共用题干单选题，考题是以一个共同题干的临床案例出现，请从中选择一个最佳答案。

---

1. 【答案】A

【解析】因产后耗气伤血，冲任血虚，子宫失养，"不荣则痛"，故小腹隐痛，喜揉按；血虚津亏，肠道失于濡养，故大便干结。舌淡，脉细均为血虚之征。辨为气血亏虚证，治宜补益气血。

2. 【答案】B

【解析】产后腹痛气血亏虚型代表方为肠宁汤，故选B。

第四节 阴痒、不孕症、癥瘕、带下病、子宫脱垂、阴疮【熟悉】

A1和A2型题

说明：为单选题，5个选项中可能同时有最佳正确答案和非错误答案，请从中选择一个最佳答案。

---

1. 【答案】B

【解析】肾阴不足，相火偏旺，损伤血络，复感湿热之邪，伤及任带二脉，故带下量多，色赤白相兼，质稠，有臭气；腰为肾之府，肾阴虚则腰酸腿软。舌红，苔黄腻，脉细数，均为阴虚夹湿热之征，治宜滋肾养阴，清热利湿。

2.【答案】A

【解析】阴疮是指阴户生疮，结块红肿，热痛，或化脓腐烂，黄水淋沥，甚至溃疡如虫蚀，或者肿块位于阴道边侧，如有蚕茧。相当于西医学的外阴溃疡、前庭大腺炎、前庭大腺囊肿。

3.【答案】B

【解析】痰湿内结，阻于胞宫、胞脉、冲任，积久成块，痰湿内聚，故其包块不坚；痰湿蕴塞，冲任气血运行不畅，故见月经量少、质黏稠、夹血块；痰湿下聚，任带失约，故见带下量多，色白质黏稠。舌暗淡，边见瘀点或瘀斑，苔白腻，脉弦滑或沉滑，均为痰湿瘀阻之象。故治宜化痰除湿，活血消癥。

4.【答案】D

【解析】脾气虚弱，运化失司，湿邪下注，损伤任带，使任脉不固，带脉失约，而为带下量多；脾虚中阳不振，则神疲肢倦，四肢不温；脾虚失运，则纳少便溏。舌淡胖，苔白腻，脉缓弱，均为脾虚湿阻之征。

5.【答案】E

【解析】带下量多色黄或黄绿，质脓性黏稠，有臭气，或如泡沫状，或豆渣状，为湿热下注。

6.【答案】A

【解析】阴痒：肾精亏损证，阴部干涩，奇痒难忍，或阴部皮肤变白，增厚或萎缩，皲裂破溃，五心烦热，头晕目眩，时有烘热汗出，腰酸腿软，舌红，苔少，脉弦细而数。

7.【答案】D

【解析】癥与瘕，按其病变性质有所不同。癥，坚硬成块，固定不移，推揉不散，痛有定处，病属血分；瘕，积块不坚，推之可移，痛无定处，病属气分。

8.【答案】A

【解析】外湿多与气候环境有关，如气候潮湿，阴雨连绵，或久居湿地，或经期、产后冒雨涉水，湿邪内渗致病。湿留体内日久，又可随体质的阴阳盛衰而发生寒化或热化，易产生带下、阴痒等病证。

9.【答案】C

【解析】癥与瘕，按其病变性质有所不同。癥，坚硬成块，固定不移，推揉不散，痛有定处，病属血分；瘕，积块不坚，推之可移，痛无定处，病属气分。

10.【答案】D

【解析】湿为阴邪，其性黏滞，患部重着，病情缠绵；湿性趋下，易袭阴位。湿邪致病，也有内湿、外湿之分，外湿多与气候环境有关，如气候潮湿，阴雨连绵，或久居湿地，或经期、产后冒雨涉水，湿邪内渗致病。湿留体内日久，外湿致病，导致带下、阴痒或盆腔炎等。

11.【答案】B

【解析】妇女下腹有结块，或胀，或满，或痛者，称为"癥瘕"。癥与瘕，按其病变性质有所不同。癥，坚硬成块，固定不移，推揉不散，痛有定处，病属血分；瘕，痞满无形，时聚时散，推揉转动，痛无定处，病属气分。

12.【答案】C

【解析】癥者，坚硬成块，固定不移，痛有定处，病属血分；瘕者，积块不坚，推之可移，痛无定处，病属气分。本病发病初期以实邪为主，中期以邪实正虚为主，后期以正虚为主，治疗原则是活血化瘀，软坚散结。本病常致妇女月经或带下异常，甚至影响生育。

13.【答案】E

【解析】前四个选项均为女性生理性白带增多，不属于病态。

14.【答案】B

【解析】人体是以五脏为中心的有机整体，脏腑生理功能的紊乱和脏腑气血阴阳的失调，均可导致妇产科疾病，其中关系最密切的是肾、肝、脾三脏。肝经湿热：肝郁乘脾，脾失健运，湿从内生，湿郁化热，湿热之邪下注任、带，使任脉不固，带脉失约，可发生带下病、阴痒。湿热蕴结胞中，或湿热瘀结，阻滞冲任，冲任不畅，发生不孕、癥瘕等。

15.【答案】D

【解析】内寒，是机体阳气虚衰，命火不足，或阴寒之气不散，故内寒的产生与脾肾阳虚关系最大。内寒致病常导致闭经、月经后期、痛经、带下病、子肿、宫寒不孕。

16.【答案】C

【解析】妇女下腹有结块，或胀，或满，或痛者，称为"癥瘕"。癥与瘕，按其病变性质有所不同。癥，坚硬成块，固定不移，推揉不散，痛有定处，病属血分；瘕，痞满无形，时聚时散，推揉转动，痛无定处，病属气分。

17.【答案】E

【解析】脾气虚弱，中气不足，统摄无权，冲任不固，可出现月经过多、经期延长、崩漏、胎漏、产后恶露不绝、乳汁自出、子宫脱垂。

18.【答案】E

【解析】癥瘕痰湿瘀结证的证候表现：下腹结块，触之不坚，固定难移，经行量多，淋漓难净，经间带下增多；胸脘痞闷，腰腹疼痛；舌体胖大，紫暗，有瘀斑、瘀点，苔白厚腻，脉弦滑或沉滑。E为气滞证的主要证候。

19.【答案】B

【解析】启宫丸药物组成：川芎、白术、半夏曲、香附、茯苓、神曲、橘红、甘草。主治妇人体肥痰盛，子宫脂满，不能孕育者，故选B。

20.【答案】A

【解析】肾阴亏虚，冲任血海匮乏，胞宫失养，故致不孕；精血不足，则月经量少；腰为肾之府，肾虚则腰膝酸软；阴虚血少，清窍失荣，血不养心，故头晕眼花，失眠；阴虚火旺，故五心烦热，以上均为肾阴虚之象。治宜滋阴养血，调冲益精。

21.【答案】D

【解析】带下色黄、小便黄、脉数为热邪内蕴之象；带下黏稠、胸闷口腻、脉濡为湿邪阻滞之征；辨为湿热证。

22.【答案】B

【解析】失眠多梦多由阴虚导致。

23.【答案】E

【解析】脾气虚弱，运化失司，湿邪下注，损伤任带，使任脉不固，带脉失约，而为带下量多；脾虚中阳不振，则面色萎黄，四肢不温。舌淡胖，苔白腻，脉缓弱，均为脾虚湿阻之征。治宜健脾益气，升阳除湿。

24.【答案】A

【解析】从未妊娠者为原发性不孕，称为全不产；曾有过妊娠者继而未避孕2年以上未孕者为继发性不孕，称为断绪。

25.【答案】B

【解析】湿热型带下病中，带下色黄或赤白相兼，质稠，有臭气，阴部灼热感，B项不符，故选。

26.【答案】D

【解析】湿热之邪，伤及任带二脉，故带下量多，色黄，质稠，有臭气，湿热内蕴阻滞气机，则胸闷；舌红，苔黄腻，脉濡数，均为湿热之征。

A3和A4型题

说明：为共用题干单选题，考题是以一个共同题干的临床案例出现，请从中选择一个最佳答案。

1.【答案】B

【解析】带下量多色黄，黏稠，有臭味；口苦口腻，小便短赤；舌红，苔黄腻，脉滑数为一派湿热内蕴之征。

2.【答案】A

【解析】湿热内蕴，治宜清热利湿止带。

3.【答案】E

【解析】带下过多湿热下注型代表方为止带方。

4.【答案】A

【解析】根据患者见症可辨为湿毒蕴结型带下过多，治法：清热解毒，利湿止带。方药：五味消毒饮加土茯苓、薏苡仁、黄柏、茵陈。

5.【答案】C

【解析】患者见症可辨为湿毒蕴结型带下过多，治法：清热解毒，利湿止带。方药：五味消毒饮加土茯苓、薏苡仁、黄柏、茵陈。

第五节 中医妇科发展中的主要学术流派及著名医家的学术观点【了解】

A1和A2型题

说明：为单选题，5个选项中可能同时有最佳正确答案和非错误答案，请从中选择一个最佳答案。

1.【答案】B

【解析】东汉张仲景所著《金匮要略》是现存中医古籍中最早设妇科专篇的医著。

2.【答案】B

【解析】张介宾，明代医学家，其总结前人及毕生经验，博采众说，于晚年写成《景岳全书》。其学术观点"阳非有余，阴常不足"是张介宾对人体阴阳状态的著名观点，强调阴阳相互为用，相互转化。

3.【答案】C

【解析】《邯郸遗稿》，妇产科著作。不分卷。明代赵献可（养葵）撰。撰年不详。赵氏于前人基础上倡命门学说，并用之于女科。认为妇女诸病，多因肝、脾、肾三脏机能失调所致，与命门水火盛衰之关系尤为密切；又谓命门为人体生命之根本，命门有主宰妇女发育、生殖之功能。故治疗偏重壮肾益脾，选方多以六味、八味、补中益气、六君为主，学术上有所创见。

4.【答案】B

【解析】《达生篇》六字真言：一曰睡；二曰忍痛；三曰慢临盆。

5.【答案】A

【解析】女子七岁，肾气盛，齿更发长；二七而天癸至，任脉通，太冲脉盛，月事以时下，故有子；三七，肾气平均，故真牙生而长极；四七，筋骨坚，发长极，身体盛壮；五七，阳明脉衰，面始焦，发始堕；六七，三阳脉衰于上，面皆焦，发始白；七七，任脉虚，太冲脉衰少，天癸竭，地道不通，故形坏而无子也。

6.【答案】B

【解析】《景岳全书》的作者是张景岳。

7.【答案】C

【解析】战国时代成书的我国现存的第一部医学巨著《黄帝内经》，确定了中医学的理论基础，同时提出了妇女的解剖、月经生理、妊娠诊断等基本理论，还初步论述了一些妇科疾病的病理。

8.【答案】C

【解析】《经效产宝》作者为唐代昝殷。该书主张妊娠期以养胎、保胎为要，治疗上重视调理气血、补益脾肾。本书是我国现存的第一部产科专著。

第七章 妇科急症诊疗与处理

异位妊娠、黄体破裂、卵巢囊肿蒂扭转【掌握】

A1和A2型题

说明：为单选题，5个选项中可能同时有最佳正确答案和非错误答案，请从中选择一个最佳答案。

1. 【答案】C
   【解析】约占异位妊娠的95%。
2. 【答案】C
   【解析】输卵管妊娠破裂多数病例有短期停经史，出血过多时，腹部叩诊常有移动性浊音，当腹腔出血较多时，可出现面色苍白、脉搏快而细弱、心率增快和血压下降等休克表现。输卵管妊娠流产或破裂者，阴道后穹隆饱满，有触痛。将宫颈轻轻上抬或向左右摆动时引起剧烈疼痛，称为宫颈举痛或摇摆痛，此为输卵管妊娠的主要体征之一。异位妊娠时，体内hCG水平较宫内妊娠低，但超过99%的异位妊娠患者hCG呈阳性，极少数陈旧性异位妊娠可表现为阴性结果。
3. 【答案】E
   【解析】输卵管妊娠化学药物治疗指征不以停经日期来衡量，而主要考虑包块大小、血β-hCG值高低等。化疗必须用于异位妊娠确诊和排除宫内妊娠的患者。符合下列条件可采用此法：①无药物治疗的禁忌证；②输卵管妊娠未发生破裂；③妊娠囊直径＜4cm；④血hCG＜2000U/L；⑤无明显内出血。
4. 【答案】D
   【解析】本例为输卵管妊娠破裂，输液与手术两者必须同时进行。不剖腹探查不能止血，输血再多也纠正不了休克征象。
5. 【答案】A
   【解析】内出血不多，输卵管妊娠流产的可能性最大。
6. 【答案】D
   【解析】本例应诊断为输卵管妊娠破裂型，根据病情应予剖腹探查为宜。
7. 【答案】C
   【解析】此例应诊断为输卵管妊娠破裂。经阴道后穹隆穿刺抽出暗红不凝血液表明有腹腔积血能协助诊断。
8. 【答案】E
   【解析】本例考虑诊断为输卵管妊娠破裂，此辅助诊断方法是为证实有腹腔内出血。
9. 【答案】A
   【解析】急性输卵管妊娠破裂或流产手术应遵循的原则：尽快钳夹出血处，切除或保留患侧输卵管。
10. 【答案】C
    【解析】本例为输卵管妊娠破裂，诊断性刮宫无助于诊断。
11. 【答案】A
    【解析】本例可能为异位妊娠破裂型，基础体温测定无助于诊断异位妊娠。
12. 【答案】A
    【解析】本例有停经后腹痛，检查宫颈举痛明显，后穹隆饱满且有触痛，子宫漂浮感，提示腹腔有内出血，多考虑输卵管妊娠破裂型。

A3和A4型题

说明：为共用题干单选题，考题是以一个共同题干的临床案例出现，请从中选择一个最佳答案。

1. 【答案】E
   【解析】已婚妇女（生育期），停经48天（妊娠6+6周），阴道少量流血1天，今晨无原因出现下腹剧痛，伴恶心、呕吐及一过性晕厥（异位妊娠典型症状）。查体：面色苍白，血压 60/40mmHg（正常值：90～140/60～90mmHg，降低，休克表现），脉搏 120 次 / 分（正常值：60～100 次 / 分，增快），提示失血性休克。根据病史及血压、脉搏等生命体征，本例应诊断为：异位妊娠破裂，休克。体征：患侧下腹有明显压痛及反跳痛，轻度肌紧张；出血多时可见腹部膨隆，全腹压痛和反跳痛，但压痛仍以输卵管处为甚，移动性浊音阳性。内出血的量较多，所以移动性浊音应为（+）。

2.【答案】C

【解析】根据患者的年龄、临床表现，以及体格检查可初步诊断为输卵管妊娠破裂。阴道后穹隆穿刺对疑有腹腔内出血的患者是一种简单可靠的诊断方法。腹腔内出血最易积聚于直肠子宫陷凹，即使血量不多，也能经阴道后穹隆穿刺抽出血液。抽出暗红色不凝血液，说明有腹腔积血存在。

C 型题

说明：为案例分析题，考题是以一个共同题干的临床案例出现，其中有一个或多个答案。

1.【答案】BCG

【解析】患者右下腹部疼痛，伴恶心，不排除阑尾炎可能，现为月经第 25 天，宫颈糜烂样改变、轻举痛，右侧附件触痛，也不排除卵巢肿瘤扭转、黄体破裂可能。

2.【答案】A

【解析】超声检查，卵巢囊肿超声检查能测知肿块的部位、大小、形态及性质，提示肿瘤囊性或实性，良性或恶性，并可与其他疾病鉴别，对卵巢肿瘤的诊断有重要意义。

3.【答案】D

【解析】此题考虑为卵巢黄体囊肿，为良性肿瘤，未破裂则保守治疗；若破裂，部分出血量少者可在短期内吸收，而腹痛症状也会逐渐缓解。如出血量较大、血压变化较明显者应积极采取手术治疗。卵巢瘤样病变：滤泡囊肿和黄体囊肿最常见，多为单侧，壁薄，直径≤8cm，观察或口服避孕药 2～3 个月，可自行消失；若肿块持续存在或增大，卵巢肿瘤的可能性较大，所以最佳答案选 D。

4.【答案】B

【解析】B 超显示右卵巢 6cm 囊实性、壁厚、腔内面团样物且有强回声的肿块，提示"卵巢畸胎瘤"。为恶性肿瘤；必要时作冰冻切片组织学检查以明确诊断。恶性肿瘤患者术后应根据其组织学类型、细胞分化程度、手术病理分期和残余灶大小决定是否接受辅助性治疗，化疗是主要的辅助治疗。

第八章 相关妇科疾病

第一节 子宫肌瘤、前庭大腺炎【掌握】

A1和A2型题

说明：为单选题，5个选项中可能同时有最佳正确答案和非错误答案，请从中选择一个最佳答案。

1.【答案】B
【解析】子宫肌瘤的常见症状：经量增多，经期延长为最常见症状；还有下腹部包块，白带增多，压迫症状，以及小腹坠胀等。

2.【答案】D
【解析】子宫肌瘤症状多与肌瘤部位、有无变性相关，与肌瘤大小、数目关系不大。

3.【答案】B

【解析】滴虫性阴道炎主要通过性行为传播，故性伴侣应同时进行治疗。

4.【答案】A
【解析】外阴阴道假丝酵母菌病阴道分泌物多为白色稠厚呈豆腐渣样；细菌性阴道病分泌物多为白色，均匀一致，稀薄，有腥臭味；滴虫性阴道炎的分泌物多为稀薄脓性，黄绿色泡沫状，有腥臭味；萎缩性阴道炎可有脓血性白带。

A3和A4型题

说明：为共用题干单选题，考题是以一个共同题干的临床案例出现，请从中选择一个最佳答案。

1.【答案】A
【解析】根据患者基本临床表现会阴部红、肿、热、痛及检查提示为前庭大腺炎，本病主要由葡萄球菌、大肠埃希菌、链球菌、肠球菌引起，治疗应根据病原体首选抗生素。当脓肿形成时，需切开引流及造口术，并放置引流条。

2.【答案】C
【解析】前庭大腺炎主要由葡萄球菌、大肠埃希菌、链球菌、肠球菌引起。

3.【答案】A
【解析】前庭大腺炎主要由葡萄球菌、大肠埃希菌、链球菌、肠球菌引起，治疗应根据病原体首选抗生素。

4.【答案】E
【解析】前庭大腺炎治疗应根据病原体首选抗生素。当脓肿形成时，需切开引流及造口术，并放置引流条。

C型题

说明：为案例分析题，考题是以一个共同题干的临床案例出现，其中有一个或多个答案。

1.【答案】AFH
【解析】超声检查可帮助明确是否为子宫肌瘤。若进一步明确子宫肌瘤的分型，需行宫腔镜检查，了解是否为子宫黏膜下肌瘤及具体型别，以指导手术治疗方式。患者长期经量增多，需行血常规分析以明确是否伴有贫血。

2.【答案】ABCDFG
【解析】略。

3.【答案】BF
【解析】此题需了解子宫肌瘤手术处理的相关内容。纠正贫血后再行手术治疗，子宫增大且大于妊娠3个月有手术指征，有生育要求可选择腹腔镜或开腹手术保留子宫，术中快速病理回报子宫肌瘤的恶性变程度，若核分裂象增多通常提示细胞增殖活跃，有恶性转化的风险，不应轻易保留子宫；若病理显示肌细胞消失，为均匀透明无结构区，提示子宫肌瘤发生了玻璃样变性，玻璃样变性是良性的，可保留子宫。

第二节　阴道炎、宫颈炎、盆腔炎【掌握】

A1和A2型题

说明：为单选题，5个选项中可能同时有最佳正确答案和非错误答案，请从中选择一个最佳答案。

1.【答案】C

【解析】诊断盆腔炎的最低标准是：性活跃的年轻女性或者具有性传播疾病的高危人群，若出现下腹痛，并可排除其他引起下腹痛的原因，检查有宫颈举痛或子宫压痛或附件区压痛，即可给予经验性抗生素治疗。盆腔炎性疾病诊断48小时内及时用药将明显降低后遗症的发生，根据药敏试验选用抗生素较合理，但通常需在实验室结果前即给予抗生素治疗，因此初始治疗往往根据经验选择抗生素；腹腔镜检查对轻度输卵管炎的诊断准确性较低，对单独存在的子宫内膜炎无诊断价值，且为有创检查，费用高，因此并非所有怀疑盆腔炎性疾病的患者均需腹腔镜检查。

2.【答案】B

【解析】子宫颈炎在未获得病原体检测结果前，采用针对沙眼衣原体的经验性抗生素治疗。获得病原体检测结果者应针对病原体选择抗生素。淋病奈瑟球菌性子宫颈炎常用头孢菌素类药物，沙眼衣原体感染所致子宫颈炎常选用四环素类、红霉素类、喹诺酮类。

3.【答案】A

【解析】盆腔炎常见临床表现为下腹痛，阴道分泌物增多，多无阴道少量出血。

4.【答案】D

【解析】出现两个特征性体征之一、显微镜检查子宫颈或阴道分泌物白细胞增多，可做出急性宫颈炎的初步诊断。子宫颈炎诊断后，需进一步做衣原体及淋病奈瑟球菌的检测。

（1）特征性体征：①于子宫颈管或子宫颈管棉拭子标本上，肉眼见到脓性或黏液脓性分泌物；②用棉拭子擦拭子宫颈管时，容易诱发子宫颈管内出血。

（2）白细胞检测：子宫颈管分泌物或阴道分泌物中白细胞增多，后者需排除引起白细胞增多的阴道炎症。①子宫颈管脓性分泌物涂片作革兰氏染色，中性粒细胞＞30个/高倍视野；②阴道分泌物湿片检查白细胞＞10个/高倍视野。

（3）宫颈炎病原体检测：可见淋病奈瑟球菌及沙眼衣原体。

5.【答案】E

【解析】盆腔炎性疾病指女性上生殖道的一组感染性疾病，主要包括子宫内膜炎、输卵管炎、输卵管卵巢脓肿、盆腔腹膜炎。炎症可局限于一个部位，也可同时累及几个部位，以输卵管炎、输卵管卵巢炎最常见。

6.【答案】C

【解析】半卧位促进炎症局限，故选C。

A3和A4型题

说明：为共用题干单选题，考题是以一个共同题干的临床案例出现，请从中选择一个最佳答案。

1.【答案】D

【解析】急性盆腔炎血常规检查：白细胞总数及中性粒细胞数增高。

2.【答案】B

【解析】下腹部或全腹部疼痛难忍，高热伴恶寒或寒战，头痛，带下量多或赤白兼杂，甚至如脓血，可伴有腹胀、腹泻、尿频、尿急等症状，是急性盆腔炎的主要症状。异位妊娠伴有阴道出血；急性阑尾炎有转移性右下腹疼痛、固定压痛点；急性宫颈炎的阴道镜检查：宫颈呈急性充血状，黏膜潮红，布满网状血管或点状、螺旋状血管。

3.【答案】A

【解析】患者出现发热、寒战、下腹痛，宫口见脓性分泌物、宫颈举痛、子宫及附件压痛等表现，很可能是急性盆腔炎。患者目前没有明显的剖腹探查指征（如腹腔内出血、脏器破裂等紧急情况），盆腔炎通过抗感染等保守治疗通常可以缓解病情，立即剖腹探查是不妥当的（A错）。抗生素治疗是主要的治疗手段，同时配合中药治疗可以起到清热解毒、活血化瘀等辅助治疗作用，是合理的治疗方法（B对）。对于急性盆腔炎，病情较严重时，静脉滴注抗生素能够使药物更快地发挥作用，有效控制炎症，是恰当的治疗措施（C对）。卧床休息有利于患者身体恢复，头高脚低位可以防止炎症扩散蔓延，是合适的辅助治疗措施（D对）。为了彻底清除病原体，防止盆腔炎转为慢性，在症状消失后继续使用一段时间抗生素是必要的（E对）。

C型题
说明：为案例分析题，考题是以一个共同题干的临床案例出现，其中有一个或多个答案。

1. 【答案】A

【解析】患者阴道分泌物增多，宫颈糜烂，可见脓性分泌物，子宫压痛，很显然为慢性宫颈炎合并盆腔炎。

2. 【答案】C

【解析】慢性宫颈炎治疗前需完善TCT及HPV检查，以除外宫颈病变可能。

3. 【答案】E

【解析】慢性宫颈炎合并盆腔炎，反复阴道上药后症状无改善，需在药物治疗盆腔炎的基础上行宫颈物理治疗。

4. 【答案】D

【解析】宫颈物理治疗前需TCT及HPV检查除外宫颈病变，手术安排在月经干净后3～7天，宫颈创面愈合需4～8周，术后可有阴道排液及少量阴道出血。

5. 【答案】F

【解析】此题需了解急性盆腔炎的高危因素、临床表现、体征。产褥感染，炎症扩散至子宫浆膜，形成盆腔腹膜炎，继而发展成弥漫性腹膜炎，出现全身中毒症状，如高热、恶心、呕吐、腹胀，检查时下腹部有明显压痛、反跳痛，可有腹肌紧张。

6. 【答案】C

【解析】病原体经外阴、阴道、宫颈及宫体创伤处的淋巴管侵入盆腔结缔组织及内生殖器其他部分，是产褥感染、流产后感染及放置宫内节育器后感染的主要途径。链球菌、大肠埃希菌、厌氧菌多沿此途径蔓延。

7. 【答案】D

【解析】急性盆腔炎病原体检查对指导抗生素的使用非常重要。

8. 【答案】D

【解析】急性盆腔炎需及时应用抗生素治疗，遵循个体化、广谱、经验性用药的原则。

第三节　多囊卵巢综合征、子宫内膜异位症、卵巢囊肿、先兆流产、习惯性流产、妊娠剧吐【掌握】

A1和A2型题
说明：为单选题，5个选项中可能同时有最佳正确答案和非错误答案，请从中选择一个最佳答案。

1. 【答案】C

【解析】多囊卵巢综合征（PCOS）是一种常见的妇科内分泌疾病，在临床上以不规律月经、持续无排卵、高雄激素血症和胰岛素抵抗为特征的一种多病因、临床表现呈多态性的内分泌综合征。

2. 【答案】A

【解析】PCOS诊断标准：①稀发排卵或无排卵；②高雄激素临床表现或高雄激素血症；③卵巢多囊改变：B超示一侧或双侧卵巢直径2～9mm，卵泡≥12个，或卵巢体积≥10mm；④排除其他高雄激素病因。根据患者的临床表现及检查，符合多囊卵巢综合征的诊断要点。

3. 【答案】E

【解析】疼痛是内膜异位症的主要症状，典型症状为继发性痛经、进行性加重。

4. 【答案】B

【解析】子宫内膜异位症绝大多数位于盆腔脏器和壁腹膜，卵巢、宫骶韧带最常见。

5.【答案】B

【解析】先兆流产主要表现为少量阴道出血，下腹痛无或轻，无组织排出，宫颈口闭，子宫大小与妊娠周期数相符。根据患者临床表现及检查可考虑为先兆流产。

6.【答案】C

【解析】妊娠剧吐以频繁恶心呕吐，体重较妊娠前减轻5%，尿酮体阳性为特点。治疗原则为维持体液及新陈代谢平衡，必要时需终止妊娠。

7.【答案】A

【解析】妊娠后服用多种维生素可减轻妊娠恶心呕吐，对精神情绪不稳定的孕妇，给予心理治疗，解除其思想顾虑。

8.【答案】C

【解析】卵巢肿瘤常见并发症约10%卵巢肿瘤可发生蒂扭转，为常见的妇科急腹症；约3%的卵巢肿瘤会发生破裂、感染、恶性变等。

A3和A4型题

说明：为共用题干单选题，考题是以一个共同题干的临床案例出现，请从中选择一个最佳答案。

1.【答案】C

【解析】多囊卵巢综合征最常见的临床表现是继发性闭经。

2.【答案】A

【解析】患者血清FSH偏低，LH升高，LH/FSH比值≥2～3，雄激素：睾酮水平通常不超过正常范围上限2倍，雄烯二酮常升高，脱氢表雄酮、硫酸脱氢表雄酮正常或轻度升高。雌酮（E_1）升高。

3.【答案】A

【解析】高雄激素水平是患者的主要矛盾，应首先解决。治疗药物口服避孕药，为雌孕激素联合周期疗法，孕激素通过负反馈抑制垂体LH异常高分泌，减少卵巢产生雄激素，并可直接作用于子宫内膜，抑制子宫内膜过度增生和调节月经周期。雌激素可促进肝脏产生性激素结合球蛋白，减少游离睾酮。

C型题

说明：为案例分析题，考题是以一个共同题干的临床案例出现，其中有一个或多个答案。

1.【答案】BCDF

【解析】患者近半年月经期延长，淋漓不尽。肛门指检：子宫右侧可触及与子宫相连的囊实性不活动肿块7cm，有轻压痛，未触及痛性结节。囊实性肿块可能的诊断有：卵巢浆液性囊腺瘤、卵巢黏液性囊腺瘤、卵巢畸胎瘤、子宫内膜异位症。

2.【答案】BDE

【解析】①超声检查：可根据肿块的囊性或实性、囊内有无乳头等判断肿块性质，诊断符合率＞90%。彩色多普勒超声扫描可测定肿块血流变化，有助于诊断。血清CA125：80%卵巢肿瘤患者的血清CA125水平升高，但近半数的早期病例并不升高，不单独用于早期诊断，更多用于病情监测和疗效评估。②通过测定性激素水平来了解女性内分泌功能和诊断与内分泌失调相关的疾病。

3.【答案】AC

【解析】卵巢肿瘤一经发现，应行手术治疗。手术目的：①明确诊断；②切除肿瘤；③对恶性肿瘤进行手术病理分期；④解除并发症。术中应剖检肿瘤，必要时作冰冻切片组织学检查以明确诊断。良性肿瘤可在腹腔镜下手术，而恶性肿瘤一般经腹手术，部分经选择的早期患者也可在腹腔镜下完成分期手术。恶性肿瘤患者术后应根据其组织学类型、细胞分化程度、手术病理分期和残余灶大小决定是否接受辅助性治疗，化疗是主要的辅助治疗。

4.【答案】ADEF

【解析】子宫内膜异位囊肿术后，建议3～6个月随访，大剂量孕激素假孕疗法或者GnRH-a假绝经疗法，计划婚育。

第九章 中医儿科病证

第一节 感冒、咳嗽、哮喘、肺炎喘嗽【掌握】

A1和A2型题
说明：为单选题，5个选项中可能同时有最佳正确答案和非错误答案，请从中选择一个最佳答案。

1. 【答案】A
【解析】同病异治即对同一疾病不同阶段出现的不同证型，采用不同的治法。

2. 【答案】A
【解析】暑邪感冒的首选方剂是新加香薷饮。

3. 【答案】E
【解析】哮以声响言，喘以气息言。

4. 【答案】A
【解析】由于小儿肺脏娇嫩，感邪之后，失于宣肃，气机不畅，津液输布不利而内生痰液，痰壅气道，则咳嗽加剧，喉间痰鸣，为感冒夹痰。

5. 【答案】A
【解析】哮喘病，患儿面色白，气短懒言，倦怠乏力，自汗怕冷，舌淡苔薄，脉细无力辨为缓解期肺脾气虚证，代表方为人参五味子汤合玉屏风散加减。

6. 【答案】A
【解析】感冒的治疗，以疏风解表为基本原则。根据辨证，分别采用辛温解表、辛凉解表、清暑解表、清瘟解毒等治法。

7. 【答案】A
【解析】患儿高热烦渴，乳蛾肿大溃烂，颈、腋、腹股沟处浅表淋巴结肿大，证型为痰热流注证，治疗宜清热化痰、通络散瘀，方选清肝化痰丸。

8. 【答案】D
【解析】患者哮喘多年，久病及肾，应选取足少阴肾经、背俞穴补肾。

9. 【答案】A
【解析】证候：证的外候，即疾病过程中一定阶段的病位、病因、病性、病势及机体抗病能力的强弱等本质有机联系的反应状态，表现为临床可被观察到的症状等，故"风寒感冒"为证候。

10. 【答案】D
【解析】患儿久病体虚，体质差，外治法预防疾病以增强体质、强身健体之敷贴为主。

11. 【答案】D
【解析】患儿表现为咳嗽喘促，三凹征（+），双肺可闻哮鸣音，呼气相延长，既往有喘促发作史，应用β_2受体激动剂可缓解，应首先考虑的诊断是支气管哮喘。

12. 【答案】D
【解析】肺炎喘嗽的病因包括外因和内因两方面。外因责之于感受风邪，或由其他疾病传变而来；内因责之于小儿形气未充，肺脏娇嫩，卫外不固。病位在肺，常累及于脾，重者可内窜心肝。病机关键为肺气郁闭。

13. 【答案】B
【解析】感冒是以发热、恶寒、鼻塞、流涕、喷嚏、咳嗽、头痛、全身酸痛等肺卫表证为主要临床表现的肺系外感疾病。因此感冒属于疾病概念。

14. 【答案】C
【解析】肺炎喘嗽是小儿时期常见的肺系疾病之一，以发热、咳嗽、气促、痰鸣为主要临床特征。

A3和A4型题
说明：为共用题干单选题，考题是以一个共同题干的临床案例出现，请从中选择一个最佳答案。

1. 【答案】E
【解析】小儿神气弱，肝气未充，筋脉未盛，感邪之后，热扰心肝，故致心神不宁，睡卧不安，惊惕，甚至抽搐。故可辨证为感冒夹惊。

2. 【答案】C
【解析】治法为解表兼以清热镇惊，小儿金丹片适用于感冒夹惊。

3.【答案】D

【解析】治法为解表兼以清热镇惊，小儿金丹片适用于感冒夹惊。

> **C型题**
> 说明：为案例分析题，考题是以一个共同题干的临床案例出现，其中有一个或多个答案。

1.【答案】D

【解析】患儿无窒息史，可排除吸入性肺炎，查体见三四征，肺部可闻及湿啰音，考虑感染性肺炎。

2.【答案】BCDEFGH

【解析】肺炎喘嗽的对症治疗：①氧疗：凡有呼吸困难、喘憋、口唇发绀、面色苍白等低氧血症表现者，应立即给氧。②保持呼吸道通畅：及时清除鼻咽分泌物和吸痰，使用祛痰剂，雾化吸入；喘憋严重者选用支气管解痉剂；保证液体摄入量，有利于痰液排出。辅助检查：①外周血检查有血白细胞检查、C反应蛋白。②病原学检查有细菌培养、病毒分离和肺炎支原体抗体检测。③影像学检查有胸部X线和胸部CT。

3.【答案】C

【解析】发热，咳嗽，咽部红赤，舌红苔黄，指纹紫为痰热之征，故选C。

4.【答案】CF

【解析】肺炎喘嗽痰热闭肺证，治法：清热涤痰，开肺定喘。主方：五虎汤（《医宗金鉴》）合葶苈大枣泻肺汤（《金匮要略》）加减。

5.【答案】D

【解析】患儿咳嗽痰多，病因在痰，未见发热、舌质淡红，苔白厚腻，为痰湿之征，故辨为痰湿咳嗽。

6.【答案】D

【解析】痰湿咳嗽的治法：燥湿化痰、宣肃肺气，主方为二陈汤（《太平惠民和剂局方》）加减。

7.【答案】BC

【解析】病原学检查取鼻咽或气管分泌物标本作病毒分离或桥联酶标法检测，有助于病毒学的诊断。血肺炎支原体抗体IgG、IgM检测用于肺炎支原体感染诊断。痰细菌培养，可作为细菌学诊断。患者有湿疹病史，可做变应原试验。

8.【答案】ABCDEF

【解析】A可协诊病因，咳痰、体温、气息的变化都是患者病情加重或改善的重要依据；饮食及汗出可同时作为病情观察依据和正邪变化的观察依据，故全选。

9.【答案】C

【解析】本患儿持续高热，提示感染，考虑肺炎，症见高热、咳嗽剧烈、喉间痰鸣、口周略发绀。体征：体温39.0℃，呼吸56次/分，烦躁，哭闹不安，气急鼻煽，出现三四征。既往无喘促发作病史。可辨为肺炎喘嗽病，舌红，苔黄腻，咽充血，指纹紫于风关，均为痰热闭肺的辨证要点。本病应注意与小儿哮喘相鉴别，哮喘以咳嗽气喘、喉闻痰鸣、呼气延长、反复发作为主症，常不发热。肺部听诊以哮鸣音为主。

10.【答案】CE

【解析】肺炎喘嗽痰热闭肺证的治法为清热涤痰、开肺定喘，主方为五虎汤（《医宗金鉴》）合葶苈大枣泻肺汤（《金匮要略》）加减。

11.【答案】BD

【解析】肺炎喘嗽痰热闭肺证，痰盛者，加浙贝母、天竺黄、鲜竹沥；热甚者，加黄芩、连翘；热盛便秘，痰壅喘急，加生大黄，或用牛黄夺命散涤痰泻火；面唇青紫者，加丹参、赤芍。备选答案中，可先排除化痰的贝母、泄热通便的大黄、活血凉血的丹参；瓜蒌，清热涤痰，宽胸散结，润燥滑肠更偏于化痰，故不选。虎杖利湿退黄，清热解毒，散瘀止痛，化痰止咳；栀子泻火除烦，清热利湿，凉血解毒；用于热盛除烦更为适宜，故选BD。

第二节 反复呼吸道感染、厌食、口疮、呕吐、泄泻、腹痛、汗证、遗尿、紫癜【掌握】

> **A1和A2型题**
> 说明：为单选题，5个选项中可能同时有最佳正确答案和非错误答案，请从中选择一个最佳答案。

1.【答案】B

【解析】泄泻清稀，甚者如水样，脉濡数为湿邪内盛之象；腹痛肠鸣，脘闷纳少，苔薄白或白腻为脾胃虚寒之象，辨证为寒湿泄泻。

2. 【答案】C

【解析】伤食需消食化滞；风寒宜疏风散寒；湿热宜清利湿热；阳虚宜温补脾肾，脾虚宜健脾益气。

3. 【答案】A

【解析】口疮，实证者病位多在心脾。

4. 【答案】D

【解析】紫癜亦称紫斑，是小儿时期常见的出血性疾病之一，临床以血液溢于皮肤、黏膜之下，出现瘀点瘀斑、压之不褪色为特征，常伴有鼻衄、齿衄、尿血、呕血、便血等症状。故选D。

5. 【答案】B

【解析】过敏性紫癜，典型皮疹为棕红色斑丘疹，突出于皮表，压之不退色，单独或互相融合，对称性分布，以四肢伸侧及臀部多见，很少侵犯躯干，可伴有痒感或疼痛，成批出现，消退后可遗有色素沉着。除紫癜外，还可并发荨麻疹、血管神经性水肿、多形性红斑或溃疡坏死等。偶尔口腔黏膜或眼结膜也可出现紫癜。

6. 【答案】A

【解析】小儿厌食脾失健运证的治法是调和脾胃、运脾开胃。

7. 【答案】B

【解析】患者素体阴虚，或久病失血伤阴，阴血耗损，肝肾阴亏，虚火上炎，血随火动，离经妄行，致紫癜时发时止；虚火灼伤肾络，则见尿血；手足心热，低热盗汗，舌光红，苔少，脉细数均为阴虚内热之象。故治疗宜滋阴清热，凉血化瘀。

8. 【答案】C

【解析】气不摄血型紫癜，治以补心益脾、纳气固摄，方用归脾汤。

9. 【答案】D

【解析】汗证是指不正常出汗的一种病证，即小儿在安静状态下，日常环境中，全身或局部出汗过多，甚则大汗淋漓。多发生于5岁以下小儿。汗是人体五液之一，是由阳气蒸化津液而来。如《素问·阴阳别论》所说："阳加于阴，谓之汗。"心主血，汗为心之液，阳为卫气，阴为营血，阴阳平衡，营卫调和，则津液内敛。反之，若阴阳脏腑气血失调，营卫不和，卫阳不固，腠理开阖不利，则汗液外泄。小儿汗证的发生，多由体虚所致。其主要病因为禀赋不足，调护失宜。小儿汗证有虚实之分，虚证有肺卫不固、营卫失调、气阴亏损，实证则为湿热迫蒸。

10. 【答案】D

【解析】气不摄血的表现：发病缓慢，病程迁延，紫癜反复出现，瘀斑、瘀点颜色淡紫，常有鼻衄、齿衄、面色苍黄、神疲乏力，食欲不振，头晕心慌，舌淡苔薄，脉细无力。治法：健脾养心、益气摄血。方药宜选归脾汤加减。

11. 【答案】A

【解析】紫癜的治疗，实证以清热凉血为主，随证配用祛风通络、缓急和中；虚证以益气摄血、滋阴降火为主。

12. 【答案】C

【解析】根据患儿临床表现，应辨证诊断为风热伤络型过敏性紫癜。

13. 【答案】B

【解析】该患者因外感风热邪毒，内应脾胃，上熏口舌，发为口疮；热灼肠胃，津液耗伤，故小便赤，大便干。治宜舒风散火、清热解毒，银翘散可辛凉透表、清热解毒，故选此方。麻黄汤主治外感风寒表实证，泻心导赤散主治心火上炎证，凉膈散主治上中二焦火热证，六味地黄丸主治虚火上浮证。

14. 【答案】A

【解析】根据题干，患儿可诊断为阴虚火炎型紫癜，治宜滋阴降火、凉血止血，故选大补阴丸。

15. 【答案】A

【解析】紫癜的病因多为血热壅盛兼感六淫之邪，邪热与血热相搏，迫血妄行；或为素体阴虚火旺，复因外邪或某些食物、药物所伤，以致邪热壅遏脉络，迫血妄行而发斑。

16. 【答案】B

【解析】积滞乳食内积证，治法：消乳消食，化积导滞。方药：消乳丸或保和丸加减。

17. 【答案】B

【解析】紫癜，亦称紫斑，以血液溢于皮肤、黏膜之下，出现瘀点瘀斑，压之不退色为其临床特征，是小儿常见的出血性疾病之一。常伴鼻衄、齿衄，甚则呕血、便血、尿血。中医学认为本病的病因是脏腑之血不足，主要病位在心、脾、肾、肝。

18. 【答案】C

【解析】汗出恶风，易于感冒则为表虚失固；体倦乏力，面色少华，舌苔薄白，脉弱则属气虚，治以益气固表为法，方用玉屏风散。

19. 【答案】D

【解析】汗证湿热迫蒸证，脾胃湿热蕴积，热迫津液外泄，故自汗或盗汗；头为诸阳之会，脾主四肢，故头部或四肢汗多；湿热郁蒸，故口臭、口渴不欲饮；小便色黄，舌红，苔黄腻，脉滑数，均为湿热之象。所以汗证湿热迫蒸证的治疗原则是清热泻脾。

20. 【答案】A

【解析】气阴亏虚型汗证的临床表现是以盗汗为主，也常伴自汗，形体消瘦，汗出较多，神萎不振，心烦少寐，寐后汗多，或伴低热，口干，手足心灼热，哭声无力，口唇淡红，舌淡，苔少或见剥苔，脉细弱或细数。
21.【答案】D

【解析】虚火上炎型口疮的治则是滋阴降火，引火归原。

A3和A4型题

说明：为共用题干单选题，考题是以一个共同题干的临床案例出现，请从中选择一个最佳答案。

1.【答案】A

【解析】患儿因湿热蕴结，下注大肠，传化失职，则见泻下急迫，量多次频；湿热交蒸，壅遏气机，则气味臭秽，伴有黏液。舌红苔黄腻，脉滑数，指纹紫均为湿热蕴结之征，故证属湿热泻。

2.【答案】E

【解析】治宜清热利湿，方选葛根芩连汤治疗。

3.【答案】A

【解析】本病轻证治疗得当，预后良好；重证则预后较差，可出现气阴两伤，甚至阴竭阳脱；久泻不止，导致脾虚肝旺而生内风，可成慢惊风脾虚失运，生化乏源，气血不足以荣养脏腑肌肤，日久则可形成疳证。

C型题

说明：为案例分析题，考题是以一个共同题干的临床案例出现，其中有一个或多个答案。

1.【答案】C

【解析】应注意鉴别本病是过敏性紫癜还是免疫性血小板减少症。①过敏性紫癜：发病前可有上呼吸道感染或服食某些食物、药物等诱因。紫癜多见于下肢伸侧及臀部、关节周围。为高出皮肤的鲜红色至深红色丘疹、红斑或荨麻疹，大小不一，多呈对称性，分批出现，压之不退色。可伴有腹痛、呕吐、血便等消化道症状，游走性大关节肿痛及血尿、蛋白尿等。血小板计数、出血、凝血时间，血块收缩时间均正常。肾脏受累者尿常规可有镜下血尿、蛋白尿等肾脏损伤表现。肾组织活检可确定肾脏病变性质。有消化道症状者大便隐血试验多为阳性。②免疫性血小板减少症：皮肤黏膜见瘀点、瘀斑。瘀点多为针尖样大小，一般不高出皮面，多不对称，可遍及全身，但以四肢及头面部多见。可伴有鼻衄、齿衄、尿血、便血等，严重者可并发颅内出血。血小板计数显著减少，出血时间延长，骨髓中成熟巨核细胞减少，血块收缩不良，束臂试验阳性。本患儿皮疹对称分布、触之碍手，肾脏受损均为过敏性紫癜的诊断要点。

2.【答案】B

【解析】患儿瘀点、瘀斑，色鲜红、暗红，触之碍手，压之不褪色，对称分布，尿色深红，咽干口渴，心烦喜冷饮，舌红，苔黄，脉数，均为内热炽盛之征，故辨为血热妄行。

3.【答案】B

【解析】紫癜血热妄行证的治法为清热解毒、凉血止血，主方为犀角地黄汤（《备急千金要方》）加味。

4.【答案】C

【解析】同第3题【解析】。

5.【答案】ABCDF

【解析】过敏性紫癜应积极寻找和去除致病因素，如控制感染，补充维生素。有荨麻疹或血管神经性水肿时，应用抗组胺药物和钙剂。腹痛时应用解痉剂，消化道出血时应禁食，可静脉滴注西咪替丁，必要时输血。急性期对腹痛和关节痛者可应用肾上腺皮质激素，症状缓解后即可停用。重症过敏性紫癜若继发肾炎且经激素治疗无效者，可考虑联合使用免疫抑制剂如硫唑嘌呤、环磷酰胺（冲击或口服）以抑制严重免疫损伤，有利于保护残存肾功能。

6.【答案】D

【解析】患儿目前主诉腹泻，故辨为泄泻，选D。

7.【答案】AF

【解析】排蛋花水样便，8～10次/天，每次量较多，肠鸣音亢进，肛周潮红，舌红，苔黄而干，为湿热征象，纳呆口渴，小便少，精神疲乏，皮肤弹性较差，前囟已闭，双眼眶稍凹陷，哭时少泪为气阴两伤的表现。

8.【答案】BG

【解析】泄泻，湿热证用葛根黄芩黄连汤（《伤寒论》）加减，气阴两虚用人参乌梅汤。

9.【答案】C

【解析】患儿夏季发热，病情反复，可辨为夏季热，又见渴喜多饮，夜卧不宁，纳呆，便溏，小便频数，指纹青紫直透气关，舌红，苔白干，脉细数无力，为暑热内伤肺胃之征。

10.【答案】A

【解析】小儿夏季热暑伤肺胃证的治法为清

暑益气、养阴生津，主方为王氏清暑益气汤（《温热经纬》）加减。

11. 【答案】A

【解析】同第10题【解析】。

12. 【答案】C

【解析】患儿白天小便次数较多，夜间尿床为主诉，可辨为遗尿，有明确的外感伤肺病史，并见纳呆便溏，舌淡红，苔薄白，脉沉无力，为肺脾气虚之征，故辨为遗尿之肺脾气虚。

13. 【答案】AD

【解析】遗尿病肺脾气虚证的治法：补肺健脾，固摄小便。主方：补中益气汤（《脾胃论》）合缩泉丸（《魏氏家藏方》）加减。

14. 【答案】A

【解析】遗尿病的辅助检查：尿常规、尿细菌培养均无异常，泌尿系B超或可见膀胱容量小，腰骶部X线或磁共振成像检查或可见隐性脊柱裂。

15. 【答案】C

【解析】患儿有明确的神经损伤的症状，又有腹痛、腹泻、脓血便、里急后重这些消化道症状，可辨为湿热疫毒型急惊风，即西医学的中毒性菌痢。

16. 【答案】ABCDEF

【解析】急惊风的辅助检查：必要时可行血常规、粪便常规、粪便培养、脑脊液、脑电图、颅脑CT等检查协助诊断。

17. 【答案】D

【解析】急惊风湿热疫毒证的治法：清热化湿，解毒息风。主方：黄连解毒汤（《肘后备急方》）合白头翁汤（《伤寒论》）加减。

18. 【答案】DF

【解析】根据患儿表现，诊断病属腹痛，腹痛胀满、疼痛拒按是大承气汤证，而聚餐后出现恶心、呕吐，非喷射状，气味酸腐属伤食，伤食代表方为保和丸。

19. 【答案】A

【解析】患者腹痛伴发热，应先予以行血常规检查进一步明确是否有炎症。

20. 【答案】C

【解析】功能性消化不良常表现为正常饭量就有饱胀感、感觉饥饿，但进食不久就有饱胀感、中上腹痛、食欲低下等。不少患者伴有失眠、焦虑、抑郁、头痛、注意力不集中等精神症状，题中"呕吐1次，为胃内容物，非喷射性，气味酸腐"表示胃有未消化食物，故选C。

21. 【答案】B

【解析】反复呼吸道感染是指一年内发生呼吸道感染次数过于频繁，超过一定的范围的疾病。根据部位可分为反复上呼吸道感染（鼻炎、咽炎、扁桃体炎）和反复下呼吸道感染。患儿1年内患感冒8次，肺炎2次，故可辨为反复呼吸道感染。患儿平素纳呆食少，挑食，神疲肢倦，自汗、精神倦怠，面色少华，舌质淡，为气虚之征；脉细数无力，盗汗，手足心热，大便稍干，为阴虚之征，故辨为气阴两虚证。选B。

22. 【答案】BC

【解析】反复呼吸道感染气阴两虚证的治法：益气养阴。主方：生脉散（《医学启源》）加味。常用药：太子参、麦冬、五味子、白术、茯苓、牡蛎、鸡内金。故BC均可。

23. 【答案】DE

【解析】反复呼吸道感染气阴两虚证治疗用方的加减：偏气虚者，加黄芪；纳呆者，加焦山楂、焦麦芽；汗多者，加浮小麦、糯稻根；口干者，加天花粉、石斛；手足心热或低热者，加地骨皮、牡丹皮；大便偏干者，加柏子仁、火麻仁。

24. 【答案】A

【解析】双侧扁桃体Ⅱ度肿大，未见分泌物，可排除化脓性扁桃体炎；喉炎的典型症状是犬吠样咳嗽，亦可排除；患者发热、咽痛，有明确的受寒病史，可辨为感冒，即西医学的急性上呼吸道感染。

25. 【答案】A

【解析】进一步检查需确定是病毒性感染还是细菌性感染，要进行血常规检查。病毒感染者，白细胞总数正常或偏低；合并细菌感染者，白细胞总数及中性粒细胞增高。

26. 【答案】B

【解析】患儿发热恶寒，口干口臭，大便干燥，小便黄少。咽充血，双侧扁桃体Ⅱ度肿大，舌红，苔黄厚，脉数。辨为风热感冒，方用银翘散加减。

27. 【答案】A

【解析】以呕吐为主诉，故辨为呕吐病。

28. 【答案】B

【解析】朝食暮吐，暮食朝吐是脾胃虚寒的典型症候，见此可辨脾胃虚寒。

29. 【答案】E

【解析】呕吐脾胃虚寒证的治法：温中散寒，和胃降逆。主方：丁萸理中汤（《医宗金鉴》）加减。

30. 【答案】B

【解析】同第29题【解析】。

31. 【答案】A

【解析】患儿依偎母怀、蜷缩而卧，鼻流清涕，提示感受表寒。

32. 【答案】A

【解析】指纹的辨证纲要，可以归纳为"浮沉分表里，红紫辨寒热，淡滞定虚实，三关测轻重"。红紫辨寒热：纹色鲜红浮露，多为外感风寒；纹色紫红，多为邪热郁滞；纹色淡红，多为内有虚寒；纹色青紫，多为瘀热内结；纹色深紫，多为瘀滞络闭，病情深重。淡滞定虚实：指纹色淡，推之流畅，主气血亏虚；指纹色紫，推之滞涩，复盈缓慢，主实邪内滞，如瘀热、痰湿、积滞等。患儿目前为外感风寒而发热，指纹当为鲜红色。

33.【答案】E

【解析】患儿恶寒重发热轻，见咳嗽，可辨为风寒咳嗽，本证型首选方为杏苏散。

第三节　手足口病、奶麻、抽动障碍、麻疹、痄腮、猩红热【掌握】

A1和A2型题

说明：为单选题，5个选项中可能同时有最佳正确答案和非错误答案，请从中选择一个最佳答案。

1.【答案】C

【解析】形体消瘦，两颧潮红，烦热急躁，口出秽语，挤眉弄眼，摇头耸肩，肢体震颤，睡眠不宁，大便干结。舌红绛，舌苔光剥，脉细数。属多发性抽动障碍中的阴虚风动证型，故选用大定风珠治疗。

2.【答案】B

【解析】奶麻病因为感受幼儿急疹时邪，时邪由口鼻而入，侵袭肺胃，肺胃热炽，外透肌肤，发为本病。治疗原则为疏风清热解毒。

3.【答案】D

【解析】肺阴亏虚证的表现：形体虚弱，干咳少痰，两颧发红。手足心热，盗汗，舌偏红，少苔，脉细数无力。治法：养阴润肺。方药：沙参麦冬汤合人参五味子汤。主要药物有：沙参、麦冬、玉竹、甘草、桑叶、白扁豆、天花粉等。若汗多者，加牡蛎、浮小麦敛汗固阴；便秘者，加火麻仁、瓜蒌仁润肠通便。

4.【答案】A

【解析】热毒蕴结型痄腮治宜清热解毒、散结软坚，代表方普济消毒饮。

5.【答案】E

【解析】①痄腮流行期间，易感儿勿去公共场所。中、小学校等要经常开展体格检查，有接触史的可疑患儿，要及时隔离观察检疫3周。②发病期间应隔离治疗，直至腮部肿胀完全消退。患儿的衣被、用具等物品均应煮沸消毒。③患儿应卧床休息直至热退，并发睾丸炎者适当延长卧床休息时间。

6.【答案】B

【解析】时热邪毒从口鼻入侵，致肺气失宣，故见纳差恶心，呕吐腹泻，邪毒从肌表透发则见口腔、手足掌心疱疹。本证正盛邪轻，时邪仅犯肺脾两经，故躯干处未见皮疹，故辨为邪犯肺脾。

7.【答案】B

【解析】发热，流涕咳嗽，手足、臀部及口腔硬腭、颊黏膜出现疱疹，疹色红，根盘红晕，疱液清亮，舌红，苔薄黄腻，脉浮数。其临床症状、皮疹形态、分布表现符合手足口病的临床表现。

8.【答案】E

【解析】痄腮中医辨证为四型：温毒外袭、热毒蕴结、邪陷心肝、毒窜睾腹；E选项没有对应证型，故选E。

9.【答案】A

【解析】麻疹通过空气飞沫经口鼻进行传播。

10.【答案】C

【解析】腮腺肿胀常先起于一侧，2～3天后对侧亦肿大，其肿胀范围以耳垂为中心，向前、后、下扩展，边缘不清。表皮不红，触之有弹性及压痛。腮腺管口可见红肿，可有颌下腺、舌下腺肿大。

11.【答案】B

【解析】麻疹的主要发病原因为感受麻毒时邪。麻毒时邪从口鼻吸入，侵犯肺脾。肺主皮毛，属表，开窍于鼻，司呼吸。毒邪犯肺，早期邪郁肺卫，宣发失司，临床表现为发热、咳嗽、喷嚏、流涕等，类似伤风感冒，此为初热期。脾主肌肉和四末，麻毒入于气分，正气与毒邪抗争，祛邪外泄，皮疹透发于全身，并达于四末，疹点出齐，此为见形期。疹透之后，毒随疹泄，麻疹逐渐收没，热去津伤，进入收没期。

12.【答案】B

【解析】痄腮温毒在表证的选方为柴胡葛根汤（《外科正宗》）加减。常用药：柴胡、葛根、黄芩、牛蒡子、桔梗、升麻、连翘、板蓝根、夏枯草、赤芍、僵蚕。选项中没有，但银翘散药物组成：连翘、金银花、苦桔梗、薄荷、竹叶、生甘草、芥穗、淡豆豉、牛蒡子，功效辛凉透表、清热解毒，对证，故选B。

13.【答案】C

【解析】本题为识记题，麻疹早期，初起发热，流涕，咳嗽，两目畏光多泪，口腔两颊黏膜近臼齿处可见麻疹黏膜斑。

14.【答案】B

【解析】痄腮病，少阳与厥阴相表里，足厥阴肝经绕阴器，若受邪较重，邪从少阳胆经内传厥阴肝经，则可出现少腹、睾丸红肿疼痛。

15.【答案】B

【解析】水痘邪伤肺卫证的代表方为银翘散。

16.【答案】B

【解析】根据该患儿的表现可诊断为痄腮热毒壅盛证，温毒入里，热毒壅盛；热毒炽盛故高热不退；邪毒壅盛于少阳经脉，气血凝滞不通，故腮部肿痛、坚硬拒按，张口、咀嚼困难；邪热内扰，则烦躁不安；热毒内扰脾胃，则食欲不振，呕吐；邪热上熏咽喉，则咽喉红肿；热邪伤津，则口渴引饮，尿少黄赤；舌红、苔黄，脉滑数，为里热实证。

17.【答案】B

【解析】幼儿急疹常在发热3～4天出疹，热退疹出。麻疹常在发热3～4天出疹，出疹时发热更高。风疹多在发热0.5～1天出疹。猩红热常在发热数小时至1天出疹，出疹时热度高。

18.【答案】A

【解析】麻疹邪入肺胃证（见形期），邪入肺胃，热毒炽盛。麻为阳邪，犯肺入胃，正气起而抗争，邪正交争则热，麻毒外透则疹出，故随潮热而分批出疹，所谓"潮热和平方为福，证逢不热非大吉"；此期热势最高，起伏如潮，每潮一次，疹随外出；肺胃气分热盛，故咳嗽加剧，口渴引饮，烦躁或嗜睡，目赤眵多，舌红，苔黄，脉数。治法为清凉解毒，透疹达邪。

19.【答案】B

【解析】手足口病湿热壅盛证代表方为清瘟败毒饮。

20.【答案】C

【解析】多发性抽动症患儿抽动可受意志暂时控制，可暂时不发作。

21.【答案】C

【解析】抽动障碍诊断要点有：①起病年龄在2～12岁，可有疾病后及情志失调的诱因或家族史；②有固定的肌肉快速收缩，无节律性，以固定方式出现，抽动时伴不自主发声；③呈慢性过程，呈明显波动性；④脑电图正常或非特异性异常，实验室检查无特殊异常，智力正常；⑤运动抽动是一种有节律、不自主、迅速、重复的肌肉抽动，可以受意志控制在短时间内不发作。

A3和A4型题

说明：为共用题干单选题，考题是以一个共同题干的临床案例出现，请从中选择一个最佳答案。

1.【答案】D

【解析】根据患儿的皮疹表现，结合检查结果，该患者可考虑为猩红热。本病分三期：疹前期以发热、咽喉红肿、化脓疼痛为主；出疹期可出现"贫血性皮肤划痕""帕氏线""红草莓舌"等特征；恢复期可见疹后脱屑退皮，退皮后无色素沉着。

2.【答案】D

【解析】麻疹潜伏期为6～21天，幼儿急疹潜伏期为7～17天，风疹潜伏期为14～21天，猩红热潜伏期为1～12天。

3.【答案】D

【解析】手足口病是由感受手足口病时邪引起的急性发疹性传染病，以手掌、足趾、口腔及臀等部位斑丘疹、疱疹或伴发热为特征。根据该患儿的临床表现及检查结果，可初步诊断为手足口病。

4.【答案】A

【解析】患儿因时热邪毒从口鼻入侵，致肺气失宣，故见发热、咳嗽、流涕、呕吐，邪毒从肌表透发则见口腔等部位疱疹，证属风热外侵证，治宜宣肺解表、清热化湿，甘露消毒丹可利湿化浊、清热解毒，故选此方治疗。

C型题

说明：为案例分析题，考题是以一个共同题干的临床案例出现，其中有一个或多个答案。

1.【答案】E

【解析】患者皮疹、红斑、水疱有糜烂，便干溲赤，舌红，苔黄腻为湿热俱盛型湿疹的辨证要点，故选E。

2.【答案】D

【解析】湿疹湿热俱盛证的治法：清热利湿，祛风止痒。主方：消风导赤汤（《医宗金鉴》）加减。

3.【答案】BDE

【解析】湿疹发于头面及上肢者，加桑叶、菊花、苍耳子；发于下半身者，加车前子；皮损焮红、灼热者，加玄参、赤芍、牡丹皮；瘙痒甚者，加地肤子、徐长卿、紫荆皮。白鲜皮清热燥湿、祛风解毒。

亦可用于瘙痒。

4.【答案】ABF

【解析】湿疹湿热俱盛证的辨证要点：皮疹红斑、水疱、糜烂、便干溲赤，舌红，苔黄腻。

5.【答案】B

【解析】患儿以发热、耳下腮部肿胀、疼痛为主要临床特征，可辨为痄腮。本病相当于西医学的流行性腮腺炎，应与化脓性腮腺炎相鉴别，后者多一侧疼痛，少见全身症状。烦躁，头痛呕吐，面赤唇红，口渴欲饮，纳少，尿少而黄，大便秘结，舌红，舌苔黄，脉滑数为热毒蕴结之征。

6.【答案】F

【解析】痄腮热毒壅盛证治法：清热解毒，散结软坚。主方：普济消毒饮（《东垣试效方》）加减。

7.【答案】A

【解析】脘腹痛甚，胀满拒按，呕吐频繁，大便秘结，痛时拒按，为典型的少阳阳明合证，宜用大柴胡汤和解少阳，内泻热结。

8.【答案】ABDF

【解析】外治法可选用中药外敷、针刺疗法、灯火灸法和刮痧疗法。

9.【答案】BE

【解析】以手掌、足跖、口腔及臀等部位斑丘疹、疱疹，或伴发热为特征，可辨为手足口病。口腔疼痛，口臭、流涎，小便黄，大便秘结。查体：咽部、口腔黏膜可见散在疱疹、溃疡，手足心部及臀部见红色疱疹，色泽紫暗，疱液混浊，舌红绛，苔黄厚腻，脉滑数。一派湿热之征，辨为湿热蒸盛证。

10.【答案】B

【解析】手足口病湿热蒸盛证治法：清热凉营，解毒祛湿。主方：清瘟败毒饮（《疫疹一得》）加减。

11.【答案】AB

【解析】手足口病应与水痘及疱疹性咽峡炎相鉴别。

12.【答案】B

【解析】根据患儿表现可辨抽动障碍，喉中痰鸣，夜眠多梦，舌红，苔黄腻，脉滑数为痰火内扰之征。

13.【答案】F

【解析】抽动障碍痰火扰动证的治疗原则是清热化痰，息风止动。

14.【答案】A

【解析】本证型主方：黄连温胆汤（《六因条辨》）加减。

15.【答案】ABE

【解析】患儿为早产儿，形体偏瘦，平素易患外感。说明患儿先天不足，肺脾气虚。故本病治好后尚需健脾补肺、益智填髓。

16.【答案】ABCEF

【解析】抽动障碍的预防调护：多做能分散注意力的游戏；不看或少看电视、电脑，不看惊险刺激类节目及书籍。不过分在精神上施压，少责罚，多安慰、鼓励；家长不要有攀比心理及期望值过高的思想；避免家庭纷争、家庭暴力等。饮食清淡，忌食辛辣刺激、兴奋性食物，不吃或少吃含铅高的食物，少食方便食品及含有防腐剂、添加剂的食品。增强体质，维持规律的生活，预防感冒。

第四节　性早熟、疳证、注意缺陷多动障碍、癫痫、黏膜皮肤淋巴结综合征【熟悉】

A1和A2型题

说明：为单选题，5个选项中可能同时有最佳正确答案和非错误答案，请从中选择一个最佳答案。

1.【答案】C

【解析】黏膜皮肤淋巴结综合征气阴两伤证，治法：益气养阴，清解余热。方药：沙参麦冬汤或竹叶石膏汤加减。

2.【答案】E

【解析】疳证是由喂养不当或多种疾病影响，导致脾胃受损，气液耗伤，不能濡养脏腑、经脉、筋骨、肌肤而形成的一种慢性消耗性疾病。

3.【答案】B

【解析】疳证的基本治则为健脾和胃，根据不同发展阶段，疳气以和为主；疳积以消为主，或消补兼施；干疳以补为要。

4.【答案】D

【解析】"疳者甘也"，言其病因，是指小儿恣食肥甘厚腻，损伤脾胃，形成疳证。

5.【答案】C

【解析】儿童注意缺陷多动障碍的发病原因：小儿稚阴稚阳，先天禀赋不足，后天失于调护，稍有感触，即易阴阳偏颇，阴虚阳亢，阳动无制；心主血藏神，心阴不足，则心火有余，而现心神不宁，多动不安；肝体阴而用阳，其志怒，肝肾阴虚，肝阳上亢，则致注意力不集中，性情冲动执拗；脾为至阴之脏，性静，脾失濡养，则静谧不足，兴趣多变，言语冒失，心思不定，不能自控；肾为先天之本，肾精不足，脑海不充则神志不聪而善忘。所以治疗以调和阴阳为根本治则。除服药外，还应注意心理方面的疏导，医师、家长、老师密切配合，耐心教育。

6.【答案】D

【解析】皮肤黏膜淋巴结综合征又名川崎病，是一种以全身血管炎性病变为主要病理改变的急性发热性出疹性疾病。临床以发热、皮疹、球结膜充血、草莓舌、颈淋巴结肿大、手足硬肿为特征，属于中医学温病范畴。

7.【答案】D

【解析】本题患儿表现符合中医癫痫的临床表现：突然仆倒，昏不识人、四肢抽搐，同时伴有脑电图异常。

8.【答案】D

【解析】从患儿的症状来看，考虑诊断为黏膜皮肤淋巴结综合征，对于壮热不退，昼轻夜重，烦躁不宁，或嗜睡，肌肤斑疹，咽红目赤，唇干赤裂（口腔黏膜充血，双眼结膜充血），颈部淋巴结肿大，或关节肿痛，手足硬肿脱皮，舌红绛，状如杨梅，苔薄，脉数有力的症状。证属气营两燔，治疗则需清气凉营，解毒护阴。方药可选清瘟败毒饮加减或清营汤加减。

9.【答案】D

【解析】黏膜皮肤淋巴结综合征又名川崎病，是一种以全身血管炎性病变为主要病理改变的急性发热性出疹性疾病，临床以发热、皮疹、球结膜充血、草莓舌、颈淋巴结肿大、手足硬肿为特征。急性结膜炎不会出现手足水肿，幼年类风湿病无结膜充血，传染性单核细胞增多症也不会出现结膜充血，故选D。

10.【答案】A

【解析】黏膜皮肤淋巴结综合征初期，治法：辛凉透表，清热解毒。方药：银翘散合白虎汤加减。

11.【答案】C

【解析】黏膜皮肤淋巴结综合征乃温毒热病，故治疗以清热解毒、活血化瘀为主。

12.【答案】C

【解析】注意缺陷多动障碍患者多表现为活动过多，注意力不集中、情绪不稳、冲动任性、学习困难。正常顽皮儿童虽有时出现注意力不集中，但大部分时间仍能正常学习，功课作业完成迅速，能遵守纪律，上课一旦出现小动作，经指出即能自我制约而停止。

13.【答案】C

【解析】疳证中，脾胃衰败、津液消亡之虚弱重证为干疳。

14.【答案】B

【解析】厌食多由喂养不当，脾胃运化功能失调所致，以长期食欲不振、厌恶进食为主症，无明显消瘦，精神尚好，一般无脘腹胀满、大便酸臭等症，病在脾胃，很少涉及他脏，预后良好。积滞以不思饮食，食而不化，脘腹胀满，大便酸臭为特征，无明显消瘦、精神烦躁等特征，但积久不消，损伤脾胃，水谷精微化生不足，致形体日渐消瘦，可转化为疳证。疳证由喂养不当或多种疾病影响，导致脾胃受损，气液耗伤，不能濡养脏腑、经脉、筋骨肌肤而形成的一种慢性消耗性疾病，临床以形体消瘦、面色无华、毛发干枯、精神萎靡或烦躁、饮食异常、大便不调为特征。

15.【答案】B

【解析】黏膜皮肤淋巴结综合征临床特征为：持续发热体温在39℃以上、多形红斑、球结膜充血、草莓舌、颈淋巴结肿大、手足硬性水肿。

16.【答案】B

【解析】脾胃失和，病情轻浅之虚证轻证为疳气；脾虚夹积，病情较重之虚实夹杂证为疳积；脾胃衰败，津液消亡之虚证重证为干疳；脾病及心则口舌生疮为口疳；脾病及肝则目生云翳，干涩夜盲为眼疳；脾阳虚衰，水湿泛溢则肌肤水肿为疳肿胀。

A3和A4型题

说明：为共用题干单选题，考题是以一个共同题干的临床案例出现，请从中选择一个最佳答案。

1.【答案】E

【解析】脐部红肿热痛，流出脓水者称为脐痈。

2.【答案】AE

【解析】脐痈主要是由于断脐后护理不当，感受外邪所致。

3.【答案】CF

【解析】脐疮的治法：清热解毒，佐以外治。主方：犀角消毒饮（《医宗金鉴》）加减。

4. 【答案】E

【解析】同上题【解析】。

5. 【答案】ABCDEF

【解析】治疗脐疮的常用药：金银花、水牛角、甘草、防风、荆芥、牛蒡子、黄连、连翘、蒲公英。

C型题

说明：为案例分析题，考题是以一个共同题干的临床案例出现，其中有一个或多个答案。

1. 【答案】ABFGH

【解析】川崎病即黏膜皮肤淋巴结综合征，辅助检查：①血液学检查；②心电图；③胸部X线平片；④超声心动图。

2. 【答案】B

【解析】患者微恶风，咽部肿痛，口唇黏膜肿胀，颈部肿块，口渴喜饮，皮肤散在红疹，舌质红，可辨为邪在卫气。

3. 【答案】A

【解析】黏膜皮肤淋巴结综合征邪在卫气证的治法：清热解毒，辛凉透表。主方：银翘散（《温病条辨》）加减。

4. 【答案】B

【解析】同上题【解析】。

5. 【答案】D

【解析】患儿发病有明确的反复性、发作性、自然缓解性，突然仆倒，昏不识人，口吐涎沫，两目上视，肢体抽搐，惊掣啼叫，喉中异声，片刻即醒，醒后如常人，正是癫痫的主要特征。

6. 【答案】BDE

【解析】癫痫的辅助检查：脑电图尤其长程视频脑电监测或24小时动态脑电图中出现痫性放电对诊断具有重要价值，但脑电图正常亦不能排除癫痫，必须结合临床是否有癫痫反复发作方可诊断；脑CT或脑MRI可协助明确癫痫病因；单光子发射断层扫描和正电子发射断层扫描（PET）有利于癫痫灶的定位。

7. 【答案】BDEFGH

【解析】过敏反应：主要表现有服药后很快出现全身斑疹、躁动不安、发热、全身不适或面色苍白、大汗淋漓、血压下降，严重者可危及生命。

一般反应：①嗜睡；②皮疹；③消化道症状。

慢性毒性作用：①血液方面：假如在长期用药的过程中出现了头晕、疲乏、全身不适甚或有晕倒现象时，应立即检查血液。如发现白细胞减少，血红蛋白下降则表示出现了慢性贫血。②脑功能受损症状：长期应用苯妥英钠等药物治疗的患者，如果渐渐出现了运动方面不协调、情绪不稳定、急躁易怒、举止行为不正常或者肢体无力、性格改变、孤僻、哭笑无常等精神症状。③肝、肾功能：一般抗癫痫药物对肝脏的损害轻微。有报告对用抗癫痫药物10年以上的患者做肝脏活体检查未见到永久性肝损害的现象。目前尚未见到抗癫痫药物对肾脏有严重损害的报道。④假性淋巴瘤。⑤骨骼方面的影响：近年来研究表明，抗癫痫药物可引起小儿佝偻病。⑥齿龈增生和毛发过多：长期服用苯妥英钠者，约40%的患者会出现齿龈增生。毛发过多者较少见。

8. 【答案】C

【解析】患儿可辨为注意缺陷多动障碍。多动少静，动作不剧烈，脾气略急，寐少，属心气虚，面色不华，纳差，形体较瘦属脾虚之征，故辨为心脾两虚

9. 【答案】A

【解析】注意缺陷多动障碍心脾两虚证的治法：养心安神，健脾益气。主方：归脾汤（《正体类要》）合甘草小麦大枣汤（《金匮要略》）加减。

10. 【答案】BC

【解析】同上题【解析】。

11. 【答案】BD

【解析】本病心脾两虚证治疗的加减：思想不集中者，加益智仁、龙骨；睡眠不熟者，加五味子、首乌藤；记忆力差，动作笨拙，苔厚腻者，加半夏、陈皮、石菖蒲。结合患者表现，可选BD。

12. 【答案】BCF

【解析】患者总属气虚，待好转后尚需健脾益气，故选BCF。

13. 【答案】ABCDE

【解析】注意缺陷多动障碍的预防调护：①孕妇应保持心情愉快，精神安宁，营养均衡，禁烟酒，慎用药物，避免早产、难产及新生儿窒息。②注意防止小儿脑外伤、中毒及中枢神经系统感染。③保证儿童有规律地生活，培养良好的生活习惯。④注意早期发现小儿的异常表现，及早进行疏导及治疗，防止攻击性、破坏性及危险性行为发生。⑤关心体谅患儿，对其行为及学习进行耐心帮助与训练，要循序渐进，不责骂不体罚，稍有进步，给予表扬和鼓励。⑥保证患儿营养，补充蛋白质、水果及新鲜蔬菜，避免食用有兴奋性和刺激性的饮料和食物。

第五节　中医儿科发展中的主要学术流派及著名医家的学术观点【了解】

> **A1和A2型题**
> 说明：为单选题，5个选项中可能同时有最佳正确答案和非错误答案，请从中选择一个最佳答案。

1. 【答案】D
   【解析】《小儿药证直诀》是一部中医儿科学专著，是北宋钱乙的弟子阎季忠收集他的临证经验编成的，故选D。

2. 【答案】B
   【解析】《小儿药证直诀》概括小儿生理特点为"脏腑柔弱""成而未全……全而未壮"，病理特点为"易虚易实，易寒易热"。

3. 【答案】D
   【解析】北宋钱乙以丰富的临床经验著成《小儿药证直诀》一书，确立了中医儿科的诊疗体系。故选D。

4. 【答案】D
   【解析】出自《幼幼集成》，作者陈复正，字飞霞。

第十章 儿科急症诊疗与处理

第一节 高热惊厥、哮喘持续状态、脱水【掌握】

A1和A2型题

说明：为单选题，5个选项中可能同时有最佳正确答案和非错误答案，请从中选择一个最佳答案。

1. 【答案】E
   【解析】患儿高热惊厥时，应将患儿放于床上，去枕平卧，头偏向一侧，保持呼吸道通畅，控制高热，注意心肺功能，维持营养及体液平衡等，不宜用指尖或针刺患儿人中，造成二次伤害。

2. 【答案】C
   【解析】小儿惊厥脑电图检查多为正常，癫痫患者脑电图多异常。

3. 【答案】B
   【解析】患儿以高热、昏迷、抽搐为主要表现，可初步诊断为高热惊厥。

4. 【答案】A
   【解析】世界卫生组织推荐水、电解质紊乱及酸碱失衡患儿应及时采用液体疗法。而口服补液盐适用于轻、中度脱水及预防腹泻脱水。中度以上的腹泻应治以静脉补液。

C型题

说明：为案例分析题，考题是以一个共同题干的临床案例出现，其中有一个或多个答案。

1. 【答案】BCDF
   【解析】患儿为2岁幼儿，有反复咳嗽、喘息发作6个月，查体：双肺可闻及哮鸣音和粗湿啰音，需考虑婴幼儿哮喘、支气管异物、先天性气道发育异常、肺结核等可能。夜间为甚这个点没有特异性，提示哮喘可能性大，但不能排除异物。

2. 【答案】ABCD
   【解析】患儿为2岁幼儿，有反复咳嗽、喘息发作6个月，查体：双肺可闻及哮鸣音和粗湿啰音，需考虑婴幼儿哮喘、支气管异物、先天性气道发育异常、肺结核等可能，故ABCD选项检查需要完善。患儿有反复咳嗽、喘息6个月，病程长，不排除特殊细菌、真菌等特殊病原体感染，下呼吸道分泌物普通培养对于本疾病诊断意义不大，故排除E诊断。

3. 【答案】A
   【解析】根据题干应考虑哮喘诊断，对应的治疗是吸入糖皮质激素，全身糖皮质激素用于病情较重的急性发作或儿童危重哮喘。病情较轻的急性发作患者无需长期使用β$_2$受体激动剂。白三烯受体拮抗剂为慢性持续期的长期治疗。

4. 【答案】ABCDE
   【解析】患儿，4岁，有咳嗽、喘息2天，查体：呼气性呼吸困难，口唇发绀，双肺广泛哮鸣音，既往有喘息发作史5次，其母也有哮喘病史，需考虑患儿哮喘急性发作可能，故ABCDE选项正确。题干并没有提到发热，喉间有痰等，暂时没有吸痰指征，吸痰在哮喘不是常规操作，必要时才需要吸痰。

5. 【答案】ABE
   【解析】根据题干考虑诊断为支气管哮喘急性发作，经处理后喘息好转但病情再次恶化，需考虑出现了气胸、纵隔气肿、肺不张。由于哮喘急性发作时气体潴留于肺泡，使肺泡通气过度，肺内压明显增加，哮喘并发的肺气肿会导致肺大疱破裂，形成自发性气胸、纵隔气肿等。哮喘急性发作时，患者张口呼吸，出汗过多，使体液耗过多，使痰液黏稠不易咳出，因黏液栓阻塞了细支气管，并因支气管壁增厚及黏膜充血，水肿形成的皱襞而导致肺不张。所以最佳答案为ABE。

6. 【答案】BC
   【解析】若患儿出现明显呼吸困难、气胸，需紧急行胸腔穿刺排气和闭式引流处理。

第二节 心力衰竭、呼吸衰竭、休克【掌握】

A1和A2型题

说明：为单选题，5个选项中可能同时有最佳正确答案和非错误答案，请从中选择一个最佳答案。

1.【答案】D

【解析】Ⅱ型呼吸衰竭，即高碳酸性呼吸衰竭，血气分析特点是 $PaO_2 < 60mmHg$，同时伴有 $PaCO_2 > 50mmHg$。系肺泡通气不足所致。单纯通气不足，低氧血症和高碳酸血症的程度是平行的，若伴有换气功能障碍，则低氧血症更为严重，如COPD。Ⅰ型呼吸衰竭，即缺氧性呼吸衰竭，$PaO_2 < 60mmHg$，不伴有 $PaCO_2$ 升高，主要见于肺换气障碍（通气/血流比例失调、弥散功能损害和肺动-静脉分流）疾病。

2.【答案】E

【解析】弥散障碍系指 O_2、CO_2 等气体通过肺泡膜进行交换的物理弥散过程发生障碍，O_2 的弥散能力仅为 CO_2 的 1/20，故在弥散障碍时，通常以低氧血症为主，CO_2 可正常或降低。

3.【答案】B

【解析】左心衰竭的常见原因有左心室压力负荷过重，如高血压、主动脉瓣狭窄；心室容量负荷过重，如主动脉瓣关闭不全、二尖瓣关闭不全；心肌收缩力减低，如冠心病等。而慢性肺部疾病主要引起右心室压力负荷增加，导致右心衰竭。

4.【答案】E

【解析】小儿呼衰是指由各种原因导致中枢和外周性呼吸生理功能障碍，使 $PaCO_2 < 60mmHg$，或 $PaCO_2 > 50mmHg$，并存在呼吸困难症状的临床综合征。

A3和A4型题

说明：为共用题干单选题，考题是以一个共同题干的临床案例出现，请从中选择一个最佳答案。

1.【答案】B

【解析】根据患者症状、体征及检查结果可判断为心力衰竭，治疗主要以镇静、给氧、增强心肌收缩力、减慢心率、增加心搏出量、减轻心脏负荷为主。

2.【答案】C

【解析】同上题【解析】。

3.【答案】A

【解析】休克是指机体在严重失血失液、感染、创伤等强烈致病因子的作用下，有效循环血量急剧减少，组织血液灌注不足，引起细胞缺血、缺氧，以致各种生命器官的功能、代谢障碍和结构损害的急性全身性危重病理过程。其主要表现为血压下降、脉搏微弱、心率增快、意识障碍、皮肤湿冷、少尿等。根据患者的基本临床表现可初步诊断为休克。

4.【答案】E

【解析】休克时应做的紧急处理：平卧位，下肢应略抬高，以利于静脉血回流；保持呼吸道通畅，尤其是休克伴昏迷者；注意给体温过低的休克患者保暖；给予氧疗；并注意患者的运送。

C型题

说明：为案例分析题，考题是以一个共同题干的临床案例出现，其中有一个或多个答案。

1.【答案】D

【解析】面黄少华，形瘦倦怠，气促乏力，动辄汗出，纳差便溏为气虚之征；烦热口渴，夜寐不安，舌光红少苔，脉细数无力为阴虚之征，故辨为气阴两虚。

2.【答案】F

【解析】病毒性心肌炎气阴两虚证治法：益气养阴，宁心安神。主方：生脉散《医学启源》加减。

3.【答案】C

【解析】同上题【解析】。

4.【答案】ABCDF

【解析】此证型治疗的加减：若气虚明显者，加黄芪、西洋参；阴虚明显者，加熟地黄、玉竹；心悸不安者，加首乌藤、柏子仁；胸闷明显者，加郁金、枳壳；自汗、盗汗者，加浮小麦、麻黄根；大便偏干者，加火麻仁、瓜蒌子。常用药物有：人参、麦冬、五味子、太子参、当归、生地黄、丹参、酸枣仁、炙甘草。

5. 【答案】BCEF

【解析】患者体质偏弱，待好转后尚需健脾益气，养血安神。

6. 【答案】ABCEF

【解析】病毒性心肌炎的预防调护：①增强体质，积极预防呼吸道或肠道病毒感染。②注意休息，急性期应卧床休息3～6周，重者宜6个月～1年。待热退后3～4周，心衰控制，心律失常好转，心电图改变好转时，可逐渐增加活动量。③尽量保持安静，以减轻心肌负担，减少耗氧量，必要时可予镇静剂。④饮食宜清淡而富有营养，忌食过于肥甘、厚腻或辛辣之品。⑤密切观察患儿病情变化，一旦发现心率明显增快或减慢、严重心律失常、呼吸急促、面色青紫，应及时抢救。

7. 【答案】ABCDEF

【解析】引起急性心功能不全的可能原因包括器质性心脏病、心律失常、感染、特殊药物服用史等。

8. 【答案】AC

【解析】肺部感染后出现心力衰竭，心脏扩大，心脏收缩功能下降，需考虑扩张型心肌病和心肌炎。心脏没有杂音，结合超声心动图没有发现缺损，也没有心包积液，故B和D不支持。虽然重症肺炎后可以合并心衰，但是患儿年龄偏大，而且心脏扩大和心功能下降程度很难以肺炎解释。患儿血常规正常，不支持贫血性心脏病。

9. 【答案】ABCDEF

【解析】如果诊断考虑心肌炎、心力衰竭、心肌病，ABC都是常规检查；肝脏增大，需腹部超声；心脏增强MRI对于判断心肌炎症很有意义。患儿呼吸快，呼吸困难，应完善血气分析检查。

10. 【答案】ABDEFGH

【解析】没有明确引起心衰时，慎用洋地黄类强心药物，洋地黄在急性心肌炎症或内环境不稳的情况下容易引起中毒。

11. 【答案】ABGH

【解析】患儿，8个月，秋冬季节，有发热、稀水样便症状，查体精神萎靡，唇干、前囟、眼窝轻度凹陷，皮肤弹性轻度降低，肢端凉，皮肤未见大理石花纹，肠鸣音活跃，诊断为小儿腹泻，中度脱水，考虑如轮状病毒感染可能性大。由于发热、腹泻、呕吐所致不同程度脱水和电解质紊乱，急需检查有无电解质、酸碱平衡紊乱，预防引起严重并发症。大便常规进一步了解判断为细菌还是病毒感染可能。

12. 【答案】BCEF

【解析】轮状病毒肠炎：6个月至3岁婴幼儿常见，主要症状为腹泻、呕吐、发热、脱水；粪便呈稀薄水样，偶有黏液，无脓血，镜检无白细胞，部分粪便隐血阳性；发热为常见症状，通常低于39℃，严重者易呈高热；由于发热、腹泻、呕吐所致不同程度脱水和电解质紊乱。根据大便常规：WBC 0～1个/HP，RBC 0～2个/HP，轮状病毒抗原阳性，轮状病毒肠炎诊断正确，故B选项正确，排除A选项。电解质：钠142mmol/L，血钠在正常范围之内，故为中度等渗性脱水，故C选项正确，排除D选项。血钾3.1mmol/L，正常范围为3.5mmol/L～5.5mmol/L，故E答案正确。正常儿童血钙浓度2.25mmol/L～2.75mmol/L，血钙2.7mmol/L，正常，排除G答案。pH 7.36正常，$PaCO_2$ 26mmHg下降，碱剩余BE-7mmol/L，考虑代偿性代谢性酸中毒合并呼吸性碱中毒。故F选项正确。

13. 【答案】A

【解析】患儿目前诊断为小儿腹泻、中度脱水，需及时补液治疗，中度脱水补充液体张力为1/3～1/2张，2∶3∶1液体的张力为1/2张，故A选项正确。该患者考虑轮状病毒感染，无需使用抗病毒、抗生素治疗。测pH7.36，提示目前该患儿酸中毒可自行代偿，暂可不予碳酸氢钠纠酸治疗。查血钙浓度正常，无须补钙。止泻剂有抑制胃肠动力的作用，增加细菌繁殖和毒素的吸收，可加重感染，故不能使用止泻剂。

14. 【答案】CD

【解析】低钾血症时主要表现为神经肌肉兴奋性降低，如骨骼肌无力，出现腱反射迟钝或消失，平滑肌受累出现腹胀、肠鸣音减弱。心肌受损时出现心音低钝，心电图显示ST段下降、T波低平。病毒性心肌炎：多在发病前2周左右有病毒感染证据，如上呼吸道感染、腹泻等，感染后数日、当日或1～3周内出现心脏受损表现。可分为轻、中、重三型，轻型最常见，常见症状：乏力为主，其次是多汗、气短、胸闷、头晕等。查体：面色苍白、口唇发绀，心尖部S1心音低钝或减弱、可闻及轻度柔和吹风样收缩期杂音，可有期前收缩或心动过速。

15. 【答案】ABCD

【解析】明确有无病毒性心肌炎需要感染指标、心肌酶、心肌损伤标志物、心肌自身抗体、心电图、超声心动图、心脏磁共振成像、心脏活检等。明确有无低钾血症则依赖监测血清K^+或者血气分析。

第十一章 针灸专业理论及知识

第一节 经络系统的组成和概况【掌握】

A1和A2型题

说明：为单选题，5个选项中可能同时有最佳正确答案和非错误答案，请从中选择一个最佳答案。

1. 【答案】B
   【解析】十二经别，是从十二经脉另行分出，深入体腔，以加强表里相合关系的支脉，又称"别行之正经"。十二经别一般多从四肢肘膝上、下的正经分出，分布于胸腹腔和头部，其间有"离、入、出、合"的分布特点。从十二经脉分出称"离"；进入胸腹腔称"入"；在头颈部出来称"出"；出头颈部后，阳经经别合于原经脉，阴经经别合于相表里的阳经经脉，称"合"。经别通过离、入、出、合的分布，沟通了表里两经，加强了经脉与脏腑的联系，突出了心和头的重要性，扩大了经脉的循行联系和经穴的主治范围。

2. 【答案】D
   【解析】经络系统由经脉（十二经脉、奇经八脉、十二经脉附属部分）和络脉（十五络脉、孙络、浮络）组成。

3. 【答案】C
   【解析】十二经脉的分布规律，手足阳经：阳明在前，少阳在中，太阳在后。手足阴经：太阴在前，厥阴在中，少阴在后。足三阴经在足内踝上8寸以下，为厥阴在前、太阴在中、少阴在后；至足内踝上8寸以上，太阴交出于厥阴之前。

4. 【答案】B
   【解析】同第3题【解析】。

5. 【答案】E
   【解析】十二经脉的交接规律：阴经与阳经（互为表里）在手足末端相交，阳经与阳经（同名经）在头面部相交，阴经与阴经在胸部相交。

6. 【答案】C
   【解析】手阳明大肠经，入下齿中；足太阳膀胱经起于目内眦；足少阳胆经起于目锐眦；手太阳小肠经、手少阳三焦经、足少阳胆经均入耳中。

7. 【答案】D
   【解析】D项正确的描述应该为：其中足三阴经在足内踝8寸以下为厥阴在前、太阴在中、少阴在后，至足内踝8寸以上，太阴交出于厥阴之前，太阴在前，厥阴在中，少阴在后。

第二节 十四经脉的循行与主治概要【掌握】

A1和A2型题

说明：为单选题，5个选项中可能同时有最佳正确答案和非错误答案，请从中选择一个最佳答案。

1. 【答案】A
   【解析】肺经与大肠经在食指交接。

2. 【答案】B
   【解析】奇经八脉中的督脉、任脉、冲脉皆起于胞中，出于会阴，而分别循行于人体前后正中线和腹部两侧，故称为"一源三歧"。

3. 【答案】B
   【解析】B项正确描述为：督脉、任脉、冲脉统称为"一源三歧"。

4. 【答案】E

【解析】督脉之络穴为长强穴,位于尾骶部。

5.【答案】D

【解析】十二皮部依赖十二经脉及其络脉运行的气血所濡养;十二皮部又保护了十二经脉及其脉络,也保护了整个躯体深部各种器官和脏腑,随时把来自于体外环境的各种信息传递给体内,并针对外界变化实行自身调节和适应的功能,起着卫外护内的作用。在这里卫气发挥重要作用。皮毛为肺所主,皮部的卫外护内作用是靠肺宣发的卫气来温养;皮部的宣散作用又协助了肺的吸清呼浊功能。某些疾病的发生是因为卫气失调,外邪袭扰皮毛,或又通过络脉进入经脉,或最后深达六腑和五脏的结果。可见,皮部是机体自我保护的屏障,是外邪入侵的突破口,也是脏腑发病时由里及表反映证候的窗口。

6.【答案】C

【解析】奇经八脉有自己专属的腧穴。

7.【答案】C

【解析】手少阴心经其直者,复从心系却上肺;足厥阴肝经其支者,复从肝别贯膈,上注肺;足少阴肾经其直者……入肺中,循喉咙。

第三节 经络的作用【熟悉】

A1和A2型题

说明:为单选题,5个选项中可能同时有最佳正确答案和非错误答案,请从中选择一个最佳答案。

1.【答案】E

【解析】四肢肘膝关节以下分布有五输穴、原穴和下合穴等特定穴,能治疗本经循行经过的远端部位的脏腑、组织、器官病证。

2.【答案】B

【解析】"阴井木,阳井金",故阳经经脉五输穴五行属性为金水木火土。

3.【答案】E

【解析】《难经·二十九难》曰:"带之为病,腹满,腰溶溶若坐水中。"

4.【答案】D

【解析】肝之募穴是期门,章门为脾之募穴,京门为肾之募穴,石门为三焦募穴,梁门非募穴。

5.【答案】A

【解析】本句出自《灵枢·海论》篇。

第四节 标本、根结、气街、四海【熟悉】

A1和A2型题

说明:为单选题,5个选项中可能同时有最佳正确答案和非错误答案,请从中选择一个最佳答案。

1.【答案】C

【解析】"根之上有本,节之外有标",说明"标本"的范围较"根结"大。

2.【答案】D

【解析】标本是指经脉腧穴分布部位在上下对应关系,"标"与人体头、面、胸、背的位置相应,"本"与人体四肢下端相应。经筋是十二经脉之气输布于筋肉骨节的体系,是附属于十二经脉的筋肉系统。根结指经气的所起与所归,反映出经气上下两极间的关系,"根"即四肢末端的井穴;"结"指头、胸、腹部。四海即髓海、气海、血海、水谷之海的总称,为人体气血精髓等精微物质汇聚之所。气街是指经气聚集运行的共同通路。

3.【答案】C

【解析】"根"和"结"是指十二经脉之气起始和归结的部位。

4.【答案】A

【解析】经脉的标本,是说明经脉上下相互关联和本末关系。

5.【答案】B

【解析】"气街"是经气汇聚、纵横通行的共同道路。故选B。

第五节　腧穴分类、主治特点、特定穴、腧穴定位法【掌握】

> **A1和A2型题**
> 说明：为单选题，5个选项中可能同时有最佳正确答案和非错误答案，请从中选择一个最佳答案。

1. 【答案】B

　　【解析】少冲：心痛，心悸，心烦，神昏，胁痛。通里：心悸，心痛；咽喉肿痛，暴喑；肘臂挛痛。

　　阴郄：心痛，心悸；咯血，骨蒸盗汗，鼻衄。神门：心痛，心悸；咯血，骨蒸盗汗，鼻衄。极泉：心痛，干呕，咽干，瘰疬，胁痛，肩臂痛。

2. 【答案】A

　　【解析】血海位于股前区，髌底内侧端上2寸，股内侧肌隆起处。

3. 【答案】B

　　【解析】太白在跖区，第1跖趾关节近端赤白肉际凹陷中。

4. 【答案】B

　　【解析】合穴为五输穴，分布于肘、膝关节附近。

5. 【答案】E

　　【解析】穴位注射操作时，刺入后检查无回血才可将药液注入。

6. 【答案】B

　　【解析】通乳是少泽穴的特殊用法，也是少泽穴的常见考点。

7. 【答案】B

　　【解析】青灵、小海可治疗尺神经麻痹。

8. 【答案】C

　　【解析】夹脊穴位于第1胸椎至第5腰椎棘突下两侧。

9. 【答案】A

　　【解析】操作皮肤针时使用的是腕力。

10. 【答案】A

　　【解析】中指中节横纹属于横指同身寸法量，即中指近侧指间关节横纹水平。

11. 【答案】C

　　【解析】背俞穴是脏腑之气输注于背腰部的腧穴，是经络按诊最常用的部位。

12. 【答案】B

　　【解析】膏肓主治羸瘦、虚劳、健忘、遗精、咳嗽、气喘、盗汗、肺痨。

13. 【答案】D

　　【解析】特定穴是十四经穴中具有特殊治疗作用，并以特定称号概括的腧穴。根据其不同的分布特点、含义和治疗作用，分成"五输穴""原穴""络穴""郄穴""下合穴""俞穴""募穴""八会穴""八脉交会穴"和"交会穴"等。合谷是原穴，养老是郄穴，地机是郄穴，三阴交是交会穴。故选D。

14. 【答案】B

　　【解析】前发际正中至后发际正中的骨度分寸是12直寸。

15. 【答案】B

　　【解析】头面部由于皮肤浅薄，不适用于皮肤针重刺。

16. 【答案】C

　　【解析】阴经郄穴多治血证，如孔最治咳血，中都治崩漏等。

17. 【答案】A

　　【解析】期门穴，位于第6肋间隙，前正中线旁开4寸。

18. 【答案】A

　　【解析】针刺颈部哑门、风府穴时一般向下斜刺。

19. 【答案】C

　　【解析】定喘穴位于第7颈椎棘突下，旁开0.5寸。现代常用于治疗支气管哮喘、支气管炎、肺结核、百日咳、颈项部扭挫伤等，配肺俞、中府主治咳喘。

20. 【答案】B

　　【解析】脾经循行夹咽，连舌本，散舌下。

21. 【答案】C

　　【解析】肚腹三里留，腰背委中求，头项寻列缺，面口合谷收。

22. 【答案】B

　　【解析】腧穴的主治特点：①近治作用：腧穴所在，主治所在。②远治作用：经脉所过，主治所及。③特殊作用：双向调节和相对特异的治疗作用。合谷穴不仅可以治疗局部病证，还能治疗本经所过疾病，体现了腧穴的远治作用。

23. 【答案】D

　　【解析】针刺治疗疾病的手法总体上可以归

纳为补法和泻法两大类。补法主要用于虚证，能鼓舞人体正气，使低下的功能恢复旺盛；泻法主要用于实证，可疏泄病邪，使亢进的功能恢复正常，具体的针刺手法如提插补泻、捻转补泻、开合补泻等都是为了实现补泻目的而采用的具体操作方式。

24．【答案】E
【解析】手太阴肺经左右各 11 个穴位，分别为中府、云门、天府、侠白、尺泽、孔最、列缺、经渠、太渊、鱼际、少商。

25．【答案】C
【解析】平补平泻法用于不盛不虚证。

26．【答案】D
【解析】至阴穴矫正胎位属穴位的特殊作用。

27．【答案】B
【解析】阳谷属手太阳小肠经、太渊属手太阴肺经、阳池属手少阳三焦经、腕骨属手太阳小肠经。

28．【答案】C
【解析】梁门：脐中上 4 寸，前正中线旁开 2 寸；太乙：脐中上 2 寸，前正中线旁开 2 寸，相距 2 寸，故选 C。

29．【答案】C
【解析】以患者第 2～5 指并拢时，中指近侧指间关节横纹水平的 4 指宽度为 3 寸，称"横指同身寸"。

30．【答案】C
【解析】腕掌（背）侧远端横纹至肘横纹（平尺骨鹰嘴）的骨度分寸是 12 直寸。

31．【答案】B
【解析】略。

32．【答案】B
【解析】手阳明大肠经左右各 20 穴，分别为商阳、二间、三间、合谷、阳溪、偏历、温溜、下廉、上廉、手三里、曲池、肘髎、手五里、臂臑、肩髃、巨骨、天鼎、扶突、口禾髎、迎香。

33．【答案】E
【解析】五输穴是十二经脉分布在肘、膝关节以下的 5 个特定腧穴。

34．【答案】E
【解析】少商为井穴，咽喉肿痛时常在此处放血治疗。

35．【答案】B
【解析】曲泽：属于手厥阴心包经；小海：属于手太阳小肠经；少海：属于手少阴心经；曲池：属于手阳明大肠经。

36．【答案】C
【解析】同第 32 题【解析】。

37．【答案】A
【解析】井穴：分布于指或趾末端，为经气初出之处。荥穴：分布于掌指或跖趾关节之前，为经气开始流动之处。输穴：分布于掌指或跖趾关节之后，其经气渐盛。经穴：多位于腕、踝关节以上之前臂、胫部，其经气盛大流行。合穴：位于肘、膝关节附近，其经气充盛且入合于脏腑。《灵枢·九针十二原》指出："所出为井，所溜为荥，所注为输，所行为经，所入为合。"

38．【答案】C
【解析】阴经上的原穴与输穴同穴名、同部位，实为一穴；阳经上的原穴位于五输穴中输穴之后，即另置一原。

39．【答案】E
【解析】原络配穴法是指把先病脏腑的原穴和后病的相表里经脉的络穴相配合。故肺经先病，先取其原穴太渊，大肠经后病，再取该经络穴偏历。

40．【答案】C
【解析】背俞穴均位于背腰部足太阳膀胱经第 1 侧线上，距后正中线旁开 1.5 寸，共 12 个。募穴均位于胸腹部相关经脉上，其位置与相关脏腑所处部位相近，共 12 个。

41．【答案】A
【解析】公孙与内关为八脉交会穴，分别主治冲脉病证及阴维脉病证，两者相配合主治心、胸、胃疾病。八脉交会穴歌诀：公孙冲脉胃心胸，内关阴维下总同。临泣胆经连带脉，阳维目锐外关逢。后溪督脉内眦颈，申脉阳跷络亦通。列缺任脉行肺系，阴跷照海膈喉咙。

42．【答案】C
【解析】髓海不足致眩晕，可选髓会悬钟。

43．【答案】D
【解析】郄穴是治疗本经和相关脏腑病证的重要穴位，尤其在治疗急症方面有独特的疗效，共 16 穴。

44．【答案】B
【解析】六腑之气下合于下肢足三阳经的腧穴，称为下合穴，又称六腑下合穴，共 6 个。

45．【答案】B
【解析】根据骨度折量定位法，两乳头之间为 8 寸。

46．【答案】B
【解析】横指同身寸：被取穴者手四指并拢，以其中指中节横纹为准，其四指的宽度作为 3 寸。四指相并名曰"一夫"，用横指同身寸法量取腧穴，又名"一夫法"。

47．【答案】E
【解析】尺泽为手太阴肺经之合穴，主治咳嗽、气喘、咳血、咽喉肿痛等肺系实热性病证；肘臂挛痛；急性吐泻、中暑、小儿惊风等急症。

48.【答案】A

【解析】孕妇针刺合谷可引起子宫收缩，故孕妇不宜针刺。

49.【答案】B

【解析】扶突位于胸锁乳突肌区，横平喉结，胸锁乳突肌前、后缘中间。主治咽喉肿痛等咽喉病证；瘿气、瘰疬；咳嗽、气喘；为颈部针麻用穴。合谷也可用于颈部手术针麻。

50.【答案】E

【解析】足阳明胃经主治胃肠病、神志病、头面五官病、热病、下肢痿痹、转筋等。

51.【答案】C

【解析】承泣穴位于眼球与眶下缘之间，瞳孔直下；操作：用左手拇指向上轻推眼球，紧靠眶缘缓慢直刺 0.5～1.5 寸，不宜提插，以防刺破血管引起血肿，出针时按压针孔片刻，以防出血。

52.【答案】A

【解析】地仓位于口角旁开 0.4 寸；颊车位于下颌角前上方一横指，闭口咬紧牙关时咬肌隆起，放松时按之有凹陷处；下关位于颧弓下缘中央与下颌切迹之间凹陷中；四白位于眶下孔处；巨髎位于横平鼻翼下缘，瞳孔直下。

53.【答案】C

【解析】下关在面部，颧弓下缘中央与下颌切迹之间凹陷中，留针时不可做张口动作，以免弯针、折针。

54.【答案】B

【解析】天枢为大肠之募穴，位于腹部，横平脐中，前正中线旁开 2 寸；主治腹痛、腹胀、便秘、腹泻、痢疾等胃肠病证；月经不调、痛经等妇科疾患。

55.【答案】A

【解析】大包穴在胸外侧区，第 6 肋间隙，在腋中线上。主治气喘、胸胁痛、全身疼痛、四肢无力。

第六节 中医典籍有关针灸的论述【了解】

A1和A2型题

说明：为单选题，5个选项中可能同时有最佳正确答案和非错误答案，请从中选择一个最佳答案。

1.【答案】B

【解析】《灵枢》成书于战国，是对战国及以前针灸学术的一次大的总结，创立了针灸理论体系，又称为《针经》。成书于魏晋的《针灸甲乙经》是继《灵枢》后针灸学术的又一次大总结，在针灸发展史上起到了承前启后的作用。成书于明代的《针灸大成》是继《灵枢》《针灸甲乙经》之后对针灸学术的第三次大的总结。

2.【答案】B

【解析】三棱针疗法具有开窍泄热、活血祛瘀、疏经通络、治疗顽固性痹证的作用，既适用于实证和热证，也可用于寒实证。目前较多用于某些急症和慢性病如昏厥、高热、中暑、中风闭证、急性咽喉肿痛、目赤红肿、顽癣、疮痈初起、扭挫伤、疳疾、痔疾、久痹、头痛、丹毒、指（趾）麻木等。

3.【答案】D

【解析】针刺印堂穴等皮肤浅薄部位的腧穴常用提捏进针法。

4.【答案】A

【解析】郄穴的名称和位置首载于《针灸甲乙经》。

5.【答案】B

【解析】《难经》阐述了原气通过三焦通达五脏六腑、十二经脉的分布特点，提出"原穴"是原气经过和留止的部位，并在《黄帝内经》的基础上补充了心经原穴，使原穴趋于完整。《难经》完善了各经五输穴的五行配属关系，并以刚柔相济理论做了解释，同时对其临床应用加以阐发，使之成为后世子午流注法的理论基础，在此基础上又提出了"虚则补其母，实则泻其子"和"泻南补北"理论，对针灸和中医临床各科均具启示意义。

6.【答案】A

【解析】双手进针法包括：弹针速刺法、夹持进针法、舒张进针法、指切进针法、提捏进针法。针管进针法是利用针管将针刺入穴位的方法。

7.【答案】C

【解析】皮薄肉少部位的腧穴，如头部、胸胁部的腧穴等，一般采用平刺，又称横刺、沿皮刺，指针身与皮肤表面呈15°左右或以更小的角度刺入体内。

8.【答案】E

【解析】飞法是指用右手拇指、食指执持针柄，细细捻搓数次，然后张开两指，一搓一放，反复数次，状如飞鸟展翅，本法具有催气、行气、增强针感的作用。

第十一章 针灸专业理论及知识 —— 135

9.【答案】A

【解析】医者刺手感到针下空松、虚滑，患者示无任何特殊感觉或反应，则提示针刺未得气。

10.【答案】D

【解析】①捻搓补泻：针下得气后，拇指向前用力重，向后用力轻者为补法；拇指向后用力重，向前用力轻者为泻法。②迎随补泻：进针时针尖随着经脉循行去的方向刺入为补法，针尖迎着经脉循行来的方向刺入为泻法。③呼吸补泻：在患者呼气时进针，吸气时出针为补法；在患者吸气时进针，呼气时出针为泻法。④徐疾补泻：进针时徐徐刺入，疾速出针者为补法；进针时疾速刺入，徐徐出针者为泻法。⑤开阖补泻：出针后迅速按闭针孔为补法；出针时摇大针孔而不按为泻法。

11.【答案】B

【解析】透天凉多用于治疗热痹、急性痈肿等实热性疾病。

12.【答案】C

【解析】针刺过程中出现弯针时，切忌强行拔针以免将针身折断留在体内。

13.【答案】A

【解析】灸法的主要作用是温经散寒、扶阳固脱、消瘀散结、防病保健。

14.【答案】D

【解析】常用灸法包括艾灸法（艾炷灸、艾条灸、温针灸、温灸器灸）和非艾灸法（灯火灸、天灸）

15.【答案】A

【解析】灸法可以分为艾灸和其他灸法。艾灸包括艾炷灸和艾条灸、温针灸，艾条灸包括悬起灸和实按灸，实按灸又分为太乙神针和雷火神针。白芥子灸属于其他灸法中天灸的一种灸法。

16.【答案】E

【解析】灸法可以分为艾灸和其他灸法。艾灸包括艾炷灸和艾条灸、温针灸，艾条灸包括悬起灸和实按灸，实按灸又分为太乙针灸和雷火针灸。白芥子灸属于其他灸法中天灸的一种灸法。

17.【答案】E

【解析】耳穴压丸法是使用丸状物贴压耳穴以防治疾病的方法，此法能持续刺激穴位、疼痛轻微、无副作用，是目前最常用的方法。

18.【答案】B

【解析】瘢痕灸常用于治疗哮喘、风湿顽痹、瘰疬等慢性疾病。

19.【答案】A

【解析】隔姜灸有温胃止呕、散寒止痛的作用，常用于因寒而致的呕吐、腹痛及风寒痹痛等。

20.【答案】E

【解析】雀啄灸是指施灸时，艾条点燃的一端与施灸部位皮肤的距离并不固定，而是如鸟雀啄食一样上下活动至皮肤红晕为度。

21.【答案】D

【解析】拔罐法也称吸筒疗法，又称"角法"。

第十二章　针灸科常见病证

第一节　痹证、痿证、腰痛、漏肩风、落枕、扭伤【掌握】

> **A1和A2型题**
> 说明：为单选题，5个选项中可能同时有最佳正确答案和非错误答案，请从中选择一个最佳答案。

1. 【答案】C
   【解析】寒湿之邪，侵袭腰部，痹阻经络时，因寒性收引，湿性凝滞，故腰部冷痛重着，转侧不利。湿为阴邪，得阳运始化，静卧则湿邪更易停滞，故静卧疼痛不减，阴雨天尤甚。舌脉象均为寒湿停聚之象。

2. 【答案】B
   【解析】腰痛的基本治疗，取局部穴及足太阳经穴为主。选项中，A项全是局部取穴，排除，C、D项阳陵泉为胆经穴，非肾病主穴，故排除，E项中腰俞在督脉，与选穴原则不符，故排除。

3. 【答案】D
   【解析】肾俞是腰痛针灸处方中的主穴，因此在辅助选穴时要另选他穴，故选D。

4. 【答案】C
   【解析】脾胃虚弱型痿证针灸，主穴：心俞、脾俞、膈俞、太白、内关、中脘。配穴：上肢配大杼、肩髃、曲池、合谷；下肢配足三里、三阴交、阳陵泉、悬钟。毫针刺，用补法。

5. 【答案】E
   【解析】合谷穴不具备放松肩颈部的作用。

6. 【答案】E
   【解析】阳痿取任脉穴即肾的背俞穴、原穴为主。

7. 【答案】D
   【解析】患者年迈，根据其腰部酸痛，缠绵不愈可诊断为腰痛。由于肾阳不足，不能温煦筋脉，导致腰痛喜温喜按，遇劳更甚，卧则减轻，肢冷畏寒，舌质淡，脉沉细无力，符合肾阳虚的表现。治以补肾壮阳，温煦经脉。

8. 【答案】B
   【解析】治疗痿证湿热浸淫者，可用足太阴脾经的阴陵泉、足阳明胃经的内庭。

9. 【答案】E
   【解析】湿热腰痛：腰部疼痛，重着而热，暑湿阴雨天气加重，活动后可减轻，身体困重，小便短赤，舌红，苔黄腻，脉濡数或弦数。

10. 【答案】C
    【解析】"治痿者独取阳明"。首先，主要是指采用补益脾胃的方法治疗痿证。肺之津液来源于脾胃，肝肾的精血亦有赖于脾胃的生化。所以胃津不足者，宜养阴益胃；脾胃虚弱者，应益气健脾。脾胃功能健旺，饮食得增，气血津液充足，脏腑功能旺盛，筋脉得以濡养，有利于痿证恢复。其次，"独取阳明"尚包括祛除邪气，调理脾胃。对于"治痿独取阳明"，临床可以从以下三方面来理解：一是不论选方用药，针灸取穴，都应重视补益脾胃。二是"独取阳明"尚包括清胃火、祛湿热，以调理脾胃。三是临证时要重视辨证施治。

11. 【答案】B
    【解析】痿证基本病机为气血津液输布不畅，筋肉四肢失养而痿弱不能用。病变部位在筋脉、肌肉，与肝、肾、肺、胃关系最为密切。病理因素主要为湿和热。病理性质虚多实少。故B选项错误。该病以热证、虚证为多，虚实夹杂者亦不少见。外感温邪、湿热所致者，病初阴津耗伤不甚，邪热偏重，故属实证；但久延肺胃津伤，肝肾阴血耗损，则由实转虚，或虚实夹杂。内伤致病，脾胃虚弱，肝肾亏损，病久不已，气血阴精亏耗，则以虚证为主，但可夹湿、夹热、夹痰、夹瘀，表现本虚标实之候。

12. 【答案】E
    【解析】患者两天前有腰扭伤史，现症为腰痛如刺，可诊断为腰痛。根据腰痛如刺，痛有定处，痛处拒按，腰不能转侧，舌质暗紫，脉涩等临床表现，可诊断为瘀血腰痛。证机概要为瘀血阻滞，经脉痹阻，不通则痛。治以活血化瘀，通络止痛。代表方：身痛逐瘀汤加减。

13.【答案】A

【解析】小儿麻痹症后遗症属中医学的痿证，"痿证独取阳明"，取穴以手足阳明经为主，故选A。

14.【答案】E

【解析】针灸的治疗作用虽多，也可用"通""调"两字来概括。"通"即疏通经络，"调"即调和气血（扶正祛邪）、调和阴阳。

15.【答案】C

【解析】寒湿腰痛主症为腰部冷痛重着，转侧不利，逐渐加重，静卧病痛不减，寒冷和阴雨天则加重。舌质淡，苔白腻，脉沉而迟缓。

A3和A4型题

说明：为共用题干单选题，考题是以一个共同题干的临床案例出现，请从中选择一个最佳答案。

1.【答案】A

【解析】手太阳经证：以肩后部疼痛为主，可放射至臂外尺侧，配支正、后溪。手少阴经证：以肩部腋下痛为主，可放射至臂内侧手掌尺侧，配极泉、少海、通里。手阳明经证：以肩前痛为主，可放射至臂外桡侧，配曲池、合谷。

2.【答案】A

【解析】本病已明确病变经络为手阳明，此病辨为漏肩风，治疗选取的主穴为肩髃、肩髎、肩贞、肩前、阿是穴、阳陵泉、条口透承山。

3.【答案】C

【解析】同第1题【解析】。

第二节 中风、头痛、眩晕、面瘫、面痛、震颤麻痹、不寐、胸痹【掌握】

A1和A2型题

说明：为单选题，5个选项中可能同时有最佳正确答案和非错误答案，请从中选择一个最佳答案。

1.【答案】D

【解析】头痛治疗的主穴：百会、太阳、阿是穴、风池、合谷。阳明头痛者，加印堂、内庭；少阳头痛者，加率谷、外关、足临泣；太阳头痛者，加天柱、后溪、昆仑；厥阴头痛者，加四神聪、太冲、内关。风寒头痛者，加风门、列缺；风热头痛者，加曲池、大椎；风湿头痛者，加阴陵泉、头维。

2.【答案】E

【解析】血虚头痛配三阴交、足三里。

3.【答案】E

【解析】眩晕虚证治疗选取的主穴：百会、风池、肝俞、肾俞和足三里等。

4.【答案】E

【解析】同第1题【解析】。

5.【答案】B

【解析】治疗不寐心脾两虚者，除主穴外，可配用心俞、脾俞，补益心脾。

6.【答案】E

【解析】本病病位在面部，与少阳、阳明经筋相关。因此不常选少阴经，故选E。

7.【答案】E

【解析】足厥阴肝经上循至巅顶，故选E。

8.【答案】C

【解析】患者不省人事昏倒，属中风之中脏腑；手撒口开，二便失禁属中脏腑之脱证，主穴：水沟、百会、内关。脱证配穴：关元、神阙。

9.【答案】C

【解析】手足阳经均上头面部，当病邪阻滞面部经络，尤其是手足阳明、手足太阳经筋功能失调，可导致面瘫的发生。

10.【答案】A

【解析】面红目赤、心烦口苦，舌红苔黄，脉弦为风阳上扰之主证，故配穴太冲、太溪，选A。

11.【答案】E

【解析】患者心悸，头晕耳鸣，腰膝酸软，五心烦热，舌质红，脉细数可辨为阴虚火旺证，取穴以心、心包的背俞穴、募穴为主，主穴：心俞、神门、巨阙、膻中、内关、厥阴俞，配太溪、三阴交。

12.【答案】C

【解析】中脏腑取督脉、手厥阴经脉穴为主。

13.【答案】A

【解析】肝阳头痛配行间、太溪；风池可用于少阳头痛，中脘、丰隆可用于痰浊头痛，血海可用于瘀血头痛，三阴交可用于血虚头痛。故选A。

14.【答案】E

【解析】根据疼痛固定不移，痛如椎刺，舌暗，脉细涩，辨证为瘀血头痛，故配血海、膈俞。

15.【答案】A

【解析】关元、神阙用于中风脱证。

16.【答案】D

【解析】面痛之下颌部疼痛配承浆、颊车。

17.【答案】C

【解析】中风闭证治疗取督脉、手厥阴经脉穴为主，配十二井穴、太冲穴。

18.【答案】B

【解析】综合分析患者属于不寐心脾两虚证，心俞、脾俞合用补心健脾。

19.【答案】E

【解析】患者属于心脾气虚证，心俞、脾俞、足三里补心气，健脾益气。

20.【答案】D

【解析】厥证以突然昏仆、不省人事，或伴见四肢厥冷为特征，一般可在短时间内苏醒，严重者可一厥不复甚至死亡。眩晕发作严重者也有头眩欲仆或晕眩倒地的表现，但无昏迷、不省人事的表现。

A3和A4型题

说明：为共用题干单选题，考题是以一个共同题干的临床案例出现，请从中选择一个最佳答案。

1.【答案】E

【解析】根据骨度折量定位法，前发际正中至后发际正中为12直寸。

2.【答案】B

【解析】头发已全脱，头部骨度分寸最为方便。根据骨度折量定位法，以两耳后乳突间9寸酌情折算。在针灸学中，两耳后乳突（即耳后高骨）之间的距离被视为一个标准的度量单位，常用于确定头部穴位的位置。特别是在全头脱发无法直接观察头皮标志时，这种方法尤为重要。通常，这个距离被设定为9寸，并可以根据具体情况进行折算（B对）。

3.【答案】C

【解析】百会：前发际正中直上5寸，前后发际之间共12寸，12-5=7，故距后发际7寸；上星：前发际正中直上1寸。

4.【答案】C

【解析】患者头晕目眩，视物旋转，平素失眠多梦，颈项强，腰酸耳鸣，舌红，苔薄黄，脉弦细，为肝阳上亢型眩晕，属实证眩晕，所选的主要经脉是督脉、足厥阴、足阳明经穴，故选C。

5.【答案】C

【解析】以头晕目眩、视物旋转为主诉，故辨为眩晕。

6.【答案】E

【解析】眩晕肝阳上亢证的治则为平肝息风。

第三节　感冒、哮喘、胃痛、呃逆、呕吐、便秘、泄泻、癃闭【掌握】

A1和A2型题

说明：为单选题，5个选项中可能同时有最佳正确答案和非错误答案，请从中选择一个最佳答案。

1.【答案】A

【解析】感冒风寒证主穴列缺、合谷、风池、大椎、外关，配风门、肺俞。

2.【答案】A

【解析】哮喘主穴以肺的背俞穴、募穴、原穴为主，故选A。

3.【答案】E

【解析】下腹部腧穴，应斜刺。

4.【答案】C

【解析】呃逆既有实证也有虚证，实证可刺，虚证可灸，选C。

5.【答案】B

【解析】哮喘主穴以肺的背俞穴、募穴、原穴为主，虚证配膏肓、肾俞。太渊、肺俞为肺之原穴、背俞穴，因此选 B。

6.【答案】A

【解析】急性泄泻的治则为除湿导滞、通调腑气，以足阳明、足太阴经穴为主。主穴为天枢、上巨虚、阴陵泉、中脘。配穴：寒湿者，加神阙；湿热者，加内庭、曲池；食滞者，加中脘、梁门。操作：毫针泻法，神阙用隔姜灸法。

7.【答案】C

【解析】同上题【解析】。

8.【答案】B

【解析】支沟通三焦，通腹气；大肠俞可补大肠之气；上巨虚为大肠下合穴，理大肠之气，三穴合用可通腹气，治便秘。

9.【答案】B

【解析】癃闭是指排尿困难，甚至小便闭塞不通的一种疾病。其中以小便不畅，点滴而短少，病势较缓者称"癃"；以小便闭塞，点滴不出，病势较急者为"闭"。由"癃"转"闭"者，代表病势加重。小便闭塞不通、水蓄膀胱者，属于急病。

10.【答案】B

【解析】癫痫的发病主要治则是理气化痰，调神开窍。脑为元神之府，督脉入络脑，后溪通督脉，故百会、水沟、后溪可调神开窍；涌泉穴补肾，调节身体阴阳

11.【答案】E

【解析】患者素体虚弱，又兼见脾虚，应补脾胃之气。

12.【答案】C

【解析】同第 9 题【解析】。

13.【答案】D

【解析】患者属于消渴病中消证，治则为清热润燥，可配用内庭、地机两穴。

14.【答案】B

【解析】痞满是指以自觉心下痞塞，胸膈胀满，触之无形，按之柔软，压之无痛为主要症状的病证。

15.【答案】C

【解析】根据患者症状体征，考虑为中焦受阻，应用足阳明、手少阳经穴。

16.【答案】A

【解析】见疏肝，选肝经或胆经穴位，行间、阳陵泉疏肝利胆、理气通腑，故选之。

17.【答案】C

【解析】便秘病位在大肠，选取大肠的背俞穴、募穴及下合穴可通肠腑，治便秘。

18.【答案】D

【解析】题干强调剧烈胃痛，多属寒邪犯胃，即"胃痛暴作"，因此配穴需有梁丘或胃俞；因此在 B 与 D 中选，B 中脾俞用于虚证，故选 D。

19.【答案】D

【解析】癃闭是以小便量少，排尿困难，甚则小便闭塞不通为主症的一种病证，与每日总尿量无关。

20.【答案】B

【解析】患者面白无华，神疲乏力，腹中冷痛，喜温畏寒，四肢不温，舌淡胖有齿痕，苔薄白，脉沉迟，辨为冷秘。冷秘配穴为关元、神阙。

21.【答案】E

【解析】外感呕吐，需配合谷、外关两穴，仅有 E 中有合谷，内庭、中脘降胃止呕，故选之。

22.【答案】A

【解析】患者 3 年来小便点滴不爽，可诊断为癃闭。由于肾中阳气虚衰，气化不及导致小便排出无力，神气怯弱，畏寒肢冷，腰膝酸软，舌淡胖，苔薄白，脉沉细或弱，符合肾阳衰惫证的表现。治以温补肾阳，化气利水。代表方：济生肾气丸加减。

23.【答案】C

【解析】脾俞、胃俞两穴用于胃痛虚证。

24.【答案】D

【解析】慢性泄泻主取大肠俞、天枢、上巨虚、三阴交、神阙、脾俞、足三里。

25.【答案】B

【解析】癃闭为临床最为急重的病证之一。水蓄膀胱，欲排不能，小腹胀痛难忍，甚是急迫；小便不通，水毒蓄于内，可致肿胀、喘促、心悸、关格等危重变证。因此，癃闭的治疗，必须急则治标，缓则治本。对水蓄膀胱之证，内服药缓不济急，可急用导尿、针灸以及少腹及会阴部热敷等法，急通小便。

26.【答案】D

【解析】冷秘取任脉经穴为主。

27.【答案】D

【解析】根据题干症状，诊断为泄泻之肾阳虚证。针灸治疗肾阳虚衰之泄泻配肾俞、关元。

28.【答案】B

【解析】便秘针刺大肠俞、天枢、支沟等穴。实秘用泻法；虚秘用补法；冷秘可加艾灸；热秘可加针刺合谷、曲池；气滞秘加针刺中脘、行间；气血虚弱加针脾俞、胃俞；冷秘可加灸神阙、气海。

29.【答案】A

【解析】患者 10 分钟前进食冰激凌后，出现呃逆，病属呃逆范畴，呃声沉缓有力，胸膈及胃脘不舒，得热则减，口淡不渴，舌苔白润，脉迟缓，属胃中寒冷证。治法：温中散寒，降逆止呃。方选丁香散加减。

30.【答案】E

【解析】患者有饮食不节病史，饮食不节，损伤脾胃，运化失常，导致清浊不分，水谷夹杂而下，发生泄泻。兼见腹痛肠鸣、大便恶臭，伴有不消化食物，嗳腐吞酸等，辨证为饮食停滞。急性泄泻治疗当除湿导滞、通调腑气，以足阳明、足太阴经穴为主，主穴为天枢、水分、上巨虚、阴陵泉。饮食停滞配下脘、梁门。

31.【答案】A

【解析】患者1周来小便不畅，点滴而下，可诊断为癃闭。由于湿热壅结下焦，膀胱气化不利导致每日尿量极少而短赤灼热，小腹胀满，口苦口黏，大便不畅，舌质红，苔黄腻，脉数，符合膀胱湿热证的表现。治以清利湿热，通利小便。代表方：八正散加减。

32.【答案】D

【解析】呃逆以气逆上冲，喉间呃呃连声，声短而频，不能自止为主症，其呃声或高或低，或疏或密，间歇时间不定。常伴有胸膈痞闷，脘中不适，情绪不安等症状。多有受凉、饮食、情志等诱发因素，起病多较急。胃失和降、气逆动膈是呃逆的主要病机。呃逆不能自我控制。

33.【答案】C

【解析】癃闭肝郁气滞证的临床表现为小便不通或通而不爽，情志抑郁，或多烦善怒，胁腹胀满，舌红，苔薄黄，脉弦。C选项为淋证临床表现。

34.【答案】C

【解析】外感咳嗽治法：取手太阴、阳明经穴为主。风寒咳嗽针灸并用；风热证只针不灸，以宣肺解表。处方：列缺、合谷、肺俞。随症配穴：咳嗽伴咽喉肿痛配少商；发热恶寒配大椎、外关。

A3和A4型题

说明：为共用题干单选题，考题是以一个共同题干的临床案例出现，请从中选择一个最佳答案。

1.【答案】B

【解析】旧病即胃痛，主穴是内关，八脉交会穴，公孙配内关，治疗胃、心、胸部病症。

2.【答案】A

【解析】郄门为手厥阴经郄穴，专治痛证，且为心绞痛主穴，故应选A。

3.【答案】C

【解析】阴经郄穴多治血证，阳经郄穴多治急性疼痛。

4.【答案】E

【解析】阴经郄穴多治血证，如孔最治咳血，中都治崩漏等。阳经郄穴多治急性疼痛，如颈项痛取外丘，胃脘痛取梁丘等。

5.【答案】E

【解析】胃痛虚证，治则补益脾胃，选足太阴脾经原穴及足阳明胃经络穴，太白为足太阴脾经原穴，丰隆为足阳明胃经络穴，故选E。

第四节 月经不调、经闭、痛经、绝经前后诸证、不孕症【掌握】

A1和A2型题

说明：为单选题，5个选项中可能同时有最佳正确答案和非错误答案，请从中选择一个最佳答案。

1.【答案】C

【解析】脾胃虚弱，治宜补脾益胃，刺法应用补法。

2.【答案】A

【解析】肝阳上亢型绝经前后诸证取穴以任脉穴及肾的背俞穴、原穴为主，故A不恰当。

3.【答案】C

【解析】该患者诊断为月经先期之实热证，故加太冲、行间以清热调经。

4.【答案】C

【解析】该患者诊断为月经先后无定期，治以调补肝肾、调理冲任，故主穴选任脉及足太阴经穴。

5.【答案】B

【解析】本案诊断为月经后期，证属脾肾不足，治应补益脾肾，应取足太阴脾经和足少阴肾经穴，故选B。

6.【答案】E

【解析】患者小腹胀痛，拒按，经色紫红，夹有血块，可辨为气滞血瘀型痛经，主穴三阴交、中极、地机、次髎、十七椎，配穴太冲、血海。

第十二章 针灸科常见病证 141

7.【答案】D

【解析】患者证属虚证痛经，治宜调补气血、温养冲任为主，关元为任脉穴，又为全身强壮要穴，可补益肝肾，温养冲任；足三里为足阳明胃经穴，功擅补益气血；三阴交可调理肝、脾、肾，健脾益气养血。三穴合用，可使气血充足，胞宫得养，冲任自调。

8.【答案】A

【解析】患者经量过多且行经时间过长，伴见少腹冷痛、喜温喜按、形寒畏冷、大便溏薄，舌淡苔白，脉沉细而迟，提示肾阳衰微、肾精不固，治宜温肾助阳，可选命门，腰阳关两穴。

A3和A4型题

说明：为共用题干单选题，考题是以一个共同题干的临床案例出现，请从中选择一个最佳答案。

1.【答案】C

【解析】本病多因冲任失调，脏腑功能失常，气血不和所致，与冲、任及肾、肝、脾关系密切，故治疗以任脉及足太阴经穴为主。

2.【答案】B

【解析】该患者证属实热型月经先期，故治疗主穴为关元、血海、三阴交，再配曲池或行间。

3.【答案】B

【解析】同上题【解析】。

第五节　小儿遗尿、蛇丹、湿疹、神经性皮炎、眼睑下垂、牙痛、近视、针眼（麦粒肿）、耳鸣耳聋、鼻衄【掌握】

A1和A2型题

说明：为单选题，5个选项中可能同时有最佳正确答案和非错误答案，请从中选择一个最佳答案。

1.【答案】A

【解析】伴畏寒、发热、脉浮，说明患者外兼表邪，应加外关、合谷。

2.【答案】A

【解析】牙痛主穴合谷、下关、颊车、内庭，风火牙痛配穴翳风。翳风为手、足少阳经交会穴，A选项中，风池为足少阳交会穴，外关为手少阳经、八脉交会穴，治疗风证表证，故选A。

3.【答案】D

【解析】遗尿肾气不固证，主穴中极、膀胱俞、关元、三阴交，配穴肾俞、太溪；其中中极、膀胱俞是膀胱经的俞穴和募穴，属俞募配穴法，三阴交属足太阴，关元属任脉，肾俞为肾的背俞穴，故选D。

4.【答案】D

【解析】实证牙痛见风火牙痛、胃火牙痛；前者配翳风，后者配偏历，故选D。

5.【答案】A

【解析】身热，微恶风寒，汗出，舌红，苔薄黄，脉浮数提示表证未清，凡针灸处方表证可配穴合谷、外关。仅A中有外关，且风池亦能疏风解表，故选A。

6.【答案】D

【解析】肝胆火热证，取太冲、行间、阳陵泉等肝胆经穴为主，故选D。

7.【答案】E

【解析】患儿超过3岁，且见神疲乏力、面色苍白，畏寒肢冷，舌淡苔白，脉沉迟无力，病属遗尿，辨证为肾气不足证，配穴应取肾俞、太溪。故选E。

8.【答案】A

【解析】耳聋治证需分虚实，实证以耳区局部穴及手足少阳经穴为主，虚证以足少阴经穴、耳区局部穴为主。

9.【答案】A

【解析】小儿遗尿基本病机为膀胱与肾的气化功能失调，膀胱约束无权，治宜调理膀胱、温肾健脾为主，故宜以补为主。

10.【答案】A

【解析】头胀、面赤、咽干、口苦，烦躁善怒，舌红，苔黄，脉弦数为肝胆火盛之象，治宜疏风泻火，通络开窍。肝胆火盛配太冲、丘墟，故选A。

11.【答案】B

【解析】风火牙痛选穴：主穴为合谷、颊车、下关、内庭，配穴翳风；翳风为手、足少阳经交会穴，B选项中，风池为足少阳交会穴，外关为手少阳经穴，八脉交会穴，治疗风证表证，故选B。

12.【答案】B

【解析】脾肺气虚型遗尿治疗宜取任脉穴及膀胱的背俞穴与募穴；主穴为中极、膀胱俞、关元、三阴交，配穴为肺俞、脾俞；其中中极、膀胱俞是膀胱的俞穴和募穴，属俞募配穴法；三阴交属足太阴，肺俞、脾俞属膀胱经，B项描述不符，故选之。

13.【答案】D

【解析】神疲乏力，食少腹胀，便溏，脉细弱可辨为气虚证，治宜温中益气，故选D。

14.【答案】C

【解析】命门在第2腰椎棘突下凹陷中，后正中线上，属督脉，多向上斜刺进针，故选C。

15.【答案】C

【解析】眼睑下垂有因肝肾不足、脾虚气弱者，也有因风邪袭络者，故治法有补有泻，故C错。

A3和A4型题

说明：为共用题干单选题，考题是以一个共同题干的临床案例出现，请从中选择一个最佳答案。

1.【答案】C

【解析】患者耳鸣耳聋10年，按之鸣声减弱，劳累后加剧，伴头晕、五心烦热、腰膝酸软、盗汗遗精，舌红少津，苔少，脉细弱，证属虚证耳聋耳鸣，选穴太溪、肾俞、听宫、翳风，故选C。

2.【答案】C

【解析】患者腰膝酸软，盗汗遗精，是肾精不固腰府失养、精微物质外泄之象，故选C。

3.【答案】A

【解析】耳鸣是以耳内鸣响，如蝉如潮，妨碍听觉为主症；耳聋是以听力不同程度减退或失听为主症，轻者称"重听"。

第六节　颈椎病、腰椎间盘突出症、急性腰扭伤、腰部慢性劳损【熟悉】

A1和A2型题

说明：为单选题，5个选项中可能同时有最佳正确答案和非错误答案，请从中选择一个最佳答案。

1.【答案】B

【解析】坐骨神经痛主要指沿坐骨神经通路（腰、臀、大腿后侧、小腿后外侧及足外侧）以疼痛为主要症状的综合征，根据患者的基本临床表现，可初步诊断为坐骨神经痛。

2.【答案】B

【解析】腰部冷痛重着，拘挛不可俯仰，舌淡，苔白，脉紧，辨证为寒盛，命门、腰阳关可补一身元阴元阳。

3.【答案】D

【解析】腰椎间盘突出症是指腰椎间盘发生退行性变后，因外力作用，使纤维环部分或完全破裂，髓核向外膨出或突出，刺激或压迫脊神经根或马尾神经，而引起的一组以腰腿痛为主的综合征。本病是腰腿痛疾病中的常见病证，多见于青壮年，好发于20～40岁之间，男性多于女性，以L_4～L_5和L_5～S_1椎间盘病变发生率最高。

4.【答案】C

【解析】治疗腰痛之肾虚者，除主穴外，可加用肾俞、太溪补益肾气。

A3和A4型题

说明：为共用题干单选题，考题是以一个共同题干的临床案例出现，请从中选择一个最佳答案。

1.【答案】A

【解析】神经性皮炎是以皮肤肥厚变硬，皮沟加深，苔藓样改变和阵发性剧烈瘙痒为特征的皮肤病，是皮肤神经功能失调所致。根据该患者的基本临床表现,可考虑为神经性皮炎。

2.【答案】D

【解析】神经性皮炎,治疗以病变局部阿是穴及手阳明、足太阴经穴为主,阿是穴既可宣散局部的风热郁火,又能疏通患部的经络气血,使患部皮肤得以濡养;曲池祛风清热止痒;血海、膈俞调和营血。

第七节 肩关节周围炎、骨性关节炎、类风湿关节炎、风湿性关节炎、肱骨外上髁炎【熟悉】

A1和A2型题

说明:为单选题,5个选项中可能同时有最佳正确答案和非错误答案,请从中选择一个最佳答案。

1.【答案】A

【解析】患者关节疼痛,屈伸不利,痛处游走不定,此为痹证中的行痹,所以治疗除取阿是穴及局部经穴外,还应选用的是膈俞、血海以活血,是取"治风先治血,血行风自灭"之意。

2.【答案】C

【解析】属经验效穴,需强记,条口和承山一属足阳明胃经,一属足太阳膀胱经。足阳明胃经在肩部的走向路过缺盆而络督脉的大椎,与足太阳膀胱经相交于肩部。两穴经气上行同交于肩,所以治疗肩周炎有奇效。

3.【答案】E

【解析】患者主要为肩前区疼痛,后伸加剧,辨证为手阳明经证,故配穴可选合谷。手少阳经证以肩外侧疼痛为主,外展加剧,配穴为外关;手太阳经证以肩后侧疼痛为主,肩内收时加剧,配后溪;手太阴经证以肩前近腋部疼痛为主且压痛明显,配列缺。

4.【答案】D

【解析】本病属于肘劳,病位在肘部手三阳经筋。该患者属于肱骨外上髁炎,主要病变部位属于手阳明经筋。手少阳经筋病证:肘关节外部(尺骨鹰嘴处)有明显压痛。手太阳经筋病证:肘关节内下方(肱骨内上髁周围)有明显压痛。

5.【答案】B

【解析】肩周炎临床多分经论治,肩后部为重,病在手太阳,配穴后溪。

第八节 脑梗死、脑出血后遗症、运动神经元病变、帕金森病、偏头痛、睡眠障碍、高血压【熟悉】

A1和A2型题

说明:为单选题,5个选项中可能同时有最佳正确答案和非错误答案,请从中选择一个最佳答案。

1.【答案】A

【解析】心悸易惊,多疑善虑,可辨为心胆气虚证,虚证多用背俞穴,故选心俞、胆俞。

2.【答案】A

【解析】偏头痛在侧头部,此为手、足少阳经所过之处。

3.【答案】E

【解析】患者经常不易入睡,或寐而易醒,甚则彻夜不眠,病属失眠。头晕耳鸣,腰膝酸软,五心烦热,舌红,脉细数,是心肾不交的临床表现。所以治疗时除取主穴外还应选取的穴位是太溪、涌泉、心俞、肾俞。

4.【答案】A

【解析】患者属气血不足、清窍失养之眩晕,眩晕虚证治疗当补益气血、益髓填精,主穴为风池、百会、肾俞、肝俞、足三里,气血亏虚配脾俞、气海。

5.【答案】C

【解析】见痰必选丰隆,故选C。

第九节 慢性胃炎、溃疡性结肠炎、排尿功能障碍、带状疱疹、神经性耳鸣、青光眼、过敏性鼻炎、子宫内膜异位症、胎位不正、小儿脑瘫【熟悉】

A1和A2型题

说明：为单选题，5个选项中可能同时有最佳正确答案和非错误答案，请从中选择一个最佳答案。

1.【答案】D

【解析】患者可辨为肝郁气滞证，治宜疏肝解郁，配太冲、支沟，故选D。

2.【答案】D

【解析】小便滴沥不爽6年，辨为癃闭。小腹坠胀，平素气短神疲，纳差懒言，大便不成形，舌淡，苔白，脉细弱属气虚证，配气海、足三里。

3.【答案】A

【解析】口渴不欲饮提示有湿邪阻滞气机，舌红、苔黄厚腻、脉数提示有热，故辨证为膀胱湿热证，主穴为中极、膀胱俞、三阴交、阴陵泉、委阳。

4.【答案】A

【解析】子宫脱垂属中医阴挺病，主穴为百会、气海、大赫、维道、子宫；兼见小腹下坠感，腰酸腿软，头晕耳鸣，畏寒肢冷，小便频数而澄澈清白，证属中气下陷兼肾虚失固，配足三里、肾俞。

5.【答案】C

【解析】至阴穴矫正胎位属穴位的特殊作用。

第十三章 推拿科常见疾病

第一节 颈椎病、腰椎间盘突出症、第三腰椎横突综合征、肩关节周围炎、肱骨外上髁炎、膝骨关节炎、踝关节扭伤、颞颌关节紊乱症【掌握】

A1和A2型题

说明：为单选题，5个选项中可能同时有最佳正确答案和非错误答案，请从中选择一个最佳答案。

1.【答案】B
【解析】腰椎管狭窄症，以间歇性跛行、主诉症状多而体征少为主要特征，腰腿部症状不明显。一般步行200～300米，下肢酸困、麻木、无力，必须蹲下休息，休息3～5分钟后又能继续行走。

2.【答案】A
【解析】臂丛神经牵拉试验：患者取坐位，头微屈，医生立于患者被检查侧头部，推头部向对侧，同时另一手握该侧腕部做相对牵引，使臂丛神经受牵拉，患肢出现放射痛、麻木即为阳性，多见于颈椎病、颈椎间盘突出症等。

3.【答案】B
【解析】腰椎间盘突出症是指腰椎间盘发生退行性变后，因外力作用，使纤维环部分或完全破裂，髓核向外膨出或突出，刺激或压迫脊神经根或马尾神经，而引起的一组以腰腿痛为主的综合征。本病是腰腿痛疾病中的常见病证，多见于青壮年，好发于20～40岁之间，男性多于女性，以L_4～L_5和L_5～S_1椎间盘病变发生率最高。

4.【答案】B
【解析】旋颈试验，又称椎动脉扭曲试验，患者取头位，头略后仰，并自动向左、右做旋颈动作。若患者出现头昏、头痛、视力模糊等症状则为阳性，多见于椎动脉型颈椎病。

5.【答案】D
【解析】深呼吸试验：患者取坐位，两臂自然下垂，医师首先触摸桡动脉，然后嘱患侧上肢外展90°，头转向对侧、吸气后屏住呼吸，若桡动脉搏动减弱或消失，即为阳性，此时疼痛往往增加；相反，抬高肩部、面转向前方，则脉搏恢复，疼痛缓解。多用于检查有无前斜角肌综合征。

6.【答案】B
【解析】推拿治疗的原则中，对于陈旧性损伤及其他病程较长的伤科病证，因局部肌肉韧带出现粘连、挛缩或硬化，操作手法宜稍重。

7.【答案】E
【解析】患者坐位，医师站于患侧，以搓法从肩部到前臂，反复上下搓动3遍，并牵抖患肢半分钟，自肩部沿上臂外侧向下至掌根推2次，结束治疗，以松筋整理。

8.【答案】E
【解析】踝关节扭伤最易造成损伤的是距腓前韧带，其次是跟腓韧带，距腓后韧带损伤则较少见。

9.【答案】D
【解析】腰椎间盘突出症患者多可见直腿抬高及加强试验阳性。

10.【答案】A
【解析】神经根型颈椎病的主要临床表现：颈项部或肩背呈阵发性或持续性的隐痛或剧痛；受刺激或压迫的颈脊神经的走行方向有烧灼样或刀割样疼痛，伴有针刺样或过电样麻感；当颈部活动某一姿势时，上述症状会加重。颈部活动有不同程度受限或发硬、发僵，或颈部呈痛性斜颈。一侧或两侧上肢有放射性痛、麻，伴有发沉、肢冷、无力、握力减弱。

11.【答案】B
【解析】对椎动脉及脊髓型颈椎病患者慎用或禁用扳法。

12.【答案】C
【解析】颞颌关节紊乱X线检查下颌关节一般无明显变化，颞颌关节脱位可见骨组织位置改变。

13.【答案】A
【解析】深反射：膝反射、桡骨膜反射、肱

二头肌反射、肱三头肌反射、跟腱反射等。浅反射：腹壁反射、提睾反射、肛门反射等。

14.【答案】D
【解析】肩关节习惯性脱位患者使用抖法可能会加重病情，故禁用抖法。

15.【答案】C
【解析】颈部的活动有屈伸、侧屈、旋转。

①屈伸运动：前屈35°～45°，后仰35°～50°。②侧屈运动：左、右侧屈各40°。③旋转运动：左、右旋转各60°～80°。

16.【答案】B
【解析】正常肩关节的活动范围是前屈90°，后伸45°，内旋80°，外旋30°，外展90°，内收20°～40°，上举90°。

A3和A4型题

说明：为共用题干单选题，考题是以一个共同题干的临床案例出现，请从中选择一个最佳答案。

1.【答案】D
【解析】椎动脉型颈椎病常因头部活动到某一位置时诱发或加重，头颈旋转时引起眩晕发作是本病的最大特点。故D不适合。

2.【答案】D
【解析】椎动脉型颈椎病亦称眩晕型颈椎病。椎动脉第2段通过颈椎横突孔，在椎体旁走行。当钩椎关节增生时，可对椎动脉造成挤压和刺激，引起脑供血不足，产生头晕、头痛等症状。当颈椎退变、椎节不稳时，横突孔之间的相对位移加大，穿行其间的椎动脉受刺激机会较多，椎动脉本身可以发生扭曲，以引起脑部不同程度的供血障碍。牵抖颈椎法则会加剧这种情况，故不适合。

3.【答案】A
【解析】神经根型颈椎病亦称痹痛型颈椎病，是各型中发病率最高、临床最为多见的一种，其主要表现为与脊神经根分布区相一致的感觉、运动障碍及反射变化。神经根症状的产生是由于颈部韧带肥厚钙化、颈椎间盘退变、骨质增生等病变，使椎间孔变窄，脊神经根受到压迫或刺激，即逐渐出现各种症状。患者颈肩疼痛伴右手麻木3年。检查：C_4～C_7右侧椎旁压痛明显，压颈试验、右侧臂丛神经牵拉试验均为阳性。X线片示：C_5～C_6椎间隙变窄，正位片C_4～C_6钩椎关节变尖。患者表现及检查结果符合上述症状和体征描述，故选A。

4.【答案】A
【解析】神经根型颈椎病，亦称痹痛型颈椎病，是颈椎病各型中发病率最高、临床最为多见的一种，故选A。

5.【答案】E
【解析】本法可以缓解颈部肌肉痉挛，扩大颈椎间隙，通畅气血，减轻神经压迫刺激症状，对神经根型颈椎病疗效较好。

6.【答案】A
【解析】患者主诉右肩痛3个月，局部胀痛，肩外展及旋转活动受限，肱骨大结节处压痛，三角肌处肿胀，考虑肩关节周围炎。肩关节周围炎是指肩关节囊及关节周围软组织因急慢性损伤、退行性改变、风寒湿邪侵袭等因素所致的一种慢性非特异性炎症。临床上以肩关节周围疼痛、活动功能障碍为主要特征。

7.【答案】E
【解析】本病X线检查多无阳性发现，但对鉴别诊断有意义，有时可见骨质疏松、冈上肌腱钙化或大结节处有密度增高的阴影。

8.【答案】E
【解析】肩关节周围炎以手法治疗为主，配合药物、针灸、理疗、封闭及练功等方法治疗。

第二节 头痛、失眠、中风后遗症、面瘫、胃痛、便秘、虚劳、痛经【掌握】

A1和A2型题

说明：为单选题，5个选项中可能同时有最佳正确答案和非错误答案，请从中选择一个最佳答案。

1.【答案】A
【解析】患者可辨为面瘫。治疗顺序为先患侧再健侧。用一指禅推法自印堂穴开始，经阳白、太阳、四白、睛明、迎香、地仓、颧髎、下关至颊车

第十三章 推拿科常见疾病 —— 147

穴，往返治疗5～6遍。方向是向外上，故选A。

2.【答案】C

【解析】补血养血是治疗血虚的原则，但由于血为气之母，故血虚均会伴有不同程度的气虚症状，所以补血不宜单用补血药，应适当配伍补气药，以达到益气生血的目的，当归补血汤即是益气生血的应用范例。

3.【答案】C

【解析】痛经用小鱼际擦法在命门穴操作，以透热为度。"直擦督脉，横擦肾俞、命门能温肾助阳、驱寒，故选C。

4.【答案】E

【解析】少府：心悸，烦满，胸痛；肘臂痛，掌中热，手指拘挛。少冲：心痛，心悸，心烦，神昏，胁痛。少海：心痛，呕吐，瘰疬，胁痛，腋痛，肘臂挛痛。神门：心痛，心悸，咯血，骨蒸盗汗，鼻衄。通里：心悸，心痛，咽喉肿痛，暴喑，肘臂挛痛。

5.【答案】D

【解析】患者眩晕，心烦易怒，睡眠不安，面红口干，舌红脉弦，为肝阳上亢型头痛，治法宜平肝潜阳。

6.【答案】A

【解析】平素易于感冒，短气自汗，舌质淡，脉弱。提示肺气虚。

7.【答案】B

【解析】周围性面瘫多因面部受风寒侵袭，一侧面部表情肌瘫痪，面部歪向健侧，患侧不能做蹙眉、皱额、露齿、鼓颊等动作，口角向健侧歪斜，眼裂变大，露睛流泪，额纹消失，口角流涎，患侧鼻唇沟变浅或消失，眼裂闭合不全。中枢性面瘫仅限于脸部以下的肌肉瘫痪，故蹙眉、皱额皆无障碍，且常有一侧上、下肢体瘫痪，上面肌不受影响，仅限于下面肌瘫痪，无面肌萎缩，对侧锥体束损害引起，常见于脑血管疾病、脑外伤、脑肿瘤等。

8.【答案】C

【解析】头晕、目眩加重半月，胁痛，肢体麻木，筋脉拘急，闭经，面色不华，唇、指甲色淡，肌肤枯糙，舌淡红，苔少，脉细，属虚劳病肝血虚证，其证机概要：肝血亏虚，筋脉失养。治法：补血养肝。方选四物汤加减。

9.【答案】C

【解析】中脘、气海、天枢穴均可治疗胃脘部疾病，掌摩胃脘部，是使热量渗透于胃腑，起到止痛作用，故此操作手法可用于治疗胃痛。

10.【答案】A

【解析】患者应取仰卧位或半卧位，自然放松，用大小鱼际在脐周10cm范围内沿顺时针方向按摩，以轻推、轻揉为主。

A3和A4型题

说明：为共用题干单选题，考题是以一个共同题干的临床案例出现，请从中选择一个最佳答案。

1.【答案】A

【解析】患者血色紫暗有瘀块，块下则痛减，乳房作胀，舌暗，有瘀点，脉沉弦，提示血瘀气滞，辨证加减应在基本治法基础上，加章门、期门、太冲、行间及胁肋部。

2.【答案】E

【解析】患者血色紫暗有瘀块，块下则痛减，乳房作胀，舌质暗，有瘀点，脉沉弦，提示血瘀气滞。

3.【答案】C

【解析】该患者因情绪失调，化火伤阴，而致肝肾阴亏、阴不制阳，阳亢于上所致头痛目眩，故辨证为肝阳头痛。

4.【答案】C

【解析】该患者辨证为肝阳头痛，治疗可选肝俞、阳陵泉、太冲、行间按揉，在太阳、头维穴行一指禅推法，以较重力量按揉风池穴3～5分钟。

第三节 发热、儿童单纯性肥胖症、感冒、便秘、婴幼儿腹泻、夜啼、遗尿、小儿肌性斜颈、桡骨小头半脱位、小儿脑瘫【掌握】

A1和A2型题

说明：为单选题，5个选项中可能同时有最佳正确答案和非错误答案，请从中选择一个最佳答案。

1.【答案】D

【解析】握拳试验又称尺偏试验，嘱患者拇指内收，然后屈曲其余各指，在紧握拳后向尺侧倾斜屈曲，若桡骨茎突部出现疼痛，即为阳性，提示患有桡骨茎突部狭窄性腱鞘炎。

2.【答案】C
【解析】小儿特定穴膊阳池的应用：特别对大便秘结，多揉之有显效，但大便滑泻者禁用。

3.【答案】D
【解析】小儿感冒病机主要为卫表不和，肺气宜肃，治宜疏风解表；其基本处方：①仰卧位：开天门30次，推坎宫30次，揉太阳100次，清肺经100次，清大肠100次。②俯卧位：先用摩法轻摩患儿脊柱，自上而下3～5遍，再用示、中指指腹直推脊柱100次。

4.【答案】C
【解析】大肠蠕动方向为顺时针，以此方向摩腹可通利大便，帮助粪便排出。

5.【答案】E
【解析】因颈椎结核、肿瘤、炎症、骨及关节发育异常引起的斜颈和局部肿块，不能用于推拿治疗，诊断时应加以注意。

6.【答案】B
【解析】小儿夜啼，主要因脾寒、心热、惊恐所致。脾寒腹痛是导致夜啼的常见原因，常由孕母素体虚寒，恣食生冷，胎禀不足，脾寒内生；或因护理不当，腹部中寒，或用冷乳哺食，中阳不振，以致寒邪内侵，凝滞气机，不通则痛，因痛而啼。由于夜间属阴，脾为至阴，阴盛则脾寒愈甚，腹中有寒，故入夜腹中作痛而啼。

7.【答案】A
【解析】厌食长期不愈可致水谷精微摄取不足无以生化气血，使体重减轻，抗病能力下降，易罹患他病，甚至影响生长发育而转为疳证。

A3和A4型题

说明：为共用题干单选题，考题是以一个共同题干的临床案例出现，请从中选择一个最佳答案。

1.【答案】A
【解析】睡中时作惊慌，唇色与面色乍青乍白，紧偎母怀，证属惊骇恐惧，治疗：推攒竹、清肝经、揉小天心、揉五指节。

2.【答案】E
【解析】屈腰而啼，四肢欠温，食少便溏，面色青白，唇舌淡白，舌薄白，脉沉细，指纹青红，属脾胃虚寒型夜啼，治疗补脾经、推三关、摩腹、揉中脘。

第四节 落枕、项背肌筋膜炎、胸椎后关节紊乱、急性腰扭伤、腰肌劳损、退行性脊柱炎、腕管综合征【熟悉】

A1和A2型题

说明：为单选题，5个选项中可能同时有最佳正确答案和非错误答案，请从中选择一个最佳答案。

1.【答案】C
【解析】腰部摇法幅度宜大，速度宜慢。

2.【答案】A
【解析】肘部摇法可恢复前臂旋转运动功能，用于治疗前臂旋转功能受限，如前臂骨折引起的前臂旋转功能受限、肱骨外上髁炎等。

3.【答案】C
【解析】上述操作属于病理反射检查，为霍夫曼征阳性，提示椎体束受损。

4.【答案】C
【解析】本病好发于第3～7胸椎节段，以青壮年较常见，女性多于男性。

5.【答案】B
【解析】慢性腰肌劳损推拿治疗以舒筋通络，行气活血，解痉止痛为主。

A3和A4型题

说明：为共用题干单选题，考题是以一个共同题干的临床案例出现，请从中选择一个最佳答案。

1.【答案】D
【解析】患者左侧拇、示、中指痛麻1周，入夜加重，查叩击腕掌侧正中引起上述症状加重，屈腕试验阳性，这几点符合腕管综合征诊断：手腕桡侧三个半手指（拇、示、中指及无名指桡侧半指）感觉麻木、刺痛，腕管叩击试验阳性，屈腕试验阳性。

2.【答案】B

【解析】根据患者表现，可诊断为腕管综合征，其治疗手法：一指禅推、点、揉、拔伸、摇、擦等法。

3.【答案】E

【解析】本病的疼痛以肘关节外侧、肱骨外上髁处局限性酸痛为主。其疼痛在旋转、背伸、提拉、端、推等动作时更为剧烈，如拧衣、扫地、端茶壶、倒水等，同时沿伸腕肌向下放射。神经根型颈椎病以上肢放射性麻木、疼痛为特征。臂丛神经牵拉试验阳性，压头试验阳性，影像检查可明确诊断。两病在临床表现上很相似，故选E。

第五节　咳嗽、厌食、疳证、汗证、眩晕、积乳症、近视【熟悉】

A1和A2型题

说明：为单选题，5个选项中可能同时有最佳正确答案和非错误答案，请从中选择一个最佳答案。

1.【答案】A

【解析】眩晕患者应慎用颈部摇法，以防加重患者病情。

2.【答案】A

【解析】近视心阳不足证的推拿治法：补益心气，通络明目。手法：一指禅推法、摩法、按法、揉法、擦法等。取穴与部位：在基本治法基础上，加膻中、心俞、膈俞、神门、内关。

3.【答案】D

【解析】患者急躁易怒，面色潮红，少寐多梦，口苦，舌红，苔薄黄，脉弦，可辨为肝阳上亢型眩晕。在基本治法的基础上，加桥弓、角孙、肾俞、太冲、行间、涌泉穴。医者站于患者身前，抹桥弓，用拇指桡侧面沿桥弓自上而下进行推抹，两侧交替进行，推抹5～6遍。

4.【答案】E

【解析】近视的基本病机为目络瘀阻、目失所养，治宜调养眼部经气。

5.【答案】D

【解析】乳少首先需辨明病机：为乳汁化源不足、无乳可下还是乳汁运行受阻，乳不得下，口渴说明阴虚血少，属于前者，不渴多为局部受阻。

6.【答案】B

【解析】小儿疳积以胃的募穴、下合穴为主。

第六节　退行性腰椎滑脱症、梨状肌综合征、跟痛症【了解】

A1和A2型题

说明：为单选题，5个选项中可能同时有最佳正确答案和非错误答案，请从中选择一个最佳答案。

1.【答案】D

【解析】推拿治疗仅适用于Ⅱ度以下假性腰椎滑脱者，若腰椎滑脱超过Ⅱ度或伴有马尾神经症状者，建议患者手术治疗。

2.【答案】A

【解析】退行性腰椎滑脱症可因腰椎失稳导致马尾神经受压，而引起单侧或双侧小腿皮肤感觉迟钝，肌肉萎缩及间歇性跛行，甚至出现会阴部麻木及大小便失禁或尿潴留。

3.【答案】B

【解析】梨状肌损伤的表现：患侧臀部深层疼痛，呈牵拉样、刀割样或蹦跳样疼痛，且有紧缩感，多数患者可出现沿坐骨神经分布区域的放射痛。偶有小腿外侧麻木，会阴部下坠不适。

4.【答案】A

【解析】本病多发生于中老年人，女性发病率高于男性。

第十四章 推拿科特色理论及观点

第一节 小儿推拿特定穴的定位与主治【熟悉】

A1和A2型题
说明：为单选题，5个选项中可能同时有最佳正确答案和非错误答案，请从中选择一个最佳答案。

1.【答案】D
【解析】儿科又称"哑科"，儿童患者不会和医生交流，给诊疗过程带来不少难题。

2.【答案】C
【解析】小儿单纯性肥胖症之虚胖型应按基本处方顺时针摩腹10分钟，加健脾益气，消脂减肥的操作法。实胖型应按基本处方逆时针摩腹10分钟，加化痰除湿，祛瘀消脂的操作法。

3.【答案】E
【解析】不论男女老幼，皮肤破损皆不可按揉。选E。

4.【答案】B
【解析】小儿特定穴是指小儿推拿特有的穴位，这些穴位不仅有"点"状，还有"线"状及"面"状，且以两手居多，正所谓"小儿百脉汇于两掌"。

5.【答案】E
【解析】小儿推拿中推法的直推法常适用于小儿推拿特定穴中的线状穴位和五经穴，多用于上肢部、脊柱部；旋推法常用于手部五经穴；分推法常用于头面部、胸腹部、腕掌部及肩胛部等；合推法常用于腕掌部大横纹。

6.【答案】C
【解析】运法是指以拇指或中指的螺纹面在一定穴位上做环形或弧形推动。操作时，医师着力部分要轻贴体表，用力宜轻不宜重，操作频率宜缓不宜急。

7.【答案】C
【解析】小儿外感治疗基础方：解表三法（开天门、推坎宫、揉太阳），黄蜂入洞，清肺经，配合拿风池。

8.【答案】E
【解析】捣法要有节律性，频率适中，一般以60次/分为宜。

9.【答案】A
【解析】关于小儿推拿对泌尿系统的治疗作用，按揉肾俞、丹田、龟尾、三阴交等穴位，可有效治疗小儿遗尿症，又可治疗尿潴留。按揉百会，对于脱肛有显著疗效。

10.【答案】A
【解析】总筋的定位：掌后腕横纹中点。作用：清心经热，散结止痉，通调周身气机。

11.【答案】A
【解析】捏脊疗法是两手沿着脊柱的两侧，用捏法把皮捏起来，边提捏边向前推进，由尾骶部捏到枕项部。常用于治疗儿童疳积、感冒、发热等证。捏脊的穴位是指"夹脊"穴，位于腰背部，当第1胸椎至第5腰椎棘突下两侧，后正中线旁0.5寸，一侧17穴，左右共34穴。

12.【答案】B
【解析】威灵在手背第2、3掌骨岐缝间，掐威灵可开窍醒神，主要用于急惊暴死、昏迷不醒时急救。

13.【答案】A
【解析】小天心位于大小鱼际交接处凹陷中，呈点状。揉小天心，用于治疗心经有热而致目赤肿痛，口舌生疮，惊惕不安，小便短赤等；掐、捣小天心用于惊风抽搐、夜啼等。

14.【答案】A
【解析】运水入土：用拇指螺纹面沿手掌边缘在患儿小指根和拇指根间进行运法操作；主治：健脾助运，润燥通便，久病，虚证。运土入水：用拇指螺纹面沿手掌边缘在患儿拇指根和小指根间进行运法操作；主治：清脾胃湿热，利尿止泻，新病，实证。

15.【答案】B
【解析】山根穴位于两眼内眦连线中点与印堂之间的斜坡上。

第二节　筋出槽、骨错缝的基本理论【掌握】

A1和A2型题
说明：为单选题，5个选项中可能同时有最佳正确答案和非错误答案，请从中选择一个最佳答案。

1.【答案】D　　【解析】筋出槽、骨错缝二者X线均明显无异常。

第三节　推拿学术发展中的一指禅推拿、滚法推拿、内功推拿三大学术流派及经典著作，近、现代著名医家的学术观点及临床应用【了解】

A1和A2型题
说明：为单选题，5个选项中可能同时有最佳正确答案和非错误答案，请从中选择一个最佳答案。

1.【答案】D

【解析】滑利关节：患者仰卧位，屈髋屈膝；医师站于一侧，一手扶按患膝髌骨，另一手握持小腿远端，做屈膝摇法，配合膝关节的屈伸、旋转等被动活动数次。

2.【答案】B

【解析】略。

3.【答案】C

【解析】略。

4.【答案】C

【解析】小儿推拿，首见于《补要袖珍小儿方论》第十卷"秘传看惊掐筋口授手法论"。此后，《小儿按摩经》（收录于《针灸大成》一书中）、《小儿推拿仙术》《小儿推拿方脉活婴秘旨全书》等一批小儿推拿专著问世，内容涵盖小儿推拿理论、手法、特定穴位及常见病推拿等，形成了较为成熟的"小儿推拿"体系。

5.【答案】B

【解析】略。

6.【答案】E

【解析】在20世纪40年代，丁季峰在一指禅推拿的基础上，潜心研究诸家手法的特点，吸收了祖传一指禅推拿流派及其他流派各种手法的长处，结合中医经络学说及现代医学有关运动系统软组织的解剖、生理及病理学知识，创造了"滚法推拿"手法，即用第五掌指关节背面、小鱼际和掌背作为接触面，并增加了腕关节的屈伸运动，既增加了刺激量，又富有柔和感，为与一指禅原来的滚法相区别，故取名滚法。

7.【答案】C

【解析】滚法操作时不宜拖动、碾动、跳动和摆动。

8.【答案】C

【解析】擦法的动作要领：着力部位要紧贴体表，压力适中；沿直线往返操作，不可歪斜；往返的距离应尽量拉长，动作要连续不断；速度要均匀且快，不可擦破皮肤。

第十五章 中医康复医学

第一节 康复评定【掌握】

A1和A2型题

说明：为单选题，5个选项中可能同时有最佳正确答案和非错误答案，请从中选择一个最佳答案。

1. 【答案】D
【解析】FIM量表是日常生活活动能力测试量表。

2. 【答案】E
【解析】运动功能评定一般包括：肌力、肌张力关节活动范围、步态分析、神经电生理评定、感觉与知觉功能评定、平衡与协调功能评定、反射评定、日常生活活动能力评定等。

3. 【答案】E
【解析】动态平衡训练时，他人施加的外力不应过强，仅需诱发姿势反射即可。

4. 【答案】D
【解析】脑卒中运动功能评定包括Brunnstrom法、Bobath法、上田敏法、Fugl-Meyer法、MAS及MRC等方法。

5. 【答案】C
【解析】视觉、本体感觉、前庭觉、中枢神经系统、运动系统障碍均可导致平衡功能受损。

6. 【答案】E
【解析】康复评定是评定患者的躯体、精神、言语和社会功能。

7. 【答案】C
【解析】MMT测试的是某块肌肉或某组肌群的随意收缩能力。中枢神经系统损伤后，因上运动神经元损伤导致肌痉挛及异常运动模式，无法完成分离运动，故MMT不适用于中枢神经系统损伤后还未出现分离动作的患者。

8. 【答案】B
【解析】根据Lovett分级评定标准为6级五分法，0级：未触及肌肉萎缩；1级：可触及肌肉收缩，但不能引起关节的收缩；2级：无重力影响，能完成全关节活动范围的运动；3级：可抗重力，不能抗阻力运动；4级：能抗重力及轻度阻力完成运动。5级能抗重力及最大阻力完成运动。

9. 【答案】C
【解析】髋关节屈曲：屈0°～125°；伸0°～15°；外展、内收各0°～45°；内旋、外旋各0°～45°。

10. 【答案】E
【解析】改良Ashworth分级：0级为无肌张力增加。1级为肌张力略微增加，受累部分在被动屈伸时，在关节活动范围之末时呈最小阻力或突然卡住和释放。1+级为肌张力轻度增加，在关节活动范围后50%范围内出现突然卡住。2级为肌张力明显增加，通过关节活动范围的大部分时，肌张力均较明显增加，但受累部分仍能较易地被移动。3级为肌张力严重增加，被动运动困难。4级为僵直，受累部分被动屈伸时呈现僵直状态，不能活动。

11. 【答案】C
【解析】肌张力评定的禁忌证为关节不稳，如骨折未愈合而又未做内固定、急性渗出性滑膜炎、严重疼痛，关节活动范围极度受限、急性扭伤、骨关节肿瘤等。

12. 【答案】D
【解析】使用量角器进行关节活动度测量时，应避免在按摩、运动后立即测量，应与健侧相应关节比较。

13. 【答案】A
【解析】日常生活活动能力评定常用Barthel指数进行评定，评定内容一般包括大小便控制、修饰、用厕、进食、床椅转移、平地行走、穿衣、上下楼梯、洗澡等。

14. 【答案】D
【解析】Barthel指数评定标准：独立：100分。轻度依赖：61～99分。中度依赖：41～60分重度依赖：21～40分。完全依赖：0～20分。＞40分的患者治疗效益最大。

15.【答案】E

【解析】协调评定方法：指鼻试验，对指试验，轮替试验，跟膝试验等。巴宾斯基征是中枢神经系统损害时出现的病理放射。

16.【答案】B

【解析】会话性交谈和阐述性言语是检查综合性的言语交往能力；听理解主要是检查口语接收能力；口头表达是检查口语的表达功能；书面语言理解是检查书面语言的接受功能；书写是检查书面语言的表达功能。

17.【答案】C

【解析】Berg平衡量表中包含14个动作项目，根据患者完成的质量，将每个项目分为0～4五个等级；4分表示能正常完成所有检查动作，0分表示不能完成或需中等或大量帮助才能完成。故最低分为0分，最高分为56分。

18.【答案】B

【解析】半侧空间失认，又名单侧忽略，是患者对脑损害部位对侧一半的身体和空间内的物体不能辨认的症状。病灶常在右顶叶、丘脑。

19.【答案】E

【解析】Berg平衡量表：完全独立：41～56分；辅助下步行：21～40分；限制轮椅：0～20分。＜40分患者有摔倒危险。

20.【答案】B

【解析】NYHA心功能分级可分为四级：Ⅰ级：活动不受限，日常体力活动也不引起明显不适症状。Ⅱ级：活动轻度受限，休息时无症状，日常活动可引起明显的气促、心悸等症状。Ⅲ级：活动明显受限，休息时无症状，运动量轻于日常活动即引起明显不适。Ⅳ级：休息时也有症状，任何体力活动均会引起不适。

21.【答案】E

【解析】认知功能评定的内容包括意识状态评定、感觉功能评定、知觉功能评定、言语功能评定等。

22.【答案】D

【解析】运动性语言中枢位于额下回；听觉性语言中枢位于颞上回后部；书写性语言中枢位于额中回后部；阅读性语言中枢位于顶下小叶和角回。

23.【答案】D

【解析】韦氏记忆量表测试项目包括：经历、定向、数字顺序关系、再认、图片回忆、视觉再生、联想学习、触觉记忆、逻辑记忆、背诵数目。

A3和A4型题

说明：为共用题干单选题，考题是以一个共同题干的临床案例出现，请从中选择一个最佳答案。

1.【答案】E

【解析】患者被动活动股四头肌时，可在全范围内感受到中等阻力，但仍可完成被动活动，符合改良Ashworth量表肌张力Ⅲ级，故选E。

2.【答案】D

【解析】患者上肢可摸到后背，属于以下范畴：肩0°肘屈90°下前臂旋前旋后，是Brunnstrom的6个分期中的Ⅳ期。

3.【答案】B

【解析】站位平衡分级：一级为静态维持自身平衡3秒以上，二级为动态维持平衡3秒以上，三级为轻外力作用下维持自身平衡，患者可独立站稳，可动态维持身体稳定，但不能对抗外界干扰，因此选B。

第二节 康复治疗技术【掌握】

A1和A2型题

说明：为单选题，5个选项中可能同时有最佳正确答案和非错误答案，请从中选择一个最佳答案。

1.【答案】A

【解析】干扰电疗法是中频电疗法。

2.【答案】B

【解析】直流电疗法适应证：神经（根）炎、植物神经功能紊乱、慢性溃疡、伤口、放射治疗反应、深浅静脉炎等。禁忌证：高热、恶病质、心衰、出血倾向者、直流电过敏者等。

3.【答案】A

【解析】紫外线疗法通过皮肤的红斑反应而产生治疗作用。

4.【答案】B

【解析】Bobath 技术是一种治疗小儿脑瘫和成人脑卒中后偏瘫的最普遍及最有效的康复治疗技术之一。

5.【答案】B

【解析】低频脉冲电疗法是指应用频率在 1000Hz 以下的脉冲电流治疗疾病的方法。低频脉冲电疗法频率：0～1000Hz；中频正弦电疗法频率 1000～100000Hz；中频脉冲电疗法频率：2000～5000Hz；高频脉冲电疗法频率：100000Hz。

6.【答案】D

【解析】减少环境内金属物品可以增加金属对高频的电磁波的反射。

7.【答案】C

【解析】肌力达到 3 级以上时，可以做主动运动；肌力达到 1～2 级时，可做主动助力运动；肌力达到 4 级或以上时，可做抗阻力运动。

8.【答案】C

【解析】低频电疗法包括：神经肌肉电刺激疗法、经皮神经电刺激疗法、电体操疗法、功能性电刺激疗法、感应电疗法、电兴奋疗法、直角脉冲脊髓通电疗法、脊髓电刺激疗法、微电流疗法、高压脉冲电疗法、超低频电疗法等。直流电疗法包括：直流电疗法、直流电药物离子导入疗法、电化学疗法。

9.【答案】A

【解析】徒手翻书时前臂需要不断进行旋前旋后的转动，是目的性很强的作业治疗方法。

10.【答案】B

【解析】超声药物透入疗法的药物不限于水溶性和电解质，所以药源相对较广；不破坏药性、操作简单、对皮肤无刺激、无痛苦；透入药物应以水剂、霜剂、乳剂、油膏作为接触剂或能充分混入接触剂中的药物均可；操作方法与直接接触法相同。

11.【答案】B

【解析】一定强度的红外线直接照射眼睛时可引起白内障，故应用红外线照射治疗面部疾病时应注意戴防护眼镜，保护眼睛。

12.【答案】D

【解析】注意避免过度工作或过度训练，训练中应有 3～4 分钟的休息恢复期。

13.【答案】A

【解析】视觉性语言中枢受损：可讲话、书写、听懂别人谈话，但看不懂文字含义，出现失读症。书写性语言中枢受损：可以讲话、看书，听懂别人谈话，但不会书写，出现失写症。运动性语言中枢受损：可看懂文字，听懂别人谈话，但不能口头表达，出现运动性失语症。听觉性语言中枢受损：无法听懂别人谈话，但可以讲话、书写、看书，出现听觉性失语症。

14.【答案】E

【解析】吞咽障碍治疗方法包括：①口部运动训练：感官刺激、口颜面功能训练。②间接吞咽训练：改善咽反射、声门闭锁训练。③摄食训练。

15.【答案】E

【解析】冷疗法的治疗作用包括减轻局部充血或出血、减轻疼痛、制止炎症扩散和化脓、降低体温等；不包括破坏作用。

第三节　常见中医疾病康复【了解】

A1和A2型题

说明：为单选题，5个选项中可能同时有最佳正确答案和非错误答案，请从中选择一个最佳答案。

1.【答案】C

【解析】脑卒中患者在生命体征稳定 48 小时后即可介入康复。

2.【答案】D

【解析】对骨折愈合的评定内容包括骨折对位、骨痂形成、骨折延迟愈合或未愈合、假关节形成、畸形愈合、感染、血管神经损伤、骨化性肌炎等。

3.【答案】A

【解析】中频电疗法具有镇痛、促进局部血液循环、消炎等作用，可治疗该患者踝关节扭伤后引起的急性软组织挫伤。

4.【答案】C

【解析】在不损伤肩关节及周围组织的情况下，维持全关节无痛性被动活动，应避免牵拉患肢而引起肩痛和半脱位。所以为了防止肩痛和半脱位，只可以做无痛被动活动。

5.【答案】C

【解析】患者神志清醒，过床是家属搬运到治疗床上，说明目前需要针对患者的转移训练进行强化治疗。

6.【答案】C

【解析】脑卒中急性期目标：预防并发症、急救。恢复期早期目标：恢复受损功能，提高生活能力。后遗症期目标：提高参与社会生活的能力。

A3和A4型题

说明：为共用题干单选题，考题是以一个共同题干的临床案例出现，请从中选择一个最佳答案。

1. 【答案】A
【解析】患者尿失禁，治法益肾固脬。取膀胱的背俞穴、募穴为主，主穴：肾俞、膀胱俞、中极、三阴交。

2. 【答案】A
【解析】本患者截瘫，治疗以督脉即下肢三阳经穴为主，主穴选损伤脊柱上下1~2个棘突的督脉穴及夹脊穴。

3. 【答案】E
【解析】本患者截瘫，治疗以督脉及下肢三阳经穴为主，主穴选损伤脊柱上下1~2个棘突的督脉穴及夹脊穴，配环跳、委中、足三里、阳陵泉、悬钟、涌泉、三阴交。

4. 【答案】A
【解析】外伤性截瘫，上肢瘫痪配肩髃、曲池、外关、合谷。

5. 【答案】C
【解析】MMSE是简易精神状态评估表，用于评估患者的精神状态，但该患者神志清醒，故答案为C。

6. 【答案】D
【解析】该患者肱三头肌的肌力已经达到2级，在消除重力的体位下可以达到全范围关节活动；因此应要求患者在抗重力体位下进行肌力训练。

7. 【答案】B
【解析】略。

8. 【答案】D
【解析】肱三头肌2级肌力评定标准：坐位，肩关节外展90°，前臂置于滑板上，肘关节屈曲，可主动伸肘。

9. 【答案】E
【解析】超短波治疗作用：①减轻水肿，清除炎症与病理产物；②降低感觉神经兴奋性，升高痛阈，减轻疼痛；③控制炎症；④改善组织供血，加速组织修复愈合；⑤缓解骨骼肌、平滑肌痉挛。因此，对于长期卧床导致的并发症，超短波治疗并无预防作用。

第十六章 中医骨伤疾病

第一节 锁骨骨折、肱骨外科颈骨折、尺桡骨干双骨折、桡骨远端骨折、掌指骨骨折【掌握】

A1和A2型题

说明：为单选题，5个选项中可能同时有最佳正确答案和非错误答案，请从中选择一个最佳答案。

1.【答案】C
【解析】三垫固定法用于有成角畸形的骨折，一垫置于骨折成角突出部位，另两垫分别置于靠近骨干两端的对侧，三垫形成杠杆力，防止骨折再发生成角移位。

2.【答案】A
【解析】高低垫为一边厚一边薄的固定垫，用于锁骨骨折或复位后固定不稳的尺桡骨骨折。

3.【答案】A
【解析】正常桡骨远端关节面向掌侧倾斜10°～15°，向尺侧倾斜20°～25°。

4.【答案】D
【解析】骨折后末节手指屈曲呈典型的锤状畸形不能主动伸直，又称锤状指。

5.【答案】E
【解析】皮肤牵引重量根据骨折类型、移位程度及肌肉情况而定，小儿宜轻，成人宜重，但不能超过5kg。

6.【答案】A
【解析】尺骨鹰嘴牵引的穿针部位在尺骨鹰嘴下2cm，尺骨嵴旁一横指处。

7.【答案】D
【解析】锁骨中1/3骨折患者，内侧段因胸锁乳突肌的牵拉向后上方移位，外侧段因上肢的重力和三角肌牵拉则向前下方移位。

8.【答案】C
【解析】患者为老年女性，肱骨外科颈骨折属于长骨干骨折，对位2/3，即使有嵌入可首选手法复位、外固定方法治疗。

A3和A4型题

说明：为共用题干单选题，考题是以一个共同题干的临床案例出现，请从中选择一个最佳答案。

1.【答案】A
【解析】幼年患者缺乏自诉能力，且锁骨部皮下脂肪丰厚，不易触摸，尤其是青枝骨折，临床表现不明显，易贻误诊断，但在穿衣、上提其手或从腋下托起时，会因疼痛加重而啼哭，常可提示诊断。患儿右上肢不能抬举，托其右侧腋窝哭闹加重符合上述描述。

2.【答案】E
【解析】同第1题【解析】。

3.【答案】D
【解析】肱骨外科颈骨折可分为五种类型：①裂缝骨折：直接暴力打击肩外侧，或肩部着地跌倒遭到撞击，造成大结节骨裂与外科颈骨折，无移位。②嵌插骨折：受传达暴力所致，暴力较小或上臂外展内收不明显，断端互相嵌插。③外展型骨折：受外展传达力暴力所致，断端外侧嵌插而内侧分离，多向前内侧突起成角。④内收型骨折：受内收传达暴力所致，断端外侧分离而内侧嵌插，向外侧突起成角。⑤骨折合并肩关节脱位：受外展外旋传达暴力所致，暴力继续作用于肱骨头，可引起前下方脱位。

4.【答案】D
【解析】同第3题【解析】。

5.【答案】B

【解析】内收型骨折复位时需将上臂外展，固定应维持在外展位，勿使患肢做内收动作。外展型骨折复位时需将上臂内收，固定应维持在内收位，勿使患肢做外展抬举动作。肱骨外科颈骨折行小夹板固定时间为4～6周。

6.【答案】B

【解析】肱骨外科颈骨折行小夹板固定时间为4～6周。

第二节 股骨颈骨折、股骨粗隆间骨折、髌骨骨折、胫腓骨干双骨折、肋骨骨折、肩关节脱位、脊柱骨折（含伴有截瘫）【掌握】

A1和A2型题

说明：为单选题，5个选项中可能同时有最佳正确答案和非错误答案，请从中选择一个最佳答案。

1.【答案】C

【解析】单纯性肩关节脱位复位后，一般采用三角巾悬吊固定3周。

2.【答案】A

【解析】肩关节脱位根据肱骨头脱位的方向可分为前脱位、后脱位、上脱位及下脱位四型，以前脱位最常见。

3.【答案】E

【解析】第1～3肋较短，且受锁骨、肩胛骨及上臂保护，第11～12肋弹性较大，均不易骨折，第4～9较长且固定，在外力作用下较轻易发生骨折。

4.【答案】C

【解析】患者为桡骨头脱位所致的桡神经损伤，因桡侧腕长伸肌功能完好，伸腕功能基本正常（桡偏），而仅有伸拇、伸指障碍，无手部感觉障碍。

5.【答案】D

【解析】屈曲型（Smith骨折）常由于跌倒时腕关节屈曲、手背着地受伤引起。较伸直型少见。X线可见近折端向背侧移位，远折端向掌侧、桡侧移位。与伸直型骨折移位方向相反，称为反Colles骨折或Smith骨折。

6.【答案】E

【解析】伸直型骨折（Colles骨折）多为腕关节处于背伸位、手掌着地、前臂旋前时受伤，可同时伴有下尺桡关节脱位及尺骨茎突骨折、三角软骨盘损伤（TFCC）。骨折复位不佳均可能发生畸形愈合。

7.【答案】D

【解析】根据患者表现诊断为股骨颈骨折。股骨颈骨折患者多有平地滑倒或从床边跌下甚至行走时闪挫、臀部或大转子着地或患肢突然外展扭转等病史。患者伤后髋部疼痛，局部感觉轻度肿胀，髋关节活动受限，活动时疼痛加重，不能站立和行走。但需注意的是，髋部外伤后部分为不完全骨折或嵌插骨折，患者的疼痛及活动受限可能非常轻微，少数患者仍可坚持行走或骑车。股骨颈骨折少数患者可见局部皮肤擦伤。轻者患肢无明显畸形，骨折移位者患肢呈现外旋、短缩、髋、膝轻度屈曲畸形。

8.【答案】E

【解析】肋骨骨折伤及胸膜、肺脏或血管时，使血液流入胸腔，即发生血胸；若骨折端损伤胸膜、肺脏，使空气进入胸膜腔，即发生气胸，两者多同时出现，发为血气胸。

9.【答案】D

【解析】对于第一型肩锁关节脱位，仅有肩锁关节囊与韧带扭伤，X线检查不能发现锁骨外侧端有脱位。

10.【答案】B

【解析】由骨折端的挤压或挫伤引起的不完全性桡神经损伤，一般于2～3个月恢复，如无神经功能恢复，再行神经探查。

11.【答案】C

【解析】屈曲型肱骨髁上骨折合并神经血管损伤不常见。

12.【答案】E

【解析】肱骨干骨折切开复位，内固定的手术指征：①手法复位失败，骨折端对位对线不良估计愈合后影响功能；②骨折有分离移位，或骨折端有软组织嵌入；③合并神经血管损伤；④陈旧骨折不愈合；⑤影响功能的畸形愈合；⑥同一肢体有多发性骨折；⑦8～12小时以内污染不重的开放性骨折。

13.【答案】C

【解析】肩关节脱位采用胸壁绷带固定法时，应将患侧上臂保持在内收、内旋位，肘关节屈曲60°～90°，前臂依附胸前，用纱布棉垫放于腋下和上臂内侧，用绷带将上臂固定于胸壁，然后用三角巾悬吊患肢于胸前，固定2～3周。

14.【答案】A

【解析】骨折后，邻近的关节经过长期固定，容易造成关节韧带、关节囊等软组织挛缩，关节僵硬，称为骨折病。

15.【答案】B

【解析】髌骨骨折采用抱膝圈固定，腘窝部置一小棉垫，膝伸直位于后侧板上，抱膝圈的4条布带捆扎于后侧板固定，固定时间一般为4周。

16.【答案】B

【解析】直接暴力引起胫腓骨干双骨折多为横断、短斜形骨折，胫腓两骨骨折线都在同一水平，软组织损伤较严重。间接暴力引起的胫腓骨干双骨折为斜形或螺旋形骨折，腓骨骨折线较胫骨高，软组织损伤较轻。

17.【答案】B

【解析】成年胫腓骨干骨折应注意使患肢缩短小于1cm，畸形弧度小于10°。

18.【答案】C

【解析】抓髌器固定法适用于有分离移位的新鲜闭合性骨折。在无菌操作下，麻醉后抽净膝内积血，将抓髌器间距宽的双钩抓在髌骨上极前缘上，将间距窄的双钩抓在髌骨下极前缘，拧紧加压螺丝，骨折即可自行复位，术后2日可行走锻炼。

19.【答案】B

【解析】股骨粗隆间骨折和股骨颈骨折均多发生于老年人，临床表现和全身并发症也大致相仿但股骨转子部血运丰富，肿胀明显，有广泛的瘀斑，压痛点多在大转子处，预后良好；而股骨颈骨折瘀肿较轻，压痛点在腹股沟中点囊内骨折愈合较难。股骨粗隆间骨折易引发髋内翻畸形。因转子部骨质松脆，故多为粉碎性骨折。

A3和A4型题

说明：为共用题干单选题，考题是以一个共同题干的临床案例出现，请从中选择一个最佳答案。

1.【答案】A

【解析】患者四肢疲乏无力，形体虚弱，肌肉酸软，纳差食少，面色萎黄，舌淡苔薄白，脉细弱，属脾胃虚弱、气血不足之征。

2.【答案】A

【解析】肩关节脱位后期体质虚弱者，可内服八珍汤、补中益气汤等。

3.【答案】A

【解析】对证治疗，治宜补气养血。

4.【答案】D

【解析】股骨颈骨折按X线片的表现可分为内收型和外展型。外展型多在关节外展时发生，多为头下骨折。内收型常在髋关节内收时发生，多为颈中部骨折。

5.【答案】A

【解析】外展型股骨颈骨折多在关节外展时发生，多为头下骨折，骨折端常互相嵌插，骨折线与股骨干纵轴的垂直线所形成的倾斜角，往往小于30°，骨折愈合率高。内收型股骨颈骨折常在髋关节内收时发生，多为颈中部骨折，骨折线与股骨干纵轴的垂直线所形成的倾斜角，往往在45°左右，颈干角小于正常值，骨折愈合率低，股骨头缺血坏死率高。

6.【答案】C

【解析】当患者进行手法整复后，做手掌试验，如患肢外旋畸形消失，表示已复位。

C型题

说明：为案例分析题，考题是以一个共同题干的临床案例出现，其中有一个或多个答案。

1.【答案】D

【解析】病程日久，且见头晕、目干、容易疲劳、口燥咽干、失眠多梦等阴虚之征，故选用补益肝肾法。

2.【答案】AD

【解析】骨伤内治法中，补益肝肾法常用方剂有壮筋养血汤、生血补髓汤；肾阴虚用六味地黄汤或左归丸；肾阳虚用金匮肾气丸或右归丸；筋骨痿软、疲乏衰弱者用健步虎潜丸、壮筋续骨丹等。

3.【答案】ABF

【解析】病程已久，应加强营养调护，外用中药熏洗配合功能训练，手术治疗与下肢牵引适用于骨折初期和中期。

4.【答案】A

【解析】患者有明确的骨折病史，兼大便不通，尿少黄赤，舌红，有瘀斑，苔黄，脉洪大而数。应活血化瘀兼通腑泄热。

5.【答案】AC

【解析】骨伤内治法攻下逐瘀法,适用于损伤早期蓄瘀,大便不通,腹胀拒按,舌苔黄,脉洪大而数的体实患者。临床多应用于胸、腰、腹部损伤蓄瘀而致的阳明腑实证,常用方剂有大成汤、桃核承气汤、鸡鸣散加减等。

6.【答案】BC

【解析】骨折后以接骨续筋类药膏为主,如接骨续筋药膏、外敷接骨散、驳骨散、碎骨丹等。

7.【答案】B

【解析】伤口局部瘀肿疼痛较重者,以活血化瘀,消肿止痛为原则,采用复元活血汤或活血止痛汤加减治疗。

8.【答案】DF

【解析】伤口局部瘀肿疼痛较重者,以活血化瘀,消肿止痛为原则,初期宜活血祛瘀、消肿止痛,内服可选用桃红四物汤、活血止痛汤、肢伤一方加减,外敷消瘀止痛药膏、双柏散;此为通用治法。故选DF。

9.【答案】AD

【解析】各种软组织损伤初期宜活血祛瘀、消肿止痛,可内服活血止痛汤或肢伤一方加减,外敷消瘀止痛膏或双柏散。此为通用治法。

第三节 落枕、颈椎病、肩周炎、肱骨外上髁炎、桡骨茎突腱鞘炎、屈指肌腱腱鞘炎【掌握】

A1和A2型题

说明:为单选题,5个选项中可能同时有最佳正确答案和非错误答案,请从中选择一个最佳答案。

1.【答案】E

【解析】颈椎病常见的基本类型包括:神经根型颈椎病、脊髓型颈椎病、交感神经型颈椎病、椎动脉型颈椎病。

2.【答案】C

【解析】落枕多因睡眠姿势不良,头颈过度偏转或睡眠时枕头过高、过低或过硬,使局部肌肉处于长时间紧张状态,持续牵拉而发生静力性损伤,故根据该患者的主要症状可诊断为落枕。

3.【答案】E

【解析】肩周炎是以肩痛、肩关节活动障碍为主要特征的筋伤。该患者基本临床表现有肩痛、活动受限,检查可见肩关节外展试验阳性,均可考虑为肩周炎。

4.【答案】D

【解析】指屈肌腱腱鞘炎又称为弹响指、扳机指,好发于拇指,亦可单发于食指和中指。初起为患指不能屈伸,用力伸屈时疼痛,并出现弹跳动作,以晨起、劳动后及用凉水时症状加重,活动或热敷后症状减轻,在掌骨头的掌侧面明显压痛,并可触及米粒大的结节。

5.【答案】D

【解析】神经根型颈椎病亦称为痹痛型颈椎病,椎动脉型颈椎病又称为眩晕型颈椎病,脊髓型颈椎病又称瘫痪型颈椎病。

A3和A4型题

说明:为共用题干单选题,考题是以一个共同题干的临床案例出现,请从中选择一个最佳答案。

1.【答案】A

【解析】肩关节周围炎临床上以肩关节周围疼痛、活动功能障碍为主要特征。患者右肩部疼痛2月,近1周疼痛加重。关节功能明显障碍,梳头和穿衣等动作受限,肩关节周围有多处压痛点,符合定义所描述,故最可能的诊断为肩关节周围炎(简称肩周炎)。

2.【答案】D

【解析】本病好发于中老年人(50岁左右),女性发病率高于男性,故有"五十肩""漏肩风""肩凝症""冻结肩"之称。本病属中医"肩痹"范畴。

3.【答案】D

【解析】根据患者表现,可诊断为肩关节周围炎,肌肉萎缩期由于粘连日久,关节功能障碍出现失用性肌萎缩,尤以三角肌、冈上肌萎缩明显,萎缩的程度与病程时间的长短有关。

C型题

说明：为案例分析题，考题是以一个共同题干的临床案例出现，其中有一个或多个答案。

1. 【答案】F

【解析】患者病久，且见每逢天气变化或劳累后右肩酸痛不适，舒筋活络法最宜。舒筋活络法属"舒法"，适用于损伤后期，气血运行不畅，瘀血未尽，腠理空虚，复感外邪，以致风寒湿邪入络，遇气候变化则局部症状加重的陈伤旧疾的治疗。

2. 【答案】CF

【解析】如陈伤旧患寒湿入络者用小活络丹、大活络丹、麻桂温经汤；肢节痹痛者，用蠲痹汤、舒筋汤、舒筋活血汤；腰痹痛者，用独活寄生汤、三痹汤。祛风寒湿药，药性多辛燥，易损伤阴血，故阴虚者慎用，或配合养血滋阴药同用。

3. 【答案】CE

【解析】患者宜舒经活络、温经散寒。

第四节 膝侧韧带损伤、踝部扭伤、跟痛症、急性腰扭伤、腰部慢性劳损、腰椎间盘突出症、腰椎椎管狭窄症、股骨头缺血性坏死、膝骨关节炎【掌握】

A1和A2型题

说明：为单选题，5个选项中可能同时有最佳正确答案和非错误答案，请从中选择一个最佳答案。

1. 【答案】A

【解析】该患者为拾物试验阳性，提示儿童脊柱前屈功能障碍，用于诊断腰椎结核等疾病。

2. 【答案】A

【解析】内翻扭伤采用外翻固定，外翻扭伤采用内翻固定，并抬高患肢，以利消肿，暂时限制行走，一般固定3周左右，若韧带完全断裂者，固定4～6周。

3. 【答案】D

【解析】膝骨关节炎典型症状是关节疼痛，出现"休息痛"与"晨僵"，患病关节可肿胀，肌肉萎缩，活动受限；X线可见骨赘形成，关节间隙变窄，软骨下有骨硬化及囊腔形成。根据该患者的基本临床表现及体征检查，可诊断为膝骨关节炎。

4. 【答案】B

【解析】当内侧副韧带部分断裂时，在膝伸直位小腿做膝内侧分离试验时，膝关节无明显外翻活动，但膝内侧疼痛加剧；完全断裂者，可有异常的外翻活动并能在韧带伤处摸到失去联系的裂隙。反之，外侧副韧带部分断裂时，在膝伸直位小腿做膝外侧分离试验时，膝关节无明显的内翻活动，但膝外侧疼痛加剧；完全断裂者，可有异常的内翻活动。

5. 【答案】C

【解析】踝关节扭伤后踝关节骤然肿胀、疼痛，不能走路或尚可勉强行走，但疼痛加剧，局部压痛，可见韧带牵拉试验阳性。

6. 【答案】B

【解析】足内、外翻试验：将踝关节内翻引起外侧疼痛，表示外侧副韧带损伤；踝关节外翻引内侧疼痛，表示内侧副韧带损伤。

7. 【答案】C

【解析】跟痛症是指跟骨跖面由于慢性损伤所引起的以疼痛、行走困难为主的病症，常伴有跟骨结节部前缘骨质增生。好发于40～60岁中老年人。根据该患者的基本症状及检查，可考虑为跟痛症。

8. 【答案】E

【解析】关节穿刺术抽液完毕后，若需在关节腔内给药，则需更换无菌注射器。

9. 【答案】C

【解析】功能锻炼的作用：①活血化瘀，消肿定痛；②濡养患肢关节筋络；③促进骨折迅速愈合；④防治肌肉萎缩；⑤避免关节粘连和骨质疏松；⑥扶正祛邪。

10. 【答案】E

【解析】腰椎间盘突出症的体征：腰部畸形、腰部压痛及叩痛、腰部活动受限、皮肤感觉障碍，肌力减退或肌萎缩，腱反射消失或减弱，特殊检查（直腿抬高试验阳性，加强试验阳性，屈颈试验阳性，仰卧挺腹试验与颈静脉压迫试验阳性，股神经牵拉试验阳性）。

11. 【答案】B

【解析】腰部扭伤多因突然遭受间接暴力致腰肌筋膜、韧带损伤和小关节错缝。

12.【答案】B

【解析】严重腰部扭伤者应绝对卧硬板床2~3周，原则上不少于7~10天，然后腰围固定3~4周；中度者可采用硬板床休息，以减轻疼痛，缓解肌肉痉挛，防止进一步损伤；轻度者可休息数天后，用腰围保护起床活动。

13.【答案】A

【解析】股骨头部、股骨颈部的血运主要来自3个途径：①关节囊的小动脉来源于旋内动脉、旋股外侧动脉、臀下动脉和闭孔动脉的吻合部到关节囊附着部，分为髂外动脉、上干骺端和下干骺端动脉进入股骨颈，供应股骨颈和大部分股骨头的血运。②股骨干滋养动脉仅达股骨颈支基底部，小部分与关节囊的小动脉有吻合支。③圆韧带的小动脉较细，仅供应股骨头内下部分的血运，与关节囊小动脉有吻合支。股骨头的血液供应主要依靠关节囊与圆韧带的血管。

14.【答案】D

【解析】根据该患者腰腿痛及间歇性跛行的表现，以及检查见腰部后伸受限、椎间隙狭窄等可考虑为腰椎椎管狭窄症。

15.【答案】B

【解析】慢性腰肌劳损是指因积累性外力等原因导致腰部肌肉、韧带、筋膜等软组织的无菌性炎症，而引起以腰痛为主要症状的慢性伤病，多见于中老年人。根据该患者的临床表现及检查结果可诊断为慢性腰肌劳损。

16.【答案】E

【解析】骨盆牵引，适用于初次发作或反复发作的急性期腰椎间盘突出症患者。

17.【答案】C

【解析】腰椎间盘突出症多见于青壮年，起病较急，有反复发作病史，腰痛和放射性腿痛，体征有脊柱侧弯、平腰畸形，下腰部棘突旁压痛并向一侧下肢放射，直腿抬高试验及加强试验阳性。腰椎椎管狭窄症多见于40岁以上的中年人，起病缓慢，与中央型椎间盘突出症的突然发病不同，主要症状是缓发性，持续性的腰腿痛和间歇性跛行，腰部后伸受限，并引起小腿疼痛，其症状和体征往往不一致。

A3和A4型题

说明：为共用题干单选题，考题是以一个共同题干的临床案例出现，请从中选择一个最佳答案。

1.【答案】D

【解析】腰痛主要分为寒湿腰痛、湿热腰痛、瘀血腰痛、肾虚腰痛；寒湿腰痛：腰部冷痛，酸胀重着，转侧不利，静卧痛势不减，寒冷、阴雨天发作或加重；湿热腰痛：腰部疼痛，重着而灼热，暑湿阴雨天加重，活动后可减轻，身体困重，小便短赤；血瘀腰痛：腰痛如刺，痛有定处，痛处拒按，日轻夜重，舌暗或有瘀斑。

2.【答案】C

【解析】该病辨证为湿热腰痛，方用四妙丸清热利湿，舒筋止痛。

3.【答案】D

【解析】同第2题【解析】。

4.【答案】D

【解析】湿热耗阴，口咽干燥，手足心热，可与二至丸合用补益肝肾。

5.【答案】A

【解析】该患者有酗酒史，因饮酒过量出现髋部疼痛，行走加重，4字试验阳性以及X线可见囊性改变、硬化带等均提示该患者为股骨头缺血性坏死。

6.【答案】B

【解析】根据患者X线征象，可确定为Ⅱ期股骨头修复期，患者病后应限制负重，少站、少走以减轻股骨头受压。人工髋关节置换术适用于Ⅳ期患者，年龄最好在50岁以上，对年轻患者必须慎用。根据X线表现可将股骨头缺血性坏死分为4期：Ⅰ期软骨下溶解期（股骨头外形完整，出现新月征）；Ⅱ期股骨头修复期（股骨头负重区出现囊性改变及硬化带）；Ⅲ期股骨头塌陷期（股骨头失去圆而光滑的外形、变扁）；Ⅳ期股骨头脱位期（股骨头变扁平，关节间隙变窄，髋臼外上缘有骨刺形成）。

7.【答案】D

【解析】同第6题【解析】。

C型题

说明：为案例分析题，考题是以一个共同题干的临床案例出现，其中有一个或多个答案。

1.【答案】B

【解析】患者膝痛反复发作，劳累后加重，行走困难为典型筋伤；心烦失眠，口燥咽干，五心烦热，舌红苔少，脉细数，属肝肾阴虚指征，故治法宜补益肝肾、通络镇痛。

2.【答案】AC

【解析】左归丸滋阴补肾，填精益髓。因筋骨损伤导致的气血虚损、肝肾不足为主要病机，治疗应养气血、补肝肾、壮筋骨，内服可选用补肾壮筋汤、虎潜丸等。

3.【答案】CF

【解析】结合患者病史、症状、体征及影像学检查，考虑诊断为右膝关节骨关节炎。骨关节炎是一种非炎症性的退行性关节病，表现为关节疼痛、僵硬，尤其是长时间活动后症状明显。其主要病变是关节软骨退变和继发性骨质增生。

4.【答案】CE

【解析】多关节疼痛，关节僵硬、肿胀、畸形，关节病变呈对称性，可考虑风湿性关节炎或类风湿关节炎，即中医尪痹。

5.【答案】CD

【解析】病变活动期红细胞沉降率增快，类风湿因子检查阳性，故选CD。

6.【答案】D

【解析】尪痹系风寒湿邪客于关节，气血痹阻所致的骨关节疾病，以小关节疼痛、肿胀、晨僵为特点，多见于中老年人。治法宜补肾祛寒，通经活络。

7.【答案】D

【解析】尪痹的代表方为补肾祛寒治尪汤。

8.【答案】B

【解析】双膝关节的关节间隙狭窄明显是人工全膝关节置换术的手术指征之一，结合患者年老且属于风湿性疾病，故患者适合人工膝关节置换术。

9.【答案】CD

【解析】老年患者，腰背疼痛，且见腹胀满，食后为甚，不思饮食，大便溏薄，精神不振，形体消瘦，肢体倦怠，少气懒言，面色萎黄，舌淡，苔白，脉缓弱无力等一派脾胃虚弱之象，故选CD。

10.【答案】ADEF

【解析】补益肝肾法：常用方剂有壮筋养血汤、生血补髓汤；肾阴虚用六味地黄汤或左归丸；肾阳虚用金匮肾气丸或右归丸；筋骨痿软、疲乏衰弱者用健步虎潜丸、壮筋续骨丹等。在补益肝肾法中参以补气养血药，可增强养肝益肾的功效，加速损伤筋骨的康复。补养脾胃法：适用于损伤后期，耗伤正气，或长期卧床缺少活动，而导致饮食不消，四肢疲乏无力，肌肉萎缩等脾胃气虚者。补益脾胃可促进气血生化，充养四肢百骸，本法即通过助生化之源而加速损伤筋骨的修复，为损伤后期常用之调理方法。常用方剂有补中益气汤、参苓白术散、归脾汤、健脾养胃汤等。

11.【答案】AF

【解析】患者年老，应加强营养调护，配合适当功能训练。

12.【答案】E

【解析】患者病程已过3周，未见明显器质性损伤并未诉明显脏腑不适，根据患者表现，可选用"和营止痛法"此法属"和法"，适用于损伤后，虽经消、下等法治疗，但仍气滞瘀凝，肿痛尚未尽除，而继续运用攻下之法又恐伤正气。常用方剂有和营止痛汤、橘术四物汤、定痛和血汤、和营通气散等。

13.【答案】DE

【解析】同第12题【解析】。

14.【答案】BCD

【解析】筋伤外治法，急性期治以舒筋活血、通络止痛为主，内服舒筋活血汤加减，外敷消瘀止痛膏或三色敷药、活血散或消肿止痛膏。

15.【答案】ABEF

【解析】根据题干患者表现，考虑腰椎间盘突出症可能，X线和CT征象不能确诊腰椎间盘突出症，但可借此排除腰椎结核、骨性关节炎、骨折、肿瘤和脊椎滑脱等。磁共振成像的价值和意义更大，结合X线和CT检查对明确诊断更有意义。肌电图等电生理检查有助于腰椎间盘突出症的诊断，并可以推断神经受损的节段。

16.【答案】C

【解析】患者男性、重体力劳动工人，腰腿痛、向左下肢放射、咳嗽喷嚏时加重（腰椎间盘突出症典型表现），腰部活动明显受限、向左倾斜，直腿抬高试验阳性（腰椎间盘突出症的重要体征），结合患者的症状和体征，该患者首先考虑的诊断是腰椎间盘突出症（C对）。腰肌劳损（A错）为腰部肌肉及其附着点筋膜或骨膜的慢性损伤性炎症，主要表现为无明显诱因的慢性疼痛，休息后可缓解，无咳嗽时腰腿痛加重的表现。腰椎管狭窄症（B错）多以下腰痛、马尾神经或腰神经受压症状为主要表现，以神经源性间歇性跛行为主要特点。强直性脊柱炎（D错）主要累及骶髂关节，主要表现为下腰痛、晨僵，活动后缓解。腰椎结核（E错）多有低热、盗汗、消瘦等症状。

17.【答案】DEF

【解析】$L_3 \sim L_4$突出（L_4神经根受压）时，小腿内侧感觉减退。$L_4 \sim L_5$突出（L_5神经根受压）时，小腿外侧和足背痛、触觉减退，第1趾肌力常有减退。$L_5 \sim S_1$突出（S_1神经根受压）时，外踝附近及足外侧痛、触觉减退，第3、4、5趾肌力减退，跟腱反射减退或消失。患者有小腿及足外侧麻木，足趾跖屈力及跟腱反射减弱，病变的节段应考虑是$L_4 \sim L_5$、$L_5 \sim S_1$。

18.【答案】EF

第十六章 中医骨伤疾病

【解析】腰椎间盘突出症患者有明显的神经受累表现是手术治疗的适应证。患者病情加重已严重影响生活及工作，且出现尿便障碍，所以选择手术治疗，传统切开手术和显微微创手术均可。

第五节 肱骨干骨折、肱骨髁上骨折、股骨干骨折、胫骨平台骨折、踝部骨折、跟骨骨折【熟悉】

A1和A2型题

说明：为单选题，5个选项中可能同时有最佳正确答案和非错误答案，请从中选择一个最佳答案。

1.【答案】B
【解析】肱骨干中下1/3交界处后外侧有一桡神经沟，有桡神经紧贴骨干通过，故此处发生骨折时，易并发桡神经损伤。

2.【答案】E
【解析】本题主要考查骨折不愈合的治疗方法。骨折经过治疗，超过一般愈合时间（9个月），且经再度延迟治疗（时间3个月），仍达不到骨性愈合，称为骨折不愈合。骨折不愈合，不可能再通过延长治疗时间而达到愈合，而需切除硬化骨，打通骨髓腔，修复骨缺损，一般需行植骨、内固定，必要时还需加用石膏绷带外固定予以治疗。

3.【答案】B
【解析】股骨头下骨折：骨折线位于股骨头下，股骨头仅有小凹动脉很少量的血供，致使股骨头严重缺血，使骨折很难愈合，发生股骨头缺血坏死的机会很大。有移位的骨折比没有移位的骨折难愈合。

4.【答案】E
【解析】在下台阶，或在高低不平的路上行走时，踝关节处于跖屈位，若遭受内翻或外翻暴力，可导致撕脱骨折，扭伤后出现疼痛、肿胀、活动踝关节疼痛加重等表现。

5.【答案】A
【解析】有移位的股骨颈骨折（头下型）按Gardan分型为Ⅲ型或Ⅳ型。对于全身情况尚好，预期寿命比较长的GardanⅢ型、Ⅳ型的股骨颈骨折的老年患者，选择全髋关节置换术。

6.【答案】D
【解析】肱骨外上髁是前臂腕伸肌的起点，由于肘、腕关节的频繁活动，长期劳累，使腕伸肌的起点反复受到牵拉刺激，引起部分撕裂和慢性炎症，出现局部滑膜增厚和滑囊炎等病理改变，故前臂腕伸肌紧张试验阳性。米尔征阳性，也提示为肱骨外上髁炎。

7.【答案】B
【解析】股骨干上1/3骨折，宜外展30°、屈髋40°～50°，使患者取半坐位，以缓解臀中、小肌及髂腰肌对骨折近端的牵拉力。

8.【答案】E
【解析】X线表现：左股骨髁上骨折，骨折远端明显向后倾倒。足部皮温降低，足背动脉搏动微弱等血运障碍的表现，可能合并血管损伤，故首选切开复位、探查术。

9.【答案】D
【解析】肱骨干下1/3骨折多由间接暴力所致，常呈螺旋形、斜形骨折，仅需轻微力量牵引矫正成角畸形，将两斜面挤按复正。

10.【答案】D
【解析】踝部骨质较松，反复整复，容易造成骨折断面不整齐，给手术治疗造成困难。如果手法整复不容易成功，则不要勉强，宜争取尽早手术。

11.【答案】C
【解析】踝部损伤以内翻、外翻损伤多见，内翻损伤可见内翻畸形，多因足底外缘着地，骨折时，内踝多为斜形骨折，外踝多为横形骨折。外翻损伤可见外翻畸形，多因足底内缘着地，骨折时，内踝多为横形骨折，外踝多为斜形骨折。

12.【答案】B
【解析】肘关节周围是骨化性肌炎的好发部位。由于骨折和多次手法复位，肘部肌肉造成损伤，继而骨化。

13.【答案】E
【解析】由题干可知由于外固定导致缺血症状前臂高度肿胀，手部青白发凉，麻木无力。小夹板由具有一定弹性的柳木板、竹板或塑料板制成，固定骨折部的肢体。小夹板外固定适用于四肢闭合性、无移位、稳定性骨折，一般不包括骨折的上、下关节，以便及早进行功能锻炼，防止关节僵硬。但易导致骨折再移位、压迫性溃疡、缺血性肌挛缩（E选项正确），甚至肢体坏疽等严重后果，目前已很少应用。

14.【答案】D

【解析】股骨干上1/3骨折时，骨折近端因受髂腰肌、臀中肌、臀小肌及其他外旋肌群的牵拉而产生屈曲、外展、外旋移位，骨折远端由于内收肌群作用则向后向上、向内移位。

15.【答案】B

【解析】跟骨结节为跟腱附着处，腓肠肌、比目鱼肌收缩，可做强有力的跖屈动作，跟骨结节上缘与距跟关节面成30°～45°的结节关节角，为距跟关节的一个重要标志。

16.【答案】D

【解析】跟骨骨折夹板固定时，需维持患足于跖屈位维持膝关节屈曲30°位，一般固定6～8周。

A3和A4型题

说明：为共用题干单选题，考题是以一个共同题干的临床案例出现，请从中选择一个最佳答案。

1.【答案】A

【解析】踝关节周围主要的韧带有内侧副韧带、外侧副韧带和下胫腓韧带。内侧副韧带又称三角韧带，起于内踝，向下呈扇形止于足舟骨、距骨内侧和跟骨的载距突，内侧副韧带相对坚强，不易损伤；外侧副韧带起自外踝，包括止于距骨前外侧的腓距前韧带、止于跟骨外侧的腓跟韧带、止于距骨后外侧的腓距后韧带，外侧副韧带相对薄弱，容易损伤。故内翻扭伤常见。

2.【答案】D

【解析】骨骺损伤多为间接外力所致，乃垂直挤压暴力引起的骺板软骨压缩骨折，好发于膝部和踝部骨骺，X线检查常无阳性发现。

3.【答案】B

【解析】整复骨折越早越好。损伤以闭合复位夹板固定为主。

4.【答案】C

【解析】患者环行压痛，被动内翻外翻时疼痛加重，因此外固定时只能采取跖屈位固定。

5.【答案】E

【解析】由于骨骺是人体骨骼纵向生长的部位，其生长潜力大，部分骨骺损伤可引起骨骺早闭而影响骨骼发育，导致肢体短缩和关节畸形。

C型题

说明：为案例分析题，考题是以一个共同题干的临床案例出现，其中有一个或多个答案。

1.【答案】E

【解析】患者语音低，头晕，目眩，脱发，面色苍白，爪甲不华，肌肤干燥枯裂，形体消瘦，神疲肢倦，舌淡，苔薄白，脉细为典型气血亏虚之征，故宜用补气养血法。

2.【答案】CF

【解析】骨伤内治法中的补气养血法：是使用补养气血药物，使气血旺盛以濡养筋骨的治疗方法。凡外伤筋骨，内伤气血及长期卧床，出现气血亏损、筋骨痿弱等证候，均可应用本法。损伤气虚为主，用四君子汤；损伤血虚为主，用四物汤；气血双补用八珍汤或十全大补汤。

3.【答案】ABF

【解析】病程已久，应加强营养调护，外用中药熏洗配合功能训练，石膏固定与下肢牵引用于骨折初期和中期。

4.【答案】E

【解析】骨伤内治法中的补益肝肾法：又称壮筋骨法，凡骨折、脱位、筋伤的后期，年老体虚、筋骨痿软、肢体关节屈伸不利、骨折延迟愈合、骨质疏松等肝肾亏虚者，均可使用本法加强肝肾功能，加速骨折愈合，增强机体抗病能力，以利损伤的修复。常用方剂有壮筋养血汤、生血补髓汤；肾阴虚用六味地黄汤或左归丸；肾阳虚用金匮肾气丸或右归丸；筋骨痿软、疲乏衰弱者用健步虎潜丸、壮筋续骨丹等。在补益肝肾法中参以补气养血药，可增强养肝益肾的功效，加速损伤筋骨的康复。

5.【答案】CDF

【解析】同第4题【解析】。

6.【答案】ACF

【解析】胫骨骨折治疗中的练功活动：整复固定后，即做踝、足部关节屈伸活动及股四头肌锻炼。8～10周后根据X线片及临床检查，达到临床愈合标准即可去除外固定。

7.【答案】DE

【解析】患者病程已过3周，未见骨折及脏腑不适，但仍有明显筋伤症状，故选DE。骨伤内治法中的和法，适用于损伤后，虽经消、下等法治疗，但仍气滞瘀凝，肿痛尚未尽除，而继续运用攻下之法又恐伤正气。常用方剂有和营止痛汤、橘术四物汤、定痛和血汤、和营通气散等。接骨续筋法属"续法"，适用于损伤中期，筋骨已有连接但未坚实者。瘀血不去则新血不生，新血不生则骨不能合、筋不能续，所以使用接骨续筋药，佐活血祛瘀之药，以活血化瘀、接骨续筋。常用方剂有续骨活血汤、新伤续断汤、接骨丹、接骨紫金丹等。

8. 【答案】DE

【解析】同第7题【解析】。

9. 【答案】CDE

【解析】筋伤外治法：急性期治以舒筋活血、通络止痛为主，内服舒筋活血汤加减，外敷消瘀止痛膏或三色敷药、活血散或消肿止痛膏。

10. 【答案】BCF

【解析】跌落属急性损伤，瞬间的暴力，患者右手掌着地，传导至右肘，属间接暴力、传导暴力，以及杠杆力。

11. 【答案】AC

【解析】跌落属急性损伤，瞬间的暴力，外伤性损伤。故选AC。损伤按外力作用的性质可分为急性损伤与慢性劳损。急性损伤是指急骤的暴力所引起的损伤。慢性劳损是指劳逸失度或体位不正确，导致外力长期累积于人体所致的损伤。损伤按受伤时间的长短分为新伤与陈伤。新伤是指2~3周以内的损伤。陈伤又称宿伤，是指新伤失治，日久不愈，或愈后又因某些诱因，隔一段时间又在原受伤部位复发者。

12. 【答案】ACE

【解析】肱骨外髁骨折、肱骨髁上骨折、桡骨头骨折均为常见的因跌落外力导致的肘部骨折。

13. 【答案】CE

【解析】骨折部位多通过压痛部位、X线确诊，故选CE。

14. 【答案】B

【解析】因跌倒所致肘关节损伤常见肱骨外髁骨折、肱骨髁上骨折、桡骨头骨折，多与肘关节后脱位相鉴别。

15. 【答案】ABCDE

【解析】急诊处理原则：确定诊断、排除隐患、局部制动。

16. 【答案】C

【解析】伤后1~2周内，关节周围筋肉损伤，瘀血留滞，经络阻塞，气血运行不畅，应以活血祛瘀为主，佐以行气止痛，内服可选用桃红四物汤、活血止痛汤、肢伤一方、云南白药等，外敷双柏散、消肿止痛膏等。

17. 【答案】ACEF

【解析】肱骨外髁骨折的治疗：①整复方法：整复骨折越早越好。②固定方法：可采用夹板或石膏固定，固定时间不宜过长。骨骺损伤愈合较快，需3~4周即可，固定时间不需过分延长，以避免关节僵硬。但Ⅳ型损伤骨折不稳定，易移位而影响愈合，故需摄X线片证实骨折已愈合后才能去除固定。固定去除后需加强关节功能锻炼，下肢应延后负重时间。③手术治疗：个别不稳定骨折或因有软组织嵌入断端而复位失败者，需手术治疗。预防与调护：由于骨骺损伤可导致骨骼生长障碍，其发生时间早晚不一，所以骨骺损伤的患儿，应在2年内密切观察，每4个月拍片1次，之后1~2年拍片1次，直至骨骺成熟为止。

第六节 肘关节脱位、小儿桡骨头半脱位、掌指关节脱位【熟悉】

A1和A2型题

说明：为单选题，5个选项中可能同时有最佳正确答案和非错误答案，请从中选择一个最佳答案。

1. 【答案】B

【解析】肘关节骨化性肌炎的发生率，成年人高于儿童。

2. 【答案】C

【解析】肘关节骨折脱位，最可能并发的晚期并发症是损伤性骨化，因为脱位可导致骨膜剥离形成骨膜下血肿，处理不当使血肿扩大，血肿机化并在关节附近软组织内广泛骨化，造成严重关节活动功能障碍。缺血性肌挛缩是骨-筋膜室综合征处理不当的严重后果，常见于前臂掌侧和小腿。缺血性骨坏死常见的有腕舟状骨骨折后近侧骨折端缺血性坏死，股骨颈骨折后股骨头缺血性坏死。A、E属于早期并发症。

3. 【答案】D

【解析】尺桡骨双骨折经过手法复位失败，考虑骨折断端会有软组织嵌入，应采取手术治疗。

4. 【答案】A

【解析】前臂完全旋后，肘关节伸直时，上臂与前臂纵向呈10°~15°外翻的携带角。大于肘部携带角，称为肘外翻；小于肘部携带角称为肘内翻。

5. 【答案】B

【解析】肘关节后脱位多见于青壮年，而伸直型骨折好发于儿童；脱位时，压痛较广泛，肘后三角关系失常，伴有弹性固定；但骨折后，多伴有皮下瘀斑，压痛在踝上部，肘后三角关系正常，有骨擦音或异常活动，但无弹性固定。

6.【答案】C

【解析】肘关节前脱位早期常并发尺骨鹰嘴骨折。肘关节后脱位易并发肱骨内上髁或外上髁撕脱骨折，尺骨冠状突骨折，桡骨头和桡骨颈骨折，肘内、外侧副韧带断裂，桡神经或尺神经牵拉性损伤，肱动、静脉压迫性损伤。

第七节　肱二头肌腱鞘炎、腕三角纤维软骨损伤、膝关节创伤性滑膜炎、膝半月板损伤、膝交叉韧带损伤【熟悉】

A1和A2型题

说明：为单选题，5个选项中可能同时有最佳正确答案和非错误答案，请从中选择一个最佳答案。

1.【答案】A

【解析】膝半屈曲内收位，股骨髁骤然外旋伸直，可致外侧半月板破裂；膝半屈曲外展位，股骨髁骤然内旋牵拉，可致内侧半月板破裂。

2.【答案】B

【解析】内侧半月板损伤的典型体征为打软腿，麦氏征阳性为其特异表现。

3.【答案】D

【解析】膝关节后交叉韧带是维持膝关节稳定、防止胫骨向后移位的重要结构，因此，当胫骨上段向后方过度移位时容易造成膝关节后交叉韧带损伤。

4.【答案】D

【解析】急性创伤性炎症多发生于爱好运动的青年人，以出血为主；慢性劳损性炎症，多发生于中老年人、身体肥胖或过用膝关节负重的人，以渗出为主。

5.【答案】E

【解析】各选项中抽屉试验检查前交叉韧带完全断裂的特异性最高。

6.【答案】A

【解析】回旋挤压试验：检查内侧半月板时，使小腿在充分内收、外旋位伸直膝关节时，出现膝关节内侧有弹响和疼痛为阳性；检查外侧半月板时，使小腿充分外展、内旋位伸直膝关节时，出现膝关节外侧有弹响和疼痛为阳性。

7.【答案】A

【解析】急性期滑膜炎关节穿刺可抽出血性液体；慢性期可抽出淡黄色清亮的渗出液，表面无脂滴。

8.【答案】A

【解析】受强大的旋转暴力，内侧副韧带完全断裂的同时易合并内侧半月板和前交叉韧带损伤，称为膝关节损伤三联征。

9.【答案】A

【解析】腕三角软骨具有稳定尺桡远侧关节，增加关节滑动和缓冲，以及限制前臂过度旋转的功能。

10.【答案】C

【解析】膝关节半月板损伤多见回旋挤压试验及挤压研磨试验阳性。

11.【答案】B

【解析】内侧半月板较大弯如新月形，前后角间距较远呈"C"形；外侧半月板稍小，前后角间距较近，近似"O"形。

第八节　孟氏骨折、盖氏骨折、颞颌关节脱位、肩袖损伤、髋关节滑膜炎、骨质疏松症、骨关节感染、骨肿瘤【了解】

A1和A2型题

说明：为单选题，5个选项中可能同时有最佳正确答案和非错误答案，请从中选择一个最佳答案。

1.【答案】C

【解析】尺骨鹰嘴骨折多见于成年人和老年人，多数由间接暴力造成。鹰嘴骨折线多数侵入半月切迹，为关节内骨折；少数撕脱的骨折片较小，骨折线可不侵入关节。

2.【答案】B

【解析】8字形绷带法：先环绕肢体远端数圈以固始端，再跨越关节一圈向上、一圈向下，每圈在中间和前圈交叉8字形，此法用于关节部位的包扎。

3.【答案】C

【解析】与一般的化脓性炎症不同，结核脓液中溶软骨酶较少，故关节一般不易发生骨性强直而融合。

4.【答案】A

【解析】髋关节暂时性滑囊炎多见于10岁以下儿童，是一种非特异性炎症所引起的短暂的以急性髋关节疼痛、肿胀、跛行为主要特征的疾病。本病可出现骨盆代偿性倾斜，使伤肢呈假性变长，患儿不敢放开脚步行走。

5.【答案】C

【解析】骨转移性肿瘤发生在骨盆最多；骨巨细胞瘤好发于四肢长骨的骨端；骨肉瘤好发于长骨干骺端。

6.【答案】A

【解析】化脓性关节炎最常见的致病菌为金黄色葡萄球菌，其次为白葡萄球菌、大肠杆菌、副大肠杆菌、肺炎球菌等。

7.【答案】E

【解析】骨质疏松症常用的治疗方法为日光浴疗法、紫外线疗法、高频电疗法（如短波、超短波、微波及分米波温热量、低频脉冲磁场）步行训练、增强下肢肌力训练、平衡功能训练。共鸣电火花疗法主要用于治疗神经症、头痛、癔症性失语、癔症性瘫痪、枕大神经痛、神经性耳鸣、面肌抽搐、股外侧皮神经炎。

8.【答案】D

【解析】结核性滑膜炎可产生大量渗出液，内含纤维素和淋巴细胞，对关节软骨的破坏缓慢，故早期出现关节间隙增宽的机会多于化脓性关节炎。晚期关节软骨破坏严重，可见关节间隙变窄或消失。

第十七章 中医耳鼻喉科疾病

第一节 旋耳疮、耳疖、耳疮、耳胀、脓耳、耳鸣耳聋、耳眩晕【掌握】

A1和A2型题

说明：为单选题，5个选项中可能同时有最佳正确答案和非错误答案，请从中选择一个最佳答案。

1. 【答案】C
   【解析】耳疮与耳疖病位均在外耳道，其耳痛特点亦相似，区别在于外耳道红肿的范围不同，耳疖为局限性红肿，耳疮为弥漫性红肿。

2. 【答案】B
   【解析】旋耳疮血虚生风化燥证，治宜养血润燥、祛风止痒，方用地黄饮子。

3. 【答案】B
   【解析】因风热夹湿邪上犯，蒸灼耳窍，故耳部皮肤灼热、潮红；风盛则痒，湿热盛则起水疱，溃破、黄色脂水浸淫，舌红、苔黄腻，脉弦数为湿热内盛之象。

4. 【答案】E
   【解析】根据纯音测听可明确听力减退的程度，轻度耳聋平均听力损失是26～40dB，41～55dB为中度聋，56～70dB为中重度聋，71～90d为重度聋，>90dB为极重度聋。

5. 【答案】A
   【解析】耳眩晕特征性的症状是旋转性眩晕，体位变动时可诱发或加重眩晕，多伴有恶心呕吐、出冷汗及耳鸣、耳聋、耳闷等症状，但神志清楚，可反复发作；眩晕发作时可见自发性水平型或水平旋转型眼震，发作过后眼震颤逐渐消失。

6. 【答案】C
   【解析】耳鸣与幻听均为无声源的声音感觉，但幻听为有意义的声感，如言语声、音乐声等，耳鸣为无意义的单调鸣响声。

7. 【答案】E
   【解析】患者因劳倦过度，致脾胃虚弱，清阳不升，气血生化之源不足，而致气血亏虚，不能上奉于耳，耳窍经脉空虚，导致耳聋。

8. 【答案】C
   【解析】患者因久病气血虚损，耳窍失养，邪毒久稽，故耳痒、耳痛反复发作；血虚耳窍失养，故耳道皮肤增厚、皲裂、结痂；舌淡苔白，脉细为气血虚之象，故本证属血虚化燥证，治宜养血润燥、祛风止痒。

9. 【答案】A
   【解析】吹药法适用于鼓膜穿孔较大者，若鼓膜穿孔较小或引流不畅，使用吹药法可能导致药粉堆积于耳道，加重病情，故不宜使用此法外治。

10. 【答案】C
    【解析】耳疖、耳疮两节，需与脓耳病相鉴别，脓耳即化脓性中耳炎。

11. 【答案】A
    【解析】脓耳听力检查多为传导性聋。听功能检查法的施瓦巴赫试验，传导性聋，骨导时间延长；感音神经性聋，骨导时间缩短。

A3和A4型题

说明：为共用题干单选题，考题是以一个共同题干的临床案例出现，请从中选择一个最佳答案。

1. 【答案】B
   【解析】鼓膜检查如紧张部穿孔呈裂隙状不规则，多为外伤性穿孔。患者有明确外伤史，故选B。

2. 【答案】D

【解析】首先要严禁冲洗外耳道或给外耳道滴药，可全身应用抗生素类药物预防感染。较大而经久不愈的穿孔可行鼓膜修补术。

3. 【答案】A

【解析】与情绪相关的耳鸣可辨为肝气郁结证，头晕，目赤面红，口苦咽干更是肝郁化火上扰清阳之征，泻肝火最宜龙胆泻肝汤。

4. 【答案】C

【解析】同第3题【解析】。

5. 【答案】B

【解析】根据题干所述辨病辨证为暴聋病肝火犯耳证，治法为清肝泻火、开郁通窍。

6. 【答案】B

【解析】根据该患者基本临床表现耳痛、流脓、听力下降及鼓膜穿孔均符合脓耳的诊断要点，故可诊断为脓耳。

7. 【答案】D

【解析】患者因风热外侵，上犯耳窍，与气血搏结，气血壅滞化火，则耳内疼痛、耳聋；火热壅盛，灼伤鼓膜，腐蚀血肉，故见鼓膜穿孔流脓；风热外侵，正邪相争，故有发热、恶风寒等症。

8. 【答案】A

【解析】治法是疏风清热、解毒消肿，故选用蔓荆子散以疏风清热为主，兼以利水祛湿而排脓，凉血清热祛火。

第二节　鼻疔、鼻疳、鼻窒、鼻鼽、鼻渊、鼻槁【掌握】

A1和A2型题

说明：为单选题，5个选项中可能同时有最佳正确答案和非错误答案，请从中选择一个最佳答案。

1. 【答案】D

【解析】鼻疔与鼻疳均可出现外鼻部红肿疼痛，但鼻疔病变较局限，可化脓，病程较短，愈后不易反复。鼻疳的病变范围较大，不会化脓，可糜烂、渗液，病程较长，常易反复发作。

2. 【答案】E

【解析】鼻腔检查方法主要有前鼻镜检查法、间接鼻咽镜检查法、鼻内镜检查法；在鼻内镜检查法中需要收缩鼻腔黏膜，注意鼻腔与鼻咽黏膜有无充血、水肿、干燥、溃疡、出血、血管扩张及新生物。

3. 【答案】C

【解析】患者阵发性和反复发作鼻痒、打喷嚏、流清涕等症状符合鼻鼽的诊断要点，患者无恶寒、发热等表证症状，可排除伤风鼻塞；无间歇性、交替性鼻塞可排除鼻窒；鼻前孔附近灼热疼痛等排除鼻疔；鼻渊以鼻流浊涕、量多不止为主要症状，故排除鼻渊。则该患者可诊断为鼻鼽。

4. 【答案】B

【解析】鼻窒是以经常性鼻塞为主要特征的疾病，流涕较少，无明显全身症状。

5. 【答案】C

【解析】鼻渊主要表现为单侧或双侧鼻流浊涕，且量较多，可流向鼻前孔，也可向后流入咽部，常伴有鼻塞及嗅觉减退，部分患者可伴有明显的头痛，头痛的部位常局限于前额、鼻根部或颌面、头顶部等，并有一定的规律性。病程可长可短。检查：鼻黏膜红肿，尤以中鼻甲及中鼻道为甚；或为淡红色，中鼻甲肥大或呈息肉样变，中鼻道、嗅沟、下鼻道或后鼻孔可见脓涕。

A3和A4型题

说明：为共用题干单选题，考题是以一个共同题干的临床案例出现，请从中选择一个最佳答案。

1. 【答案】C

【解析】阵发性鼻痒、喷嚏、流涕清稀可辨为鼻鼽，本病多由肺、脾、肾虚损，正气不足，腠理疏松，卫表不固，使机体对外界环境的适应性降低所致。

2. 【答案】A

【解析】患者检查见鼻中隔左偏，手术治疗方可纠正。患者鼻中隔左偏，鼻中隔黏膜下矫正术可以矫正鼻中隔偏曲，改善鼻腔通气等情况（B对）。对于过敏性鼻炎伴有下鼻甲肥大、息肉样变或下鼻甲后端增生肥大的患者，下鼻甲部分切除术可改善鼻腔通气，减轻症状（C对），也可考虑中鼻甲部分切除术。但需注意，中鼻甲是嗅觉的主要部位，手术时应尽量保留其功能（D对），筛前神经在鼻腔的分布广泛，与过敏性鼻炎的发作密切相关。筛前神经切除术通过阻断筛前神经的传导，可减轻过敏性鼻炎的症状（E对）。

3.【答案】A

【解析】头痛剧烈属胆热、鼻涕浓稠黄浊而量多属湿热、鼻甲红肿属风热、颧部叩击痛明显属胆热，以上均为实证表现。

4.【答案】C

【解析】以鼻流浊涕不止为主诉可辨为鼻渊。故选C。

5.【答案】A

【解析】以外鼻部局限性红肿疼痛为主的疾病考虑鼻疔。

6.【答案】D

【解析】禁忌早期切开引流及一切挤压、挑刺、灸法，以免脓毒扩散、入侵营血，内犯心包，引起疔疮走黄之危证。

7.【答案】C

【解析】患者右鼻流浊涕4天，伴鼻塞，嗅觉减退，头痛头胀，纳差，脘腹胀满，小便黄；检查见舌红，苔黄腻，脉濡；属脾胃湿热型鼻渊。此型的病因病机：饮食失节，过食肥甘煎炒、醇酒厚味，湿热内生，郁困脾胃，运化失常，湿热邪毒循经熏蒸鼻窍而为病。

8.【答案】D

【解析】上颌窦穿刺禁忌证：①3岁以下儿童，上颌窦发育过小，穿刺有危险；②个别成人患者上颌窦腔小，骨壁厚，不适合行上颌窦穿刺术；③妇女月经期或有出血倾向者；④急性期的鼻窦炎，穿刺有可能引起感染扩散。患者目前属于急性期，故上颌窦穿刺治疗不适合。

9.【答案】A

【解析】本病可辨为鼻鼽，本病多由肺、脾、肾虚损，正气不足，腠理疏松，卫表不固，使机体对外界环境的适应性降低所致。本病病机为：肺气虚寒、脾气虚弱、肾阳不足和肺经伏热。

10.【答案】D

【解析】以阵发性和反复发作的鼻痒、打喷嚏、流清涕为主要特征的疾病可辨为鼻鼽，患者阵发性鼻痒、打喷嚏10年余，伴鼻流清涕、量多，符合描述，故选D。

第三节 喉痹、乳蛾、喉瘖、喉痈、梅核气【掌握】

A1和A2型题

说明：为单选题，5个选项中可能同时有最佳正确答案和非错误答案，请从中选择一个最佳答案。

1.【答案】B

【解析】乳蛾与喉痹症状相似，但乳蛾病位在喉核，故见喉核红肿，表面有脓点，相当于西医学的急慢性扁桃体炎。喉痹病位在咽部，可见喉底有颗粒状突起，喉核一般无明显红肿及脓点，相当于西医学的急慢性咽炎。

2.【答案】D

【解析】喉痹主要表现为咽部痹阻不通，具体表现有两种类型：一是以咽部疼痛为主，吞咽时尤甚，检查见咽部黏膜红肿，咽后壁或见脓点，患者多有外感病史，病程较短。二是以咽部异物感，梗塞不利为主，或出现咽干、咽痒、咽部微痛及灼热感等各种不适，可反复发作，病程一般较长，检查见咽黏膜肥厚增生，咽后壁颗粒状突起，或见咽黏膜干燥。

3.【答案】C

【解析】喉痈成脓期多因脏腑积热上攻，内外火热邪毒壅盛所致，治宜泄热解毒、消肿排脓，故选仙方活命饮加减治疗。

A3和A4型题

说明：为共用题干单选题，考题是以一个共同题干的临床案例出现，请从中选择一个最佳答案。

1.【答案】A

【解析】以咽部红肿疼痛为主症，可辨为喉痹，即急慢性咽炎，患者咽痛1天，应诊断为急性咽炎。

2.【答案】B

【解析】患者全身有发热恶寒，咳嗽，舌质略红，苔薄黄，脉浮数，属风热侵袭之象，故辨为风热喉痹。

3.【答案】C

【解析】同第 2 题【解析】。

4. 【答案】E

【解析】对证治疗，治宜疏风清热、消肿利咽。

5. 【答案】B

【解析】根据患者突然声嘶、咽痒咳嗽，声带色淡红伴恶寒发热、鼻塞、流清涕、脉浮，可辨证为风寒袭肺型喉瘖，代表方止嗽散加三拗汤。应选用具有疏风散寒止嗽作用的方剂，六味汤药物组成：荆芥穗、防风、薄荷、桔梗、僵蚕、甘草，加紫苏叶、杏仁、蝉蜕亦能疏风散寒止嗽，故选 B。

6. 【答案】C

【解析】对证治则宜辛温散寒，疏风解表止嗽。

7. 【答案】B

【解析】同第 5 题【解析】。

第十八章　中医耳鼻喉科急症

鼻衄、急喉风、骨鲠【熟悉】

A1和A2型题

说明：为单选题，5个选项中可能同时有最佳正确答案和非错误答案，请从中选择一个最佳答案。

1. 【答案】B

   【解析】骨鲠是各类异物或骨类梗阻于咽、喉或食管等部位所致的以咽喉刺痛、吞咽不利为主要特征的疾病，梗阻于咽部为咽异物，梗阻于喉部称喉异物，梗阻于食管称食管异物。

2. 【答案】C

   【解析】呼气性呼吸困难的分度：一度：安静时无呼吸困难，活动时出现吸气困难、喉鸣、三凹征或四凹征。二度：安静时即有呼吸困难，活动后加重，不影响睡眠和进食。三度：呼吸困难明显，喉鸣较响，并因缺氧而出现烦躁不安、自汗、脉弱等表现，三凹征显著。四度：呼吸极度困难，患者端坐呼吸，唇青面紫，身汗如雨，甚则四肢厥冷，脉沉微欲绝，呼吸浅速，神昏，濒临窒息。

3. 【答案】E

   【解析】鼻衄之肺经风热证治宜疏风清热、凉血止血，桑菊饮为疏风清热之剂，可用于治疗本病。

A3和A4型题

说明：为共用题干单选题，考题是以一个共同题干的临床案例出现，请从中选择一个最佳答案。

1. 【答案】B

   【解析】与人争吵后发病，与情志相关，考虑肝胆火盛，舌红苔黄，脉弦数亦为肝火炽盛之象。

2. 【答案】C

   【解析】泻肝胆火盛代表方为龙胆泻肝汤。

3. 【答案】E

   【解析】鼻出血的全身病因：①出血性疾病及血液病；②急性发热性传染病；③心血管系统疾病；④妊娠、绝经前期、绝经期均可引起鼻出血，可能与毛细血管脆性增加有关；⑤严重肝病患者可因肝脏合成凝血因子障碍引起鼻出血；⑥尿毒症也可引起鼻出血；⑦鼻出血可以是风湿热的早期表现之一。

4. 【答案】B

   【解析】对证治疗宜清肝泻火，凉血止血。

第十九章 中医眼科病证

第一节 针眼、胞生痰核、睑弦赤烂、椒疮、暴风客热、天行赤眼【掌握】

A1和A2型题

说明：为单选题，5个选项中可能同时有最佳正确答案和非错误答案，请从中选择一个最佳答案。

1. 【答案】D
【解析】胞生痰核是指胞睑内生硬核，触之不痛，皮色如常的眼病。又名疣病、睥生痰核。

2. 【答案】E
【解析】针眼的内治法、外治法和其他治疗方法都没有提到按摩，故选E。

3. 【答案】E
【解析】胞生痰核与针眼病位虽不同，但病位较近，因此肿物有无压痛成为最重要的鉴别点。

4. 【答案】A
【解析】椒疮并发症与后遗症：①睑弦内翻及倒睫拳毛（睑内翻倒睫）；②赤膜下垂（沙眼角膜血管翳）；③黑睛星翳；④睥肉粘轮（睑球粘连）⑤流泪症与漏睛；⑥眼珠干燥（角结膜干燥症）；⑦上胞下垂。

5. 【答案】D
【解析】椒疮相当于西医学的沙眼，由感染沙眼衣原体引起。

6. 【答案】D
【解析】天行赤眼是指外感疫疠之气，白睛暴发红赤、点片状溢血，常累及双眼，能迅速传染并引起广泛流行的眼病。传染性极强，潜伏期短，多于24小时内双眼同时或先后而发，起病急剧，刺激症状重，常呈暴发流行，但预后良好。本病类似于西医学的流行性出血性结膜炎，属病毒性结膜炎。

7. 【答案】C
【解析】椒疮主症初起可见上睑内面近两眦处红赤，脉络模糊，有少量细小色红而坚的颗粒，或间有色黄而软如粟米样颗粒。

8. 【答案】D
【解析】风热赤眼又称暴风客热，内治以祛风清热为基本治则，外治则应滴用清热解毒滴眼液或抗生素滴眼液。其他治疗也未提到湿热敷。

9. 【答案】E
【解析】睑弦赤烂是以睑弦红赤、溃烂、刺痒为临床特征的眼病，又名风弦赤眼、沿眶赤烂、风沿烂眼、迎风赤烂等。病变发生在眦部者，称眦睢赤烂，又名眦赤烂；婴幼儿患此病者，称胎风赤烂。

10. 【答案】C
【解析】风热赤眼热重于风证治用泻肺饮加减。

11. 【答案】D
【解析】湿热敷是用药液或热水浸湿纱布趁热敷眼以治疗眼病的一种方法。该法亦可用湿毛巾包热水袋外敷。热敷时注意温度适宜。主要用于眼睑疔肿（如针眼、胞生痰核）、黑睛生翳、火疳（如白睛溢血、血灌瞳神）、瞳神紧小、眼外伤48小时后的胞睑及白睛瘀血等。

12. 【答案】C
【解析】风热赤眼辨证分为三个证型：热重于风、风重于热、风热并重，防风通圣散是治疗风热并重的代表方。

13. 【答案】E
【解析】针眼的病因病机：①风热之邪客于胞睑，滞留局部脉络，气血不畅，发为本病。②喜食辛辣炙煿，脾胃积热，火热毒邪上攻，致胞睑局部酿脓溃破。③余邪未清或脾气虚弱，卫外不固，复感风热之邪，引起本病反复发作。

14. 【答案】A
【解析】天行赤眼的治疗方法有洗眼、耳尖放血、针灸、熏洗等。

15.【答案】A

【解析】外麦粒肿脓成切开排脓时，其切口与睑缘平行；内麦粒肿则在睑结膜面切开，切口与睑缘垂直。

A3和A4型题

说明：为共用题干单选题，考题是以一个共同题干的临床案例出现，请从中选择一个最佳答案。

1.【答案】D

【解析】以白睛红赤、眵多黏稠、痒痛交作为主要特征的眼病考虑为风热赤眼，又称暴风客热。

2.【答案】C

【解析】风热赤眼风重于热证表现：痒涩刺痛，羞明流泪，眵多黏稠，白睛红赤，胞睑微肿；可兼见头痛、鼻塞、恶风；舌红，苔薄白或微黄，脉浮数。

3.【答案】D

【解析】风热初客，睑内触染邪毒，故眼痒不适，有少量颗粒；邪毒渐盛则可见睑内微红；辨为风热客睑证。

4.【答案】E

【解析】患者眼内有红赤颗粒，而椒疮是指胞睑内面颗粒累累，色红而坚，状若花椒的眼病，故选之。

5.【答案】C

【解析】椒疮的诊断要点：①上睑内面红赤，脉络模糊，有细小颗粒，色红而坚，或夹有色黄而软的粟粒状颗粒。②黑睛上方赤膜下垂，赤脉末端生星点翳膜。③睑内面可见瘢痕。

6.【答案】B

【解析】热入血分，壅滞胞睑脉络，故眼内刺痛灼热，沙涩羞明，胞睑厚硬，睑内红赤，颗粒累累成片，赤膜下垂或血翳包睛；舌脉为血热瘀滞之候，故辨为血热壅滞证。

7.【答案】C

【解析】初起胞睑局部肿胀且可扪及硬结，为针眼主症，辨为针眼，起病2日，为针眼初期。

8.【答案】A

【解析】针眼的病因病机：①风热之邪客于胞睑，滞留局部脉络，气血不畅，发为本病。②喜食辛辣炙煿，脾胃积热，火热毒邪上攻，致胞睑局部酿脓溃破。③余邪未清或脾气虚弱，卫外不固，复感风热之邪，引起本病反复发作。患者伴有头痛，发热，脉浮数，苔薄白，此为风邪表证之象，因此患者最可能为外感致病。

9.【答案】A

【解析】暴风客热即风热赤眼。风热赤眼是指外感风热而猝然发病，以白睛红赤、眵多黏稠、痒痛交作为主要特征的眼病，非因疫毒致病。

10.【答案】E

【解析】天行赤眼是指外感疫疠之气，白睛暴发红赤、点片状溢血，常累及双眼，能迅速传染并引起广泛流行的眼病。

第二节　火疳、聚星障、凝脂翳、瞳神紧小、绿风内障、圆翳内障、暴盲【掌握】

A1和A2型题

说明：为单选题，5个选项中可能同时有最佳正确答案和非错误答案，请从中选择一个最佳答案。

1.【答案】C

【解析】火疳是指实火上攻白睛，无从宣泄，致白睛里层向外隆起局限性紫红色结节的眼病，又称为火疡。

2.【答案】E

【解析】对凝脂翳属绿脓杆菌所致的住院患者应实行床边隔离，为减少接触，结膜下注射多黏菌素最佳。

3.【答案】A

【解析】关于圆翳内障的命名，古人还根据晶珠混浊的部位、形态、程度及颜色等不同，分别命名为浮翳、沉翳、冰翳、横翳、散翳、枣花翳、偃月翳、白翳黄心、黑水凝翳等。滑翳，系指翳障如水银珠子，不疼痛，无泪的病证。滑翳亦在本病范围。

第十九章　中医眼科病证

4. 【答案】C

【解析】老年性白内障一般分为四期，①初发期：周边部可见楔状混浊，逐渐向中央发展。②膨胀期：晶珠混浊加重，胀满，前房变浅。③成熟期：晶珠全部混浊，黄仁投影阴性，前房恢复正常。④过熟期：晶珠皮质混浊呈液化状、乳白色，核下沉，前房加深。

5. 【答案】D

【解析】火疳的其他治疗包括针刺治疗、病因治疗及激素治疗，按照方便程度首选激素眼药水。

6. 【答案】A

【解析】圆翳内障的诊断依据：①年龄在50岁以上，视力渐降。②眼不红不痛，瞳神展缩如常。③晶珠出现不同部位、形态、程度的混浊，甚至晶珠全混；双眼先后或同时发病，发展缓慢。

7. 【答案】D

【解析】以晶珠混浊，视力缓降，渐至失明，在瞳神中出现圆形白色翳障为主要表现的慢性眼病，相当于现代医学的年龄相关性白内障。

8. 【答案】E

【解析】绿风内障是以瞳神散大成绿色，视力骤降，头眼剧痛为主要表现的眼科病症。多见于40岁以上的妇女，常于郁怒或劳倦后发作，一般起病急，发展快，视力骤降或全失。相当于西医学的闭角型青光眼。

9. 【答案】C

【解析】瞳神紧小的外治法：局部使用扩瞳剂，发病之初即用药物迅速充分扩瞳，既可防止瞳神干缺以及由此而引起的一系列严重并发症，又有助于缓解眼部疼痛。常用药物为1%的阿托品滴眼液或眼膏，每日点眼1～3次（每次滴阿托品滴眼液后，应压迫内眦部3～5分钟），或视病情而定。

10. 【答案】D

【解析】诊断依据：①畏光流泪，目珠坠痛，视力下降，或见眼前似蚊蝇飞舞。②抱轮红赤，黑睛后壁有灰白色点状或尘状沉着物，神水混浊，瞳神紧小，展缩失灵，黄仁纹理不清，甚或黄液上冲，血灌瞳神；或黄仁与晶珠粘连，形成瞳神干缺。③可有目珠破损或黑睛疾病史，或有结核、梅毒、风湿等病史。

11. 【答案】A

【解析】西医学有多种眼底病可以出现暴盲的症状，最常见者如视网膜中央血管阻塞、视网膜静脉周围炎及急性视神经炎等。

12. 【答案】D

【解析】圆翳内障膨胀期，即晶珠混浊程度较甚或完全混浊者，或患者感觉到晶珠混浊已影响生活或工作时，应行手术治疗。

13. 【答案】B

【解析】聚星障诊断依据：①自觉沙涩疼痛，怕光流泪，视力减退。②黑睛病变早期有多个针尖或秤星大小之星翳，继之相互融合如树枝状或地图状。荧光素钠染色阳性。伴有不同程度抱轮红赤。③病变区知觉减退。④多有感冒、发热、劳累或精神刺激等诱因。⑤一般为单眼发病，少数可双眼同时或先后发病，有复发倾向。

14. 【答案】E

【解析】阿托品为散瞳类药物，而绿风内障主要表现为瞳孔散大，应及时缩瞳，使用散瞳类药物可加大瞳孔散大，引起严重后果，故不可使用阿托品。

15. 【答案】D

【解析】现代医学认为，化脓性角膜炎的发病原因是因存在于自然界的土壤、水中，寄生在人体各器官组织表面，附着在许多眼药（西药）中，能产生荧光素和绿脓素的绿脓杆菌侵入角膜，眼外伤、化学伤及暴露性角膜炎，使角膜上皮受损引起感染所致。

A3和A4型题

说明：为共用题干单选题，考题是以一个共同题干的临床案例出现，请从中选择一个最佳答案。

1. 【答案】D

【解析】绿风内障是以眼珠变硬，瞳神散大，瞳色淡绿，视力锐减，伴有恶心呕吐、头目剧痛为主要临床特征的眼病，D项不符。

2. 【答案】E

【解析】瞳神紧小眼部检查可见视力不同程度下降，胞睑红肿或重或轻，抱轮红赤或白睛混赤，黑睛后壁可见粉尘状或小点状、羊脂状沉着物，多呈三角形排列，神水混浊（丁道尔现象阳性）。撞击伤目也可见黑睛混浊，聚星障也可见抱轮红赤，天行赤眼也可见白睛混赤，视力下降更是很多眼病的伴随症状，只有黑睛后壁见细小灰白色物附着是本病的特征。

3. 【答案】D

【解析】根据患者表现诊断为火疳。火疳的诊断要点：①白睛里层起结节，呈小圆形隆起，或融合成环，色紫红，推之不动，压痛拒按。②患眼疼痛、畏光、流泪。③病程长，易反复发作，常致白睛青蓝或并发瞳神紧小、瞳神干缺。④多发于成年女性。胬肉攀睛是指眼眦部长赤膜如肉，其状如昆虫之翼，横贯白睛，攀侵黑睛，甚至遮盖瞳神的眼病。圆翳内障是晶珠混浊，视力渐降，最终瞳神内呈圆形银白色翳障，视力障碍的眼病。白睛溢血是指白睛表层下出现片状出血斑，甚至遍及整个白睛的眼病。金疳是指白睛表层生玉粒样小疱，周围绕以赤脉的眼病。

4.【答案】E

【解析】风湿之邪客于肌肉筋骨脉络，阻碍气机，郁久化热，上攻白睛，骤致右眼白睛结节，色鲜红、周围有赤丝牵绊，眼球闷胀而痛，羞明流泪，视物模糊；风湿热蕴阻于内，肢体经络受阻，气血运行不畅，故全身关节酸痛；湿困中焦，脾失健运，故胸闷纳减；舌苔白腻，脉滑为湿蕴之象。辨证为风湿热攻证。

5.【答案】B

【解析】火疳之风湿热攻证的治法为祛风化湿，清热散结。

6.【答案】C

【解析】治疗火疳之风湿热攻证首选散风除湿活血汤加减。

7.【答案】B

【解析】火疳红赤甚者，可去散风除湿活血汤中部分辛温祛风之品，选加牡丹皮、丹参以凉血活血消瘀，加桑白皮、黄芩、蔓荆子以清泄肺肝风热；若骨节酸痛、肢节肿胀者，可加豨莶草、秦艽、络石藤、海桐皮等以祛风湿，通经络。

第三节 眼丹、上胞下垂、粟疮、流泪症、漏睛、漏睛疮异、金疳、胬肉攀睛、天行赤眼暴翳、湿翳【熟悉】

A1和A2型题

说明：为单选题，5个选项中可能同时有最佳正确答案和非错误答案，请从中选择一个最佳答案。

1.【答案】D

【解析】漏睛诊断依据：①除流泪外，大眦角常有黏液或脓液积聚。②按压睛明穴下方部位，可见黏液或脓汁自泪窍溢出。③冲洗泪道，有黏液或脓液反流。

2.【答案】C

【解析】天行赤眼暴翳是因患天行赤眼，损伤真睛所致，是以骤起两目红赤、生出翳膜为主要表现的翳病类疾病。本病相当于西医学的流行性角膜结膜炎。

3.【答案】E

【解析】上胞下垂是指上胞乏力不能升举，以致睑裂变窄，掩盖部分或全部瞳神的眼病。本病又称睢目、侵风、眼睑垂缓、胞垂，严重者称睑废。

4.【答案】E

【解析】上胞下垂的眼部检查可见：两眼自然睁开向前平视时，上胞遮盖黑睛上缘超过2mm，有不同程度的睑裂变窄，或上胞遮盖部分瞳神；可见扬眉张口，日久则形成额皮皱起；用拇指紧压眉弓部，让患眼向上注视，上胞抬举困难。

5.【答案】D

【解析】天行赤眼暴翳眼部检查可见：初起胞睑微肿，泪多眵稀，白睛红赤壅肿，耳前及颌下扪及肿核并有压痛；发病1～2周后，白睛红赤壅肿逐渐消退，但出现抱轮红赤或白睛混赤，黑睛星点翳障、散在而不连缀，呈圆形，边界模糊，多位于黑睛中央，在裂隙灯显微镜下清晰可见荧光素染色后的黑睛星点翳障；2～3周后，荧光素染色虽转为阴性，但黑睛点状浑浊可持续数月或更长时间，以后逐渐消退。

6.【答案】A

【解析】漏睛与流泪症均有流泪，但流泪症按压内眦部或冲洗泪道时，无黏液或脓液流出；而漏睛按压内眦部或冲洗泪道时，有黏液或脓液自泪窍溢出。

7.【答案】A

【解析】漏睛疮的诊断依据：①发病较急，常有窍漏病史。②患部胀痛，全身往往伴有恶寒、发热等症。③睛明穴下方皮肤红肿高起，疼痛剧烈。红肿甚者，可波及下睑、面颊与鼻梁，耳前、颌下可扪及核。数日后红肿局限，逐渐成脓，质软皮薄，隐见黄白色，继之破溃出脓，病情缓解。亦可病情反复，疮口经久不收，形成瘘管。④泪道冲洗不通畅。

8.【答案】E

【解析】冷泪主要表现为眼部局部不红不痛，但经常有泪流出，迎风时更甚，眼泪较清稀而不黏稠，如久流失治，会两目昏暗，难辨物色，此症起因于肝肾两虚，又复感受外邪所致，凡精血衰败，或悲伤哭泣过久者，较易患之，治疗时以补益肝肾为主。

9.【答案】D

【解析】天行赤眼是指外感疫疠之气，白睛暴发红赤、点片状溢血，常累及双眼，能迅速传染并引起广泛流行的眼病。

10.【答案】D。

【解析】《目经大成·睑废》中以"手攀上睑向明开"说明上胞下垂的严重症状。

11.【答案】E

【解析】漏睛疮是因热毒蕴结内眦部近泪堂处所致。以突发红肿高起，继则破溃出脓为主要表现的外障类疾病。可由窍漏演变而来，亦可突然发生。本病相当于西医学的急性泪囊炎。

12.【答案】C

【解析】黑睛生翳，表面微隆，外观似豆腐渣样，干而粗糙，眵泪黏稠是湿翳的诊断要点。

第四节　混睛障、宿翳、瞳神干缺、青风内障、云雾移睛、视瞻有色、视瞻昏渺、高风内障、青盲、目偏视、近视、远视【熟悉】

A1和A2型题

说明：为单选题，5个选项中可能同时有最佳正确答案和非错误答案，请从中选择一个最佳答案。

1.【答案】C

【解析】高风内障，是以夜盲和视野日渐缩窄为主症的眼病。其记载以《太平圣惠方》为早，又名高风雀目。《原机启微》称之为"阳衰不能抗阴之病"。

2.【答案】E

【解析】近视力检查须在充足的自然光线或灯光下进行，将标准近视力表置于受检眼前30cm处，两眼分别进行检查，让受检者由上而下进行辨认。

3.【答案】C

【解析】青风内障时双眼视盘杯盘比差值大于0.2。

4.【答案】D

【解析】视瞻昏渺的症状体征：患眼外观端好，视物昏矇，有如遮隔轻纱薄雾，或见眼前黑花飞舞，或有闪光幻觉，或见眼前中央有一团灰色或黄褐色阴影，视物变形，如视直如曲、视大为小等。检视眼底可见各种不同的病理表现。

5.【答案】A

【解析】高风内障诊断依据：①多为双眼发病，有家族史，眼外观无异常。②早期只有夜盲，暗适应差。后期可见视野缩窄如管状，甚至视野消失。③眼底检查可见视乳头颜色蜡黄，视网膜血管变细，尤以动脉为明显。④视网膜赤道部有骨细胞样色素沉着，随病情加重而逐渐增多，并向后部中心发展，最后布满整个视网膜。⑤视觉电生理检查呈异常改变。

6.【答案】B

【解析】远视主要用凸透镜矫正视力，近视主要用凹透镜矫正视力。

7.【答案】C

【解析】云雾移睛多因瞳神为邪所乘，混浊不清所致。以眼外观端好，自觉眼前似有蚊蝇云雾样黑影飞舞飘移，甚至视物昏矇为主要表现的内障类疾病。

8.【答案】A

【解析】该患者因年老体弱，肝肾不足，精血亏损，不能滋养晶珠而混浊，故治疗宜补益肝肾为主，杞菊地黄丸可滋肾养肝明目，故选此方。

9.【答案】A

【解析】血溢神膏是指目中之血不循经而行，流溢进入瞳神之内的神膏中，障碍目力的内障眼病。病机属血证，治宜对症止血，热敷会促进出血，不适宜。

10.【答案】A

【解析】内障眼病的常见症状有：一般眼外观端好，多有视觉变化，如视力下降、视物变形、视物易色、视灯光有如彩虹、眼前黑花飞舞、萤星满目及夜盲等症。也可见抱轮红赤或白睛混赤，瞳神散大或缩小、变形或变色，以及眼底出血、渗出、水肿等改变；黑睛星翳见于外障眼病。

11.【答案】D

【解析】混睛障是指黑睛深层生翳，状若圆盘，其色灰白，混浊不清，漫掩黑睛，视物障碍的眼病。圆盘为记忆点，故选D。

12.【答案】C

【解析】三仁汤或温胆汤加减。三仁汤功效在于运脾化痰，清热利湿，用于湿热痰浊上犯清窍，而以湿热偏重，眼底水肿比较明显者。温胆汤理气化痰、温胆和胃，可用于胆胃不和、痰热内扰证。

13.【答案】E

【解析】色觉检查最常用的方法是假同色图检查，应在白昼日光下进行，但不能戴有色眼镜，色盲表距离被检者眼前约50cm。

14.【答案】D

【解析】云雾移睛相当于西医学的玻璃体混浊，由玻璃体液化、变性、后脱离或眼内炎症、出血等引起。

15.【答案】E

【解析】青盲相当于西医学之视神经萎缩。

16.【答案】D

【解析】青风内障的诊断依据：①多见于40岁以上的中年人，男性居多。②早期无明显症状，发展到一定程度时，可有轻度眼胀不适、头晕头痛、眉棱骨、前额、眼眶胀痛，视力疲劳。③早期中心视力不受影响，但视野逐渐缩窄。早期视野表现为生理盲点扩大和视野缺损、中心外暗点等；晚期视野缩窄，甚至呈管状，最后中心视力完全丧失。④眼前部多无改变，前房角为开角。⑤眼底检查：视盘具有典型青光眼性改变，且逐渐加深加宽，血管向鼻侧移位，多呈屈膝状，晚期视盘苍白、萎缩。⑥眼压偏高，24小时眼压波动较大，激发试验阳性。

17.【答案】D

【解析】云雾移睛，是指眼外观端好，唯自觉眼前似有蚊蝇或云雾样黑影飞舞飘移，甚至视物昏矇的眼病。其病变在瞳神。云雾移睛相当于西医学之玻璃体混浊，常由葡萄膜、视网膜的炎症、出血、退变，以及玻璃体的退变等引起。

18.【答案】E

【解析】云雾移睛是指患眼外观端好，自觉眼前有蚊蝇或云雾样飘浮物的眼病。该患者可见眼前有物飘浮，视物昏花，眼外观正常，玻璃体内可见混浊，符合云雾移睛的诊断要点，该患者可诊断为云雾移睛。

19.【答案】A

【解析】风牵偏视是以眼珠突然偏斜，转动受限，视一为二为临床特征的眼病。其特点是眼与唇口偏向一侧，且常有流泪过多、眼睑闭合障碍等症状。①眼位偏斜，患眼向麻痹肌作用的相反方向偏斜。②眼球运动障碍，患眼向麻痹肌作用方向活动受限。③第二斜视角大于第一斜视角。④代偿头位，头向麻痹肌方向偏斜。⑤复视、双眼视一为二（复视像检查确定麻痹肌）。⑥头晕目眩，或有恶心呕吐。

A3和A4型题

说明：为共用题干单选题，考题是以一个共同题干的临床案例出现，请从中选择一个最佳答案。

1.【答案】C

【解析】全身症见头重胸闷，食少口苦，苔黄腻为痰湿蕴结化热、阻滞气机之象，治宜理气化痰、清热除湿和胃，温胆汤最宜。

2.【答案】D

【解析】本病相当于西医学的年龄相关性黄斑变性。

3.【答案】B

【解析】患者因风热上扰黄仁，故发病较急；风热邪气循经上壅于目，故眼痛视昏，抱轮红赤，畏光流泪；邪热煎熬，故见神水混浊；肝经风热上攻，血热壅滞，故黄仁肿胀，展缩失灵，舌脉表现亦为风热之象。故可辨证为肝经风热证，治宜祛风清热，方可用新制柴连汤。

4.【答案】A

【解析】同第3题【解析】。

5.【答案】D

【解析】若神水混浊较明显者，宜加泽泻、猪苓、海藻等以利水泄热，软坚散结。

6.【答案】A

【解析】瞳神紧小的治疗应在早期及时散瞳，以防止黄仁与晶珠粘连，减少或减轻并发症的发生。

第二十章　眼科急症

异物入目、酸碱入目、辐射线伤目、撞击伤目、真睛破损、爆炸伤目、动脉栓塞【熟悉】

A1和A2型题

说明：为单选题，5个选项中可能同时有最佳正确答案和非错误答案，请从中选择一个最佳答案。

1. 【答案】A
【解析】酸碱烧伤患者，伤后2～3周角膜有溶解倾向，可滴用自家血清和含有细胞生长因子的药物促进愈合。

2. 【答案】B
【解析】抗坏血酸注射液呈酸性，用于碱性眼烧伤是为了中和碱性。

3. 【答案】C
【解析】患者为机械性穿通性眼外伤，若角膜处伤口小于3mm，对合良好，无眼内容物脱出，前房存在者，可不缝合，治以散瞳、涂抗生素眼药膏、包扎伤眼；伤口大于3mm者应尽早缝合。

4. 【答案】B
【解析】受紫外线照射后，经过一定的潜伏期而出现症状，潜伏期一般为3～8小时，不超过24小时。

5. 【答案】E
【解析】电光性眼炎为紫外线辐射引起的眼表损伤，主要表现为患眼受紫外线照射3～8小时后出现眼部刺激征，结膜充血，角膜上皮点状缺损，瞳孔缩小。24～48小时后上皮细胞再生自愈。

6. 【答案】B
【解析】患者因被高温物质烫伤眼部所致，以眼部红肿疼痛为主，故宜选用抗生素滴眼液治疗，可使用0.4%环丙沙星滴眼液。1%硫酸阿托品滴眼液为散瞳药，2%毛果芸香碱滴眼液为缩瞳剂，1%醋酸泼尼松龙滴眼液、0.025%地塞米松滴眼液为糖皮质激素类，故均不选。

A3和A4型题

说明：为共用题干单选题，考题是以一个共同题干的临床案例出现，请从中选择一个最佳答案。

1. 【答案】E
【解析】视网膜中央动脉阻塞时，视网膜后极部出现灰白色水肿混浊，黄斑呈樱桃红斑，故选E。

2. 【答案】D
【解析】视网膜中央静脉阻塞的眼底表现：视乳头边缘模糊、颜色深红；以视乳头为中心，呈广泛的火焰状、放射状出血达周边，可见有棉絮状白斑，某一分支静脉阻塞时，出血沿受累支静脉分布，故选D。

3. 【答案】E
【解析】头痛健忘，舌暗红，脉涩为血瘀之征，故选E。

4. 【答案】E
【解析】对证治疗宜行气活血化瘀，故选血府逐瘀汤，选E。

第二十一章 眼科相关疾病

干眼症、结膜下出血、甲状腺相关性眼病、炎性假瘤、弱视、角膜软化症、药物性眼病【掌握】

A1和A2型题

说明：为单选题，5个选项中可能同时有最佳正确答案和非错误答案，请从中选择一个最佳答案。

1. 【答案】D
   【解析】干眼症荧光素染色试验呈阳性。
2. 【答案】E
   【解析】弱视的诊断依据：①最佳矫正视力3～5岁儿童低于0.5，6岁及以上儿童低于0.7或双眼视力相差2行以上。②可有屈光不正或斜视、晶状体混浊或严重上睑下垂等。
3. 【答案】D
   【解析】结膜下出血初期宜冷敷止血，48小时后无继续出血，则改为热敷，以促进瘀血吸收，缩短疗程。
4. 【答案】D
   【解析】甲状腺相关性眼病多见眼球渐进性突出，转动受限；严重者转动失灵，呈凝视状，结膜充血，上睑活动滞缓，眼睑不能闭合等。
5. 【答案】D
   【解析】球结膜下血管破裂或其渗透性增加可引起球结膜下出血，可发生于任何年龄组。可有剧烈咳嗽、呕吐等病史。其他可能相关的病史有：外伤（眼外伤或头部挤压伤）、结膜炎症、高血压、动脉硬化、肾炎、血液病（如白血病、紫癜、血友病）、某些传染性疾病（如败血症、伤寒）等。出血初期需冷敷，收缩血管，48小时后改为热敷，加速淤血的吸收，选项D中将处理顺序写反，因此应选择答案为D。
6. 【答案】A
   【解析】长期使用抗胆碱酯酶类缩瞳药，特别是长效缩瞳药如碘依可酯，可以引起前囊膜下产生微细囊泡，晚期可以引起后囊膜下和晶状体核的改变。

第三篇 基本技能

第一章 医疗文书的书写

中医内科常规医疗工作中病历、医嘱、处方等医疗文书的书写【掌握】

A1和A2型题

说明：为单选题，5个选项中可能同时有最佳正确答案和非错误答案，请从中选择一个最佳答案。

1.【答案】C
【解析】根据我国最新中医药法，实行中西医并重的方针，国家鼓励中医西医相互学习，相互补充，协调发展，发挥各自优势，促进中西医结合。

2.【答案】C
【解析】医嘱内容及起始、停止时间应当由医师书写，医嘱内容应当准确清楚，每项医嘱应当只包含一个内容，医嘱不得涂改；一般情况下，医师不得下达口头医嘱，因抢救患者需下达口头医嘱时，护士应当复诵一遍，抢救结束后，医师应当立即据实补记医嘱。

3.【答案】C
【解析】因抢救急危患者未能及时书写病历时，有关医务人员应在抢救结束后6小时内据实补记，并加以注明。

4.【答案】D
【解析】根据处方管理条例规定，开具西药、中成药处方时，每一种药品应当另起一行，每张处方不得超过5种药品。

5.【答案】E
【解析】处方内容包括前记、正文和后记。①前记：医疗机构名称、费别，患者姓名、性别，门诊或住院病历号、科别或病区和床位号、临床诊断、开具日期等；麻醉药品和第一类精神药品处方应当包括患者身份证编号、代办人姓名和身份证编号。②正文：以Rp或R标示，分列药品名称、剂型、规格、数量、用法用量。③后记：医师签名或加盖专用签章，药品金额，以及审核、调配、核对、发药药师签名或加盖专用章。

6.【答案】C
【解析】根据处方管理条例，第一类精神类药品注射剂，每张处方为1次常用量；控缓释剂每张处方不得超过7日常用量；其他制剂每张处方不得超过3日常用量。

7.【答案】B
【解析】每张处方限于一名患者的用药。

第二章 中医内科常用检查

第一节 中医四诊【掌握】

A1和A2型题

说明：为单选题，5个选项中可能同时有最佳正确答案和非错误答案，请从中选择一个最佳答案。

1.【答案】B
【解析】黄如以罗裹雄黄为常色；黄如蟹腹为善色；黄如枳实为恶色。

2.【答案】D
【解析】久病、重病患者突然出现某些症状，短暂好转现象是谓假神，提示脏腑精气衰竭，正气将绝，阴不敛阳，虚阳外越，阴阳即将离决，多见于临终之前。

3.【答案】D
【解析】前囟在小儿出生后12～18个月闭合；后囟约在出生后2～4个月闭合。

4.【答案】A
【解析】牙齿干燥，为胃津已伤；牙齿光燥如石，为阳明热盛，津液大伤；牙齿燥如枯骨，为肾阴枯竭，见于温热病的晚期，属病重；牙关紧闭多属肝风内动；入睡中咬牙龂齿，多数为胃热、虫积。

5.【答案】C
【解析】脉象有神主要表现为柔和有力，节律整齐。

6.【答案】D
【解析】弦数脉主肝热证，常见于肝郁化火或肝胆湿热等证。浮紧脉主外感风寒之表寒证，或风寒湿痹；沉迟脉主里寒证，常见于脾肾阳虚阴寒凝滞；滑数脉主治痰热、痰火、湿热或食积化热；弦细脉主肝肾阴虚、血虚肝郁或肝郁脾虚。

7.【答案】A
【解析】小儿囟门凹陷多属虚证，因吐泻伤津、气血不足和先天肾精亏虚、脑髓失养所致。

8.【答案】E
【解析】小儿食指按指节分三关，第一节至第三节的顺序是风关、气关、命关。

9.【答案】D
【解析】虚里按之其动微而弱者为不及，是宗气内虚之征；动而应衣为太过，是宗气外泄之象；虚里搏动迟弱，或久病体虚而动数者，多为心阳不足；按之弹手，洪大而搏，或绝而不应者，是心气衰绝，证属危候；胸高而喘，虚里搏动散漫而数者为心肺气绝之兆。孕妇胎产前，虚里动高者为危候。

10.【答案】B
【解析】大便时干时稀多属肝郁脾虚，肝脾不调；大便先干后溏者，多属脾胃虚弱。

11.【答案】D
【解析】湿为阴邪，湿性重浊、黏滞、趋下，易袭阴位，湿热交结，故见带下色黄质黏，气味臭秽。

第二节 体格检查【掌握】

A1和A2型题

说明：为单选题，5个选项中可能同时有最佳正确答案和非错误答案，请从中选择一个最佳答案。

1.【答案】D
【解析】肛门温度正常值为36.5～37.7℃，腋下温度正常值为36～37℃，口腔温度正常值为36.3～37.2℃。

2．【答案】B

【解析】采用 24 小时动态血压诊断高血压的诊断标准为：24h 血压≥130/80mmHg，白天血压≥135/85mmHg，夜间血压≥120/70mmHg。

3．【答案】B

【解析】内直肌的主要动作是内转；下直肌主要的动作为下转，次要动作为内转、外旋；外直肌主要动作为外转；上直肌主要动作为上转，次要动作为内转、内旋；上斜肌主要动作为内旋，次要动作为下转、外转；下斜肌主要动作为外旋，次要动作为上转、外转。

4．【答案】A

【解析】检查眼球运动功能时，检查者站于受检者对面，受检者坐位，检查按受检者的左-左上-左下，右-右上-右下进行检查。

5．【答案】A

【解析】该患者表现为划圈样步态，又称痉挛性偏瘫步态。

6．【答案】C

【解析】正常瞳孔直径为 2～5mm。

7．【答案】E

【解析】根据公式：视力＝（被检查者与视力表距离（m）/5m）×0.1，得出该患者的视力是 0.06。

8．【答案】B

【解析】肺下界移动度一般在肩胛线上进行叩诊。

9．【答案】D

【解析】正常人两侧肺下界移动度为 6～8cm，表示胸腔光滑无粘连、肺组织弹性良好。

10．【答案】C

【解析】甲状腺肿大分三度：Ⅰ度不能看出肿大但能触及。Ⅱ度既可看出肿大又能触及，但在胸锁乳突肌以内。Ⅲ度肿大超出胸锁乳突肌外缘。

11．【答案】C

【解析】肺上界叩诊时，由斜方肌前缘中央开始叩诊，此为清音，逐渐向外侧叩诊当清音变为浊音时，然后转向内侧叩诊，直到清音变为浊音为止。

12．【答案】D

【解析】平静呼吸时，右肺下界在右侧锁骨中线腋中线、肩胛线分别为第 6、第 8、第 10 肋间隙。左肺下界除在左锁骨中线上变动较大外，其余与右侧大致相同。

13．【答案】A

【解析】检查者手掌轻轻放于胸壁上，自上而下，从内侧到外侧，再到背部，比较两侧对称部位语颤是否相同。

14．【答案】E

【解析】触诊甲状腺侧叶时，拇指应在胸锁乳突肌前缘触诊。

15．【答案】D

【解析】因呼吸时腋中线第 5～7 肋间隙部位胸廓的活动度较大，脏胸膜和壁胸膜发生的位置改变大，故易感觉到胸膜摩擦感。

16．【答案】B

【解析】扁桃体肿大分三度：Ⅰ度肿大时扁桃体不超过咽腭弓；Ⅱ度肿大时扁桃体超过咽腭弓；Ⅲ度肿大时扁桃体达到或超过咽后壁中线。

17．【答案】C

【解析】检查应先于肘窝处触知肱动脉搏动，再将听诊器体件置于搏动上，体件不应塞于袖带内。

18．【答案】D

【解析】气管呼吸音及支气管肺泡呼吸音的呼吸比例为 1∶1，支气管呼吸音的呼吸比例为 1∶3，肺泡呼吸音的呼吸比例为 3∶1。

19．【答案】E

【解析】常见的舒张期额外心音包括奔马律、开瓣音、心包叩击音、肿瘤扑落音；隆隆样杂音为二尖瓣狭窄导致的心脏杂音，不属于额外心音。

20．【答案】D

【解析】器质性收缩期杂音常有心房和心室增大，功能性收缩期杂音、心脏大小多正常。

21．【答案】D

【解析】心尖搏动最强点为二尖瓣听诊区，胸骨左缘第 2 肋间为肺动脉瓣听诊区，胸骨右缘第 2 肋间为主动脉瓣听诊区，胸骨左缘第 4、5 肋间为三尖瓣听诊区。

第三节　心电图检查及结果判读【熟悉】

A1和A2型题

说明：为单选题，5个选项中可能同时有最佳正确答案和非错误答案，请从中选择一个最佳答案。

1．【答案】C

【解析】题中所示心电图心率绝对不齐，无正常 P 波，可见锯齿状 f 波，是心房颤动的表现。

2．【答案】D

【解析】高血钾时，T波高耸、QRS波增宽、P-R间期和QT间期延长（D错），P波波幅减小和S波波幅增加，宽大的QRS波可与T波融合。

3.【答案】B

【解析】该心电图所示患者节律规整，心率约150次/分，窦性P波消失，出现锯齿状f波，提示为心房扑动。窦性心动过速，可见正常窦性P波。房性心动过速通常有3种以上形态各异的P波；室性心动过速心房独立活动与QRS波无固定关系，形成房室分离；心房纤颤节律绝对不整齐，P波消失，出现f波。

4.【答案】B

【解析】根据心心电图表现，各导联QRS波群前可见正常形态的P波并且P-R间期正常，考虑为窦性心动过速。房性心动过速的P波形态和心房激动顺序不同于窦性心律，心房激动顺序可出现相反的情况。

5.【答案】A

【解析】心电图可见P-R间期进行性延长直至QRS脱落，为二度Ⅰ型房室传导阻滞。电解质紊乱易诱发二度Ⅰ型房室传导阻滞，也符合该患者临床特点。

6.【答案】C

【解析】二度Ⅱ型房室传导阻滞的特点为P-R间期恒定（正常或延长），部分P波后无QRS波群。该患者心电图P-R间期恒定延长，存在2∶1脱落，考虑为二度Ⅱ型房室传导阻滞。

7.【答案】A

【解析】心电图可见提前出现的宽大畸形QRS波，为室性早搏，上面2个导联的主波方向相反，宽大畸形的QRS波形态一致，所以为单源性室性早搏，最佳答案为A。

8.【答案】B

【解析】广义的室上性心动过速包含了窦性心动过速（有正常P波）、房性心动过速（P'波）、房室结内折返性心动过速、房室折返性心动过速、交界性心动过速，有时单纯凭借心电图难以区分。窦性心动过速有正常P波；房性心动过速其心房率通常为150～200次/分，P波形态与窦性者不同，在Ⅱ、Ⅲ、aVF导联通常直立，因房率快，易出现房性P波2∶1下传。加速性交界性心动过速异常P波不典型，表现为逆行P波或P波融合在QRS波中。该患者根据临床表现有甲亢危象的可能，心电图示QRS波形态正常，RR间期等，未见正常P波，最佳答案为B。

9.【答案】B

【解析】成对室性期前收缩是指提前出现的连续2个宽大畸形QRS波群，2个宽大畸形QRS波群的形态可相同或不同。

10.【答案】E

【解析】本例患者为中年女性，有高血压病史，有咳嗽、胸痛、气急、高热等症状，随之出现心悸、胸闷。胸片发现"右下肺炎"，本例心电图显示：Ⅰ、Ⅱ、avL、avF、V_1～V_3导联上P波缺失，QRS波形态正常。加速性房室交接性节律是指窦性心搏延迟或被抑制，房室交界区搏动自律性轻度增高，稍高于窦性频率时，即可出现加速性房室交接性节律。房颤在心电图上表现为P波消失，代之以大小不等、形状各异的房颤波（f波），房颤波的频率一般为350～600次/分，RR绝对不齐。本例不符合，A错。成人窦性心律的频率低于60次/分称为窦性心动过缓，本例心电图显示心率为72次/分，C错。

11.【答案】A

【解析】本例患者心率正常，节律规整，P波、QRS波、T波形状及间期均在正常范围内，为正常心电图，正确答案为A。一度房室传导阻滞是指P-R间期大于0.20秒。故C不正确。只有Ⅰ导联、aVL导联QRS波群振幅（正向波与负向波振幅的绝对值相加）小于0.5mV，其他肢体导联QRS波群振幅大于0.5mV，故不能诊断为肢体导联低电压。故D不正确。本例心率整齐，PP间期差异均在0.12秒以内，故不能诊断为窦性心律不齐。故E不正确。

12.【答案】D

【解析】本例患者为中年女性，高血压病史，突发胸痛3小时，心电图提示V_1～V_6导联的ST段弓背向上抬高，符合急性心肌梗死的心电图表现，V_1～V_6导联可定位为广泛前壁。故选D。本病应与急性肺栓塞鉴别，急性肺栓塞也会出现胸痛表现，但心电图可以鉴别。

13.【答案】B

【解析】本例患者为青年女性，近1月有阵发性心悸。心电图提示节律快而规则，心率在170次/分左右，QRS波形态正常，符合阵发性室上速特点，故选B。房扑是指窦性P波消失，代之以振幅、间距相同的有规律的锯齿状扑动波（f波）。房颤为P波消失，代之以大小不等、形状各异的f波，房颤波的频率一般为350～600次/分，RR绝对不齐。心室预激是一种房室传导的异常现象，冲动经附加通道下传，提早兴奋心室的部分或全部，引起部分心室肌提前激动。单纯心室预激无症状，可并发阵发性室上性心动过速或房扑、房颤，在本题为干扰项。

14.【答案】C

【解析】本例心电图显示窦性P波消失，代之以振幅、间距相同的有规律的锯齿状扑动波（f波），符合房扑的心电图特点。

15.【答案】A

【解析】本例心电图可见P-R间期恒定（正

常或延长），部分 P 波后无 QRS 波群。每 2 个 P 波中有一个未下传，QRS 波群脱落，符合二度房室传导阻滞 2∶1 传导的心电图表现，故选 A。三度房室传导阻滞时，心房与心室分别由两个不同的起搏点激动，各保持自身的节律，心电图表现为：P 波与 QRS 波毫无关系（P-R 间期不固定），心房率快于心室率。一度房室传导阻滞心电图主要表现为 P-R 间期延长，成年人 P-R 间期大于 0.20 秒（老年人大于 0.22 秒）。

16.【答案】A

【解析】本例心电图可见 R_{V_5} > 2.5mV，R_{V_5}+S_{V_1} > 4.0mV，符合左心室肥大的心电图特点。常用的左心室肥厚电压标准如下，胸导联：R_{V_5} 或 R_{V_6} > 2.5mV，R_{V_5}+S_{V_1} > 4.0mV（男性）或 > 3.5mV（女性）；肢体导联：R_I > 1.5mV，R_{aVL} > 1.2mV，R_{aVF} > 2.0mV，R_I+S_{III} > 2.5mV。V_4～V_6 导联可见 ST 段压低大于 0.1mV。

17.【答案】B

【解析】本例心电图可见 V_1 导联 R/S ≥ 1，V_5 导联 R/S < 1，R_{V_1}+S_{V_5} > 1.05mV，符合右心室肥大的心电图特点。常用的左心室肥厚电压标准如下，胸导联：R_{V_5} 或 R_{V_6} > 2.5mV，R_{V_5}+S_{V_1} > 4.0mV（男性）或 > 3.5mV（女性）；肢体导联：R_I > 1.5mV，R_{aVL} > 1.2mV，R_{aVF} > 2.0mV；R_I+S_{III} > 2.5mV。左心房肥大心电图表现为 P 波增宽，其时限 ≥ 0.12 秒，P 波常呈双峰型，两峰间距 ≥ 0.04 秒，以Ⅰ、Ⅱ、aVL 导联明显。右心房肥大心电图表现为 P 波尖而高耸，其振幅 ≥ 0.25mV，Ⅱ、Ⅲ、aVF 导联表现最为突出，又称"肺型 P 波"。

18.【答案】A

【解析】本例患者为中年女性，浮肿，尿少可引起血钾不易排出体外，且近 5 天来恶心、呕吐、气急，血清肌酐 450mmol/L，尿素氮 30mmol/L，心电图提示 V_2～V_6、Ⅱ、Ⅲ、aVF 导联 T 波高尖，符合高血钾的诊断。

19.【答案】B

【解析】本例患者为老年女性，有高血压病史，近 1 年来，有劳累后心悸、气急、心前区疼痛症状，疼痛 1 分钟可缓解，心电图可见：Ⅰ和Ⅲ导联口对口电轴左偏，考虑左室肥大，与高血压 20 年病史也吻合；V_1 导联呈 QS 型，V_5、V_6 导联 R 波粗钝，QRS 波群时限大于 0.12 秒，符合完全性左束支传导阻滞诊断。V_2 导联 T 波高大，结合患者的症状表现，符合急性心肌缺血改变。

20.【答案】B

【解析】预激综合征心电图表现：P-R 间期小于 0.12s、QRS 波群时限大于 0.12s、QRS 波群起始部粗钝，有预激波，终末部分正常，继发性 ST-T 改变。

21.【答案】A

【解析】V_2 导联：胸骨左缘第 4 肋间；V_3 导联：V_2 与 V_4 连线的中点；V_4 导联：左锁骨中线与第 5 肋间相交处；V_6 导联：左腋中线 V_4 水平处；V_5 导联：V_4 与 V_6 连线的中点。

22.【答案】D

【解析】低血钙合并高钾血症的心电图见 ST 段延长、T 波高尖；低血钙合并低钾血症的心电图见 ST 段延长压低，T 波低平增宽，U 波突出。

第四节 胸部 X 线片读片【掌握】

A1和A2型题

说明：为单选题，5个选项中可能同时有最佳正确答案和非错误答案，请从中选择一个最佳答案。

1.【答案】A

【解析】胸部正侧位片可见左下肺片状影，结合患者淋雨后出现发热、咳嗽、咳痰症状，考虑为大叶性肺炎。

2.【答案】E

【解析】该患者胸部 CT 可见右肺有一肿块，边缘毛糙，结合患者为老年男性，咳嗽、消瘦 2 月，既往有吸烟史，考虑为肺癌可能性大。

3.【答案】A

【解析】结合患者病史，为石矿工人，因"干咳 1 年"就诊，胸部 X 线片可见肺纹理增多，伴肺纤维化，考虑为硅肺可能性最大。

4.【答案】C

【解析】胸片可见右下肺有片状影，结合患者胸痛伴发热、咳嗽 4 天，考虑患者为右下肺炎。

5.【答案】B

【解析】根据胸部 X 线片，可见右上肺片状阴影，结合临床表现为右上肺炎。

6.【答案】D

【解析】双肺肺尖部（锁骨上下区）有斑片云雾状阴影符合肺结核影像学特点，结合患者咳嗽、消瘦，所以最佳答案为 D。

7. 【答案】C

【解析】根据侧位片，可见右肺中叶片状阴影，结合临床表现为右肺中叶肺炎。

第五节 专科CT、MRI阅片【熟悉】

A1和A2型题

说明：为单选题，5个选项中可能同时有最佳正确答案和非错误答案，请从中选择一个最佳答案。

1. 【答案】D

【解析】腔隙性脑梗死MRI表现为听T1WI呈低信号，T2WI呈高信号。

2. 【答案】E

【解析】蛛网膜下腔出血吸收较快，一般在7天左右，此时CT表现可呈阴性，但MRI仍可发现高信号出血灶改变。

3. 【答案】A

【解析】根据患者的基本临床表现，以及CT见高密度影，周围有低密度水肿带，可初步诊断为脑出血。

4. 【答案】B

【解析】脑出血亚急性期T1WI呈高信号；T2WI早期呈低信号，晚期呈高信号。

5. 【答案】E

【解析】患者为老年男性，突发言语不清、意识丧失和短暂性肢体抽搐，血压增高，脑膜刺激征阳性，提示为蛛网膜下腔出血。CT检查为诊断蛛网膜下腔出血的首选方法，安全性高，出血24小时内敏感性高达90%以上。CT显示大脑外侧裂池、前纵裂池、鞍上池，以及桥小脑角池、环池和后纵裂池高密度出血征象，并可确定有无脑内出血或脑室出血。

6. 【答案】C

【解析】右侧脑实质内见大片状低密度影，脑实质密度减低，脑组织肿胀，部分脑沟变浅，右侧侧脑室受压，中线结构略向右移位。患者有高血压病史，结合题中信息，考虑脑梗死。

7. 【答案】C

【解析】头颅CT示右侧枕叶可见低密度灶，符合右侧枕叶脑梗死影像学特点；此外，头昏、视物模糊也可见于右侧枕叶脑梗死，右侧枕叶脑梗死还会出现视力偏盲和视野缺损。

第六节 动脉血气分析结果判读【熟悉】

A1和A2型题

说明：为单选题，5个选项中可能同时有最佳正确答案和非错误答案，请从中选择一个最佳答案。

1. 【答案】C

【解析】呼吸性碱中毒可见：pH升高，$PaCO_2$及HCO_3^-下降，BE接近正常或负值增大，K^+下降，Cl^-轻度升高。

2. 【答案】A

【解析】代谢性酸中毒可见：pH、$PaCO_2$、HCO_3^-均有一定程度降低，BE负值增大，AG升高，K^+升高，Cl^-轻度升高。

3. 【答案】D

【解析】呼吸性酸中毒常见于各种原因的通气不足，如慢阻肺、肺心病、肺纤维化、严重支气管哮喘、各种病因的呼吸衰竭。幽门梗阻可导致代谢性酸中毒。

4. 【答案】C

【解析】根据患者的临床表现及动脉血气分析：pH下降，$PaCO_2$及HCO_3^-增高等符合呼吸性酸中毒的诊断标准，故该患者可诊断为呼吸性酸中毒。

第三章 常用操作技术

第一节 气管内插管术【掌握】

A1和A2型题
说明：为单选题，5个选项中可能同时有最佳正确答案和非错误答案，请从中选择一个最佳答案。

1.【答案】C
【解析】经口明视气管内插管时，导管在成人气管内的长度为4～5cm，在小儿气管内的长度为2～3cm。

2.【答案】D
【解析】经口明视气管内插管的关键在于暴露声门，气管导管由声门裂插入气管。

3.【答案】B
【解析】气管插管时喉镜和气管导管刺激咽喉和气管内的感受器，可引起交感肾上腺素系统活动亢进，大量儿茶酚胺释放，造成血压升高，心率加快。

4.【答案】C
【解析】双腔支气管插管术的特点是可使左、右总支气管的通气暂时隔开，既可通过双侧管腔施行麻醉和通气，且可随时分别吸除其中分泌物。

5.【答案】A
【解析】成人气管插管时导管插入气管内的深度是4～5cm，导管尖端至门齿的距离是18～22cm，注意气管导管不可送入过深，以防止进入单侧主气管造成单侧通气。

6.【答案】B
【解析】呼气末二氧化碳监测较简单，准确率高，在插入气管后，可见呼气时呈现二氧化碳方波。

7.【答案】E
【解析】略。

8.【答案】A
【解析】纤维支气管镜清醒插管是目前行气管插管最可靠和最有效的工具之一，具有前端调节角度大、可直视及直接引导插管等特点，临床应用刺激小、损伤轻、成功率高。

9.【答案】A
【解析】气管插管的患儿导管留置时间不能超过48h，综合病情，如时间再长有气道感染风险增加、喉头水肿、气管壁黏膜损伤等可能。如仍需插管应考虑气管切开。

10.【答案】C
【解析】最佳答案为C。

11.【答案】B
【解析】双腔支气管插管术的特点是可使左、右总支气管的通气暂时隔开，既可通过双侧管腔施行麻醉和通气，又可随时分别吸除其中分泌物。行中段食管癌切除术时使用双腔气管插管既可通过双侧管腔施行麻醉和通气，又可随时分别吸除其中分泌物。

第二节 球囊呼吸器使用【掌握】

A1和A2型题
说明：为单选题，5个选项中可能同时有最佳正确答案和非错误答案，请从中选择一个最佳答案。

1.【答案】B
【解析】每一次辅助通气均观察胸廓起伏能证实每一步是否充分，如胸廓起伏不好给气管插管。

2.【答案】D

【解析】成人球囊面罩的容量一般是500～1000mL。

3.【答案】E

【解析】胸外按压与挤压球囊之比为30:2。

4.【答案】C

【解析】新生儿复苏气囊面罩正压通气给氧的通气频率是：40～60次/分。

5.【答案】A

【解析】应用球囊面罩进行心肺复苏时，一手以"E-C"或"C-E"手法将简易呼吸器面罩扣紧患者口鼻，另一手有规律地挤压呼吸囊，所以双手快速用力将球囊挤压彻底为错误操作。

第三节 无创机械通气技术【了解】

A1和A2型题

说明：为单选题，5个选项中可能同时有最佳正确答案和非错误答案，请从中选择一个最佳答案。

1.【答案】B

【解析】应根据患者的基本临床症状及各项检查、动脉血氧分压来确立是否进行氧疗，以及根据是否伴有CO_2潴留来确定吸氧浓度。

2.【答案】E

【解析】呼气末正压（PEEP）机械通气时增加功能残气量，改善肺泡和肺间质水肿，增加肺顺应性，改善气体分布和通气与血流比例的失调，减少肺内静动脉血分流，提高PaO_2和SaO_2。

3.【答案】B

【解析】具有呼吸功能不全的表现，并且无使用无创通气的禁忌证，均可使用无创通气。目前最明确的适应证有：2型呼吸衰竭、心源性肺水肿、呼吸睡眠暂停综合征。

4.【答案】E

【解析】机械通气适用于脑部外伤、感染、脑血管意外及中毒等所致的中枢性呼吸衰竭；支气管、肺部疾病所致的周围性呼吸衰竭；呼吸肌无力或麻痹状态；胸部外伤或肺部、心脏手术；心肺复苏等。

5.【答案】E

【解析】使用无创正压通气的并发症包括：①在使用的过程中导致人体的损伤，主要是引起鼻、面部的损伤，与佩戴过紧或者暴力操作有一定的关系，如果导致皮肤破损的话，还容易并发感染。②口咽部不适，包括口咽部干燥和疼痛，与使用呼吸机时间过长或压力过大有关。③腹痛、腹胀，一般是由于部分气体进入食管导致。④低血压。⑤呼吸机相关性肺炎。⑥导致自发性气胸。⑦气压伤：在较高通气压力下，气体可能进入胸腔、纵隔、腹膜后等部位，导致气胸（肺泡损伤）、纵隔气肿、腹膜后气肿等气压伤。

6.【答案】B

【解析】无创正压通气CPAP模式特点为持续气道正压通气，患者有较强的自主呼吸，呼吸机在吸气相和呼气相均提供一个相同的压力（相当于IPAP=EPAP），帮助患者打开气道，主要用于OSAS阻塞性睡眠呼吸暂停综合征、自主呼吸较强、只需呼吸机稍微辅助的患者。BiPAP模式在临床运用较广，可以调整IPAP和EPAP运用于多种疾病，AE-COPD合并Ⅱ型呼吸衰竭应首选BiPAP，所以选B。

7.【答案】A

【解析】无创正压通气，主要适用于轻、中度的呼吸衰竭患者，主要有以下几种情况：第一，中至重度的呼吸困难，表现为呼吸急促。慢性阻塞性肺疾病的患者，呼吸频率大约每分钟25次的充血性心力衰竭患者，呼吸频率在每分钟大约30次时使用。还可用于辅助呼吸肌或胸腹矛盾运动时应用。第二，血气异常。患者血气分析pH值小于7.35，二氧化碳分压大于45mmHg，或氧合指数小于200mmHg，并排除应用无创正压通气的禁忌证时可以应用。

8.【答案】C

【解析】辅助机械通气：当设定触发灵敏度，而患者自主呼吸达到所设定灵敏度（可以是压力，也可以是流量）则可反馈引发呼吸机送气，以辅助患者的自主呼吸。此时潮气量、吸气时间与送气流速是按预设而定，不能随患者的自主呼吸改变，但呼吸频率可按触发次数而定。

9.【答案】A

【解析】机械控制通气是治疗呼吸衰竭和危重患者呼吸支持最为有效的手段。

10.【答案】A

【解析】机械通气肺损伤包括肺泡外气体、弥漫性肺损伤和弥漫性肺纤维化、系统性气栓塞四种基本类型。

11.【答案】E

【解析】经鼻无创正压通气治疗OSAHS时，在各睡眠期和各种体位下，应达到消除呼吸暂停、低通气、血氧下降、呼吸努力相关微觉醒（RERA，是指呼吸努力增加导致睡眠中出现微觉醒，持续10s或以上，但不满足阻塞性睡眠呼吸暂停或低通气事件的条件）及鼾声。夜间频繁腿动需排除不宁腿综合征。

12.【答案】E

【解析】机械通气适用于脑部外伤、感染、脑血管意外及中毒等疾病所致的中枢性呼吸衰竭；支气管、肺部疾病所致周围性呼吸衰竭；呼吸肌无力或麻痹状态；胸部外伤或肺部、心脏手术；心肺复苏等。

13.【答案】E

【解析】重症患者使用机械通气时，要提倡面罩持续气道内正压（CPAP）联合压力支持通气（PSV），机械通气，要求低通气量、低频率，必要时使用镇静剂或肌肉松弛剂，若病情继续恶化，应通过人工气道。

14.【答案】C

【解析】溺水患者一旦从水中救出，立即清除口鼻内水、泥沙、分泌物，保持呼吸道通畅。患者虽神志清楚，但血氧饱和度监测示SpO_2 83%，BP 90/60mmHg，P 120次/分，R 30次/分，提示缺氧，因此应尽快人工机械通气以改善缺氧。原则是尽可能维持合适氧供及尽可能低的气道压。

15.【答案】A

【解析】若无禁忌证，ARDS患者建议采取行30°～45°半卧位机械通气。

第四节　电击除颤术【掌握】

A1和A2型题

说明：为单选题，5个选项中可能同时有最佳正确答案和非错误答案，请从中选择一个最佳答案。

1.【答案】D

【解析】心脏骤停时最常见的心律失常是心室颤动。终止室颤最有效的方法是电除颤，时间是治疗室颤的关键。

2.【答案】D

【解析】心脏骤停时最常见的心律失常是心室颤动，心脏骤停的处理分为初级心肺复苏（胸外按压－开通气道－人工呼吸）和高级心肺复苏（通气供氧、电除颤等），心室颤动用电除颤是最佳治疗，因患者在院外抢救，院外抢救现场很多时候没有除颤仪，所以推荐首选使用初级心肺复苏来争取抢救时间，为患者争取高级心肺复苏（电除颤）的机会。

3.【答案】E

【解析】如使用双相波电除颤，首选能量一般为120J或150J，如使用单相波电除颤，首次能量应该选择360J；心室颤动选择非同步电除颤；电击完成后立即从胸外按压开始CPR；根据《2019年AHA心肺复苏指南》，时间是治疗室颤的关键，每延迟除颤1分钟复苏成功率下降7%～10%，故除颤院外应5min内完成，院内应4min内完成，心电监护下发生室颤，原则上3min内完成。目前推荐单次电击后立即行5个周期的CPR后再评估，必要时再次除颤。

4.【答案】C

【解析】在进行电除颤时，应在暂停胸外按压，在人工呼气末按放电钮，完成一次除颤。

5.【答案】B

【解析】儿童除颤初始电量为2J/kg，难治性室颤可为4J/kg，随后除颤电量可上升至4J/kg或以上，但不超过10J/kg。

6.【答案】D

【解析】若心室细颤，应先用1%肾上腺素1mL静脉推注，3～5分钟后可重复一次，使细颤波转为粗波后，再行除颤。

7.【答案】B

【解析】胸外直流电除颤，成人除颤电能一般为200～300J，小儿为2J/kg。

8.【答案】D

【解析】电除颤为非同步，如采用双相波电除颤，首次能量选择一般为120J或150J；如使用单相波电除颤，首次能量应选择360J。单相波是单极发送电流（即直流电），双向波即双向波交流电进行电除颤，选项中均为直流电，所以是单相波，首选直流电360J非同步除颤。

第五节　洗胃术【熟悉】

A1和A2型题
说明：为单选题，5个选项中可能同时有最佳正确答案和非错误答案，请从中选择一个最佳答案。

1.【答案】C
【解析】洗胃时，应首先吸出全部胃内容物，留送毒物分析，然后再每次向胃内注入200～300mL温开水。

2.【答案】B
【解析】洗胃时，患者应取左侧卧位，头稍低并转向一侧。

3.【答案】D
【解析】洗胃适应证：口服毒物1小时内者；吸收缓慢的毒物、胃蠕动功能减弱或消失者，可延长至4～6小时；对无特效解毒治疗的急性重度中毒，患者就诊时已超过6小时，仍可酌情考虑洗胃。禁忌证：吞服强腐蚀性毒物、食管静脉曲张、惊厥或昏迷患者，不宜进行洗胃。洗胃应反复灌洗，直至洗出液清亮为止。

4.【答案】B
【解析】洗胃前综合评估的指标是用来评估洗胃的风险以及是否能顺利进行洗胃，洗胃目的是治疗的选择，其他选项都是洗胃前用来评估洗胃风险的。

5.【答案】D
【解析】强酸类如浓硝酸口服中毒者应立即口服氢氧化铝凝胶或氢氧化镁混悬液中和强酸及保护胃黏膜，并可服用生蛋清或牛奶，同时加服植物油，严禁催吐、洗胃。强碱类如氢氧化钠口服中毒患者立即用食醋或稀盐酸、大量橘汁或柠檬汁等中和，严禁催吐与洗胃。敌百虫口服中毒不能用2%碳酸氢钠溶液洗胃，对硫磷口服中毒时不能用1∶5000高锰酸钾溶液洗胃。

第六节　心肺脑复苏术【掌握】

A1和A2型题
说明：为单选题，5个选项中可能同时有最佳正确答案和非错误答案，请从中选择一个最佳答案。

1.【答案】E
【解析】成人胸外心脏按压使胸骨下陷的深度为5～6cm。

2.【答案】D
【解析】胸外心脏按压的正确部位是胸骨中下1/3交界处。

3.【答案】E
【解析】患者散步时突然倒地，意识丧失，大动脉搏动消失，发生了心脏骤停。心脏骤停是指心脏射血功能突然终止，10秒左右患者即可出现意识丧失，心脏骤停刚发生时脑中尚存少量含氧的血液，可暂时刺激呼吸中枢，出现呼吸断续，可呈抽泣样呼吸，随后呼吸停止。心脏骤停抢救成功的关键是尽早进行心肺复苏（如胸外按压）。舌下含服硝酸甘油是心绞痛发作时的治疗方法。开放气道和人工呼吸是心脏骤停的处理措施，但不是首要措施。

4.【答案】C
【解析】当患者突然发生神志丧失，呼吸停止和大动脉搏动消失，即可诊断为心搏骤停。

5.【答案】A
【解析】抢救溺水者首先是要清除口咽内异物，才能恢复或保持呼吸道的通畅。

6.【答案】D
【解析】题中各选项均可导致心肺复苏长时间难以成功，可逆转原因为可以纠正的一些情况，如开放性气胸、肺栓塞、高钾血症、酸中毒等，上述这些情况通过治疗改善后，有利于心肺复苏的成功。急性心肌梗死导致的心脏骤停多为梗死血管无法供血给窦房结等导致，这种缺血损伤对窦房结功能的恢复多为不可逆转的，需要心脏起搏器辅助起搏。

7.【答案】D
【解析】双掌按压法适用于成人和8岁以上的儿童，单掌及平卧位双指按压法适用于1～8岁的儿童。单掌环抱按压法用于新生儿和早产儿，双手环抱按压法用于婴儿和新生儿。

8.【答案】A
【解析】进行人工呼吸时，每次送气时间应大于1秒，以免气道压过高。

9.【答案】A

【解析】成人按压深度5～6cm，儿童按压深度至少为胸廓前后径的1/3，青春期前的儿童约为5cm，1岁以内的婴儿约为4cm。

10.【答案】E

【解析】无论是单人还是双人胸外按压和人工呼吸的频率之比均是30：2。

11.【答案】A

【解析】胸外按压时，按压与放松的时间比为1：1。

12.【答案】A

【解析】在成人心肺复苏中，潮气量以可见胸廓起伏即可，为500～600mL，尽量避免过度通气。

13.【答案】E

【解析】目前推荐使用按压通气的比例为30：2，每5个周期为5组30：2的CPR，时间大概2分钟。

14.【答案】B

【解析】开放气道方法：①仰头抬额法，适用于无明显头、颈部受伤的患者；②托颌法，适用于怀疑有颈椎受伤的患者。

15.【答案】D

【解析】肾上腺素是心肺复苏中的首选药物，具有α肾上腺素能受体和β肾上腺素能受体兴奋作用，有助于自主心律的恢复，还可提高电除颤的成功率，首选的给药途径为静脉给药。

16.【答案】E

【解析】心肺复苏时用药是为了激发心脏复跳并增强心肌收缩力，防止心律失常，调整急性酸碱失衡，补充体液和电解质。

17.【答案】D

【解析】通过心肺复苏术治疗的有效指标：口唇黏膜和皮肤黏膜逐渐转为红润，血压可以测量到（即使测得的血压水平比较低），大动脉搏动恢复，双侧瞳孔变小，有明显的对光反射，有自主呼吸，恢复自主心律等生命体征。

18.【答案】C

【解析】脱水、降温和肾上腺糖皮质激素治疗是现今行之有效的防治急性脑水肿的措施。

19.【答案】D

【解析】心脏按压与人工呼吸比为30：2，频率为100～120次/分，直到人工气道的建立。

20.【答案】E

【解析】肾上腺素兼具有α、β受体兴奋的作用，但在心肺复苏中，其增加心、脑血供的作用主要是通过兴奋α受体产生作用。

21.【答案】D

【解析】大脑是最不耐受缺氧的器官。当脑完全缺血10～15秒，脑的氧储备即完全消耗，4～5分钟内脑的葡萄糖及糖原储备和腺苷三磷酸即被耗竭。因此CPR后最易因缺氧引起的并发症是脑水肿。

22.【答案】A

【解析】肾上腺素是心肺复苏中的首选药物。

23.【答案】A

【解析】胸外心脏按压与人工呼吸频率为30：2。

A3和A4型题

说明：为共用题干单选题，考题是以一个共同题干的临床案例出现，请从中选择一个最佳答案。

1.【答案】E

【解析】略。

2.【答案】E

【解析】当发现患者意识障碍、呼吸骤停、心搏骤停时，就要进行心肺复苏，如胸外按压。其有效指征包括：大动脉搏动恢复（主要是颈动脉、股动脉）、收缩压达到60mmHg、末梢循环改善（口唇、颜面、皮肤、指端由苍白、发绀转为红润）、散大的瞳孔缩小并恢复对光反射、自主呼吸恢复，患者由昏迷而出现躁动、生理反射出现等。

第七节　腹腔穿刺术【掌握】

A1和A2型题

说明：为单选题，5个选项中可能同时有最佳正确答案和非错误答案，请从中选择一个最佳答案。

1.【答案】E

【解析】腹腔穿刺时，应经麻醉处垂直刺入腹壁。

2.【答案】B

【解析】一般常选于左下腹部脐与左髂前上棘连线中外 1/3 交点处；也有取脐与耻骨联合中点上 1cm，偏左或偏右 1～1.5cm 处；或侧卧位脐水平线与腋前线或腋中线交点处。

3.【答案】C

【解析】腹腔穿刺术的禁忌证：①躁动、不能合作者；②肝性脑病先兆；③电解质严重紊乱，如低钾血症；④结核性腹膜炎广泛粘连、包块；⑤包虫病；⑥巨大卵巢囊肿者；⑦有明显出血倾向；⑧妊娠中后期；⑨肠麻痹、腹部胀气明显者；⑩膀胱充盈，未行导尿者。疼痛虽然可诱发冠心病的发作，存在相关风险，但不是一定会诱发，不是禁忌证，而是应谨慎选择使用。

4.【答案】C

【解析】同第 3 题【解析】。

第八节 腰椎穿刺术【熟悉】

A1和A2型题

说明：为单选题，5个选项中可能同时有最佳正确答案和非错误答案，请从中选择一个最佳答案。

1.【答案】A

【解析】颅内压增高、颅后窝肿瘤行腰椎穿刺术容易诱发脑疝，脊椎结核、穿刺部位感染时行腰椎穿刺术可将感染带入蛛网膜下腔，均为腰椎穿刺术的禁忌证。

2.【答案】E

【解析】腰椎穿刺术的禁忌证包括：①明显的颅内高压，特别是有早期脑疝症状者；②明确的颅后窝占位性病变；③高颈位脊髓压迫性病变；④病情危重处于休克状态；⑤穿刺的局部皮肤、皮下组织及脊柱有感染性疾病者；⑥开放性颅脑损伤或有脑脊液漏者。

3.【答案】C

【解析】腰椎穿刺术一般取侧卧位，屈髋屈膝，头颈向胸部屈曲，腰背部尽量向后弓曲，使棘突间隙张开便于穿刺。

4.【答案】B

【解析】腰椎穿刺后头痛的特点是抬头或立位时头痛加重，平卧后减轻或消失。所以去枕平卧位是为了防止低颅压性头痛。

5.【答案】B

【解析】腰椎穿刺术一般选择腰椎第 3～4 间隙。

6.【答案】A

【解析】由于硬脊膜和蛛网膜的血供较差，穿刺孔不易愈合，因脑脊液漏导致颅内压降低和颅内血管扩张而引起血管性头痛。

7.【答案】B

【解析】腰椎穿刺时，穿刺针进针方向应与患者背面垂直，针尖稍斜向头部。

第九节 骨髓穿刺术【熟悉】

A1和A2型题

说明：为单选题，5个选项中可能同时有最佳正确答案和非错误答案，请从中选择一个最佳答案。

1.【答案】A

【解析】穿刺部位为髂前上棘时，患者宜取仰卧位。

2.【答案】C

【解析】骨髓穿刺前应检查出血时间和凝血时间，有出血倾向者应特别注意，血友病患者禁止行骨髓穿刺检查。

3.【答案】D

【解析】腰椎棘突处选择突出的部位，所以 A 错；髂前上棘后 1～2cm 处，此处骨面平坦，易于固定，操作方便，危险性极小，所以 B 错；髂后上棘位于骶椎两侧、臀部上方突出部位，便于穿刺，所以 C 错；胸骨穿刺点为胸骨柄、胸骨体，相当于第 1、2 肋间隙的部位，所以 E 错。

4.【答案】C

【解析】婴幼儿骨髓穿刺术的步骤：患儿仰卧，

第三章 常用操作技术 —— 195

助手立于患儿头侧,用两臂夹住患儿上肢及躯干,双手固定下肢,穿刺侧小腿稍向外展;术者立于穿刺肢体对侧,戴无菌手套,以胫骨粗隆为中心,上下严格消毒,铺无菌孔巾;1%普鲁卡因局部麻醉至骨膜(一般婴儿用1mL麻药);由胫骨粗隆下1cm前内侧垂直骨面方向刺入,再旋转进针,直至有落空感,拔除针芯,接紧空针,抽取足量骨髓,消毒棉球压迫拔针。

5.【答案】D

【解析】血友病是一组因遗传性凝血活酶生成障碍引起的出血性疾病,包括血友病A和血友病B,其中以血友病A较为常见。骨髓穿刺禁忌证:由于凝血因子缺陷引起的出血性疾病如血友病。此外,晚期妊娠的孕妇做骨髓穿刺术应慎重。

6.【答案】D

【解析】①骨髓检查可用于造血系统疾病的诊断,如对白血病、各种贫血的鉴别诊断,以及对多发性骨髓瘤和血小板增加或减少性疾病的诊断。②骨髓检查还可用于某些感染性疾病,如感染性心内膜炎时,骨髓培养有助于提高该病诊断的阳性率。③某些恶性肿瘤时,通过骨髓检查可以确定是否有骨髓转移,因为骨髓是许多恶性肿瘤转移的好发部位。

7.【答案】D

【解析】骨髓穿刺前应检查出血时间和凝血时间,有出血倾向者应特别注意,血友病患者禁止骨髓穿刺检查。

第十节 胸腔穿刺术【掌握】

A1和A2型题

说明:为单选题,5个选项中可能同时有最佳正确答案和非错误答案,请从中选择一个最佳答案。

1.【答案】A

【解析】胸腔穿刺术穿刺部位宜取浊音处,一般选择肩胛角下第7～9肋间或腋中线第6～7肋间;抽吸液体时不可过快、过多,第一次抽吸液量不超过600mL,以后每次一般不超过1000mL;穿刺抽气通常在第2前肋间锁骨中线偏外处,或在腋前线第4～5肋间;排气速度不宜过快,一次抽气量不超过1000mL为宜;进针应沿下一根肋骨上缘缓慢刺入。

2.【答案】E

【解析】渗出液具有以下特点:呈草黄色稍浑浊,易有凝块;比重>1.018;渗出液的蛋白含量较高(>30g/L),胸腔积液/血清比值>0.5;渗出液的白细胞常超过500×10^6/L;渗出液乳酸脱氢酶(LDH)含量增高,大于200U/L,且胸腔积液/血清LDH比值>0.6。

3.【答案】A

【解析】抽取胸腔积气时一般选择锁骨中线第二肋间隙。

4.【答案】A

【解析】胸腔穿刺术后嘱患者卧床或半卧位休息半小时,测血压并观察有无病情变化。

5.【答案】B

【解析】渗出液具有以下特点:呈草黄色稍浑浊,易有凝块;比重>1.018;蛋白含量较高(>30g/L),胸腔积液/血清比值>0.5;渗出液的白细胞常超过500×10^6/L;渗出液乳酸脱氢酶(LDH)含量增高,大于200U/L,且胸腔积液/血清LDH比值>0.6。漏出液(A错)具有以下特点:外观清澈透明,无色或浅黄色,不凝固,比重<1.016～1.018;蛋白含量较低(<30g/L),以白蛋白为主,黏蛋白定性试验(Rivalta试验)阴性;漏出液细胞数常少于100×10^9/L,以淋巴细胞与间皮细胞为主。

6.【答案】C

【解析】根据肋间血管的走行应在肋角的内侧选择下位肋的上缘刺入。

7.【答案】C

【解析】漏出液和渗出液的区别:一般漏出液的蛋白含量低(<30g/L),而渗出液的蛋白含量高(>30g/L);漏出液的细胞成分少,而渗出液的细胞成分比较多,比重高,比重>1.018;漏出液的外观比较清亮,而且不容易发生凝固;而渗出液的外观比较浑浊,且容易凝固;漏出液常见于血液循环障碍;而渗出液常见于炎症。

8.【答案】C

【解析】胸腔穿刺术后嘱患者卧床或半卧位休息半小时,测血压并观察有无病情变化。

9.【答案】C

【解析】胸腔穿刺抽液时穿刺针应沿下位肋骨上缘进针以免损伤血管。

10.【答案】B

【解析】胸腔穿刺抽取液体时,首次不宜超过600mL,以后每次不超过1000mL。

第十一节 氧疗技术【掌握】

A1和A2型题

说明：为单选题，5个选项中可能同时有最佳正确答案和非错误答案，请从中选择一个最佳答案。

1. 【答案】C

    【解析】患者年龄大，病程长，其症状相关情况题干未提及，动脉血气提示Ⅱ型呼吸衰竭，此时家庭治疗最好的方法是长期家庭氧疗，既可改善其Ⅱ型呼吸衰竭的情况，也可提高生活质量和生存率。

2. 【答案】A

    【解析】有缺氧表现，如烦躁、发绀时需吸氧。一般用鼻前庭导管给氧，经湿化的氧气流量为 0.5～1L/min，氧浓度不超过40%。缺氧明显者或新生儿、婴幼儿宜用面罩给氧，氧流量为 2～4L/min，氧浓度为50%～60%。若出现呼吸衰竭，应使用人工呼吸器。

3. 【答案】B

    【解析】高碳酸血症情况下，人体呼吸中枢化学感受器对二氧化碳的反应性差，正常呼吸的维持主要依靠低氧血症对颈动脉窦、主动脉体化学感受器的驱动作用。如长期给予高浓度的氧，使血中氧分压迅速上升，外周化学感受器失去低氧的刺激，患者的呼吸会变慢变浅，导致二氧化碳排出减少，二氧化碳分压明显上升而呈二氧化碳麻醉状态。所以缺氧伴明显二氧化碳潴留时的氧疗原则为给予低浓度（<35%）持续吸氧。

4. 【答案】A

    【解析】吸氧可提高动脉血氧分压（PaO_2）和动脉血氧饱和度（SaO_2），增加动脉血氧含量（CaO_2）纠正各种原因造成的缺氧状态，促进组织的新陈代谢，维持机体生命活动。适应证：呼吸系统疾病（肺源性心脏病、哮喘、重症肺炎、肺水肿、气胸等）、心血管系统疾病（心源性休克、心力衰竭、心肌梗死、严重心律失常等）中枢神经系统疾病（颅脑外伤、各种原因引起的昏迷等）及其他（严重贫血、出血性休克、一氧化碳中毒、麻醉药物及氰化物中毒、大小手术后、产程过长等）。

5. 【答案】E

    【解析】低浓度吸氧的氧浓度一般在35%以内。一般低浓度吸氧适用于：①慢阻肺患者，即表现为慢性支气管炎和肺气肿的患者，需要长期家庭氧疗；②Ⅱ型呼吸衰竭患者。

6. 【答案】D

    【解析】高浓度吸氧是大于50%。高浓度吸氧常应用于急性呼吸窘迫综合征，以提高氧分压，在给氧过程中氧气应充分湿化，防止气道黏膜干裂受损。

7. 【答案】A

    【解析】该患者 SaO_2 为88%（血氧饱和度正常值95%～98%），血气分析 PaO_2 50mmHg（动脉血氧分压正常值95～100mmHg），$PaCO_2$ 60mmHg（动脉血二氧化碳分压35～45mmHg），Ⅱ型呼吸衰竭时 $PaO_2 < 60$mmHg，$PaCO_2 > 50$mmHg。该患者可诊断为Ⅱ型呼吸衰竭，应进行低浓度吸氧一般低浓度吸氧适用于：①慢阻肺患者，即表现为慢性支气管炎和肺气肿病人，需要长期家庭氧疗；②Ⅱ型呼吸衰竭患者。低流量吸氧流量是 1～2L/min。

8. 【答案】B

    【解析】吸氧浓度与氧流量的关系：经鼻导管吸氧浓度 =21+4× 氧流量（L/min）。吸氧浓度 =21+4×2（L/min）=29%。

第十二节 胃十二指肠置管术、快速血糖测定、OGTT 试验、导尿术【掌握】

A1和A2型题

说明：为单选题，5个选项中可能同时有最佳正确答案和非错误答案，请从中选择一个最佳答案。

1. 【答案】A

    【解析】患儿在鼻胃管插管过程中患儿突然出现剧烈呛咳，呼吸困难，提示导管误插入喉内，应立即拔管重插。

2.【答案】E

【解析】将血滴于试纸测试区时，只能滴一次不能再滴第二次。

3.【答案】A

【解析】当患者出现 FBG ≥ 7.0mmol/L 或 OGTT2 小时血糖 ≥ 11.1mmol/L 或糖尿病症状加随机血糖 ≥ 11.1mmol/L 时可诊断为糖尿病。

4.【答案】A

【解析】正常糖耐量标准为 FBG ≤ 6.1mmol/L，OGTT 2 小时血糖 < 7.8mmol/L。

5.【答案】B

【解析】口服葡萄糖耐量试验：患者在 5 分钟内服下，服后 0.5 小时、1 小时、2 小时、3 小时各抽血、留尿查血糖及尿糖，共 4 次。

第四章 中医外科常用检查

第一节 中医外科辨脓法【掌握】

A1和A2型题
说明：为单选题，5个选项中可能同时有最佳正确答案和非错误答案，请从中选择一个最佳答案。

1. 【答案】A
   【解析】正常指、趾部组织纤薄可透光，如见有脓，则见深黑色阴影。

2. 【答案】C
   【解析】关节区脓肿，一般施行横切口、弧形切口或S形切口，因为纵切口在瘢痕形成后会影响关节功能，关节区附近的脓肿切口尽量避免越过关节。

3. 【答案】D
   【解析】接触法适用于浅表脓肿，透光法适用于手指或足趾部甲下辨脓，点压法适用于手指或足趾化脓但脓液很少的情况。穿刺法适用于体表深部或内脏脓肿。

4. 【答案】E
   【解析】外科局部辨证内容包括辨肿、痛、痒、脓、肿块结节、溃疡等。

5. 【答案】A
   【解析】化脓性溃疡：按之灼热痛甚，指端重按一处其痛更甚，肿块已软，指起即复（即应指），脉数者，为脓已成。溃疡表现为疮面边沿整齐，周围皮肤微有红肿，一般口大底小，内有少量脓性分泌物。

第二节 皮肤性病科检查的基本技能【掌握】

A1和A2型题
说明：为单选题，5个选项中可能同时有最佳正确答案和非错误答案，请从中选择一个最佳答案。

1. 【答案】D
   【解析】皮肤划痕试验是皮肤科常用的物理检查方法，用于检查过敏性皮肤病如荨麻疹、药疹等，常选择在上臂外侧或背部进行实验。

2. 【答案】C
   【解析】寻常性狼疮结节用玻片压后出现特有的苹果酱颜色；一般的炎性红斑、毛细血管扩张或血管瘤会在压片下消失，而淤点、色素沉着就不会消失。贫血痣用玻璃片压后可消失。

3. 【答案】C
   【解析】荨麻疹、药疹、异位性皮炎等过敏性皮肤病患者，行皮肤划痕试验时可出现水肿性红斑、风团，有显著红晕及伪足等。

4. 【答案】B
   【解析】考生在辨证时关键抓特征信息，患者皮损在急性阶段，大量渗液且红肿，舌红苔黄腻，提示患者为湿热内蕴所致，故选B。

5. 【答案】A
   【解析】伍德灯下白癜风的皮损呈现为明亮的蓝白色斑片，与周围正常皮肤对比鲜明，界限清楚，对白癜风的诊断和鉴别诊断具有极高价值。

第三节 肛肠科常用的检查方法【掌握】

> **A1和A2型题**
> 说明：为单选题，5个选项中可能同时有最佳正确答案和非错误答案，请从中选择一个最佳答案。

1. 【答案】E

    【解析】侧卧位是常用的检查和治疗体位；膝胸位适用于检查直肠下部直肠前壁或身体肥胖患者；蹲位为检查脱出性疾病的常用体位；折刀位和截石位为肛门直肠手术时常用体位。

2. 【答案】D

    【解析】肛门视诊查看肛门周围有无内痔、外痔、息肉、脱垂、肛周脓肿、瘘管外口、肛周湿疹、肛门白斑、肛管裂口等。

3. 【答案】C

    【解析】通过球头银丝检查可以探知肛瘘管道的走向、深度长度，以及管道是否弯曲、有无分支、与肛管直肠是否相通等。

4. 【答案】B

    【解析】肛裂患者一般采用肛门部视诊即可，多不宜再行肛门指诊，以防患者病情加重。

第五章 中医外科操作方法与技术

切开法、烙法、砭镰法、挂线法、拖线法、结扎法、引流法、垫棉法、药筒拔法、熏法、熨法、热烘疗法、溻渍法【掌握】

A1和A2型题
说明：为单选题，5个选项中可能同时有最佳正确答案和非错误答案，请从中选择一个最佳答案。

1.【答案】E
【解析】砭镰法，适用于急性阳证疮疡；切开法，适用于确已成脓的疮疡；挑治法，适用于内痔出血、肛裂、脱肛、肛门瘙痒、颈部多发性疖肿等；引流法，适用于脓肿切开或自行溃破后；挂线法，适用于疮疡溃后形成瘘管或窦道者。

2.【答案】A
【解析】外粘药物药线引流法适用于溃疡伤口过深过小、脓水不易排出者，内裹药物药线引流法适用于溃疡已成瘘管或窦道者。

3.【答案】B
【解析】提脓祛腐药具有提脓祛腐的作用，能使疮疡内蓄之脓毒早日排出，腐肉迅速脱落。一切外疡在溃破之初，必须先用提脓祛腐药。若脓水不能外出，则攻蚀越深，腐肉不祛则新肉难生，不仅增加患者的痛苦，且影响疮口的愈合，常用于药线引流。

4.【答案】A
【解析】蛇头疗宜在指掌面一侧作纵形切口，必要时行对口引流；蛇肚疗宜在手指侧面作纵形切口，切口长度不得超过上下指关节面。托盘疗应依掌横纹切开，切口应够大，保持引流通畅，手掌处显有白点者，应先剪去厚皮，再挑破脓头。甲下溃空者需拔甲。

5.【答案】C
【解析】砭镰法俗称飞针，有疏通经络、活血化瘀、排毒泄热、扶正祛邪的作用，适用于急性阳证疮疡，如下肢丹毒、红丝疗、疖疮痈肿初起、外伤瘀血肿痛、痔疮肿痛等。头、面、颈部不宜施用砭镰法，阴证、虚证及有出血倾向者禁用。砭镰法禁用于赤游丹、抱头火丹。

6.【答案】C
【解析】红丝疗的外治法：红丝细者宜用砭镰法；初期可外敷金黄膏、玉露散；成脓宜切开排脓，外敷红油膏；脓尽用生肌散、白玉膏收口。

7.【答案】B
【解析】确认成脓的方法有按触法、穿刺法、透光法、点压法。

8.【答案】E
【解析】结扎法又名缠扎法，是将线缠扎于病变部位与正常皮肉分界处，通过结扎，促使病变部位经络阻塞、气血不通，结扎远端的病变组织失去营养而致逐渐坏死脱落，从而达到治疗目的的一种方法。对较大脉络断裂而引起活动性出血，亦可利用本法结扎血管，制止出血。适用于瘤、赘疣、痔、脱疽等病，以及脉络断裂引起的出血之症。注意事项：如内痔用缝针穿线，不可穿过患处的肌层，以免化脓；扎线应扎紧，否则不能达到完全脱落的目的；扎线未脱时应俟其自然脱落，不要硬拉，以防出血。

9.【答案】B
【解析】凡头大蒂小的赘疣、息肉、痔核等，可在根部以双套结扣住扎紧；凡头小蒂大的痔核，可以缝针穿线贯穿它的根部，再用"8"字式或"回"字式结扎法两线交叉扎紧。

10.【答案】C
【解析】垫棉法适用于溃疡脓出不畅有袋脓者；或疮孔窦道形成脓水不易排尽者；或溃疡脓腐已尽，新肉已生，但皮肉一时不能黏合者。垫棉法在急性炎症红肿热痛尚未消退时不可应用，否则有促使炎症扩散之弊。应用本法期间若出现发热、局部疼痛加重者，则应立即终止使用，采取相应措施。

11.【答案】B
【解析】砭镰法，适用于急性阳证疮疡；切

开法,适用于确已成脓的疮疡;挑治法,适用于内痔出血、肛裂、脱肛、肛门瘙痒、颈部多发性疖肿等;引流法,适用于脓肿切开或自行溃破后;挂线法,适用于疮疡溃后形成瘘管或窦道者。

12.【答案】E

【解析】火针烙法适应证:甲下瘀血、疔、痈、赘疣、息肉及创伤出血等。

13.【答案】B

【解析】砭镰法适用于急性阳证疮疡,如下肢丹毒、红丝疔、疔疮、痈肿初起、外伤瘀血肿痛、痔疮肿痛等。

14.【答案】C

【解析】拖线法放置于管道中的丝线或纱带圈不必拉紧,以便每日来回拖拉。

15.【答案】A

【解析】砭镰法俗称飞针。现多是用三棱针或刀锋在疮疡患处皮肤或黏膜上浅刺,放出少量血液,使内蕴热毒随血外泄的一种治疗方法。有疏通经络、活血化瘀、排毒泄热、扶正祛邪的作用。适用于急性阳证疮疡,如下肢丹毒、红丝疔及疔疮、痈肿初起、外伤瘀血肿痛、痔疮肿痛等。

第六章 外科常用技术与操作方法

第一节 消毒与无菌技术、术前准备和术后处理【熟悉】

A1和A2型题

说明：为单选题，5个选项中可能同时有最佳正确答案和非错误答案，请从中选择一个最佳答案。

1.【答案】D
【解析】在水中煮沸至100℃，持续15～20分钟能杀灭一般细菌，持续煮沸1小时以上可杀灭带芽孢细菌。

2.【答案】D

【解析】一般于术前12小时禁食，4小时禁饮水以防因麻醉手术过程中呕吐引起窒息或吸入性肺炎。

3.【答案】C
【解析】消毒时不可由外周返回中心部位。

第二节 外科手术基本技术、外科换药、外科常用的诊疗操作技术、普通外科特殊诊断方法和技术【掌握】

A1和A2型题

说明：为单选题，5个选项中可能同时有最佳正确答案和非错误答案，请从中选择一个最佳答案。

1.【答案】A
【解析】应垂直皮肤一刀切开，深浅适宜，逐层切入。

2.【答案】D
【解析】该患者手术切口为可能污染切口，用"Ⅱ"表示；伤口愈合不佳，愈合处有炎性反应，故为乙级愈合，用"乙"字代表，故该患者的切口愈合记录为Ⅱ/乙。

3.【答案】B
【解析】皮肤松弛处应做外翻缝合，胃肠道缝合时应使用浆内翻，输尿管缝合时应外翻，内膜对内膜。

4.【答案】B
【解析】结扎止血适用于一般的小血管，修补止血可用于大血管破裂，压迫止血适用于毛细血管渗血，填塞止血适用于不易控制的内脏大出血，电刀电凝止血适用于毛细血管渗血的小动脉小静脉出血，但大静脉壁渗血要慎用。

5.【答案】C
【解析】切口的选择以便于引流为原则，选择脓腔最低点或最薄弱处进刀。手指脓肿，应从侧方切开。

6.【答案】C
【解析】伤口愈合分为三级：①甲级愈合：用"甲"字代表，指伤口愈合良好，无不良反应发生，呈线性瘢痕。②乙级愈合，用"乙"字代表，指伤口愈合不佳，愈合处有炎性反应，但未化脓。③丙级愈合：用"丙"字代表，指切口感染化脓，需要切开引流，换药处理，愈后留存瘢痕。

7.【答案】B
【解析】拆线时间：头面颈部4～5天，胸腹部6～7天，背、臀部7～9天，四肢10～12天，近关节处14天，减张缝合10～14天。

第七章　中医妇科常用技术与操作方法

第一节　妇科检查（双合诊、三合诊）【掌握】

A1和A2型题

说明：为单选题，5个选项中可能同时有最佳正确答案和非错误答案，请从中选择一个最佳答案。

1.【答案】E

【解析】妇科检查患者取膀胱截石位，臀部位于台缘，头部略抬高，双手平放于身旁，以使腹肌松弛。检查者面向患者，立在患者的双腿之间。

3.【答案】B

【解析】女性骨盆入口呈横椭圆形，入口横径较前后径稍长。骨盆侧壁直，坐骨棘不突出，耻骨弓较宽，坐骨棘间径≥10cm。此型最常见，为女性正常骨盆，最适宜分娩，我国女性占52%～58.9%。女型骨盆的典型特征是盆腔浅而宽，入口、出口均比男型骨盆大，耻骨联合短而宽，耻骨弓角度较大，骶岬突出较小，骶骨宽而短，弯度小。

4.【答案】B

【解析】扪及宫颈外口方向朝后时宫体多为前倾。

5.【答案】C

【解析】双合诊：检查者一手的两指或一指放入阴道，另一手在腹部配合检查。目的在于检查阴道、宫颈、宫体、输卵管、卵巢、宫旁结缔组织以及骨盆腔内壁有无异常。

6.【答案】C

【解析】通过三合诊可扪清后倾或后屈子宫大小，发现子宫后壁、宫颈旁、直肠子宫陷凹、宫骶韧带及盆腔后部病变，估计盆腔内病变范围，及其与子宫或直肠的关系，特别是癌肿与盆壁的关系，以及扪诊阴道直肠隔、骶骨前方或直肠内有无病变。

7.【答案】A

【解析】三合诊是经直肠、阴道、腹部的联合检查方法。是双合诊结束后，一手示指放入阴道，中指插入直肠以替代双合诊时的两指，其余检查步骤与双合诊时相同，是对双合诊检查不足的重要补充。

第二节　基础体温、宫颈涂片，盆腔B超、CT检查【熟悉】

A1和A2型题

说明：为单选题，5个选项中可能同时有最佳正确答案和非错误答案，请从中选择一个最佳答案。

1.【答案】B

【解析】基础体温测定显示为双相型体温，表示有排卵；单相型体温，表示无排卵。

2.【答案】A

【解析】宫颈刮片时的取材部位一般在宫颈外口鳞-柱状上皮交界处，以宫颈外口为圆心，用木质铲形刮板轻轻刮取一周，取出刮板，在玻片上向一个方向涂片，涂片经固定液固定后在显微镜下观察。

3.【答案】B

【解析】排卵性功能失调性子宫出血基础体温呈双相型。

4.【答案】B

【解析】宫颈涂片细胞学检查是筛查早期宫颈癌的主要方法，一般在宫颈外口鳞-柱状上皮交界处取材。

5.【答案】C

【解析】女性在月经后期及卵泡期基础体温较低，排卵后有黄体形成，产生的孕酮作用于下丘脑体温调节中枢，使体温上升0.3～0.5℃，一直持续到经前1～2日或月经第1日，体温又降至原来水平。故根据基础体温的测定可以了解卵巢功能、有无排卵、排卵日期及卵巢黄体功能。

6. 【答案】E

【解析】图中CT示，患者腹盆腔内见巨大囊性肿块，其内见脂肪及钙质密度影。根据图像，考虑畸胎瘤。故选E。囊性畸胎瘤是卵巢常见的良性肿瘤，约占全部卵巢肿瘤的20%，肿瘤由来自三个胚层的成熟组织构成，其中以外胚层组织为主。肿瘤呈囊性，表面光滑，囊壁较厚，内含皮脂样物质、脂肪、毛发，并可有浆液、牙齿或骨组织。大约10%的囊性畸胎瘤为双侧性。恶性发生率很低，不足2%，肿瘤可发生扭转或破裂。

7. 【答案】B

【解析】患者中年女性，下腹坠胀，经量增多3年余，超声所见为典型的肌瘤声像图：子宫前位，宫颈部可见较大低回声区，边界清晰，形态规则，内回声不均匀，呈旋涡状，向外突起，CDFI：周边可见少许血管绕行，呈动脉高阻血流频谱。根据血流排除子宫颈癌（为低阻力血流频谱）。超声图像中，无"双环征"的囊性回声，故排除子宫颈妊娠。从超声图像上看，肿块与子宫颈关系密切，故排除阔韧带肌瘤。结合病史，故选B。

8. 【答案】C

【解析】根据妊娠组织物残留量和残留的时间不同，宫腔内回声多样化。该题图片显示宫腔内可见不规则的不均质回声团，形态不规则，局部胎盘绒毛附着处与正常肌层分界不清；多普勒超声表现为不均质回声区及局部内膜下肌层显示局灶性丰富彩色血流信号。结合妊娠和流产病史，很容易选择C。人工流产或药物流产后妊娠组织残留灰阶超声与多普勒超声表现与妊娠滋养细胞肿瘤、子宫内膜癌非常相似，应结合妊娠和流产病史、hCG水平等进行鉴别。

第三节 妇科技术操作【掌握】

A1和A2型题

说明：为单选题，5个选项中可能同时有最佳正确答案和非错误答案，请从中选择一个最佳答案。

1. 【答案】D

【解析】负压吸引术的禁忌证：生殖道炎症；各种疾病的急性期；全身情况不良，不能耐受手术；术前两次体温在37.5℃以上。宫颈息肉不是负压吸引术的禁忌证。

2. 【答案】D

【解析】输卵管造影术可了解输卵管是否通畅及其形态、阻塞部位。故该患者应首选输卵管造影术。

3. 【答案】C

【解析】放置宫内节育器其上缘必须抵达宫底部，带有尾丝的宫内节育器在距宫口2cm处剪断尾丝。

4. 【答案】A

【解析】早期妊娠时间在49日及以内可门诊行药物流产；大于49日应酌情考虑，必要时住院流产。

5. 【答案】D

【解析】药物流产自20世纪90年代开展以来，由于其方法简单，不需宫内操作，因此无创伤性，越来越受到人们的欢迎。目前临床上最常用的药物流产药物是米非司酮，而米索前列醇和卡孕栓属于前列腺素药物，是配伍药物，缩宫素用于妊娠14周以上的引产。

6. 【答案】A

【解析】药物流产适应证：早期妊娠≤49日可门诊行药物流产；妊娠＞49日应酌情考虑，必要时住院流产。

第八章 中医儿科常用技术与操作方法

中医儿科特色治疗技术【掌握】

> **A1和A2型题**
> 说明：为单选题，5个选项中可能同时有最佳正确答案和非错误答案，请从中选择一个最佳答案。

1.【答案】B
【解析】小儿肺炎湿啰音久不消退者，可取双侧肩胛下部拔火罐治疗，以散寒祛湿。

2.【答案】A

【解析】捏脊疗法具有调理阴阳、理气血、和脏腑、通经络的作用，可提高患儿免疫力，增强体质，防治反复呼吸道感染。

第九章 针灸科常用技术与操作方法

第一节 常用腧穴的定位【掌握】

A1和A2型题
说明：为单选题，5个选项中可能同时有最佳正确答案和非错误答案，请从中选择一个最佳答案。

1. 【答案】B
【解析】两乳头之间的骨度分寸是8寸。
2. 【答案】B
【解析】大包穴的正确定位：侧卧举臂，在腋下6寸、腋中线上，第6肋间隙处取穴。
3. 【答案】B
【解析】中脘：脐中上4寸，前正中线上；上脘：脐中上5寸，前正中线上；间距1寸，故选B。
4. 【答案】B
【解析】歧骨（胸剑联合）至脐中的骨度分寸是8寸。
5. 【答案】B
【解析】曲差：前发际正中直上0.5寸，旁开1.5寸；承光：前发际正中直上2.5寸，旁开1.5寸，相距2寸。
6. 【答案】A
【解析】针灸治疗作用：①疏通经络。调理经气，使瘀阻的经络通畅而发挥其正常生理功能；②调和阴阳。使机体从阴阳的失衡状态向平衡状态转化；③扶正祛邪。扶助正气而祛除病邪。
7. 【答案】B
【解析】膈俞为背俞穴，针刺时宜取俯卧位。
8. 【答案】C
【解析】原络配穴法为针灸配穴法之一。即以本经原穴与其表里经的络穴相配合，用以治疗本脏本腑有关疾病的方法。如肺经有病取本经的原穴太渊，配以大肠经的络穴偏历等。因本法以取本经的原穴为主，表里经的络穴为配（客），故又称"主客配穴法"。
9. 【答案】C
【解析】前后配穴又称俞募配穴法，期门穴为肝的募穴，外关为络穴。
10. 【答案】E
【解析】中脘与上脘间隔1寸。中脘位于人体上腹部，前正中线上，当脐中上4寸。上脘位于上腹部，前正中线上，脐上5寸处。故选E。
11. 【答案】A
【解析】神阙：在脐区，脐中央；中极：脐中下4寸，前正中线上。相距4寸，故选A。
12. 【答案】C
【解析】天突至歧骨（胸剑联合）的骨度分寸是9寸。
13. 【答案】E
【解析】横指同身寸：又名"一夫法"，是将患者示指、中指、无名指和小指并拢，以中指中节横纹处为准，四指横量作3寸，用于四肢及腹部的取穴。
14. 【答案】B
【解析】列缺穴，主治肺部、咽部及头项病症。常用于外感头痛，颈项强痛，咳嗽，气喘，咽喉肿痛；半身不遂、口眼㖞斜；齿痛。
15. 【答案】D
【解析】风府：枕外隆凸直下，两侧斜方肌之间凹陷中；脑户：枕外隆凸的上缘凹陷处；强间：后发际正中直上4寸；后顶：当后发际正中直上5.5寸。每个穴位正好相隔1.5寸，选D。
16. 【答案】D
【解析】选穴原则为近部取穴、远部取穴和随证取穴。配穴方法为本经配穴、表里经配穴、上下配穴、前后配穴和左右配穴。
17. 【答案】C
【解析】耳后两完骨（乳突）之间的骨度分寸是9寸。
18. 【答案】B
【解析】本经配穴是某一脏腑、经脉发生病变而未涉及其他脏腑时，即选取该病变经脉上的腧穴，配成处方进行治疗。如肺病咳嗽，可取肺经募穴中府，同时远取本经之尺泽、太渊；头痛取头维、丰隆，两穴均为足阳明胃经穴位。

19.【答案】A
【解析】导致该患者上述诸症的基本病机为肾阴不足，肝阳偏亢；治疗宜平肝潜阳，调和气血，以肝、胆经穴为主。

20.【答案】B
【解析】行痹治宜补益气血、宣痹止痛，针灸选用膈俞、血海。

21.【答案】C
【解析】手足阳明经穴均可治疗头面五官病，本病病位在面部，故与手足阳明经有关。

22.【答案】A
【解析】地仓与颊车均为足阳明胃经腧穴，地仓主治口眼㖞斜、流涎、面痛等局部病证；颊车主治齿痛、牙关不利、颊肿、口角㖞斜等局部病证。地仓穴向颊车透刺，可用于治疗口角㖞斜等病证。

23.【答案】A
【解析】患者属肾精亏虚之眩晕，眩晕虚证治疗当补益气血、益髓填精，主穴为风池、百会、肾俞、肝俞、足三里，肾精亏虚配悬钟、太溪。

24.【答案】B
【解析】行痹是由风邪偏盛而引起的肌肉关节游走性疼痛，遵"治风先治血，血行风自灭"之义，取膈俞、血海以活血祛风。

A3和A4型题

说明：为共用题干单选题，考题是以一个共同题干的临床案例出现，请从中选择一个最佳答案。

1.【答案】E
【解析】四白位于眶下孔处。故选E。

2.【答案】A
【解析】眼部穴位针刺时，嘱患者闭目，医者押手轻轻固定眼球，刺手持针。

第二节 常用刺灸法技术与操作方法【掌握】

A1和A2型题

说明：为单选题，5个选项中可能同时有最佳正确答案和非错误答案，请从中选择一个最佳答案。

1.【答案】C
【解析】三棱针放血疗法具有通经活络、开窍泻热、消肿止痛等作用，多用于实证、热证、瘀血、疼痛等，亦可用于昏厥、中暑、中风闭证、咽喉肿痛、目赤肿痛、顽癣、顽痹等。

2.【答案】C
【解析】募穴与背俞穴配合使用为"俞募配穴法"。此题考点为俞募配穴法的概念和应用。根据十二募穴歌：天枢大肠中府肺，关元小肠巨阙心，中极膀胱京门肾，日月胆肝期门寻，脾募章门胃中脘，气化三焦石门针，心包募穴何处取，胸前腹中觅浅深。因此膀胱俞应配中极，故选C。

3.【答案】E
【解析】施灸的禁忌证：①施灸时，应注意安全，防止艾绒脱落，烧损皮肤或衣物。②凡实证、热证及阴虚发热者，一般不宜用灸法。③颜面五官和大血管的部位不宜施瘢痕灸。④孕妇的腹部和腰骶部不宜施灸。疮疡初起用灸法可帮助消瘀散结，一般用隔物灸，故选E。

4.【答案】A
【解析】针刺的辅助手法：①循法：推动气血，激发经气，促使针后易于得气。②弹法：催气、行气。③刮法：针刺不得气时用之可激发经气，若已得气可以加强针刺感应的传导和扩散。④摇法：一是直立针身而摇，以加强得气的感应；二是卧倒针身而摇，使经气向一定的方向传导。⑤飞法：催气、行气，并使针刺感应增强。⑥震颤法：促使针下得气，增强针刺感应。行针基本手法包括提插法和捻转法，辅助手法有循法、弹法、刮法、摇法、飞法、震颤法等。

5.【答案】C
【解析】震颤法为针刺入一定深度后，手持针柄，用小幅度、快频率的提插、捻转手法，使针身轻微震颤。

6.【答案】B
【解析】密波易产生抑制效应，常用于止痛、镇静、缓解肌肉和血管痉挛等。

7.【答案】B
【解析】针刺哑门穴时要正坐位，头微前倾，项部放松，向下颌方向缓慢刺入 0.5～1 寸；不可向上深刺，以免刺入枕骨大孔，伤及延髓。

8．【答案】D

【解析】D 选项为尚未得气的感觉。

9．【答案】B

【解析】进针时徐徐刺入，少捻转，疾速出针者为徐进疾出补法。

10．【答案】B

【解析】针下得气后，捻转角度小，用力轻，频率慢，操作时间短者为补法。捻转角度大，用力重，频率快，操作时间长者为泻法。

A3 和 A4 型题

说明：为共用题干单选题，考题是以一个共同题干的临床案例出现，请从中选择一个最佳答案。

1．【答案】A

【解析】晕针多见于首次接受针刺，恐针、畏痛、情绪紧张者，故选 A。

2．【答案】B

【解析】立即停止针刺，迅速全部出针。患者平卧，头部放低，松解衣带，保温；服用糖类饮料或制品（可能影响患者自身原有疾病者慎用）或温开水；通畅空气。重者在行上述处理后，可选水沟、素髎、内关、合谷、太冲、涌泉、足三里等穴指压或针刺之，亦可灸百会、气海、关元等穴；一般患者可逐渐恢复正常。若见不省人事、呼吸微弱、脉微欲绝者，可配合西医学的急救措施。如出针后患者有晕针现象，应休息观察并做相应处理。

3．【答案】E

【解析】对于初次接受针刺治疗，特别是精神紧张者，要先做好解释工作，消除其恐惧心理；对体质虚弱、大汗、大泻、大出血等患者，取穴宜精，手法宜轻。对于饥饿或过度疲劳者，应推迟针刺时间，待其体力恢复、进食后再行针刺。注意患者体位的舒适自然，尽可能选取卧位。注意室内空气流通，消除过热、过冷因素。医师在治疗施术过程中，应守神入微，密切观察患者的神态，随时询问其感觉，如有不适立即处理。

4．【答案】C

【解析】《素问·离合真邪论》曰："吸则内针，无令气忤。静以久留，无令邪布。"故选 C。

5．【答案】C

【解析】皮内针，针具名。供皮下埋置留针的专用小型针具。有颗粒式和揿钉式两种。颗粒式皮内针尾端如麦粒，针身长有 5 分、1 寸两种，粗细如毫针；揿钉式皮内针尾部绕成圆形，状如图钉，身长 1～2 分。

6．【答案】C

【解析】哮喘采用耳穴治疗的主穴：肺、肾上腺、交感；配穴：神门、内分泌、气管、肾、大肠。

7．【答案】E

【解析】皮内针可根据病情决定其留针时间，一般为 3～5 天，最长可达 1 周。若天气炎热，留针时间不宜超过 2 天，以防感染。

8．【答案】C

【解析】当感觉疼痛或有碍活动，需取出重埋，故选 C。

9．【答案】B

【解析】三棱针来源于古代九针之一的"锋针"。

10．【答案】D

【解析】三棱针的操作方法一般分为点刺法、刺络法、散刺法、挑治法 4 种。

11．【答案】C

【解析】豹纹刺是一种多刺的方法，在腧穴部位的前后左右，刺点如豹的斑纹一样，以刺中脉络为标准，使之出血，故属散刺。

12．【答案】E

【解析】此法是以三棱针挑断穴位皮下纤维组织以治疗疾病的方法。挑刺的部位可以选经穴，也可选用奇穴，更多选用阿是穴。

第十章 推拿科常用技术与操作方法

第一节 脊柱X线、CT和MRI影像学诊断【熟悉】

A1和A2型题
说明：为单选题，5个选项中可能同时有最佳正确答案和非错误答案，请从中选择一个最佳答案。

1. 【答案】D
【解析】伸腕为C_7神经根支配，肱三头肌及前臂背侧伸肌为第7颈髓支配，故损伤在第7颈髓处，下颈髓与上胸髓一般高于相应椎体一个椎体水平，故D正确。

2. 【答案】B
【解析】椎体压缩骨折分为轻度（压缩部分不超过椎体高度的1/3）、中度（压缩部分不超过椎体高度的1/2）、重度（压缩部分超过椎体高度的1/2或全碎）。另外，此分类与神经损伤无关。

3. 【答案】D
【解析】图中腰椎正侧位示，患者骶髂关节间隙狭窄，关节面下骨质破坏，腰椎各个小关节间韧带钙化，脊柱呈"竹节样"改变。加上患者风湿因子阴性，故考虑D强直性脊柱炎。强直性脊柱炎骶髂关节常为最早受累的关节，并且几乎100%累及，双侧对称性发病为其特征，是诊断的主要依据。X线平片显示，骨质破坏以髂侧为主，开始髂侧关节面模糊，之后侵蚀破坏，呈鼠咬状，边缘增生硬化，关节间隙假性增宽。随后关节间隙变窄，最后骨性强直，硬化消失，为其最终表现。骶髂关节炎依程度分为五级：0级：正常；1级：可疑异常；2级：轻度异常，可见局限性侵蚀、硬化，但关节间隙无改变；3级：明显异常，为中度或重度骶髂关节炎，有以下一项或一项以上改变：侵蚀、硬化、关节间隙增宽或狭窄，或部分强直；4级：严重异常，关节完全骨性强直。炎症引起纤维环及前纵韧带深层发生骨化，形成平行脊柱的韧带骨赘，使脊柱呈竹节样外观，即竹节状脊柱。

4. 【答案】B
【解析】根据题中给出图像显示，椎体内部有骨质破坏，椎旁脓肿形成。加上患者有低热表现，故考虑胸椎结核。

第二节 推拿科常用的成人手法操作【掌握】

A1和A2型题
说明：为单选题，5个选项中可能同时有最佳正确答案和非错误答案，请从中选择一个最佳答案。

1. 【答案】B
【解析】一指禅操作方法：拇指自然伸直，余指的掌指关节和指间关节自然屈曲，以拇指端或螺纹面或偏锋着力于治疗部位，沉肩、垂肘、悬腕、掌虚、指实，前臂摆动，带动腕关节有节律地内、外摆动，使所产生的功力通过拇指，持续地作用于治疗部位。手法频率为120～160次/分。

2. 【答案】C
【解析】临床运用推拿疗法治疗骨伤科疾患，应建立"筋骨并重"的理论指导思想，不应单纯坚持骨关节主导论。

3. 【答案】D
【解析】医师以指端或关节突起部点按治疗部位，称之为点法。点法主要包括指端点法、屈指点法、肘点法。亦可借助器械进行操作，如用点穴棒。点法有着力点小、刺激强、操作省力的特点。本法具有类似针刺的效应，因此也称为"指针"。以指或掌着力于体表，逐渐用力下压，称为按法。按法刺激强而舒适，常与揉法结合运用，组成"按揉"复合手法。按法分为指按法和掌按法两种。

4.【答案】A

【解析】摩腹疗法主要以防治脾运不健、消化不良水谷积滞、腹胀中满等病症。对慢性胃炎、胃下垂、胃肠神经官能症、肠功能紊乱、慢性结肠炎、习惯性便秘等也有良效。脾胃健运，则元气充实，故本疗法亦可用作全身疾病的辅助治疗。

5.【答案】C

【解析】摩法有和中理气、消积导滞、温肾壮阳、行气活血、散瘀消肿等作用。常用于治疗脘腹疼痛、食积胀满、泄泻、便秘、遗精、阳痿、外伤肿痛等病症。也常用于保健推拿。指摩法适用于颈项、面部、四肢等部位；掌摩法多适用于腹部。

6.【答案】C

【解析】一般来说，凡具有松解和温通作用的手法，要求做到"持久、有力、均匀、柔和、深透"的基本技术要求；凡具有整复作用的手法，要求做到"稳、准、巧、快"的技术要求。

7.【答案】E

【解析】抖法是用双手握住患者的上肢或下肢远端，用力作连续的小幅度的上下颤动。抖法在临床上常用于上肢，可起到放松上肢肌肉、滑利关节等作用。

8.【答案】C

【解析】推法有通经活血、化瘀消肿、祛风散寒、通便消积的作用。擦法具有温经散寒的作用，治疗寒性疾病。点法有通经活络、调理气机的作用，多用于止痛、急救、调理脏腑功能。

9.【答案】D

【解析】拿法有舒筋活血、缓解肌肉痉挛、通调气血、发汗解表、开窍醒脑等作用。用于治疗颈椎病、肩周炎、恶寒头痛等病症。适用于颈、肩及四肢部，也是保健的常用手法。

10.【答案】C

【解析】以拇指和其余手指相对用力，提捏或揉捏肌肤，称为拿法，即"捏而提之谓之拿"。可单手操作，亦可双手同时操作。拿法可柔可刚，但临床所用以"刚"为多；刺激量较大时，每次每个部位所拿时间不宜过长。操作时应注意以指面着力，忌以指端着力，否则易造成掐或抠的感觉，从而影响放松效果。

11.【答案】B

【解析】以手掌大鱼际或掌根、手指螺纹面等部位着力，吸定于体表治疗部位上，带动皮肤、皮下组织一起，做轻柔而缓的环旋动作，称为揉法。揉法分为掌揉法、鱼际揉法、指揉法、前臂揉法和肘揉法等。

第三节 牵引【掌握】

A1和A2型题

说明：为单选题，5个选项中可能同时有最佳正确答案和非错误答案，请从中选择一个最佳答案。

1.【答案】D

【解析】中、下段颈椎病变（$C_5 \sim T_1$）牵引角度宜大，可以采用前屈15°～25°位牵引。每次牵引时间以20～30分钟较为合适，治疗每日1～2次，每周治疗3～5次，10～14次为1个疗程，持续4～6周。牵引的重量需要根据患者的牵引体位、症状及自我舒适的感觉来确定。一般以体重的8%～10%开始牵引。

2.【答案】C

【解析】脊髓型颈椎病可先试行非手术疗法，如无明显疗效应尽早手术治疗。该类型较重者禁用牵引治疗，特别是大重量牵引，手法治疗多视为禁忌证。

第四节 推拿科常用的小儿手法操作【熟悉】

A1和A2型题

说明：为单选题，5个选项中可能同时有最佳正确答案和非错误答案，请从中选择一个最佳答案。

1.【答案】A

【解析】小儿推法：以拇指或示指、中指的螺纹面着力，附着于体表一定的部位或穴位，做单方向的直线或环旋移动。成人推法：以指、掌、肘着力于治疗部位上，做单方向直线推动。

2.【答案】E

【解析】《千金要方》中指出"小儿虽无病，早起常以膏摩囟上及手足心，甚避寒风"。这个时期已有按摩专科。

3.【答案】C

【解析】滚法在施力时一定要注意吸定，不能拖动。

4.【答案】C

【解析】以手掌大鱼际或掌根、手指螺纹面等部位着力，吸定于体表治疗部位上，带动皮肤、皮下组织一起，做轻柔和缓的环旋动作，称为揉法。

5.【答案】A

【解析】在擦法中，操作者的手掌或鱼际等部位紧贴体表，稍用力下压并进行直线往返摩擦。此手法的支点通常位于操作者的手掌或鱼际等部位。擦法的主要支点并非在肩关节，而是在直接接触皮肤的手掌或鱼际。

6.【答案】A

【解析】略。

7.【答案】A

【解析】小儿特定穴肚角的操作：用拇、示、中三指做拿法，称拿肚角；或用中指端按，称按肚角。作用：止腹痛。应用：对各种原因引起的腹痛均可应用，特别是对寒痛、伤食痛效果更好。

第十一章 中医骨伤科常用技术与操作方法

第一节 骨伤科专科检体技能【掌握】

A1和A2型题

说明：为单选题，5个选项中可能同时有最佳正确答案和非错误答案，请从中选择一个最佳答案。

1.【答案】E
【解析】单纯性关节脱位，肿胀多不严重，且较局限；合并骨折时，多有严重肿胀，伴有皮下瘀斑，甚至出现张力性水疱。

2.【答案】A
【解析】Colles 骨折典型的畸形是由于桡骨骨折远端向背侧、桡侧移位，近端向掌侧移位。侧面看呈"银叉"畸形，正面看呈"刺刀样"畸形。

3.【答案】A
【解析】前臂缺血性肌挛缩典型畸形是爪形手。

4.【答案】C
【解析】脊柱骨折患者整复固定后，应早期进行四肢及腰背肌锻炼，为防止压疮，应定时翻身，轻者8～12周可下床活动，但应避免弯腰动作。

5.【答案】C
【解析】上运动神经元性瘫痪又称痉挛性瘫痪，肌张力增高，伴轻度肌萎缩，腱反射亢进，病理征阳性，电生理显示无诱发电位。下运动神经元性瘫痪又称弛缓性瘫痪，肌张力降低，早期即可出现明显肌萎缩，腱反射减退或消失，病理征为阴性，电生理显示不完全或完全变性表现。

6.【答案】B
【解析】脊髓震荡是脊髓神经细胞受强烈刺激而发生的超限抑制，脊髓功能暂处于生理停滞状态，随着致伤外力的消失，神经功能得以恢复，无器质性改变。

7.【答案】B
【解析】截瘫指数法主要包括深浅感觉、肌肉运动、膀胱及直肠括约肌功能，分3个选项：完全丧失为2，完全存在为0，部分丧失为1；取三者之和，6者为全瘫，0者为正常，1～5者为不全瘫。故该患者为2，属于不全瘫。

8.【答案】D
【解析】垂直压缩型损伤：多由高处掉落物体纵向打击头顶，或跳水时头顶垂直撞击地面，以及人从高处坠落时臀部触地，均可使椎体受到椎间盘挤压而发生粉碎性骨折，骨折块向四周爆裂移位，尤其是椎体后侧皮质断裂，骨折块突入椎管，导致脊髓损伤。

9.【答案】C
【解析】桡神经在肱骨中段后方至肱骨中、下1/3 交界处外侧紧贴骨面，该处骨折时容易引起桡神经损伤，表现为伸腕、伸拇、伸指、前臂旋后障碍及手背桡侧（虎口区）感觉异常。典型的畸形是垂腕。

10.【答案】A
【解析】患侧的膝部紧贴在健侧的大腿上，并呈弹性固定状态，称为"粘膝征"阳性。见于髋关节后脱位。

11.【答案】B
【解析】间接暴力损伤都发生在远离外力作用的部位，通常不是直接作用于受伤部位，而是通过其他方式（如传导、杠杆作用）导致骨折，因此软组织损伤相对较轻。

12.【答案】C
【解析】在儿童期，肱骨下端有骨骺，若骨折线穿过骨骺板，有可能影响骨骺的发育，因而常出现肘内翻或肘外翻畸形。提携角变化是儿童肱骨髁上骨折晚期最常见的并发症，其发生率达25%～57%。肘内翻的临床发生时间，可在拆除石膏后1～3个月，随着儿童生长发育逐渐显现出来。

13.【答案】C
【解析】Colles 骨折即伸直型桡骨远端骨折，伤后局部疼痛、肿胀，可出现典型畸形姿势，侧面看呈"银叉"畸形，正面看呈"刺刀样"畸形。

14.【答案】C
【解析】小腿 Pilon 骨折是小腿骨折的一种特

殊类型，常为高处跌落时胫骨下端受距骨垂直方向的暴力。

15.【答案】A

【解析】踝关节周围主要的韧带有内侧副韧带、外侧副韧带和胫腓后韧带。内侧副韧带又称三角韧带，起于内踝，向下呈扇形止于足舟骨、距骨内侧和跟骨的载距突，内侧副韧带相对坚强，不易损伤；外侧副韧带起自外踝，包括止于距骨前外侧的腓距前韧带、止于跟骨外侧的腓跟韧带、止于距骨后外侧的腓距后韧带，外侧副韧带相对薄弱，容易损伤，故内翻扭伤常见。

16.【答案】C

【解析】股骨头下骨折：骨折线位于股骨头下，股骨头仅有小凹动脉很少量的血供，致使股骨头严重缺血，使骨折很难愈合，发生股骨头缺血坏死的机会很大。有移位的骨折比没有移位的骨折难愈合。

17.【答案】E

【解析】脱位后的特有体征：关节畸形、关节盂空虚、弹性固定、异位骨端。

18.【答案】B

【解析】直腿抬高试验又称足背伸试验，Bragarol征。直腿抬高至疼痛时，降低5°左右，再突然使足背伸，可引起大腿后侧剧痛，常为腰椎间盘突出症。

19.【答案】D

【解析】肩锁关节脱位并非少见，可有局部疼痛、肿胀及压痛，伤肢外展或上举均较困难，前屈和后伸运动亦受限，局部疼痛加剧，检查时肩锁关节处可摸到一个凹陷，以及肩锁关节松动。搭肩试验（肩关节内收试验）阳性，提示可能有肩关节脱位。弹跳征是挛缩索带滑过大转子表面瞬间，摩擦产生弹响或弹跳，是诊断臀肌挛缩症的重要手段。

C型题

说明：为案例分析题，考题是以一个共同题干的临床案例出现，其中有一个或多个答案。

1.【答案】D

【解析】骨伤内治法开窍活血法属"开法"，是用辛香开窍、活血化瘀、镇心安神的药物，以治疗跌仆损伤后气血逆乱、气滞血瘀、瘀血攻心、神昏窍闭等危重症的一种急救方法。适用于头部损伤或跌打损伤重症神志昏迷者。

2.【答案】F

【解析】骨伤内治法中，开窍活血法常用方剂有苏合香丸、复苏汤、羚角钩藤汤、镇肝息风汤等。若热毒蕴结筋骨而致神昏谵语、高热抽搐者，宜用紫雪丹合清营凉血之剂。

3.【答案】BC

【解析】药物治疗各种软组织损伤时，初期宜活血祛瘀、消肿止痛，可内服活血止痛汤或肢伤一方加减，外敷消瘀止痛膏或双柏散。此为通用治法。

第二节 骨关节影像学检查阅片【掌握】

A1和A2型题

说明：为单选题，5个选项中可能同时有最佳正确答案和非错误答案，请从中选择一个最佳答案。

1.【答案】D

【解析】根据患者主诉及X线片结果初步考虑为痛风性关节炎。痛风性关节炎多见于中老年男性，常呈反复发作，好发部位为单侧第一跖趾关节或距跗关节，也可侵犯膝、踝、肘、腕及手关节，急性发作时通常血尿酸水平增高，有时可在关节和耳廓等部位出现痛风石。

2.【答案】B

【解析】这题是考的骨巨细胞瘤的X线、CT表现特点，其多表现为偏心性溶骨性破坏，膨胀性生长，骨皮质变薄，横向发展趋势，边界清楚但无硬化边；病变低密度区内可见到不完整的骨嵴，囊变区可见液-液平面，除非发生病理性骨折，一般无骨膜反应。

3.【答案】D

【解析】股骨颈骨折X线检查可明确骨折的部位、类型、移位情况，也是选择治疗方法的重要依据。根据X线片结果，可见右侧股骨颈存在骨折线，初步考虑为右侧股骨颈骨折。

4.【答案】B

【解析】根据X线片结果初步考虑为左肱骨外科颈骨折,所以选B。

5.【答案】B

【解析】根据题干描述,患者皮温不高,应排除化脓性病变,故排除A、D。图像中右侧肱骨头可见囊变区,患者是年轻男性,无肿瘤病史,故先不考虑转移瘤,排除C选项。滑膜肉瘤属于软组织肿瘤,故排除E。

6.【答案】E

【解析】题中X线片示,股骨下段见环形低密度包绕骨化病灶,病灶周边骨小梁轻度增生、硬化(瘤巢样钙化),故本题选E。骨样骨瘤在任何骨骼均可发病,以胫骨和股骨多见,偶见于颅骨。肿瘤多发生于长管状骨骨干,85%发生于骨皮质,其次为骨松质和骨膜下,少数发生于骨的关节囊内部位。发生于脊椎者大多位于附件。依据肿瘤部位,其X线片大致可分为皮质型、松质型和骨膜下型,均表现为瘤巢所在部位的骨破坏区及周围不同程度的反应性骨硬化,骨质破坏区直径一般小于1.5cm,常可见瘤巢内的钙化或骨化影。

7.【答案】A

【解析】首先根据图示,此为左侧膝关节X线图,故排除C、D,图中胫骨近端骨质不连续,看见多发透亮骨折线影,故选A。

8.【答案】B

【解析】X线片示右侧股骨不规则增粗,为骨内外膜增生形成的骨包壳,其内有大块死骨和骨质缺损。故考虑慢性骨脓肿。慢性化脓性骨髓炎主要表现为广泛的骨质增生、脓腔和死骨存在。骨膜新生骨显著,骨内膜增生致髓腔变窄甚至闭塞消失;骨外膜增生致骨干增粗,轮廓不规整。软组织以增生修复为主,形成局限性肿块,但在随访中,逐渐缩小,不同于肿瘤。慢性硬化性骨髓炎主要表现为皮质增厚,髓腔狭窄或闭塞,骨质硬化。骨膜新生骨少,一般无死骨形成。慢性骨脓肿主要表现为局限性骨破坏,位于干骺端中央或略偏一侧,早期破坏边缘常较模糊,周围无明显骨硬化。随病变进展,周围出现反应性骨硬化,骨膜新生骨与死骨均少见。

第三节　中医骨伤科特色诊疗技术【掌握】

A1和A2型题

说明:为单选题,5个选项中可能同时有最佳正确答案和非错误答案,请从中选择一个最佳答案。

1.【答案】B

【解析】锁骨骨折常用的治疗方法是手法复位,横"8"字绷带固定。

2.【答案】A

【解析】骨折的急救主要包括:①抢救休克;②包扎伤口:应送至医院经清创后,再行复位;③妥善固定;④迅速转运。

3.【答案】C

【解析】中医对脱位的辨证,可分为三期。①早期为脱位后1~2周,患肢因肌肉、筋脉损伤,瘀血内留、经络阻塞,气血流通不畅。治疗原则以活血祛瘀为主,佐以行气止痛。②中期即脱位后2~3周,患肢肿胀疼痛渐消失,或接近消失,瘀血消散,而吸收未尽,筋骨尚未修复。治疗原则以和营生新、接筋续损为主。③后期即脱位后3周以上,外固定已解除,肿胀消失,但筋脉关节愈合尚不牢固,机体气血虚损,肝肾不足。治疗原则应以补气养血,补益肝肾,强筋壮骨为主。

4.【答案】B

【解析】患者内踝骨折,关节部位骨折要求解剖复位,所以行切开复位内固定。患者受伤时出现内翻、内旋畸形,应予以外翻位固定,避免骨折移位。

5.【答案】B

【解析】扎带的约束力是夹板外固定力的来源,扎带的松紧度要适宜。临床常用宽1~2cm的布带3~5条,将夹板安置妥后,依次捆扎中间、远端、近端,缠绕两周后打活结于夹板的前侧或外侧,便于松紧。捆扎后要求能提起扎带在夹板上下移动1cm,即扎带的拉力为800g左右,此松紧度较为适宜。

6.【答案】E

【解析】目前常用的外固定方法有夹板固定、石膏固定、牵引固定及外固定器固定等;常用的夹板材料有杉树皮、柳木板、竹板、厚纸板、胶合板、金属铝板、塑料板等。

7.【答案】E

【解析】蛙式试验又称双髋外展试验,用于婴儿,患儿仰卧位,使双膝双髋屈曲90°,并使患儿双髋做外展、外旋至蛙式位,双下肢外侧接触到检查床面为正常。若一侧或两侧下肢的外侧不能接触到床面,即为阳性,提示有先天性髋关节脱位。因此E选项的标准不确切,因为对蛙式试验年龄有限制,适用面窄。

8.【答案】A

【解析】筋伤手法禁忌证:诊断尚不明确的急性脊柱损伤伴有脊髓症状患者,急性筋伤局部肿胀严重的患者,有严重心、脑、肺疾病的患者,有出血倾向的血液病患者,可疑或已明确诊断有骨关节、软组织肿瘤的患者,骨关节感染性疾病(骨髓炎、骨结核等)的患者,妊娠期妇女,传染性皮肤病及精神病不能合作的患者等。筋伤手法适应证:①急性筋伤、慢性筋伤、劳损性筋伤。②关节错缝、关节半脱位、滑膜嵌顿。③创伤后关节僵硬、粘连及组织挛缩、萎软者。④骨关节炎引起的肢体疼痛、活动不利等。

9.【答案】D

【解析】难以手法复位的闭合性或开放性骨折,主张采用手术复位。对不能达到解剖复位者,应力争达到功能复位。为了追求解剖复位,滥用粗暴方法反复多次手法复位,或轻率采用切开复位,会增加软组织损伤,影响骨折愈合,且可引起并发症。

10.【答案】A

【解析】按摩、推拿对颈椎病是一种较为有效的治疗措施,其对颈椎病的治疗作用为:①疏通脉络,止痛止麻。②加宽椎间隙,扩大椎间孔,整复椎体滑脱,解除神经压迫。③松解神经根及软组织粘连,缓解症状。④缓解肌肉紧张,恢复颈椎活动。⑤对瘫痪肢体进行按摩,可以减轻肌肉萎缩,防止关节僵直和关节畸形。手法治疗的原理和作用归纳起来有活血化瘀、消肿止痛、整复错位、调正骨缝、消除狭窄、舒筋活络、松解粘连、软化瘢痕、温经散寒、滑利关节、调和气血等。减轻椎间盘退化不是它的确切功效。

11.【答案】D

【解析】筋正指筋处在正位,其余皆为筋的异位,故选D。筋伤错缝是指暴力作用于肢体,造成筋膜、韧带、关节软骨盘等筋的组织位置改变。伤后因筋的特殊解剖位移,导致关节功能障碍。

A3和A4型题

说明:为共用题干单选题,考题是以一个共同题干的临床案例出现,请从中选择一个最佳答案。

1.【答案】C

【解析】半月板损伤有外伤病史,多见于运动员与体力劳动者,受伤后膝关节剧痛,不能伸直,并迅速出现肿胀,有时关节内积血,慢性阶段总感到关节疼痛,活动时有弹响。有时在活动时突然听到"咔嗒"一声,关节便不能伸直,忍痛挥动几下小腿,再听到"咔嗒"声,关节又可伸直,此种现象称为"关节交锁"。

2.【答案】E

【解析】关节镜检查是诊断半月板损伤的最直接可靠的方法。

第四节 骨伤科技术操作【熟悉】

A1和A2型题

说明:为单选题,5个选项中可能同时有最佳正确答案和非错误答案,请从中选择一个最佳答案。

1.【答案】B

【解析】每次牵引持续时间通常为20~30分钟。

2.【答案】D

【解析】牵引治疗颈椎病的作用:①限制颈椎活动,有利于组织充血,水肿的消退。②解除颈部肌肉痉挛,从而减少对椎间盘的压力。③增大椎间隙和椎间孔,使神经根所受的刺激和压迫得以缓和,神经根和周围组织的粘连也可能得以松解。④缓冲椎间盘组织向周缘的压力,并有利于已经向外突出的纤维环组织消肿。⑤使扭曲于横突孔间的椎动脉得以伸张。⑥牵引被嵌顿的小关节滑膜。

3.【答案】B

【解析】开放性骨折的骨折端一般不进行现场整复,以免更多细菌进入伤口,但应尽早清创;先抢救生命,后处理骨折;疑有颈椎骨折者应有专人托扶头部,因此至少需要3人同时搬运;疑有脊柱骨折者应平卧于硬板上。

4.【答案】B

【解析】骨折治疗的三大原则即复位、固定、康复治疗。

5. 【答案】B

【解析】肢体完全缺血12～24小时会发生肢体永久性功能障碍。

6. 【答案】C

【解析】无移位的股骨转子间骨折采用丁字鞋固定；有移位的股骨转子间骨折采用持续牵引与外展夹板固定结合，牵引重量为6～8kg，固定患肢于外展中立位6～8周。

7. 【答案】A

【解析】第1～2颈椎颅骨牵引重量一般为4kg，以后每下一椎体增加1kg，复位后其维持牵引重量一般为3～4kg。

8. 【答案】E

【解析】骨折的复位标准：①旋转移位、分离移位必须完全矫正。②缩短移位：在成人下肢骨折不超过1cm；儿童无骨骺损伤者下肢短缩不超过2cm，故B错误。③成角移位：下肢侧方成角移位，与关节活动方向垂直，必须完全矫正，否则易引起创伤性关节炎；轻微向前或向后成角，与关节活动方向一致，日后可在骨痂改造期内自行矫正，由此可知C项不正确；上肢肱骨干稍有畸形对功能影响不大，前臂双骨折要求对位、对线均好，否则影响旋转功能，故E正确。④长骨干横行骨折：骨折端对位至少达1/3，故A错误，干骺端骨折至少应对位3/4。此外，不是所有的儿童骨折都必须是解剖复位，故D选项亦错误。

第十二章 中医耳鼻喉科常用技术与操作方法

第一节 耳鼻咽喉常用检查方法【熟悉】

A1和A2型题

说明：为单选题，5个选项中可能同时有最佳正确答案和非错误答案，请从中选择一个最佳答案。

1. 【答案】E
   【解析】V波常用来判断听觉和脑干反应。
2. 【答案】C
   【解析】气导测试声绕过或通过颅骨传至对侧耳，期间衰减30～40dB，故当两耳气导听阈差值≥40dB或测试较差耳气导时，对侧耳亦予以掩蔽。
3. 【答案】A
   【解析】检查时，受检者平卧位，头抬高30°。
4. 【答案】A
   【解析】耳声发射主要检测耳蜗部位的功能。
5. 【答案】E
   【解析】OAE证实了耳蜗内存在着主动释能活动，此过程为生物电能向机械能量的转换，从而说明了耳蜗具有双向换能的作用。
6. 【答案】B
   【解析】电子鼻咽内镜可全面观察鼻咽部情况。
7. 【答案】D
   【解析】用前鼻镜检查时按3种头位顺序检查：第一头位，患者头面部呈垂直位或头部稍低，观察鼻腔底、下鼻甲、下鼻道、鼻中隔前下部及总鼻道的下段；第二头位，患者头稍向后仰，与鼻底呈30°，检查鼻中隔的中段以及中鼻甲、中鼻道和嗅裂的一部分；第三头位，头部继续后仰30°，检查鼻中隔的上部、中鼻甲前端、鼻丘、嗅裂和中鼻道的前下部。
8. 【答案】D
   【解析】使用前鼻镜检查鼻腔结束时，取出前鼻镜勿使两叶完全闭合，以免夹住鼻毛而增加受检者的痛苦。
9. 【答案】B
   【解析】鼻腔检查用1%麻黄碱生理盐水收缩。

第二节 纯音听力检查、声导抗【熟悉】

A1和A2型题

说明：为单选题，5个选项中可能同时有最佳正确答案和非错误答案，请从中选择一个最佳答案。

1. 【答案】A
   【解析】声音的大小有两个概念，一个是声音的强度，另一个是响度。声音的强度是可进行客观测量的物理量；响度则是人耳对声音的主观感觉。当耳蜗病变时，声音的强度在某种程度上的增加却能引起响度的异常迅速增大，这就是重振现象。重振现象是耳蜗病变的诊断依据之一。
2. 【答案】A
   【解析】此题考查是否了解听力学中以dB为单位的数种声强级之间的区别，声压级是拟计量声音的声压（P）与参考声压（P0，规定P0=20uPaRMS）两者比值的对数，单位为dB（SPL）；听力级是参考听力零级计算出来的声级，单位为dB（HL）；感觉级是不同个体受试阈值之上的分贝值，单位为dB（SL）。纯音听力级以标准的气导和骨导听力零级作为听力计零级，在此基础上计算其强度增减的各个听力级。
3. 【答案】B
   【解析】声导抗A型曲线：中耳功能正常；As

型：中耳传音系统活动度受限，如耳硬化、听骨固定和鼓膜明显增厚等；Ad 型：鼓膜活动度增高，如听骨链中断、鼓膜萎缩、愈合穿孔以及咽鼓管异常开放；B 型曲线：鼓室积液和中耳明显粘连者；C 型曲线：咽鼓管功能障碍、中耳负压。因此鼓室积液为 B 型曲线。

第三节　耳鼻喉科技术操作【掌握】

A1和A2型题
说明：为单选题，5个选项中可能同时有最佳正确答案和非错误答案，请从中选择一个最佳答案。

1.【答案】D
【解析】行鸣天鼓法时，应将示指翘起放在中指上，然后将示指从中指上用力滑下，重重叩击脑后枕部，此时可闻及洪亮清晰之声，响如击鼓。叩击频率为先左手 24 次，后右手 24 次，最后双手同时叩击 48 次。主要用于防治耳鸣、耳聋。

2.【答案】B
【解析】鼓膜穿刺抽液应从鼓膜前下方或后下方刺入鼓室。

3.【答案】C
【解析】正常鼓膜呈半透明的灰白色而有光泽。

4.【答案】D
【解析】若鼓室内有积液，则透过鼓膜可见到液平线或液气泡。

5.【答案】C
【解析】外耳道冲洗时冲洗器应向外耳道后上壁方向冲洗。

第十三章 中医眼科常用技术与操作方法

第一节 眼科检查（OCT、眼部 A/B 超）【熟悉】

A1和A2型题

说明：为单选题，5个选项中可能同时有最佳正确答案和非错误答案，请从中选择一个最佳答案。

1. 【答案】D

    【解析】结合患者病史及眼部情况，眼球破裂可能性较小，但存在血性房水且未见瞳孔区人工晶状体，应首先行眼部B超检查了解人工晶状体脱位情况及眼后段是否存在玻璃体积血或视网膜、脉络膜脱离。OCT即光学相干断层扫描，主要是通过连续相干性红外光光波对眼睛进行扫描，根据眼睛每一层的光的反射来判断眼睛的情况。用于早期发现一些眼睛的退化性疾病，如黄斑病变和视神经病变等。

2. 【答案】D

    【解析】视觉心理物理学检查有：视力、视野、色觉、暗适应、立体视觉、对比敏感度。

3. 【答案】C

    【解析】明确是否存在斜视，应明确患者视力、眼位及是否存在器质性病变。

4. 【答案】D

    【解析】视野的检查结果受不同操作者的差异影响。

第二节 眼科技术操作【掌握】

A1和A2型题

说明：为单选题，5个选项中可能同时有最佳正确答案和非错误答案，请从中选择一个最佳答案。

1. 【答案】D

    【解析】眼压测量包括指测法和眼压计测量。眼压计测量有接触式、非接触式两种方式，分为压陷式和压平式两种。

2. 【答案】E

    【解析】检查不同患者时，转盘位置应根据检查者及被检者屈光度数的不同而转动转盘，并非固定不动。

3. 【答案】E

    【解析】角膜内皮镜的作用：①诊断某些眼病；②评估某些疾病对角膜的侵害；③指导角膜接触镜的质材选用和佩戴方式；④评估并改善眼内手术技巧。对于评价角膜内皮细胞功能，角膜共焦显微镜可以直接观察到内皮细胞的形态及功能。其余选项对于评价角膜内皮细胞功能无明显意义。

4. 【答案】B

    【解析】周边部角膜的代谢主要依靠角巩膜缘血管网，而中央部角膜的营养物质是通过角膜上皮细胞或内皮细胞进入角膜内。由于角膜上皮表面覆盖泪液膜，通过上皮渗入的物质必须是水溶性的。上皮层构成了角膜对离子渗入的首要屏障。角膜上皮对脂溶性物质易于渗透，因为细胞膜由脂蛋白组成。透过实质层和内皮细胞的化合物必须是水溶性的。因此，眼局部药物要穿过正常角膜既要是水溶性的又要是脂溶性的。

5. 【答案】C

    【解析】根据"像不交叉，眼交叉"的原则，可知为内斜位。

6. 【答案】D

    【解析】根据临床表现考虑为视神经炎，诊断方法有：磁共振检查、实验室检查、视野检查、视觉诱发电位检查。

附录　模拟试题

模拟试题一

A1型

答题说明：单选题，每一道考题下面有A、B、C、D、E五个备选答案。请从中选择一个最佳答案。（这部分的题目能退回上一题和修改答案，当跳至第二部分题目后不能再返回到第一部分，考试时电脑会弹出对话框提醒）

1. 【答案】E

   【解析】中医药法体现国家意志、明确政府责任、突出全面系统、强调遵循规律、注重制度创新、凸显扶持规范并重，有效解决制约中医药发展的体制机制障碍。

2. 【答案】A

   【解析】《中华人民共和国医师法》第十五条规定，有下列情形之一的，不予注册：①不具有完全民事行为能力的；②因受刑事处罚，自刑罚执行完毕之日起至申请注册之日止不满2年的；③受吊销《医师执业证书》行政处罚，自处罚决定之日起至申请注册之日止不满2年的；④有国务院卫生行政部门规定不宜从事医疗、预防、保健业务的其他情形的。受理申请的卫生行政部门对不符合条件不予注册的，应当自收到申请之日起30日内书面通知申请人，并说明理由。申请人有异议的，可以自收到通知之日起15日内，依法申请复议或者向人民法院提起诉讼。

3. 【答案】C

   【解析】根据《中华人民共和国医师法》第二十三条规定，医师实施医疗、预防、保健措施，签署有关医学证明文件，必须亲自诊查调查，并按照规定及时填写医学文书，不得隐匿、造假或者销毁医学文书及有关资料。医师不得出具与自己执业范围无关或者与执业类别不相符的医学证明文件。而拒绝以其他医院的检验结果为依据出具诊断证明书是正确的行为，不属于违法违规。

4. 【答案】E

   【解析】根据《中华人民共和国药品管理法》第一百四十二条规定，医疗机构的负责人、药品采购人员、医师、药师等有关人员收受药品上市许可持有人、药品生产企业、药品经营企业或者代理人给予的财物或者其他不正当利益的，由卫生健康主管部门或者本单位给予处分，没收违法所得；情节严重的，还应当吊销其《医师执业证书》。

5. 【答案】E

   【解析】假药：药品所含成分与国家药品标准规定的成分不符；以非药品冒充药品或者以他种药品冒充此种药品。按假药论处：国务院药品监督管理部门规定禁止使用的；依照本法必须批准而未经批准生产、进口，或者依照本法必须检验而未经检验即销售的；变质的；被污染的；使用依照本法必须取得批准文号而未取得批准文号的原料药生产的；所标明的适应证或者功能主治超出规定范围的。

6. 【答案】D

   【解析】对乙类传染病中传染性非典型肺炎、炭疽中肺炭疽和人感染高致病性禽流感，采取《中华人民共和国传染病防治法》中甲类传染病的预防、控制措施。

A2型

答题说明：单选题，每一道考题下面有A、B、C、D、E五个备选答案。请从中选择一个最佳答案。（当从上一部分进入到这一部分后，就不能再返回到上一部分修改答案）

7. 【答案】C

   【解析】题干中咽干如窒为最明显的鉴别点，

只有肺气郁闭这一个证型有此特征，因为此证型的证机在于情志不遂，肝郁气逆，上冲犯肺，肺气不降所致。

8．【答案】A

【解析】只要题干中见到哮字，必为哮病；面色晦滞带青、恶寒、脉紧均是寒相，可诊断为冷哮证，代表方为：射干麻黄汤。

9．【答案】A

【解析】患者肺痨日久，肺气肺阴亏耗，又出现消瘦、面色萎黄、腹泻纳减，此为肺病及脾，由于肺属金，脾属土，肺为脾之子，肺虚日久亦耗伤脾气，即所谓"子盗母气"，故治疗宜用培土生金法。

10．【答案】C

【解析】气虚感冒证：若乏力，自汗，动辄加重，可加黄芪、白术、防风；若畏寒，四肢欠温，加细辛、熟附子。

11．【答案】D

【解析】厥证之血厥虚证的证机概要是血出过多，气随血脱，神明失养。治以补养气血为法。发作时可急用独参汤：人参水煎灌服。继用人参养营汤。

12．【答案】D

【解析】正虚喘脱证表现为喘逆剧甚，张口抬肩，鼻煽气促，端坐不能平卧，稍动辄咳喘欲绝，或有痰鸣，心慌动悸，烦躁不安，面青唇紫，汗出如珠，肢冷，脉浮大无根，或见歇止，或模糊不清。其证机概要为肺气欲绝，心肾阳衰。治以扶阳固脱，镇摄肾气为法。

13．【答案】D

【解析】此题考查点有二：一是心肾不交与心肾阴虚的鉴别，二是失眠与胸痹的鉴别。若单说水不济心可能是心肾不交，但本题同时尚有虚热内灼这种典型的阴虚火旺之象，所以更偏于阴虚；题干直言血脉不畅，不畅则痛，更偏于胸痹证，因此选 D。

14．【答案】D

【解析】主症为脘腹痞闷而胀，属痞满范畴。病因暴饮暴食，症见脘腹痞闷，腹胀，拒按，嗳腐吞酸，矢气频作，味臭如败卵为饮食内停表现，舌苔厚腻，脉滑为饮食内停证。

15．【答案】C

【解析】脾为后天之本，气血生化之源；肾为先天之本，寓元阴元阳，是生命的本源，所以脾肾在虚劳的疾病转归中具有重要的意义；若脾肾未衰，元气未败，饮食尚可，则为顺证表现，预后良好；若形神衰惫，肉脱骨痿，不思饮食，则为逆证表现，预后不良。

16．【答案】C

【解析】痞满病机是感受外邪、内伤饮食、情志失调等可引起中焦气机不利，脾胃升降失职，故选 C。

17．【答案】C

【解析】紫癜临床特征是肌肤出现青紫斑点，小如针尖，大者融合成片，压之不褪色。紫癜好发于四肢，尤以下肢为甚，常反复发作。重者可伴有鼻衄、齿衄、尿血、便血及崩漏。小儿及成人皆可患此病，但以女性为多见。

18．【答案】B

【解析】遇劳即发、神疲乏力、腰膝酸软皆为脾肾两虚之象，即可辨为劳淋；劳淋代表方无比山药丸。

19．【答案】D

【解析】水肿肾阳衰微证的证机为脾肾阳虚，水寒内聚。治以温肾助阳，化气行水。代表方：济生肾气丸合真武汤加减。济生肾气丸温补肾阳，真武汤温阳利水，二方合用适用于肾阳虚损、水气不化而致的水肿。

20．【答案】C

【解析】淋证之热淋的临床表现为小便频数短涩，灼热刺痛，溺色黄赤，少腹拘急胀痛，或有寒热，口苦，呕恶，或有腰痛拒按，或有大便秘结，苔黄腻，脉滑数。证机为湿热蕴结下焦，膀胱气化失司。治宜清热利湿通淋。方药：八正散加减。本方有清热解毒、利湿通淋功能，适用于湿热熏蒸下焦之热淋。

21．【答案】A

【解析】水湿困脾型鼓胀的主要临床表现是：腹大胀满，按之如囊裹水，甚则颜面微浮，下肢浮肿，脘腹痞胀，得热则舒，精神困倦，怯寒懒动，小便少，大便溏；舌苔白腻，脉缓。

22．【答案】D

【解析】消渴病机主要在于阴津亏损，燥热偏盛，阴虚为本，燥热为标。肺、胃、肾为主要病变脏腑，尤以肾为关键。三脏之间，既互相影响又有所偏重。

23．【答案】B

【解析】咳血与吐血血液均经口出，但两者截然不同。咳血是血由肺来，经气道随咳嗽而出，血色多鲜红，常混有痰液，咳血之前多有咳嗽、胸闷、喉痒等症状，大量咳血后，可见痰中带血数天，大便一般不呈黑色；吐血是血由胃来，经呕吐而出，血色紫暗，常夹有食物残渣，吐血之前多有胃脘不适或胃痛、恶心等症状，吐血之后无痰中带血，但大便多呈黑色。

24．【答案】E

【解析】痴呆诊断依据如下：①以记忆力减退，记忆近事及远事的能力减弱，判定认知人物、物品、时间、地点能力减退，计算力与识别空间位置结构的能力减退，理解别人语言和有条理地回答问题的能力障碍等为主症。伴性情孤僻，表情淡漠，言语重复，自私狭隘，顽固固执，或无理由地欣快，易于激动或暴怒。其抽象思维能力下降，不能解释或区别词语的相同点和不同点，道德伦理缺乏，不知羞耻，性格特征改变。②起病隐匿，发展缓慢，渐进加重，病程一般较长。但也有少数患者发病较急。患者可有中风、头晕、外伤等病史。

25.【答案】D
【解析】神思恍惚，心悸易惊可辨为癫证。心悸易惊，善悲欲哭为心神失养；肢体困乏，饮食减少为脾虚，心脾两虚，故诊断为癫证心脾两虚，治宜健脾养心、益气安神，方用养心汤和越鞠丸加减。

26.【答案】B
【解析】考点为原发性肝癌的诊断。甲胎蛋白（AFP）测定对原发性肝癌有较高特异性。若放射免疫测定 AFP ≥ 400μg/L，并能除外妊娠、活动性肝病、生殖腺胚胎性肿瘤等，即可诊断为原发性肝癌。

27.【答案】E
【解析】《理虚元鉴·治虚有三本》有言，治虚有三本，肺、脾、肾是也。肺为五脏之天，脾为百骸之母，肾为性命之根，治脾、治肺、治肾，治虚之道毕矣。

28.【答案】A
【解析】小叶性肺炎又称为支气管性肺炎，病原体常经支气管入侵，引起细支气管、终末细支气管及肺泡的炎症，常继发于其他疾病。

29.【答案】D
【解析】根据患者表现诊断为病毒性心肌炎。病毒性心肌炎半数患者发病前1～3周有前驱感染症状，如发热、咽痛、腹泻等呼吸道、消化道症状，继而出现心悸、胸闷或胸部隐痛、乏力、恶心等。体征：与发热程度不平行的心动过速，各种心律失常尤其是过早搏动或心动过缓等；心尖区第一心音减弱，可有第三心音；心尖区收缩期或舒张期杂音；伴发心包炎时可有心包摩擦音。重症患者出现急性心力衰竭的体征，如肺部啰音、室性或房性奔马律、交替脉、颈静脉怒张、肝大等。风湿性心脏病有链球菌感染史，有发热、多发性游走性大关节炎、环形红斑及皮下小结等风湿活动表现，瓣膜病变时出现二尖瓣区收缩期和（或）舒张期杂音；实验室检查：抗链球菌溶血素 O 试验阳性，咽拭子培养有链球菌感染。

30.【答案】A
【解析】根据患者的基本临床表现节律性上腹痛及胃镜检查可见活动性溃疡、Hp 检测阳性符合消化性溃疡的诊断要点，故可考虑消化性溃疡。

31.【答案】E
【解析】两者的主要鉴别点在于急进性肾小球肾炎多在早期出现少尿或无尿，短期内进行性肾功能恶化。

32.【答案】D
【解析】再生障碍性贫血，全血细胞减少，网织红细胞绝对值减少，一般无脾大，故排除A。粒细胞缺乏症，是指粒细胞极度缺乏，而无全血细胞减少，排除B。原发性血小板减少性紫癜，是指血液循环中存在抗血小板抗体，使血小板破坏过多，引起紫癜，而骨髓中巨核细胞正常或增多，幼稚化，排除C。过敏性紫癜，是由过敏原引起的，表现为皮肤瘀点，多出现于下肢关节周围及臀部，紫癜呈对称分布、分批出现、大小不等，但可反复发作，排除E。胸骨后压痛为白血病的一个重要体征，其次骨髓象中原始细胞占38%，为急性，因全血细胞均减少，诊断为急性白细胞不增多性白血病。

33.【答案】B
【解析】原发性肝癌最主要的病因是病毒性肝炎。

34.【答案】E
【解析】疖常因内郁湿火，外感风邪，两相搏结，蕴阻肌肤所致；或夏秋季节感受暑湿热毒而生；或因天气闷热，汗出不畅，暑湿蕴蒸肌肤，引起痱子，复经搔抓，破伤染毒而成。

35.【答案】D
【解析】诊断为疖，体虚毒恋、脾胃虚弱证。方用五神汤合参苓白术散健脾和胃，清化湿热。五味消毒饮合黄连解毒汤治热毒蕴结证，清暑汤治暑热浸淫证，仙方活命饮合增液汤治体虚毒恋、阴虚内热证，牛蒡解肌汤治颈痈风热痰毒证。

36.【答案】B
【解析】颈痈风热痰毒证表现：颈侧或耳下、缺盆处红、肿、热、痛，疼痛牵引肩部及上臂，肿块形如鸡卵，活动度差；伴恶寒发热，头痛，咳嗽；舌质淡红，苔黄，脉浮数。治宜祛风清热，化痰消肿。方用牛蒡解肌汤加减，肿块坚硬，加玄参、赤芍、花粉清热消肿。

37.【答案】E
【解析】有头疽的病因病机：①外感风温、湿热，邪毒凝聚肌表，以致气血运行失常而成。②情志内伤，恼怒伤肝，思虑伤脾，肝脾郁结，气郁化火；或劳伤虚损，恣欲伤肾，劳伤精气，肾水亏损，相火炽盛；或恣食膏粱厚味，脾胃运化失常，湿热火毒内生，均能导致脏腑蕴毒而发。本病总由外感风温、湿热，内有脏腑蕴毒，内外邪毒互相搏结，凝聚肌肤，以致营卫不和，气血凝滞，经络阻隔而成。素体虚弱时更易发生，如消渴病患者常易并发本病。若阴虚之体，水亏火炽，则热毒蕴结更甚；若气血虚弱之体，正虚毒滞难化，不能透毒外出，均可使病情加剧，甚至发生疽毒内陷。

38.【答案】B

【解析】根据患者症状体征,婚后未生育,素有经前期乳房胀痛,发现右乳肿物3周,乳房肿块坚硬诊为乳岩,伴月经不调,舌淡,苔薄,脉弦细均为冲任失调证之征象。

39.【答案】C

【解析】石瘿分痰瘀内结、瘀热伤阴证,前者方用海藻玉壶汤合桃红四物汤加减,后者方用通窍活血汤合养阴清肺汤加减。

40.【答案】C

【解析】疣的证型包括风热血燥(养血活血,清热解毒),湿热血瘀(清化湿热,活血化瘀),风热蕴结(疏风清热,解毒散结),热瘀互结(活血化瘀,清热散结)。

41.【答案】A

【解析】湿疮是一种过敏性炎症性皮肤疾病,因皮损总有湿烂、渗液、结痂而得名,临床特点是皮损对称分布,多形性损害,剧烈瘙痒,有渗出倾向,反复发作,易成慢性等。可分为急性、慢性、亚急性。

42.【答案】E

【解析】白疕湿毒蕴积证,治法:清利湿热,解毒通络。方药:萆薢渗湿汤加减。

43.【答案】D

【解析】本病多见于高热患者的发病过程中,好发于皮肤黏膜交界处,常见于口角、唇缘、鼻孔周围、面颊及外阴等部位。

44.【答案】B

【解析】肛痈发病男性多于女性,尤以青壮年为多,主要表现为肛门周围皮肤发红、疼痛、肿胀、结块,伴有不同程度的全身症状。

45.【答案】B

【解析】肛裂多因阴虚津液不足或脏腑热结肠燥,而致大便秘结,粪便粗硬,排便努挣,使肛门皮肤裂伤,湿热蕴阻,染毒而成。

46.【答案】B

【解析】中医学认为男性不育症与肾、心、肝、脾等脏有关,而其中与肾脏关系最为密切,多与肾精亏虚、肝郁气滞、湿热下注、气血亏虚等有关。

47.【答案】D

【解析】脱疽二期(营养障碍期),患肢发凉,怕冷,麻木,酸胀疼痛,间歇性跛行加重,出现静息痛,夜间痛甚,难以入寐;患者常抱膝而坐。患足肌肉明显萎缩,皮肤干燥,汗毛脱落,趾甲增厚,且生长缓慢,皮肤苍白或潮红或紫红,患侧足背动脉搏动消失。

48.【答案】C

【解析】便血是直肠癌最常见的早期症状。大便带血,血为鲜红或暗红,量不多,常同时伴有黏液,呈持续性,有特殊臭味。

49.【答案】C

【解析】穿刺抽液虽方法简单,但复发机会较多。

50.【答案】B

【解析】急性阑尾炎的体征中最有诊断意义的是转移性腹痛和右下腹部压痛。

51.【答案】A

【解析】患者经期小腹胀痛拒按,诊为痛经。肝郁气滞,瘀滞冲任,气血运行不畅,经前经时,气血下注冲任,胞脉气血更加壅滞,"不通则痛",故经行小腹胀痛拒按;肝气郁滞,故胸胁、乳房胀痛;冲任气滞血瘀,故经行不畅,经色紫暗有块;血块排出后,胞宫气血运行稍畅,故腹痛减轻。舌紫暗或有瘀点,脉弦或弦涩有力,也为气滞血瘀之征。

52.【答案】D

【解析】月经先期肝郁血热证,主要证候:经期提前,量多或少,经色紫红,质稠有块,经前乳房、胸胁、少腹胀痛,烦躁易怒,口苦咽干,舌红,苔黄,脉弦数。

53.【答案】E

【解析】月经过多血瘀证的主要证候是经行量多,色紫暗,有血块;经行腹痛,或平时小腹胀痛;舌紫暗或有瘀点,脉涩。气短懒言不属于血瘀证的主要证候。

54.【答案】B

【解析】月经过少血虚证的主要证候是经来血量渐少,或点滴即净,色淡,质稀;或伴小腹空坠,头晕眼花,心悸怔忡,面色萎黄;舌淡红,脉细。腰膝酸软不属于血虚证的主要证候。

55.【答案】E

【解析】内补丸主治命门火衰,肾气虚弱,失于温煦,不能封藏,任带失调,精液滑脱之重证。方中鹿茸、肉苁蓉补肾阳,益精血;菟丝子补肝肾,固冲任;沙苑子温肾止腰痛;肉桂、制附子补火助阳,温养命门;黄芪补气助阳;桑螵蛸收涩固精;白蒺藜祛风胜湿;紫菀茸温肺益肾。全方共奏温肾培元、固涩止带之功,故适用于肾阳虚带下。

56.【答案】C

【解析】阴道后穹隆穿刺抽出暗红色不凝固血液,可确诊有盆腔内出血,此时可有移动性浊音(+)、宫颈举痛、腹部压痛、反跳痛,但反之不能确诊有盆腔内出血。后穹隆穿刺抽出不凝血是手术指征之一。

57.【答案】A

【解析】正气亏虚,瘀血内停,致下腹癥块日久;气虚不摄,水湿下注,故带下量多;气虚冲任不固,故经量多;久病脾失健运,气血耗伤,中气不足，故精神不振，纳少乏力，舌暗有瘀点，苔白，脉弦涩无力，均为气虚血瘀之象。理冲汤主治瘀血成癥瘕，气郁满闷，脾弱不能饮食等。方以生黄芪、党参、白术、生山药健脾益气；三棱、莪术破瘀散结止痛；生鸡内金健脾胃，消瘀结；全方有益气健脾、化瘀止痛之功，故选之。

58.【答案】D

【解析】喘证正虚喘脱证的治疗，若阳虚甚，气息微弱，汗出肢冷，舌淡，脉沉细，加附子、干姜；阴虚甚，气息急促，心烦内热，汗出粘手，口干舌红，脉沉细数，加麦冬、玉竹，人参改用西洋参；神识不清，加丹参、远志、石菖蒲安神祛痰开窍；浮肿加茯苓、炙蟾皮、万年青根强心利水。

59.【答案】B

【解析】遗尿病位主要在膀胱，与肾、脾、肺密切相关。病机为三焦气化失司，膀胱约束不利。

60.【答案】B

【解析】幼儿急疹是外感幼儿急疹时邪引起的一种急性出疹性时行疾病，临床以突然高热，持续3～4天后体温骤降，同时全身出现玫瑰红色斑丘疹，疹退后无痕迹遗留为特征。因其皮疹形似麻疹，多见于婴幼儿，故中医又名"奶麻"。

61.【答案】E

【解析】手足口病，急性起病，发热、口痛、厌食、口腔黏膜出现散在疱疹或溃疡，位于舌、颊黏膜及硬腭等处为多，也可波及软腭、牙龈、扁桃体和咽部。手、足、臀部、臂部、腿部出现斑丘疹，后转为疱疹，疱疹周围可有炎性红晕，疱内液体较少。手足部较多，掌背面均有。皮疹数少则几个、多则几十个。消退后不留痕迹，无色素沉着。部分患者仅表现为皮疹或疱疹性咽峡炎。多在1周内痊愈，预后良好。部分患者皮疹表现不典型，如单一部位或仅表现为斑丘疹。

62.【答案】A

【解析】感染性休克纠正血容量不足时，首先以输注平衡盐溶液（各种离子及其含量与血浆相近）为主，配合适当的胶体液、血浆或全血，可迅速恢复足够的循环血量。输注晶体液既能补充血容量，又能有效纠正电解质紊乱，而胶体液、等渗葡萄糖液只能增加血容量，故补液时应以晶体液为主，后输胶体液，先输盐溶液，后输葡萄糖溶液。全血中成分较多，易发生输血反应、造成浪费，现已极少应用。需注意：外科补液原则为先晶体后胶体，先盐后糖，先快后慢，见尿补钾。

63.【答案】C

【解析】奇经八脉只是人体经络走向的一个类别。奇经八脉是督脉、任脉、冲脉、带脉、阳维脉、阴维脉、阴跷脉、阳跷脉的总称。奇经八脉与十二正经不同，既不直属脏腑，又无表里配合关系，因其"别道奇行"，故称"奇经"。其功能有：①沟通十二经脉之间的联系；②对十二经气血有蓄积渗灌等调节作用。

64.【答案】A

【解析】手太阳经主治病症：耳聋，目黄，颊肿，颈、颔、肩、臑、肘、臂外后廉痛；手阳明经主治病症：目黄、口干、鼽衄、喉痹，肩前臑痛，大指次指痛不用。手少阳经主治病症：是主气所生病者，汗出，目锐眦痛，颊肿，耳后、肩、臑、肘、臂外皆痛，小指次指痛不用。

65.【答案】B

【解析】上髎正对第1骶后孔中；次髎正对第2骶后孔中，中髎正对第3骶后孔中；下髎正对第4骶后孔中；横平第1骶后孔，骶正中嵴旁开1.5寸为小肠俞。

66.【答案】E

【解析】太冲主治：①中风、癫狂痫、小儿惊风、头痛、眩晕、耳鸣、目赤肿痛、口歪、咽痛等肝经风热病症；②月经不调、痛经、闭经、崩漏、带下、难产等妇科病症；③黄疸、胁痛、腹胀、呕逆等肝胃病症；④癃闭、遗尿；⑤下肢痿痹、足跗肿痛。

67.【答案】A

【解析】四神聪在头部，百会前后左右各旁开1寸，共4穴，为百会穴之辅助穴位，主治：头痛眩晕、失眠、健忘、癫痫等神志病证，目疾。

68.【答案】B

【解析】顶颞前斜线在头侧面，从督脉前顶穴至胆经悬厘穴的连线；顶颞后斜线在头侧面，从督脉百会穴至胆经曲鬓穴的连线。

69.【答案】B

【解析】患者双侧肢体软弱无力逐渐加重1年，肌肉萎缩，可诊断为痿证。神疲肢倦，少气懒言，纳呆便溏，舌淡，苔薄白，脉细弱，符合脾胃虚弱证的表现。证机为脾虚不健，生化乏源，气血亏虚，筋脉失养。

70.【答案】B

【解析】照海穴热则点刺出血，寒则补之灸之。虚证失眠，宜用毫针补法。

71.【答案】C

【解析】肺位上焦，为水之上源；脾居中焦，为水液升降之枢纽；肝主疏泄，协调三焦气机之通畅。如肺热壅盛，气不布津，通调失职，或热伤肺津，肾失滋源，又如湿热壅阻，下注膀胱，或中气不足，升降失度，再若肝气郁结，疏泄不及，以及砂石、痰浊、瘀血阻塞尿路，均可导致膀胱气化失常，而成本病。

72.【答案】C

【解析】痛经治疗的主穴为三阴交、中极、地机、次髎、十七椎。

73.【答案】A

【解析】针灸治疗近视，选穴原则以近部选穴为主，配合远部选穴。近视常用主穴：风池、承泣、睛明、太阳、光明、养老。

74.【答案】D

【解析】摇法有分解粘连、增宽关节间隙、增加关节灵活度的作用，达到滑利关节的目的。患者挫伤，局部疼痛、关节活动受限为主证，宜止痛利关节，可用摇法。

75.【答案】B

【解析】阴虚火旺治宜滋阴清热，推桥弓可以平肝阳，擦涌泉可补肾虚。

76.【答案】E

【解析】箕门定位：大腿内侧，膝盖内上缘至腹股沟成一直线，用示、中二指自膝盖内上缘至腹股沟部做直推法，称推箕门。

77.【答案】C

【解析】推法是单向、直线；而抹法则是或上或下或左或右，或直线往来，或曲线运转，可根据不同的部位灵活变化运用。

78.【答案】B

【解析】小脑性共济失调可见：判距不良，姿势性震颤，意向性震颤、轮替运动障碍、动作分离等。故该患者可能为小脑性共济失调。

A3型

答题说明：共用题干题单选题，每一道考题是以一个小案例出现的，其下面都有A、B、C、D、E五个备选答案。请从中选择一个最佳答案。（不能退回上一题，只能往下做题）

79.【答案】B

【解析】胸闷痛反复发作3年，辨为胸痹；胸前闷痛如窒，气短喘促，肢体沉重，头晕沉如裹，为痰浊内阻心胸、不能上养清阳之象；咯白痰，苔腻，脉沉滑亦是痰湿内蕴明证，辨为痰浊壅塞之胸痹。

80.【答案】C

【解析】对证治疗，宜燥湿化痰、豁痰开结、宣通阳气。

81.【答案】A

【解析】痰浊壅塞之胸痹代表方瓜蒌薤白半夏汤合涤痰汤。

82.【答案】A

【解析】该患者以腹胀痛、便秘为主诉，当诊断为便秘。发病之时与情志相关，并有胸胁疼痛、纳呆、嗳气频作等症状，故应辨为气秘，治以理气行滞。

83.【答案】D

【解析】同上题【解析】。

84.【答案】A

【解析】同第82题【解析】。

85.【答案】E

【解析】患者因湿遏热伏，困阻中焦，胆汁不循常道，则见身目发黄，辨证为阳黄之湿重于热证。

86.【答案】B

【解析】湿重于热故多见色泽不如热盛者鲜明，头重身困，胸脘痞满，恶心呕吐，大便溏垢，苔厚腻微黄，脉濡数；故治疗宜利湿化浊运脾，佐以清热。

87.【答案】E

【解析】可用茵陈五苓散，利湿退黄，使湿从小便中去；甘露消毒丹利湿化浊，清热解毒，两方合用湿热并治。

88.【答案】B

【解析】患者因邪郁肌表，兼见寒热头痛，可用麻黄连翘赤小豆汤疏表清热、利湿退黄。

89.【答案】A

【解析】黄疸消退后，患者因湿热留恋，余邪未清，出现上述诸症，治宜利湿清热、以除余邪，方选茵陈四苓散加减。

90.【答案】B

【解析】小腹为肝经所主，乌药、川楝子均能入肝疏肝理气。

91.【答案】B

【解析】大黄能通利二便，枳实能疏肝理气。

92.【答案】B

【解析】膀胱刺激征＋腰痛＋发热＋全身不适，支持急性肾盂肾炎诊断。

93.【答案】E

【解析】小便不畅，少腹胀满疼痛，烦躁易怒，口苦口黏，舌暗红，脉弦，皆为肝郁之象。

94.【答案】B

【解析】肝胆郁热证，治宜疏肝理气，清解郁热，方选丹栀逍遥散。

95.【答案】E

【解析】水液留于胃肠为痰饮，流于胁下为悬引，流于肢体为溢饮，聚于胸肺为支饮。根据患者的基本临床特征，可辨证为痰饮。

96.【答案】B

【解析】因水饮壅结，留于肠胃，郁久化热

则见上述诸症，治宜攻下逐饮，甘遂半夏汤可攻守兼施，因势利导，用于水饮在胃者。

97.【答案】C

【解析】己椒苈黄丸苦辛宣泄、前后分消，用于水饮在肠、饮郁化热者，亦可治疗本病。

98.【答案】B

【解析】根据患者表现，应辨证为痰浊头痛。对证治疗，宜化痰降逆，选 B。

99.【答案】A

【解析】头痛此型代表方半夏白术天麻汤。

100.【答案】ABC

【解析】患者近 3 天意识不清，昏睡、球结膜水肿，皮肤潮湿，口唇发绀，提示出现精神症状，考虑为肺性脑病。

101.【答案】C

【解析】肺性脑病，目前机械通气是最重要的治疗。机械通气的指征：①意识障碍或肺性脑病；②呼吸频率过快（> 35 ～ 40 次 / 分）或过慢（< 6 ～ 8 次 / 分）或呼吸节律异常或自主呼吸微弱或消失；③呼吸性酸中毒进行性加重，即 $PaCO_2$ 进行性升高，pH 值下降；④严重低氧血症、氧合障碍，氧合指数≤ 300mmHg；⑤呼吸衰竭经常规治疗效果不佳。所以最佳答案选 C。

102.【答案】C

【解析】该患者消瘦，结膜苍白，贫血貌，上腹压痛，结合胃镜及病理，考虑慢性胃体炎。胃镜下显示萎缩性胃炎的黏膜色泽变淡，皱襞变细而平坦，黏液减少，黏膜变薄，有时可透见黏膜血管纹。慢性萎缩性胃窦炎无贫血症状，所以最佳答案选 C。

103.【答案】E

【解析】该患者消瘦，结膜苍白，贫血貌，上腹压痛，结合胃镜及病理，考虑慢性胃体炎，慢性胃体炎的好发部位为胃体部，所以选 E。

104.【答案】B

【解析】慢性胃体炎与自身免疫有关，患者血液中存在自身抗体如壁细胞抗体，伴恶性贫血者还可查到内因子抗体。

105.【答案】C

【解析】胃癌前情况分为胃癌前状态（即胃癌前疾病）和癌前病变，前者包括伴有或不伴有肠上皮化生的慢性萎缩性胃炎、胃息肉、胃溃疡、残胃炎等；后者是指较易转变为癌组织的病理学变化，包括异型增生。该患者病程比较长，黏膜活检呈重度不典型增生，有发生胃癌的风险，应早期手术治疗。

106.【答案】E

【解析】该患者的预后，可并发胃黏膜相关淋巴组织淋巴瘤，极少数慢性浅表性胃炎可发展为慢性萎缩性胃炎，可并发消化性溃疡及肠化生，有发生胃癌的风险，但不是 100% 发生。

107.【答案】B

【解析】2017 年版《中国 2 型糖尿病防治指南》中提出糖化血红蛋白（HbA1c）< 7.0%（HbA1c 正常参考值在 4.0% ～ 6.0%）为控制目标。

108.【答案】A

【解析】生活方式干预是糖尿病的基础治疗措施，应该贯穿于糖尿病治疗的始终。如果单纯生活方式干预血糖不能达标，应开始药物治疗。首选二甲双胍。

109.【答案】E

【解析】糖尿病患者合并高血压首选血管紧张素转化酶抑制剂（ACEI）或血管紧张素受体阻断剂（ARB），有利于保护肾脏。

110.【答案】A

【解析】蛛网膜下腔出血的主要症状为突发剧烈头痛。动脉瘤为常见原因，故部分患者有动眼神经受累表现，脑膜刺激征及玻璃体下出血是常见体征。

111.【答案】B

【解析】动眼神经支配眼球内收、上视、下视及瞳孔括约肌。动眼神经压迫性病变导致患者出现完全性动眼神经麻痹，本例患者考虑为蛛网膜下腔出血，出现动眼神经麻痹，往往提示后交通动脉有动脉瘤。

112.【答案】C

【解析】蛛网膜下腔出血常见的病因为动脉瘤，动脉瘤检查的金标准为脑血管造影。脑血管造影检查既可以明确是否存在动脉瘤及动脉瘤的部位，也可以同时进行血管内治疗。

113.【答案】A

【解析】患者为热毒壅盛、蕴结肌肤，故见项后发际背部、臀部处散发疖肿；发热、便秘、苔黄、脉数等为热盛之象；故可辨证为热毒蕴结证。治宜清热解毒，五味消毒饮具有清热解毒、消散疔疮的功效，故选此方治疗本病。

114.【答案】B

【解析】同第 113 题【解析】。

115.【答案】B

【解析】同第 113 题【解析】。

116.【答案】D

【解析】产后 23 天，乳汁排出不畅，乳房局部疼痛，肿胀，结块直径 2cm，皮色微红，为乳痈的典型症候。

117.【答案】B

【解析】乳痈成脓期乳房结块逐渐增大，疼痛加重，或焮红灼热，同侧腋窝淋巴结肿大压痛。伴壮热不退，口渴喜饮，便秘溲赤。7 ～ 10 天成脓。

118.【答案】B

【解析】根据患者表现诊断为肉瘿。肉瘿临床特点是颈前结喉一侧或两侧结块，柔韧而圆，如肉之团，随吞咽动作而上下移动，发展缓慢，好发于中青年女性。气瘿临床特点是女性多见，好发于高原、山区等缺碘地区；颈前结喉两侧弥漫性肿大，伴有结节，质地不硬，皮色如常，生长缓慢。颈痈临床特点是多见于儿童，冬春易发，初起时局部肿胀、灼热、疼痛而皮色不变，结块边界清楚，具有明显的风温外感症状。瘿痈临床特点为结喉处结块、肿胀疼痛，伴有发热，起病急骤。锁喉痈急性发病，颈部红肿绕喉，甚则呼吸困难，汤水难下，全身症状较危重。

119．【答案】A

【解析】根据患者表现，辨证为肉瘿气滞痰凝证，治法为理气解郁，化痰软坚。

120．【答案】C

【解析】治疗肉瘿之气滞痰凝证，首选逍遥散合海藻玉壶汤加减。

121．【答案】B

【解析】瘾疹的临床特点是皮肤上出现风团，色红或白，形态各异，发无定处，骤起骤退，退后不留痕迹，自觉瘙痒，根据患者的临床表现可考虑为瘾疹。

122．【答案】A

【解析】根据患者的临床表现可辨证为风寒束表证，故治宜疏风散寒、解表止痒，选用桂麻各半汤。

123．【答案】E

【解析】同第122题【解析】。

124．【答案】B

【解析】西医治疗可选用1～2种抗组胺药物，严重者可短期应用类固醇皮质激素。医海老师提示详见《中医外科学》瘾疹篇辨证论治。

125．【答案】B

【解析】根据患者的发病年龄、临床表现、组织学检查、X线检查结果均可考虑为乳腺癌。乳腺癌好发于40～60岁女性，早期可见乳内单发无痛性小肿块，质硬，不易推动，乳内肿块增长速度较快，固定不移，表面皮肤出现"酒窝征"或橘皮样改变，或溃烂流恶臭血水，疮形凹似弹坑或凸似菜花。本病最常见的转移途径是淋巴转移，癌细胞经胸大肌外侧缘淋巴管侵入同侧腋窝淋巴结。

126．【答案】D

【解析】同第125题【解析】。

127．【答案】A

【解析】同第125题【解析】。

128．【答案】B

【解析】正确而及时的伤口处理是预防破伤风的最有效手段。创伤、污染严重的伤口必须彻底清创，可用3%过氧化氢溶液及甲硝唑溶液反复冲洗，清除一切坏死和无活力的组织，摘除异物，敞开伤口。小而深的伤口，应给予充分扩创、引流。

129．【答案】A

【解析】人工被动免疫适用于伤前未接受主动免疫注射而有下列情况之一者：①污染明显的伤口；②严重的开放性损伤；③受伤后伤口未经及时清创，或处理不恰当者，伤后应尽早注射TAT 1500～3000IU。TAT是马血清制剂，易发生过敏反应，注射前必须常规做过敏试验，若阳性，应用脱敏疗法进行注射。

130．【答案】A

【解析】TAT注射后，血液中抗体滴度可迅速增高，但仅能维持10日左右。由于破伤风潜伏期长，因此对深部创伤、污染严重者可在1周后重复注射1次。

131．【答案】C

【解析】根据患者阴部瘙痒、灼热、疼痛兼带下量多、臭秽及检查等可考虑为阴痒；患者因肝郁化热，脾虚湿盛，以致湿热互结，流注下焦所致以上诸症，故辨证为湿热下注证。故宜选龙胆泻肝汤泻肝清热，除湿止痒。

132．【答案】B

【解析】同第131题【解析】。

133．【答案】B

【解析】同第131题【解析】。

A4型

答题说明：共用题干题单选题，每一道考题是以一个小案例出现的，其下面都有A、B、C、D、E五个备选答案。请从中选择一个最佳答案。（不能退回上一题，只能往下做题）

134．【答案】A

【解析】产后营阴耗损，虚热内生，迫血妄行，故恶露过期不止，量较多；阴虚热灼，则血色鲜红，质稠黏、口燥咽干。舌红，苔少，脉细数无力，为阴虚内热之征，辨为阴虚血热证，治法：养阴清热，凉血止血。

135．【答案】C

【解析】产后恶露不绝此型代表方为保阴煎。

136．【答案】E

【解析】细菌性阴道病多见分泌物增多，色

白，均质，腥臭味，阴道黏膜正常，阴道 pH4.5，胺试验阳性，显微镜下可见线索细胞。根据患者的临床症状及检查，故可诊断为细菌性阴道病，治疗本病应选用抗厌氧菌药物，首选甲硝唑。

137.【答案】C

【解析】同第136题【解析】。

138.【答案】C

【解析】肺炎喘嗽的病因包括外因和内因两方面。外因责之于感受风邪，或由其他疾病传变而来；内因责之于小儿形气未充，肺脏娇嫩，卫外不固。病位在肺，常累及于脾，重者可内窜心肝。

139.【答案】A

【解析】小儿肺脏娇嫩，久热久咳，耗伤肺阴，则见干咳，舌红乏津。余邪留恋不去，则致面色潮红，口唇樱红，潮热有汗，舌红而干，舌苔光剥，脉象细数。辨为阴虚肺热。

140.【答案】D

【解析】肺炎喘嗽此型代表方为沙参麦冬汤。

141.【答案】D

【解析】根据该患者可见麻疹黏膜斑，伴发热、咳嗽、鼻塞流涕、泪水汪汪等表现，以及实验室检查可初步诊断为麻疹，为明确诊断，需做病毒抗原检测，明确病原为麻疹病毒。

142.【答案】D

【解析】同第141题【解析】。

143.【答案】A

【解析】麻疹临床分期分为三期：初热期为第2~4天，以口腔内见麻疹黏膜斑为主，见形期为3~5天，以耳后发际等见红色斑丘疹为主；收没期为3~5天，以皮疹渐退，皮肤留下糠麸样脱屑和棕色色素沉着斑。

144.【答案】A

【解析】中枢性面瘫，颜面上部的肌肉并不出现瘫痪，因此闭眼、扬眉、皱眉均正常。中枢性面神经麻痹时，面下部肌肉出现瘫痪，即颊肌、口开大肌、口轮匝肌等麻痹，于静止位时该侧鼻唇沟变浅，口角下垂，示齿动作时口角歪向健侧。患者双眼闭合有力，示齿口角左偏，故诊断为中枢性面瘫。

145.【答案】D

【解析】中枢性面瘫患者，颜面上部的肌肉并不出现瘫痪，因此闭眼、扬眉、皱眉均正常。面额纹与对侧深度相等，眉毛高度与睑裂大小均与对侧无异。中枢性面瘫患者的面下部肌肉出现瘫痪，即颊肌、口开大肌、口轮匝肌等麻痹，故患者于静止位时该侧鼻唇沟变浅，口角下垂，示齿动作时口角歪向健侧。周围性面瘫又称 Bell 麻痹或面神经炎，为面神经管内面神经的非特异性炎症引起的周围性面肌瘫痪。一般症状是口眼歪斜，无法完成抬眉、闭眼、鼓嘴等动作。区别在于颜面上部。

146.【答案】B

【解析】根据面神经的颞骨内分支功能特点，帮助确定神经损害的解剖位置。面神经在颞骨内诸分支有岩大浅神经、镫骨肌神经和鼓索神经。分别对应流泪实验、声反射检查、电味觉计检查。Hunt 综合征是由水痘-带状疱疹病毒感染所致的疾病，是因面神经膝状神经节疱疹病毒感染所引起的一组特殊症状，主要表现为一侧耳部剧痛、耳部疱疹、同侧周围性面瘫，伴有听力和平衡障碍，故又称为带状疱疹膝状神经节综合征。综上所述，仅 B 选项描述正确。

147.【答案】C

【解析】患者恶寒重，发热轻，无汗，鼻塞流涕，喷嚏不断，咳嗽痰白，可辨为风寒感冒，取穴以手太阴经、手阳明经、督脉为主。

148.【答案】B

【解析】感冒治疗的主穴取列缺、合谷、风池、外关、大椎。

149.【答案】E

【解析】患者辨为风寒感冒，配穴取风门、肺俞。

150.【答案】C

【解析】患者恣食生冷，月经延后10余天，连续3个周期，诊断为月经后期。寒凝血脉瘀阻，则月经量少，色暗有块，小腹冷痛拒按，得热痛减，畏寒肢冷，面色青白；舌暗，苔白，脉沉紧为寒凝之象，故辨证为寒凝证。

151.【答案】B

【解析】月经后期的治法为益气和血、调畅冲任，以任脉、足太阴经穴为主。主穴为气海、三阴交、归来。A 项为月经先期的主穴，C 项为月经先后无定期的主穴，D 项为痛经实证的主穴，E 项为绝经前后诸证的主穴。

152.【答案】D

【解析】月经后期实寒证配天枢、神阙、子宫，虚寒证配命门、关元。

153.【答案】D

【解析】耳前三穴指耳屏前三个穴，从下至上分别是听会（耳屏间切迹与下颌骨髁突之间的凹陷）、听宫（耳屏正中与下颌骨髁突之间的凹陷中）、耳门（耳屏上切迹与下颌骨髁状突之间的凹陷中）。

154.【答案】E

【解析】耳前三穴从上至下三穴分别属于三焦经、小肠经、胆经，故选 E。

155.【答案】B

【解析】该患者经椎间孔挤压试验和臂丛神经牵拉试验结果为阴性，颈部肌肉痉挛疼痛，广泛压痛，可初步考虑为颈椎病；颈椎 X 线可明确诊断，可见颈椎生理曲度变直、反弓或成角，有轻度的骨质增生，推拿时应注意轻巧适度，切忌暴力以免发生意外。

156.【答案】A

【解析】同第 155 题【解析】。

157.【答案】A

【解析】同第 155 题【解析】。

158.【答案】E

【解析】该患儿因饮食不节，以致肠胃积热耗伤津液，腑气不通，大肠传导失司所致实秘，故治宜顺气行滞，清热通便；处方：清大肠以荡涤肠腑邪热积滞，运内八卦以疏肝理气、顺气行滞，退六腑以通便清热。

159.【答案】D

【解析】同第 158 题【解析】。

160.【答案】A

【解析】右手桡侧三个半手指麻木刺痛伴腕及前臂疼痛就诊，查体时见右侧 Tinel 氏征（+）、屈腕试验（+）以上几项符合腕管综合征诊断：手腕桡侧三个半手指（拇、食、中指及无名指桡侧半指）感觉麻木、刺痛，腕管叩击试验阳性，屈腕试验阳性。

161.【答案】C

【解析】旋前圆肌综合征以前臂或肘部掌侧不明原因的疼痛，拇长屈肌和拇短展肌无力为特征。肌电图检查可明确神经损伤定位。

162.【答案】A

【解析】在测量肩关节活动度时，在矢状面上，量角器轴心位于关节侧方肩峰下方，①肩关节屈 $0°\sim180°$ 体位：坐或仰卧位。轴心：肩峰。固定臂：体侧中线。②肩关节后伸 $0°\sim60°$ 轴心：肩峰。固定臂：体侧中线。

163.【答案】B

【解析】见上题，固定臂为体侧中线，即腋中线，故选 B。

164.【答案】E

【解析】面色苍白，头晕目眩，少气懒言，神疲乏力，不怕冷，甚则晕厥，舌淡脉弱属脾胃气虚之象。

165.【答案】E

【解析】后溪是八脉交会穴，通督脉，且为经验效穴，故选之。

166.【答案】A

【解析】风池位于枕骨之下，胸锁乳突肌上端与斜方肌上端之间的凹陷中，颈椎旁，故选之。

167.【答案】A

【解析】桡骨远端骨折可分为伸直型、屈曲型、背侧缘型、掌侧缘型。掌侧缘型常伴腕关节向掌侧脱位或半脱位；背侧缘型常伴腕关节向背侧脱位或半脱位。伸直型又称 Colles 骨折，多为腕关节背伸位，手掌先着地所致，骨折远端向桡侧移位，可见枪刺样畸形，骨折远端向背侧移位可见餐叉样畸形。屈曲型又称 Smith 骨折，多为手背着地，腕关节急剧掌屈所致，骨折远端向掌侧及桡侧移位。

168.【答案】B

【解析】同第 167 题【解析】。

169.【答案】A

【解析】根据患者临床表现及体征可初步诊断为肋骨骨折，胸部正侧位 X 线片可显示骨折部位。

170.【答案】C

【解析】同第 169 题【解析】。

171.【答案】A

【解析】胶布固定法：坐位，在局部皮肤上涂复方苯甲酸酊，呼气时使胸围缩至最小，然后屏气，用 $7\sim10cm$ 的长胶布，自健侧肩胛中线绕过骨折处紧贴到健侧锁骨中线，第 2 条盖在第 1 条的上缘，互相重叠 1/2，由后向前，由上至下地进行固定，时间为 $3\sim4$ 周。

172.【答案】D

【解析】患者有长期弯腰劳动工作史，在搬运货物时突发腰部疼痛（腰椎间盘突出症的首发症状），并伴有右小腿后外侧放射痛（坐骨神经痛的表现），无大小便失禁（未压迫马尾神经），所以根据患者症状，首先应考虑的诊断是腰椎间盘突出症。

173.【答案】D

【解析】腰椎间盘突出 L_5 神经根受累者，小腿外侧和足背痛、触觉减退，足踇趾背伸肌力下降。L_2 损伤的压痛部位应该在 L_1、L_2 棘突，表现为大腿前中部感觉减退，屈髋肌肌力下降；L_3 损伤的压痛部位应该在 L_2、L_3 棘突，表现为内踝感觉减退，膝伸肌肌力下降，膝反射减弱；L_4 损伤的压痛部位应该在 L_3、L_4 棘突，表现为内踝感觉减退，足背伸肌力下降；S_1 的压痛部位应该在 L_5、S_1 棘突表现为外踝附近及足外侧痛、触觉减退，足跖屈肌力减弱，跟腱反射减弱。

174.【答案】D

【解析】MRI 可以全面观察各椎间盘退变的情况，也可以了解髓核突出的程度和位置，并鉴别是否存在椎管内其他占位性病变。腰椎 X 线检查对确定椎间隙有一定帮助，但由于观察不到椎管内的情况，所以对鉴别腰椎间盘突出症和其他疾病的用处不大。腰椎管造影属于有创检查，操作难度大且并发症多，所以临床上不常用。肌电图对于判断腰椎间盘突出症压迫的神经根诊断有帮助，对于鉴别其他疾病的用处不大。核素扫描一般不用于鉴别腰椎间盘突出症。

175.【答案】D

【解析】该患者尚无手术指征，且属于初次

发病，病程较短，最合理的治疗方案应该是正规保守治疗1个疗程，如症状无明显缓解，再手术行腰椎间盘切除术。

176.【答案】C

【解析】肱骨髁上骨折是指发生于肱骨内外髁上方2～3cm处的骨折，故排除A、B选项。该患者肘部呈靴化畸形及肘后三角关系正常，骨折远端向上移位，骨折线从前下斜向后上方，故可诊断为伸直型肱骨髁上骨折。

177.【答案】B

【解析】本病若整复不良或尺侧骨皮质遭受挤压，易产生塌陷嵌插而致肘内翻畸形。肱骨外髁骨折多见于肘外翻畸形。

178.【答案】D

【解析】耳脓多而黄稠或带红色，症状典型，鼓膜红赤可支持诊断，故辨为脓耳。旋耳疮是指发生于耳根部的湿疮类疾病；发生于耳前或耳后的瘘管，称为耳瘘；耳疖是以耳窍疼痛较剧，耳郭拒按，耳道红肿为主要表现的疮疡类疾病。

179.【答案】C

【解析】全身发热，口苦咽干，小便黄赤，大便秘结，舌红，苔黄腻，脉弦数有力为肝胆湿热之象，故辨为肝胆湿热证。

180.【答案】E

【解析】肝胆湿热型脓耳，治法清肝泄热、祛湿排脓，方药：龙胆泻肝汤加减。

181.【答案】A

【解析】同第180题【解析】。

182.【答案】B

【解析】脓耳肝胆湿热证，若患者火热炽盛，流脓不畅，重在清热解毒、消肿排脓，可选用仙方活命饮加减。

183.【答案】B

【解析】双侧交替性鼻塞半年余，以鼻塞为主症，故辨为鼻窒。

184.【答案】D

【解析】本病病因病机为肺气虚弱，邪滞鼻窍。肺卫不足，或久病体弱，肺气耗伤，肺失清肃，邪毒留滞鼻窍。或饮食劳倦，病久失养，损伤脾胃，水湿失运，浊邪滞留鼻窍而为病。

185.【答案】B

【解析】该患者症见咽部异物阻塞感，吞之不下，吐之不出，与情志因素有关，检查咽喉及食管无明显异常，符合梅核气的诊断要点，故可诊断为梅核气。

186.【答案】D

【解析】患者因情志所伤，肝失条达，肝气郁结，气机阻滞，咽喉气机不利而发病，辨证属肝郁气滞，故治宜选用逍遥散疏肝理气、散结解郁。

187.【答案】B

【解析】同第186题【解析】。

188.【答案】A

【解析】根据患者表现诊断为天行赤眼之热毒炽盛证。天行赤眼症见自觉目痛羞明，碜涩灼热，泪多眵稀；可有头痛发热、四肢酸痛等症；眼部检查：病初起胞睑红肿，白睛红赤，甚至红赤壅肿，睑内粟粒丛生，或有伪膜形成；继之白睛溢血呈点片状或弥漫状，黑睛生星翳，耳前或颌下可扪及肿核。酸碱伤目有酸碱化学物质入目病史，患眼灼热刺痛，畏光流泪，视力下降，查见白睛红赤或混赤、黑睛浑浊或坏死，伴黄液上冲。粟疮常见于学龄儿童及青少年，双眼患病。眼部无明显不适，或感痒涩不适，刺痛流泪；下睑内有形如粟米、色黄而软、排列整齐、大小均匀、境界清楚、半透明状颗粒，或伴睑内红赤；愈后睑内无瘢痕形成。火疳症见白睛里层起结节，呈小圆形隆起，或融合成环，色紫红，推之不动，压痛拒按。患眼疼痛、畏光、流泪。暴风客热起病急，双眼同时或先后发病；患眼碜涩痒痛，灼热流泪，眵多黏稠，白睛及睑内面红赤。

189.【答案】B

【解析】天行赤眼之热毒炽盛证的治法为泻火解毒。疏风清热，兼以解毒为天行赤眼疠气犯目证的治法。清热疏风为暴风客热之热重于风证的治法。泻火解毒，凉血散结为火疳之火毒蕴结证的治法。清热解毒，凉血散瘀为酸碱伤目之热毒炽盛证的治法。故本题选B。

190.【答案】B

【解析】治疗天行赤眼之热毒炽盛证，首选泻肺饮加减。还阴救苦汤主治火疳之火毒蕴结证。黄连解毒汤主治酸碱伤目之热毒炽盛证。驱风散热饮子主治天行赤眼之疠气犯目证。甘露消毒丹主治粟疮之湿热阻滞证。故本题选B。

191.【答案】E

【解析】进针方式有单手和双手法，双手法包括指切进针法、夹持进针法、舒张进针法、提捏进针法，故选E。

192.【答案】C

【解析】舒张进针法主要用于皮肤松弛部位的腧穴。肥胖者腹部皮肤较松弛，故选C。

193.【答案】A

【解析】太渊位于桡骨茎突与舟状骨之间，拇长展肌腱尺侧凹陷中，是桡动脉搏动处，应该用指切进针法，又称爪切进针法。操作方法：用押手拇指或示指的指甲切按腧穴皮肤，刺手持针，针尖紧靠押手指甲缘，将针迅速刺入。此法适宜于短针的进针，亦可用于腧穴局部紧邻重要的组织器官者。

C型题

答案说明： 案例分析题，题干以案例形式出现，其下面都有A、B、C、D、E、F、G等备选答案，其中有一个或多个答案，选对得分，选错扣分，按权重系数给分，直至本题扣至0分。（不能退回上一题，只能往下做题）

194．【答案】A

【解析】哮病是宿痰伏肺，由外感、饮食、情志、劳倦等诱因触发引起痰气交阻，肺失宣降而形成的一种发作性的痰鸣气喘疾患。该患者因"呼吸急促，喉中哮鸣有声1周"来诊，故选A。

195．【答案】AC

【解析】寒哮病治法是宣肺散寒，化痰平喘。

196．【答案】B

【解析】同第194题【解析】。

197．【答案】AD

【解析】寒哮病主方是射干麻黄汤、小青龙汤。

198．【答案】ACEG

【解析】射干麻黄汤组成：射干、麻黄、生姜、细辛、紫菀、款冬花、大枣、半夏、五味子。故选ACEG。

199．【答案】D

【解析】朱丹溪在《丹溪心法》一书中，将哮病作为专篇论述。提出"未发以扶正为主，既发以攻为急"的原则。

200．【答案】CE

【解析】白芥子温肺利气涤痰，皂荚祛痰、开窍散风，患者症见哮喘持续难平，痰稠胶粘难出，故选CE。

201．【答案】F

【解析】哮病肺虚证的证候特点：喘促气短，语声低微，面色白，自汗畏风；咳痰清稀色白，多因气候变化而诱发，发前喷嚏频作，鼻塞流清涕；舌淡苔白，脉细弱或虚大。治法：补肺益气。代表方：玉屏风散。

202．【答案】D

【解析】胃痛主要由外感、饮食、情志等因素引起的胃气阻滞不通，以心窝部以下、脐以上的胃脘部疼痛为主症，或伴有脘胀、纳呆、泛酸、嘈杂、恶心呕吐等症的一种病证。该患者出现上腹部疼痛，呈烧灼感，伴口苦，可辨为脾胃虚寒型胃痛，故选D。

203．【答案】E

【解析】脾胃虚寒型胃痛治法：温中健脾，和胃止痛。

204．【答案】EHI

【解析】脾胃虚寒型胃痛证候特点：胃痛隐隐，喜温喜按，空腹痛甚，得食则减，泛吐清水，体倦乏力，手足欠温，大便溏薄，舌淡，或边有齿印，苔白，脉虚弱。

205．【答案】C

【解析】脾胃虚寒型胃痛的主方：黄芪建中汤加减。

206．【答案】AD

【解析】吴茱萸有散寒止痛、降逆止呕、助阳止泻的功效，肉豆蔻有涩肠止泻、温中行气的功效，故选之。

207．【答案】AB

【解析】附子理中丸用于脾胃虚寒，脘腹冷痛，手足不温。香砂六君子丸用于脾虚气滞，消化不良，脘腹胀满。该患者近1月来疼痛隐隐而频繁，受寒及进食寒凉食物后明显，伴胃脘部喜温喜按，反酸，纳差，偶有恶心，大便时溏。

208．【答案】ABD

【解析】胃痛的治疗要点：气机不畅是胃痛最根本的病机，"通则不痛"，因此理气和胃止痛为治疗胃痛的基本法则。脾与胃相为表里，在生理功能上相辅相成。正如《医经余论》所云："脾以健而运，胃以通为补。健脾宜升，通胃宜降。"故选ABD。

209．【答案】ABCDF

【解析】胃痛的预防与调护：平时要注意生活调摄，尤其是饮食和精神方面的调摄。做到饮食有时，勿饥饱无常，忌贪食生冷，少食辛辣煎炸之品，戒除烟酒嗜好。

210．【答案】C

【解析】以婴儿出生后皮肤、面目出现黄疸为主要特征，可辨为胎黄，即新生儿黄疸。

211．【答案】A

【解析】皮肤发黄，颜色鲜明如橘皮，烦躁不安，哭声响亮，小便色黄，属常证之湿热郁蒸。

212．【答案】AF

【解析】本证起病急，为阳黄证。湿热蕴结脾胃，肝胆疏泄失常，胆汁外溢，则面目皮肤发黄，色泽鲜明如橘；热扰心神则哭声响亮；邪困脾胃，升降失常，故不欲吮乳；湿热蕴结，津液不布，则口渴唇干，舌红苔黄腻均为湿热之象。故选AF。

213．【答案】BF

【解析】胎黄湿热郁蒸证的治法：清热利湿退黄。

214．【答案】A

【解析】胎黄湿热郁蒸证的主方：茵陈蒿汤（《伤寒论》）加减。

215.【答案】ABEF

【解析】胎黄湿热郁蒸证治疗的常用药：茵陈、栀子、大黄、泽泻、车前子、黄芩、金钱草。加减：热重者，加虎杖、龙胆；湿重者，加猪苓、茯苓、滑石；呕吐者，加姜半夏、竹茹；腹胀者，加厚朴、枳实。故选ABEF。

模拟试题二

A1型

答题说明：单选题，每一道考题下面有A、B、C、D、E五个备选答案。请从中选择一个最佳答案。（这部分的题目能退回上一题和修改答案，当跳至第二部分题目后不能再返回到第一部分，考试时电脑会弹出对话框提醒）

1.【答案】C

【解析】根据《中华人民共和国医师法》第四章第三十一条，受县级以上人民政府卫生行政部门委托的机构或者组织应当按照医师执业标准，对医师的业务水平、工作成绩和职业道德状况进行定期考核。对医师的考核结果，考核机构应当报告准予注册的卫生行政部门备案。

2.【答案】B

【解析】根据《中华人民共和国医师法》第二十六条，医师应当如实向患者或者其家属介绍病情，但应注意避免对患者产生不利后果。医师进行实验性临床医疗应当经医院批准并征得患者本人或者其家属同意。这属于医务人员应当履行的一些告知义务。

3.【答案】B

【解析】医疗机构的药剂人员调配处方，必须经过核对，对处方所列药品不得擅自更改或代用。对有配伍禁忌或者超剂量的处方，应当拒绝调配；必要时，经处方医师更正或者重新签字方可调配。

4.【答案】D

【解析】全国人民代表大会及其常务委员会是我国的立法机关，具有最高的立法权。卫生法律作为国家法律体系的一部分，如《中华人民共和国基本医疗卫生与健康促进法》等重要的卫生法律都是由全国人民代表大会及其常务委员会制定和颁布的。

5.【答案】E

【解析】乙类传染病中的传染性非典型肺炎、肺炭疽、人感染高致病性禽流感，需采取甲类传染病的预防控制措施。

6.【答案】C

【解析】甲类传染病有2种：鼠疫、霍乱。

A2型

答题说明：单选题，每一道考题下面有A、B、C、D、E五个备选答案。请从中选择一个最佳答案。（当从上一部分进入到这一部分后，就不能再返回到上一部分修改答案）

7.【答案】E

【解析】无论虚实，都可见痰多或痰少的症状，故E为错误选项。

8.【答案】D

【解析】此题考查的是哮病篇冷哮证的变证。患者症见四肢不温、疲惫无神、气短难续，脉沉弱，均为阳气衰微之相，诊断为气虚痰盛证，治法温阳补虚、降气化痰，方用苏子降气汤。

9.【答案】E

【解析】时行感冒并不是指某个季节更容易发生，而是指该季节之气当至不至或过度导致的一段时间内流行的疾病；简单概括就是，普通感冒是因为感受当令之气，病情较轻，而时行感冒是因为感受非时之邪，病情较重。

10.【答案】D

【解析】1周前咳吐大量脓血相兼腥臭痰，属于肺痈溃脓期；现身热渐退，咳嗽减轻，咯吐脓痰渐少，臭味亦淡，痰液转为清稀，气短自汗，心烦，口燥咽干，面色少华，形体消瘦，精神萎靡，舌质红，苔薄，脉细数无力，当属肺痈恢复期。证机概要为邪毒渐去，肺体损伤，阴伤气耗，或为正虚邪恋。治以清养补肺为法。方可选沙参清肺汤或桔梗杏仁煎加减。

11.【答案】E

【解析】痰饮的治疗首先要判断病证的虚实、

缓急，急则先治其痰，以化痰、祛痰为主，缓则求其本，治在肺、脾、肾。而后依据痰饮的证型选择相应的治疗原则，如脾阳虚弱证应温脾化饮；饮留胃肠证应攻下逐饮；邪犯胸肺证应和解宣利，饮停胸胁证应泻肺祛饮故 E 错误；络气不和证应理气和络；阴虚内热证应滋阴清热；表寒里饮证需发表化饮；寒饮伏肺证需宣肺化饮；脾肾阳虚证应温脾补肾，以化水饮。

12．【答案】B

【解析】溃脓期是病情顺与逆的转折点：①顺证：溃后声音清朗，脓血稀而渐少，腥臭味转淡，饮食知味，胸胁稍痛，身体不热，坐卧如常，脉象缓滑。②逆证：溃后口哑无力，脓血如败卤，腥臭异常，气喘，鼻煽，胸痛，坐卧不安，饮食少进，身热不退，颧红，爪甲青紫带弯，脉短涩或弦急，为肺叶腐败之恶候。

13．【答案】B

【解析】本方由丹参、檀香、砂仁三味药物组成，主效行气活血化瘀，虽功效专注，但用药简单，更适合血瘀轻型，若是重症需与其他药物配伍才能达到疗效。

14．【答案】B

【解析】患者 1 年来大便时溏时泻，病属泄泻范畴，大便时溏时泻，迁延反复，稍进油腻食物，则腹泻，面色萎黄，纳差，食后脘闷不舒，神疲倦怠，舌质淡，苔白，脉细弱。辨证属久泻脾胃虚弱证，治法：健脾益气，化湿止泻。代表方：参苓白术散加减。

15．【答案】E

【解析】痞满的基本病机是中焦气机不利，脾胃升降失宜。所以，治疗总以调理脾胃升降、行气除痞消满为基本法则。

16．【答案】B

【解析】积证治疗宜分初、中、末三个阶段：积证初期属邪实，应予消散；中期邪实正虚，予消补兼施；后期以正虚为主，应予养正除积。故选 B。

17．【答案】B

【解析】该患者头颅 CT 表现为紧贴颅骨内板下的梭形高密度影，范围较小，不跨越颅缝，为硬膜外血肿的影像学特点，结合头部撞伤病史，考虑为右侧硬膜外出血。

18．【答案】D

【解析】发汗、利尿、泻下逐水为治疗水肿的三条基本原则。阳水以祛邪为主，应予发汗、利水或攻逐，同时配合清热解毒、理气化湿等法；阴水当以扶正为主，健脾温肾，同时配以利水、养阴、活血、祛瘀等法。

19．【答案】B

【解析】痫病临床特征：①典型发作时突然昏倒，不省人事，两目上视，四肢抽搐，口吐涎沫，或有异常叫声等，或仅有突然呆木，两眼瞪视，呼之不应，或头部下垂，肢软无力，面色苍白等。局限性发作可见多种形式，如口、眼、手等局部抽搐而无突然昏倒，或凝视，或语言障碍，或无意识动作等。多数在数秒至数分钟即止。发作突然，醒后如常人，醒后对发作时情况不知，反复发作。②发作前可有眩晕、胸闷等先兆症状。③任何年龄、性别均可发病，但多在儿童期、青春期或青年期发病，可有家族史，每因惊恐、劳累、情志过极等诱发。

20．【答案】B

【解析】痫之为病，病理因素总以痰为主，每由风、火触动，痰瘀内阻，蒙蔽清窍而发病。以心脑神机失用为本，风、火、痰、瘀致病为标。其中痰浊内阻，脏气不平，阴阳偏胜，神机受累，元神失控是病机的关键所在。

21．【答案】E

【解析】痫病与痉证两者都具有四肢抽搐等症状，但痫病仅见于发作之时，兼有口吐涎沫，病作怪叫，醒后如常人。而痉证多见持续发作，伴有角弓反张、身体强直，经治疗恢复后，或仍有原发疾病的存在。

22．【答案】B

【解析】根据《金匮要略》原文，"胸痹之病，喘息咳唾，胸背痛，短气，寸口脉沉而迟，关上小紧数，瓜蒌薤白白酒汤主之"。"胸痹不得卧，心痛彻背者，瓜蒌薤白半夏汤主之"。

23．【答案】D

【解析】心电图：肺性 P 波，右室大，ST-T 段改变，血气分析：pH：7.36，PO_2：58mmHg，PCO_2：45mmHg，SpO_2：94%（吸氧 3L），明显为肺源性心脏病；患者血气分析为：pH：7.36，PO_2：58mmHg，PCO_2：45mmHg，SpO_2：94%（吸氧 3L），故诊断为Ⅰ型呼吸衰竭，而不是Ⅱ型呼吸衰竭。

24．【答案】E

【解析】肺性脑病是慢性肺源性心脏病的合并症之一，是由于Ⅱ型呼吸衰竭的患者长期缺氧、二氧化碳蓄积而引起精神障碍等神经症状的一种综合征。临床主要表现为神志淡漠、肌肉震颤、间歇抽搐、昏睡等。

25．【答案】D

【解析】肋间神经痛，疼痛多为刺痛或灼痛，多为持续性而非发作性，排除 A。心肌梗死患者疼痛不能自行缓解，排除 B。急性左心衰患者以肺淤血、咳吐粉红色泡沫样痰为其临床表现，排除 C。急性肺梗死患者常见临床表现为呼吸困难、咯血等，排除 E。

26．【答案】E

【解析】特发性血小板减少性紫癜是小儿最常见的出血性疾病，其特点是自发性出血，血小板减少，出血时间延长和血块收缩不良，骨髓中巨核细胞的发育受到抑制。故本题选择 E。A 特点是由造血干细胞恶性变而形成的一个原始细胞克隆取代了正常骨髓。B 再障系多种病因引起的造血障碍，导致红骨髓总容量减少，代以脂肪髓，造血衰竭，以全血细胞减少为主要表现的一组综合征。C 临床表现为脾大、一种或多种血细胞减少，而骨髓造血细胞相应增生，可经脾切除而缓解。

27.【答案】C

【解析】急性痛风性关节炎多在午夜或清晨突然起病，单侧第一跖趾关节最常见（而非第一掌指关节），其余依次为踝、膝、腕、手指、肘关节。秋水仙碱治疗后，关节症状可以迅速缓解。初次发作常呈自限性，数日内可缓解。在偏光显微镜下，关节滑液内发现呈双折光的针形尿酸盐结晶是确诊本病的最确切依据。常伴高尿酸血症，但部分患者急性发作时血尿酸水平正常。

28.【答案】B

【解析】患者为中年男性，查体：肝未触及，脾侧位肋下 1.5cm，考虑患者有肝硬化可能，晚饭后感腹胀，2 小时后呕血 200～400mL，排柏油便 3 次，血压 80/50mmHg，心率 128 次/分，说明患者有消化道出血且出血量大，已出现出血性休克，最可能的诊断为肝硬化合并食管胃底静脉曲张破裂出血。

29.【答案】A

【解析】过量使用阿托品类药物可引起阿托品中毒，主要临床表现有：①口干、咽干、皮肤干燥、体温升高等，由腺体分泌减少所致；②心率加快；③瞳孔扩大，视力模糊，看近物不清；④腹胀、便秘，老年人可有排尿困难；⑤颜面、皮肤潮红，由血管扩张所致，严重中毒可因外周血管舒张、血管运动中枢麻痹而出现血压下降乃至休克；⑥烦躁、多语、幻觉、谵妄、惊厥等中枢兴奋症状；⑦昏迷、呼吸抑制等危重征象，最终因呼吸衰竭死亡。

30.【答案】C

【解析】余毒流注因患疔疮、疖、痈失治误治，或温热病失于诊治，火热之毒流注入于血分，稽留于肌肉之中而发。

31.【答案】B

【解析】丹毒，由于素体血分有热，外受火毒，热毒蕴结，郁阻肌肤而发；或由于皮肤、黏膜破伤（如鼻腔黏膜、耳道皮肤或头皮破伤，皮肤擦伤，脚湿气糜烂，毒虫咬伤，臁疮等），毒邪乘隙侵入而成。凡发于头面部者，夹有风热；发于胸腹腰胯部者，夹有肝火；发于下肢者，夹有湿热；发于新生儿者，多由胎热火毒所致。

32.【答案】E

【解析】走黄与内陷是疮疡阳证在病变发展过程中，因火毒炽盛，或正气不足，导致毒邪走散，内传脏腑而引起的危险性病证。

33.【答案】A

【解析】乳癖是乳腺组织的既非炎症也非肿瘤的良性增生性疾病。患者有月经失调病史，平素体弱，神疲倦怠，短气乏力，腰膝酸软，畏寒肢冷，辨证为冲任失调。

34.【答案】B

【解析】乳癖是乳腺组织的既非炎症也非肿瘤的良性增生性疾病。其临床特点是单侧或双侧乳房疼痛并出现肿块，乳痛和肿块与月经周期及情志变化密切相关。乳房肿块大小不等，形态不一，边界不清，质地不硬，活动度好。本病好发于 25～45 岁的中青年女性，其发病率约占乳房疾病的 75%，是临床上最常见的乳房疾病。

35.【答案】B

【解析】肉瘤常见于成年人，好发于肩、颈、背、肩胛间、臀部、前臂等处。肿块多为单个，少数患者为多发，大小不一，呈扁平团块状，或分叶状，瘤体质地柔软似棉，外观肿形似馒，用力可以压扁，推之可以移动，与皮肤无粘连，瘤体表面皮肤如常，亦无疼痛。生长缓慢，长到一定程度后可自行停止生长而固定不变。另有一种多发性肉瘤，常发生于四肢、胸或腹部皮下，呈多个圆形或卵圆形结节，质地较一般肉瘤略硬，压之有轻度疼痛。

36.【答案】A

【解析】癣是发生在表皮、毛发、指甲的浅部真菌性皮肤病，具有传染性、长期性、广泛性的特征，是皮肤病防治的重点。

37.【答案】E

【解析】结节性红斑多为素体血分有热外感湿邪，湿与热结，湿热下注，气滞血瘀，阻塞经络而发，中医称"瓜藤缠"湿热瘀阻型，治法：清热利湿，活血化瘀。

38.【答案】E

【解析】本例为老年女性，有冠心病病史，本次有胸痛症状，心电图可见 $V_1 \sim V_4$ 导联 QRS 波群呈 QS 型，ST 段明显抬高，T 波倒置，故选 E。

39.【答案】D

【解析】精癃是指精室肥大所引起的一种常见的老年男性泌尿生殖系疾病。其特点是排尿困难和尿潴留。本病相当于西医学的前列腺肥大，又称前列腺良性增生症。常见病因为年老肾气渐衰，中气虚弱，痰瘀互结水道，三焦气化失司。肺主治节，为水之上源，通调水道，下输膀胱，肺气失宣不能输布，影响水道通调，以致尿闭或尿出不畅。

40.【答案】D

【解析】脱疽寒湿阻络，症见患趾（指）喜暖怕冷，麻木，酸胀疼痛，多走疼痛加剧，稍歇痛减，皮肤苍白，触之发凉，趺阳脉搏动减弱；舌淡，苔白腻，脉沉细。治宜温阳散寒，活血通络。方药：阳和汤加减。

41.【答案】B

【解析】浅Ⅱ度烧伤（水疱性烧伤）：伤及表皮的生发层、真皮乳头层。局部红肿明显，有薄壁大水疱形成，内含淡黄色澄清液体，水疱皮如被剥脱，可见创面红润、潮湿，疼痛明显。如不发生感染，1～2周内愈合，一般不留瘢痕，多数有色素沉着。红肿、水疱是浅Ⅱ度指征。

42.【答案】B

【解析】脓性指头炎是指手指末节掌面皮下组织的急性化脓性感染，临床表现：初起指尖有针刺样疼痛，随炎症的发展，组织肿胀，小腔内压力增高，疼痛逐渐加剧，呈搏动性跳痛，手下垂时加重。故患者可诊断为脓性指头炎。

43.【答案】C

【解析】全身性外科感染时主要临床表现为：①骤起寒战，继以高热可达40～41℃，或低温，起病急，病情重，发展迅速；②头痛、头晕、恶心、呕吐、腹胀、面色苍白或潮红、出冷汗、神志淡漠或烦躁、谵妄和昏迷；③心率加快、脉搏细速，呼吸急促或困难；④可出现肝脾大，严重者出现黄疸或皮下出血、瘀斑等。

44.【答案】D

【解析】肛周脓肿是肛管直肠周围间隙发生急、慢性感染而形成的脓肿，表现为肛门周围皮肤发红、疼痛、肿胀、结块，伴有不同程度的全身症状，根据该患者的基本临床表现及实验室检查、肛门指诊表现均可诊断为本病。

45.【答案】B

【解析】瘀血内停，冲任阻滞，故经行涩少，色紫黑有血块，小腹刺痛拒按；血块下后瘀滞稍通，故使痛减；瘀血阻滞，气机不畅，故胸胁胀痛。舌紫暗，或有瘀斑紫点，脉涩有力，为血瘀之征。本题容易被C选项干扰。血寒证：经行量少，色暗红，小腹冷痛，得热痛减，畏寒肢冷，面色青白，舌暗，苔白，脉沉紧。注意两证舌脉的鉴别。

46.【答案】B

【解析】崩漏肾阳虚证的代表方为右归丸去肉桂，加补骨脂、淫羊藿。

47.【答案】E

【解析】根据主要证候的描述，该患者属于经断复来湿毒瘀结证，故其治法是利湿解毒，化瘀散结。

48.【答案】E

【解析】经间期出血脾气虚证，脾气虚弱，冲任不固，阳气不足，不能统摄气血，因而出血；脾虚化源不足，故经量少，色淡质稀；脾气虚弱，中阳不振，故神疲体倦，气短懒言；运化失职，则食少腹胀。舌淡，苔薄，脉缓弱，也为脾气虚之征。

49.【答案】C

【解析】患者因气血两虚，冲任不足，不能养胎载胎，故屡孕屡堕。气血不虚，不能上荣清窍荣养肌肤等，则见头晕眼花、神疲乏力等症，故治宜选用泰山磐石散益气养血固冲。

50.【答案】B

【解析】情志不舒，肝气郁结，气机不畅，乳络受阻，故乳汁少；乳汁壅滞，运行受阻，故乳房胀满而痛；肝经布胁肋，肝气郁结，疏泄不利，故胸胁胀满；苔薄黄，脉弦，均为肝郁气滞之征，治宜疏肝解郁，通络下乳。

51.【答案】B

【解析】肾阴不足，相火偏旺，损伤血络，复感湿热之邪，伤及任带二脉，故带下量多，色赤白相兼，质稠，阴部灼热感；阴虚内热，热扰心神，则五心烦热，失眠多梦；舌红，脉细数，均为阴虚之征。辨为肾阴虚。

52.【答案】B

【解析】卵巢良性肿瘤：病程长，逐渐增大，肿块多为单侧，活动，囊性，表面光滑，常无腹腔积液，一般情况良好；B超多为液性暗区，可有间隔光带，边缘清晰。卵巢恶性肿瘤：病程短，迅速增大，多为双侧，固定，实性和囊性，表面不平，结节状，常有腹腔积液，多血性，可查到癌细胞，恶病质；B超多见液性暗区内有杂乱光团、光点，肿块边界不清。

53.【答案】C

【解析】临床表现为长期食欲不振，稍进饮食则大便稀伴不消化之物，形体消瘦，面色少华，神疲，肢倦乏力，舌质淡，苔薄白，脉无缓力属厌食病中脾胃气虚证。治宜健脾益气、佐以助运，方用异功散。

54.【答案】C

【解析】过敏性紫癜皮损常呈对称分布，免疫性血小板减少症皮损多为不对称分布。

55.【答案】A

【解析】抽动障碍是起病于儿童或青少年时期的一种神经精神障碍性疾病，以不自主、反复突发、快速的、重复、无节律性的一个或多个部位运动抽动和发生抽动为主要特征。患儿因五志过极，肝气郁结，肝阳上亢，化火生风所致，不自主肌肉抽动，反复发作，可考虑为抽动障碍。

56.【答案】E

【解析】在感染性休克的治疗中，糖皮质激素可以稳定细胞及溶酶体膜，免受内毒素破坏，缓解全身炎症反应。应从大剂量开始，维持不宜超过48小时，否则有发生急性胃黏膜损害和免疫抑制等严重并发症的危险。大剂量糖皮质激素能增强心肌收缩力，增加心排量，对心脏发挥正性肌力作用。适当应用糖皮质激素可以抑制补体和激肽活化，减少抗原抗体复合物形成，从而减少合并症。

57.【答案】E

【解析】十二经脉交接规律：肺经与大肠经交接于食指端，大肠经与胃经交接于鼻旁，胃经与脾经交接于足大趾内端，脾经与心经交接于心中，心经与小肠经交接于手小指端，小肠经与膀胱经交接于目内眦，膀胱经与肾经交接于足小趾端，肾经与心包经交接于胸中，心包经与三焦经交接于无名指端，三焦经与胆经交接于目外眦，胆经与肝经交接于足大趾外端，肝经与肺经交接于肺内。

58.【答案】B

【解析】手少阴心经的腧穴包括：极泉、青灵、少海、灵道、通里、阴郄、神门、少府、少冲。小海属于手太阳小肠经的腧穴

59.【答案】C

【解析】水沟为督脉穴，位于人中沟的上1/3与中1/3交点处。主治：①昏迷、晕厥、中风、中暑、休克、呼吸衰竭等急危重症，为急救要穴。②癫症、癫狂痫、急慢惊风等神志病证。③鼻塞、鼻衄、面肿、口喎、齿痛、牙关紧闭等面鼻口部病证。④闪挫腰痛。

60.【答案】B

【解析】三角灸在下腹部，以患者两口角之间的长度为一边，作等边三角形，将顶角置于患者脐心，底边呈水平，两底角处取穴。主治疝气、腹痛。操作：艾炷灸5～7壮。

61.【答案】A

【解析】若经常性落枕，系颈椎病前期症状。

62.【答案】B

【解析】肾虚腰痛可分为肾阴虚和肾阳虚。肾阴虚证方用左归丸加减。肾阳虚证方用右归丸加减。如无明显阴阳偏盛者，可服用青娥丸，补肾治腰痛；故选B，房劳过度而致肾虚腰痛者，可用血肉有情之品调理，如河车大造丸、补髓丹等。四妙丸主治湿热腰痛；D选项为干扰项。

63.【答案】C

【解析】根据患者的症状体征，可选内关、水沟、气海、关元、神阙强刺激以醒神开窍。

64.【答案】E

【解析】该患者可辨证为风寒感冒，治疗以祛风解表为主，主穴可选列缺、合谷、大椎、风池、太阳，配穴选风门、肺俞；风热宜选曲池、外关。

65.【答案】C

【解析】患者可辨为饮食伤胃，主穴为胃的募穴及下合穴，配穴选取下脘、梁门。

66.【答案】A

【解析】患者因胃火炽盛而致牙痛，治宜祛风泻火、通络止痛，以手足阳明经穴为主。主穴：颊车、下关、合谷；胃火牙痛配内庭、二间。

67.【答案】B

【解析】行间乃肝经荥穴，治疗青光眼主取眼局部穴位及肝经经穴，"观其雀目肝气，晴明、行间而细推"属于本部和标部腧穴的配合应用，故选B。

68.【答案】E

【解析】肩关节外展至60°～120°范围内出现疼痛，此范围外的活动反而不痛，称"疼痛弧"，多见于冈上肌腱炎。

69.【答案】A

【解析】拍法的动作要领：应虚掌拍打患者体表，腕关节要自由摆动，且肘关节也要自由屈伸。动作要平稳，使整个掌、指周边同时接触体表，声音清脆而无疼痛；拍击力量不可偏移，以皮肤轻度充血发红为度。

70.【答案】C

【解析】韧带具有增加关节的稳固性和限制关节过度活动的作用，韧带断裂后会使关节过度活动即关节活动度增大，选C。其他选项均会造成关节活动度减小。

71.【答案】E

【解析】湿热敷疗法主要用于治疗慢性炎症，瘢痕增生，纤维粘连，肌肉痉挛，神经痛等。其他选项均可用于骨折治疗促进骨折愈合。

72.【答案】A

【解析】第1掌骨短而粗，掌骨骨折多发生于第1掌骨，多见于成年人。

73.【答案】C

【解析】根据患者表现诊断为左肩关节周围炎。肩关节周围炎多见于中老年人，女性多于男性，多数患者呈慢性发病，少数有外伤史；肩部肿胀不明显，早期外形无异常，后期可有患侧三角肌萎缩表现；早期肩关节外展、外旋活动开始受限，逐步发展成外展、外旋、后伸等各方向功能活动均受到严重限制；肩前、后、外侧均可有压痛，多在肩峰下滑囊、结节间沟、喙突、大结节等处。肩袖损伤患者肩部早期疼痛症状与肩关节周围炎相类似，肩部酸痛，夜间尤甚，疼痛逐渐加重，肩关节外展、外旋活动无力并受限，可逐步发展成肩关节活动广泛受限；肩关节外形无明显变化；急性发作期可扪及肩胛骨周围散在压痛点，可有部分放射痛存在，肩部无红、肿、热、痛表现。

74.【答案】A

【解析】钱币形红斑、边界清楚是圆癣的最典型特征。

75.【答案】E

【解析】根据患者表现诊断为内痔Ⅱ期。内

痔分期：①Ⅰ期内痔：便血，色鲜红，或无症状。肛门镜检查：齿状线上方黏膜隆起，表面色淡红。②Ⅱ期内痔：便血，色鲜红，伴有肿物脱出肛外，便后可自行复位。肛门镜检查：齿状线上方黏膜隆起，表面色暗红。③Ⅲ期内痔：排便或增加腹压时，肛内肿物脱出，不能自行复位，需休息后或手法复位，甚者可发生嵌顿，伴有剧烈疼痛，便血少见或无。肛门镜检查：齿状线上方有黏膜隆起，表面多有纤维化。④Ⅳ期内痔：痔核脱出，不能及时回纳，嵌顿于外，因充血、水肿和血栓形成以致肿痛、糜烂和坏死，即嵌顿性内痔。直肠脱垂可分为三度：①Ⅰ度脱垂：为直肠黏膜脱出，脱出物淡红色，长3～5cm，触之柔软，无弹性，不易出血，便后可自行回纳。②Ⅱ度脱垂：为直肠全层脱出，脱出物长5～10cm，呈圆锥状，淡红色，表面为环状而有层次的黏膜皱襞，触之较厚，有弹性，肛门松弛，便后有时需用手回复。③Ⅲ度脱垂：直肠及部分乙状结肠脱出，长达10cm以上，呈圆柱形，触之很厚，肛门松弛无力。

76.【答案】C

【解析】患者稍劳即有尿道白浊溢出，头晕、精神不振、腰膝酸软，均为肾精不固之象，阳痿、早泄、脉沉为肾虚不能固护精微外漏之象，故治宜温肾固精。

77.【答案】D

【解析】晋末出现了我国现存的第一部外科专著《刘涓子鬼遗方》。《外科精义》《世医得效方》为元代外科著作，《外科正宗》为明代作品。葛洪的《肘后备急方》中有最早用含碘食物治疗甲状腺疾病的记载。

78.【答案】C

【解析】水肿可分为阳水与阴水。阳水病因多为风邪、疮毒、水湿。发病较急，每成于数日之间，肿多由面目开始，自上而下，继及全身，肿处皮肤绷急光亮，按之凹陷即起，故C选项错误；兼有寒热等表证，属表、属实，一般病程较短，《金匮要略》之风水、皮水多属此类。阴水病因多为饮食劳倦，先天或后天因素所致的脏腑亏损；发病缓慢，肿多由足踝开始，自下而上，继及全身，肿处皮肤松弛，按之凹陷不易恢复，甚则按之如泥，属里、属虚或虚实夹杂，病程较长。

79.【答案】E

【解析】关格是由于脾肾虚衰，气化不利，浊邪壅塞三焦，导致小便不通与呕吐并见为主要临床特征的一种危重病证。分而言之，小便不通谓之关，呕吐时作谓之格。多见于水肿、淋证、癃闭等病证的晚期。

80.【答案】E

【解析】贯穿结扎法的适应证：Ⅱ、Ⅲ期内痔，对纤维型内痔更为适宜。

A3型

答题说明：共用题干题单选题，每一道考题是以一个小案例出现的，其下面都有A、B、C、D、E五个备选答案。请从中选择一个最佳答案。（不能退回上一题，只能往下做题）

81.【答案】B

【解析】喉中可见哮鸣音，辨为哮证，呛咳阵作，见咳痰色黄，烦闷不安，口苦，面赤，舌苔黄腻，舌红，脉滑数为炽热火盛之象，故辨为热哮，治法：清热宣肺，化痰定喘。代表方：定喘汤。

82.【答案】C

【解析】哮证肺气壅实，痰鸣息涌，不得平卧，加葶苈子、地龙。

83.【答案】E

【解析】哮证若日久不愈，则虚实错杂；若大发作或发作呈持续状态时，易导致喘脱危候。

84.【答案】D

【解析】哮证病久热盛伤阴，气急难续，痰少质黏，口咽干燥，舌红少苔，脉细数，当养阴清热化痰，加沙参、知母、天花粉。

85.【答案】A

【解析】哮证预防调护：注意保暖，防止感冒，避免因寒冷空气的刺激而诱发。根据身体情况，做适当的体育锻炼，以逐步增强体质，提高抗病能力。饮食宜清淡，忌肥甘油腻、辛辣刺激，防止生痰生火，避免海膻发物。避免烟尘异味。保持心情舒畅，避免受不良情绪的影响。劳逸适当，防止过度疲劳。平时可常服玉屏风散、金匮肾气丸等扶正固本药物，以调护正气，提高抗病能力。

86.【答案】B

【解析】心主血，肺主气，心肺气虚，气不行血，心脉瘀阻，则心悸，胸闷气短，唇甲发绀，动辄耗气，故活动后症状加剧等症；故其基本病机为心肺气虚，心血瘀阻。

87.【答案】A

【解析】治疗宜补益心肺，活血化瘀。

88.【答案】C

【解析】保元汤可益气温阳，主治虚损劳怯，元气不足证；桃红四物汤可养血活血，主治血虚兼血瘀证。

89.【答案】B

【解析】阳气不足，阴寒内盛，不能温养脏腑，气血化生不足，冲任不充，血海满溢延迟，故月经推迟、量少；阳虚血失温煦，故经色淡红，质稀；阳虚不能温煦子宫，故小腹隐痛，喜暖喜按；阳虚肾气不足，外府失养，故腰酸无力；阳虚内寒，膀胱失于温煦，则小便清长，大便稀溏，舌淡苔白，脉沉细或细弱，为虚寒之征。故辨证为虚寒证，治宜温阳散寒、养血调经，故选用《金匮要略》温经汤。《妇人大全良方》温经汤主治月经后期之实寒证。本病若治疗不及时或失治，日久病深，常可发展为闭经，应积极治疗。

90. 【答案】C

【解析】同第89题【解析】。

91. 【答案】D

【解析】疳积上目眼部检查可见白睛干燥，污暗萎黄，眼珠转动时近黑睛缘之白睛可见较多与黑睛缘平行的向心性皱褶，随之逐渐变为基底向着黑睛缘略带银白色的三角形干燥斑。

92. 【答案】E

【解析】高风内障相当于西医学的原发性视网膜色素变性。本病为遗传性疾病，多为双眼发病。

93. 【答案】D

【解析】一般肌肉浅薄或内有重要脏器处宜浅刺；肌肉丰厚之处宜深刺；阳证、表证、新病宜浅刺；阴证、里证、久病宜深刺；年老体弱，气血衰退，小儿娇嫩，稚阴稚阳，均不宜深刺；中青年身强体壮者，可适当深刺；形瘦体弱者，宜浅刺；形盛体强者，可适当深刺；"春夏宜刺浅，秋冬宜刺深"。针刺后浅部不得气，宜插针至深部以催气；深部不得气，宜提针至浅部以引气。

94. 【答案】E

【解析】同第93题【解析】。

95. 【答案】D

【解析】患者反复发作，邪气实而正气虚，因痰浊壅肺，则见咳嗽痰多，气急，胸闷，苔腻；肾虚于下，则见腰酸膝软，下肢欠温，脉沉细；证属肺实肾虚的上实下虚证。

96. 【答案】D

【解析】患者证属肺实肾虚的上实下虚证，治宜化痰降逆、温肾纳气，方选苏子降气汤加减治疗。上实为主，加杏仁、白芥子、莱菔子；下虚为主，加补骨脂、胡桃肉、紫石英。

97. 【答案】A

【解析】同第96题【解析】。

98. 【答案】B

【解析】夜间难以入睡2个月，可辨为不寐，即失眠，伴见心悸健忘，肢倦乏力，纳少，面色少华，舌淡，苔薄白，脉细弱，为脾胃气血亏虚、心血失养之象，辨证为心脾两虚。

99. 【答案】C

【解析】对证治疗，宜健脾养血、安神养心，故选C。

100. 【答案】D

【解析】健脾养血养心代表方为归脾汤，故选D。

101. 【答案】B

【解析】患者因肝失条达，横逆侮脾，脾运无权，导致肝气乘脾而引起泄泻，可用痛泻要方调和肝脾止泻。泄泻日久不愈，气郁不解，转入血络，可从化瘀入手，方用血府逐瘀汤等。

102. 【答案】A

【解析】同第101题【解析】。

103. 【答案】B

【解析】同第101题【解析】。

104. 【答案】C

【解析】同第101题【解析】。

105. 【答案】C

【解析】根据症状其辨证分型为痴呆之痰浊蒙窍证，治以豁痰开窍、健脾化浊，代表方为涤痰汤加减。

106. 【答案】E

【解析】同第105题【解析】。

107. 【答案】B

【解析】同第105题【解析】。

108. 【答案】D

【解析】肺炎诊断依据：①新近出现的咳嗽、咳痰，或原有呼吸道疾病症状加重，并出现脓性痰；②伴或不伴胸痛；③发热；④肺实变体征和（或）湿性啰音，WBC > 10×10^9/L 或 < 4×10^9/L，伴或不伴核左移；⑤胸部X线检查显示片状、斑片状浸润性阴影或间质性改变，伴或不伴胸腔积液。以上①~④中任何一项加⑤除外肺结核、肺部肿瘤、非感染性肺间质疾病、肺水肿、肺不张、肺栓塞、肺嗜酸性粒细胞浸润症、肺血管炎等可建立临床诊断。

109. 【答案】A

【解析】肺炎治疗无效的原因：药物未覆盖致病菌，细菌耐药，特殊病原体感染如结核杆菌、真菌、病毒，出现并发症，存在影响疗效的宿主因素。

110. 【答案】D

【解析】特发性血小板减少性紫癜是由于患者对自身血小板抗原免疫失耐受，产生体液免疫和细胞免疫介导的血小板过度破坏与血小板生成受抑，导致血小板减少，伴或不伴皮肤、黏膜出血。上感史可以是该病的诱因，特发性血小板减少性紫癜骨髓象表现为巨核细胞发育成熟障碍。

111. 【答案】E

【解析】特发性血小板减少性紫癜新诊断患者的一线治疗为糖皮质激素、静脉输注丙种球蛋白；二线治疗为药物治疗（如促血小板生成素）、脾切除；其中脾切除应慎重选择，切除前必须重新对ITP的诊断进行评价，只有确诊为ITP，常规糖皮质激素治疗4～6周无效，病程6个月以上，才考虑。血小板很低时需要输新鲜血小板，属于急症处理治疗，所以最佳答案为E。

112.【答案】D

【解析】患者臀部结块漫肿不红，质地坚硬，有疼痛，无全身症状，进展缓慢，诊断为慢性臀痈，多因湿痰凝结所致，或注射药液吸收不良所引起，治宜选用桃红四物汤合仙方活命饮和营活血，利湿化痰。

113.【答案】C

【解析】同第111题【解析】。

114.【答案】B

【解析】同第111题【解析】。

115.【答案】C

【解析】右上肢肩关节烧伤，相当于单侧上臂，即（5+6+7）/2=9%。右下肢膝关节以下烧伤，相当于单侧小腿，即13/2=6.5%。右足部烧伤，即7/2=3.5%，故烧伤总面积为9%+6.5%+3.5%=19%。

116.【答案】A

【解析】体重60kg×面积19%×1.5+2000=3710（mL）。

117.【答案】B

【解析】患者已经出现休克征象，液体疗法是防治烧伤休克的主要措施。烧伤休克期能否平稳度过，对预后至关重要。其他选项都是后续处理措施。

118.【答案】C

【解析】抗休克期应严密观察，根据患者的情况调整输液成分及速度，有价值的指标首选是尿量，成人不少于20mL/h，以30～50mL为宜。其他指标还有是否烦躁不安、有无明显口渴、脉搏心跳、收缩压（是否在90mmHg以上）和脉压（20mmHg以上）、呼吸是否平稳，同时注意保持呼吸道通畅。

119.【答案】C

【解析】新产血室正开，百脉俱虚，邪毒乘虚内侵损及胞宫、胞脉，正邪交争，致令发热恶寒；邪毒与血相搏，结而成瘀，胞脉阻滞，则小腹疼痛拒按，恶露色紫暗；热迫血行则量多，热与血结则量少；热毒熏蒸，故恶露质如败酱，其气臭秽；热扰心神，则心烦不宁；热为阳邪，灼伤津液，则口渴喜饮，小便短赤，大便燥结。舌红，苔黄而干，脉数有力，为毒热内盛之征。故其治法为清热解毒、凉血化瘀，方用解毒活血汤，此方主治温毒初起，上吐下泻，转筋。

120.【答案】C

【解析】同第119题【解析】。

121.【答案】A

【解析】患者辨证为毒热内盛证，其治法为清热解毒，凉血化瘀；方用解毒活血汤。患者因热入气分，耗气伤津，则见高热不退、烦渴多汗，尿少色黄，脉虚大而数，故可配合白虎加人参汤以清热养阴生津。

122.【答案】B

【解析】该患者下腹部有结块，触之不坚，固定难移，经行量多，带下量多，当诊断为癥瘕；舌体胖大，紫暗，苔白厚腻，脉沉涩故应辨为痰湿瘀结证，治以化痰除湿，方选苍附导痰汤。

123.【答案】E

【解析】同第122题【解析】。

124.【答案】A

【解析】同第122题【解析】。

125.【答案】E

【解析】根据患者的临床表现下腹痛及检查宫颈举痛、阴道分泌物见大量白细胞等可考虑为盆腔炎性疾病，治疗应首选广谱抗生素及联合用药，本病诊断后48小时内及时用药将明显降低后遗症的发生。

126.【答案】B

【解析】同第125题【解析】。

127.【答案】B

【解析】热毒壅盛于少阳经脉，气血凝滞不通，则两侧耳下腮部肿胀疼痛，坚硬拒按，张口咀嚼困难；邪毒炽盛，故高热，口渴欲饮；热毒上乘咽部，故咽红肿痛；热毒上扰清阳，故头痛；热毒蕴结于中焦，脾胃失职，故纳少；热伤津液，故大便秘结，尿少而黄；舌红苔黄，脉滑数为热毒内蕴之象。故患者辨证为热毒蕴结证。

128.【答案】D

【解析】痄腮之热毒蕴结证的治法为清热解毒，散结软坚。

129.【答案】A

【解析】治疗痄腮之热毒蕴结证，首选普济消毒饮加减。

130.【答案】B

【解析】邪毒炽盛，则高热不退；热扰心神，则烦躁不安；热毒上扰清阳，则头痛项强；胃气上逆，则见呕吐；邪陷心肝，闭窍动风，则嗜睡神昏，四肢抽搐；邪毒结于腮部不散，则腮部肿胀疼痛。舌红，苔黄，脉弦数为邪陷于内之象。辨证为邪陷心肝证，治法为清热解毒、息风开窍，首选清瘟败毒饮加减。

131.【答案】D

【解析】邪毒不清，内传足厥阴肝经，足厥阴肝经循少腹络阴器，邪毒蕴结睾腹，则一侧睾丸肿胀疼痛，痛时拒按；邪毒阻于中焦，脾胃纳运失常故恶心呕吐，腹胀泄泻；舌红苔黄，脉数为邪毒在内之象。辨证为毒窜睾腹证，治法为清肝泻火、活血止痛，首选龙胆泻肝汤加减。

132.【答案】B
【解析】面痛的发病多与外感邪气、情志不调、外伤等因素有关。以面部疼痛为主诉可辨为面痛。

133.【答案】A
【解析】本案例属于外感寒邪所致面痛，治疗应疏通经络、祛风止痛。

134.【答案】D
【解析】面痛所选主穴为下关、风池、合谷、内庭、太冲。风寒证配风池、列缺；风热证配曲池、尺泽；气血瘀滞配太冲、三阴交；肝胃火盛配行间、阳陵泉。

135.【答案】C
【解析】过食而腹泻，伴腹胀痛，泻后腹胀痛缓解，大便量多酸臭，口臭纳呆，苔厚脉滑，属伤食泻，治疗处方为补脾经、清大肠、揉板门、运内八卦、揉中脘、摩腹、揉天枢、揉龟尾。

136.【答案】A
【解析】患儿腹泻日久，经常反复发作，面色苍白，食欲不振，便中有食物残渣，舌淡苔薄，脉濡，证属脾虚，治疗处方补脾经、补大肠、推三关、摩腹、揉脐、推上七节骨、揉龟尾、捏脊。

137.【答案】C
【解析】以头晕目眩、天旋地转为主症，可辨为耳眩晕，甚或可见恶心、呕吐。

138.【答案】E
【解析】患者头痛，胸胁苦满，少寐多梦。舌红，苔黄，脉弦数，是肝气郁结、化火生风，上扰清阳、灼伤津液之象，可辨为肝风内动证，代表方为天麻钩藤饮加减。

A4型

答题说明：共用题干题单选题，每一道考题是以一个小案例出现的，其下面都有A、B、C、D、E五个备选答案。请从中选择一个最佳答案。（不能退回上一题，只能往下做题）

139.【答案】B
【解析】患者恶寒、发热，舌苔薄白，脉浮紧，属风寒表证。

140.【答案】D
【解析】对证治疗，宜疏风散寒、退翳明目，各选项中，只有荆防败毒散能够疏散风寒解表。

141.【答案】A
【解析】患者症见腹中气聚，攻窜胀痛，时聚时散，脘闷纳呆，舌苔白腻，脉象弦缓，是肝气不畅、气血涩滞、壅塞不通而致，当辨为肝气郁滞型积聚。此证治以疏肝解郁、行气散结，方用逍遥散、木香顺气散，如胀痛甚者，加用川楝子、延胡索、木香行气止痛；如寒湿中阻，腹胀，苔白腻者，加用苍术、厚朴、陈皮、砂仁温化湿邪。

142.【答案】D
【解析】同第141题【解析】。

143.【答案】D
【解析】同第141题【解析】。

144.【答案】A
【解析】同第141题【解析】。

145.【答案】A
【解析】同第141题【解析】。

146.【答案】C
【解析】根据患者呕血与黑粪、贫血、失血性周围循环衰竭，实验室检查等可诊断为消化道出血。

147.【答案】D
【解析】胃镜及结肠镜是诊断上、下消化道出血病因、部位和出血情况的首选方法，它不仅能直视病变、取活检，对于出血灶还可进行及时准确的止血治疗。

148.【答案】D
【解析】消化道大量出血病情急、变化快，抗休克及迅速补充血容量治疗应放在一切医疗措施的首位。

149.【答案】B
【解析】根据患者反复发热，关节肿痛，面部蝶形红斑，血尿、蛋白尿等可初步诊断为系统性红斑狼疮。

150.【答案】C
【解析】抗核抗体见于几乎所有的系统性红斑狼疮患者。

151.【答案】A
【解析】对于系统性红斑狼疮患者，一般应首选糖皮质激素治疗。

152.【答案】A
【解析】白疕是一种以红斑、丘疹、鳞屑损害为主要表现的慢性复发性炎症性皮肤病，其临床特点是红斑基础上覆盖多层银白色鳞屑，刮去鳞屑有薄膜及露水样出血点，病程较长，反复发作，不易根治。根据患者基本临床表现，可考虑为白疕。患者因机体蕴热偏盛阻于肌肤，壅结不散而发，内外合邪，蕴于血分，血热生风而见诸症，故辨证为血热内蕴证。本证治宜清热凉血，解毒消斑；犀角地黄汤功效为清热解毒，凉血散瘀，故选此方。本病相当于西医学之银屑病。

153.【答案】C
【解析】同第152题【解析】。

154.【答案】B
【解析】同第152题【解析】。

155.【答案】A
【解析】同第152题【解析】。

156.【答案】C
【解析】根据患者表现诊断为精癃。精癃的诊断要点：多见于老年男性。逐渐出现进行性尿频，以夜间为明显，并伴排尿困难，尿线变细，严重时可有尿闭或小便失禁。直肠指诊示精室肥大，表面光滑而无结节，边缘清楚，中等硬度而富弹性，中央沟变浅或消失。超声检查示前列腺大小测定较正常增大，膀胱残留尿大于60mL。

157.【答案】E
【解析】气血阻滞，运行不畅，故小便不畅，点滴而下；气机运行不畅，不通则痛，则小腹急满胀痛；舌暗，苔白，脉涩均为气滞血瘀之象，辨证为气滞血瘀证。

158.【答案】D
【解析】精癃之气滞血瘀证的治法为行气活血，通窍利尿。

159.【答案】C
【解析】治疗精癃之气滞血瘀证首选沉香散加减。

160.【答案】A
【解析】精癃气滞血瘀证伴血尿者，酌加大蓟、小蓟、三七。其余选项的药物无治疗血尿之功。

161.【答案】C
【解析】阳气不足，阴寒内盛，不能温养脏腑，气血化生不足，冲任不充，血海满溢延迟，故月经推迟、量少；阳虚血失温煦，故经色淡红，质稀；阳虚不能温煦子宫，故小腹隐痛，喜暖喜按；阳虚肾气不足，外府失养，故腰酸无力；阳虚内寒，膀胱失于温煦，则小便清长，大便稀溏，舌淡苔白，脉沉细或细弱，为虚寒之征。故辨证为虚寒证，治宜温阳散寒、养血调经，故选用《金匮要略》温经汤。《妇人大全良方》温经汤主治月经后期之实寒证。

162.【答案】B
【解析】同第160题【解析】。

163.【答案】C
【解析】月经后期若治疗不及时或失治，日久病深，常可发展为闭经，故应积极治疗。

164.【答案】C
【解析】根据患者临床表现下腹疼痛及检查附件区肿块，蒂部触痛明显，血hCG阴性等可考虑为卵巢囊肿蒂扭转，确诊本病应立即手术治疗。

165.【答案】A
【解析】同第164题【解析】。

166.【答案】D
【解析】生育年龄女性有继发性痛经且进行性加重、不孕或慢性盆腔痛，盆腔检查结果，以及与子宫相连的囊性包块或盆腔内有触痛性结节，即可初步诊断为子宫内膜异位症，腹腔镜检查是确诊内异症的标准方法。

167.【答案】A
【解析】同第166题【解析】。

168.【答案】E
【解析】根据患儿表现诊断为咳嗽之风热咳嗽。风热犯肺，肺失清肃，气道不宣而见上述症状。

169.【答案】C
【解析】咳嗽之风热咳嗽的治法为疏风清热，宣肃肺气。

170.【答案】D
【解析】治疗咳嗽之风热咳嗽，首选桑菊饮加减。

171.【答案】A
【解析】风热咳嗽证，发热甚，加生石膏、黄芩。咳嗽痰多者，加瓜蒌皮、天竺黄。喉核赤肿疼痛者，加板蓝根、射干、玄参。

172.【答案】B
【解析】胸部X线检查可初步判断感染病灶，如胸片存在异常需进一步排查或经治疗症状未见明显改善者，可行胸部CT检查。痰培养提示相应病原体的感染。

173.【答案】D
【解析】根据患儿表现诊断为疳证之疳积证。初起面黄发疏，食欲欠佳，形体略瘦，大便不调，精神如常者，谓之疳气，属脾胃失和、病情轻浅之虚证、轻证；病情进展，见形体明显消瘦，肚腹膨隆，烦躁多啼，夜卧不宁，善食易饥或嗜食异物者，称为疳积，属脾虚夹积、病情较重之虚实夹杂证；若病程久延失治，而见形体极度消瘦，貌似老人，不思饮食，腹凹如舟，精神萎靡者，谓之干疳，属脾胃衰败、津液消亡之虚证重证。

174.【答案】A
【解析】疳积证的治法为消积理脾，和中清热。调和脾胃、益气助运为疳气证的治法。健脾温阳、利水消肿为疳肿胀证的治法。补脾益气、养血活血为干疳证的治法。清心泻火、滋阴生津为口疳证的治法。

175.【答案】E

【解析】治疗疳积证首选肥儿丸加减。资生健脾丸主治疳气证,八珍汤主治干疳证,泻心导赤散主治口疳证,防己黄芪汤主治疳肿胀证。

176.【答案】C

【解析】腹胀明显者,加枳实。大便秘结者,加火麻仁、郁李仁。火麻仁甘平,质润多脂,能润肠通便,且又兼有滋养补虚作用。郁李仁质润多脂,润肠通便作用类似火麻仁而力较强,且润中兼可行大肠之气滞。牵牛子、巴豆霜有毒,均为峻下逐水药,应排除。

177.【答案】D

【解析】两目干涩,畏光羞明,眼角赤烂,白翳遮睛为眼疳证,治法为养血柔肝、滋阴明目,首选石斛夜光丸加减。

178.【答案】E

【解析】患者小便量少,点滴而出3天,近半日突然小便点滴不通,诊断为癃闭。膀胱湿热,气机不利,故小便点滴不通,小腹胀满;湿热熏灼津液,故口苦口黏,口干不欲饮,大便不爽;舌红苔黄腻,脉数或濡数,乃湿热内蕴之象,辨证为膀胱湿热证。

179.【答案】B

【解析】癃闭之膀胱湿热证的治法为清利湿热、通利小便,首选八正散加减。

180.【答案】B

【解析】题干所述症状为心经热盛所致,导赤散清心利水养阴,主治心经火热证。竹叶石膏汤清热生津,益气和胃,主治伤寒、温病、暑病余热未清,气阴两伤,胃气不和证。朱砂安神丸镇心安神,清热养血,主治心火亢盛、阴血不足证。天王补心丹滋阴养血、补心安神,主治阴虚血少、神志不安证。知柏地黄丸滋阴降火,主治肝肾阴虚、虚火上炎证。

181.【答案】E

【解析】如尿有砂石,排尿涩痛,加金钱草、海金沙。金钱草利尿通淋,善消结石,尤宜于治疗石淋。海金沙其性下降,善清小肠、膀胱湿热,尤善止尿道疼痛,为治诸淋涩痛之要药。如尿色深红,或夹有血块,加蒲黄、藕节。

182.【答案】C

【解析】癃闭进一步恶化,可转变为关格。关格一般起病较缓慢,多有水肿、淋证、癃闭等病史。呕吐及小便不通为关格主症,但须先有小便不通,而后出现呕吐,方可诊断为关格。病程中可出现神疲乏力,腰膝酸痛,头晕,头痛,严重者伴喘促、抽搐,甚至昏迷。

183.【答案】C

【解析】脊髓后索损伤会出现深感觉障碍。

184.【答案】E

【解析】感觉性共济失调,即脊髓性共济失调,为脊髓后根后索病损造成深感觉障碍所引起。题干说明脊髓后索损伤,考虑可能出现此病。

185.【答案】C

【解析】桡骨茎突狭窄性腱鞘炎多由慢性积累性损伤引起,手腕部长期劳累过度可导致本病的发生,腕部桡侧疼痛,提物乏力,桡骨茎突处有隆起,或可有结节,在桡骨茎突及第1掌骨基底部之间有压痛,握拳试验阳性。体弱血虚、血不荣筋者更容易发生本病,故治疗应以调养气血、舒筋活络为主。

186.【答案】A

【解析】同第185题【解析】。

187.【答案】A

【解析】闪火法适用于人体各部位,可采用留罐、闪罐、走罐等方式,临床最为常用。

188.【答案】D

【解析】正确描述为反复推拉。故选D。

189.【答案】C

【解析】闪罐适用于肌肉较松弛,吸拔不紧或留罐有困难之处,以及局部皮肤麻木或功能减退的虚证患者。

190.【答案】E

【解析】针罐法有三种,留针拔罐、出针拔罐、刺络拔罐。留针拔罐是在毫针针刺留针时,以针为中心拔罐,留置规定时间后,起罐再起针。针罐同时存在,故选E。

191.【答案】C

【解析】腰椎间盘突出症的主要临床症状:腰痛和下肢坐骨神经放射痛。主要体征:腰部压痛和叩痛,腰部活动受限、皮肤感觉障碍、肌力减退或肌萎缩,直腿抬高试验阳性,加强试验阳性,患者符合以上描述,故诊断为腰椎间盘突出症。

192.【答案】D

【解析】腰椎间盘突出症治疗以手法治疗为主,配合牵引、药物、卧床及练功等治疗,必要时行手术治疗。病程时间长、反复发作、症状严重者,中央型突出压迫马尾神经者,合并椎管狭窄、神经根管狭窄且经保守治疗无效者,可手术治疗。本患者经一般治疗无效,故只能选择手术治疗。

193.【答案】B

【解析】患者症见咳嗽气粗,面赤身热,口干欲饮,舌苔黄腻,舌红,脉数,此为痰热壅肺、肺失肃降,证属痰热郁肺咳嗽,故治宜选用清热化痰、豁痰止咳,方用清金化痰汤。

194.【答案】C

【解析】同第193题【解析】。

195.【答案】E

【解析】同第193题【解析】。

C型题

答案说明：案例分析题，题干以案例形式出现，其下面都有A、B、C、D、E、F、G等备选答案，其中有一个或多个答案，选对得分，选错扣分，按权重系数给分，直至本题扣至0分。（不能退回上一题，只能往下做题）

196. 【答案】F
【解析】患儿有明确的伤食史，并出现便秘，可辨为食积便秘，主方枳实导滞丸。

197. 【答案】ABCDEF
【解析】食积便秘，治疗主方枳实导滞丸，常用药：枳实、焦神曲、大黄、黄连、黄芩、茯苓、白术、焦山楂，槟榔亦可消食导滞，故全选。

198. 【答案】D
【解析】以颜面眼睑水肿3天为主诉，可辨为水肿，起病急，颜面浮肿，是风热表证之水肿的辨证要点。

199. 【答案】B
【解析】水肿风热表证的治法：疏风利水。主方：麻黄连翘赤小豆汤（《金匮要略》）加减。常用药：麻黄、连翘、赤小豆、杏仁、车前草、茯苓、桔梗、泽泻。各选项中，银翘散辛凉解表疏散风热，越婢汤为利湿剂，具有疏风解表、宣肺利水之功效可治疗风水证。

200. 【答案】AD
【解析】患者目前症状属于水肿变证。全身水肿、呛咳、气急、心悸、烦躁、唇指青紫、舌暗红，舌苔白腻，脉沉细无力是变证之水凌心肺的辨证要点，治法：泻肺逐水，温阳扶正。主方：己椒苈黄丸（《金匮要略》）合参附汤（《正体类要》）。

201. 【答案】B
【解析】同第200题【解析】。

202. 【答案】E
【解析】应用地高辛的患者在利尿、腹泻的情况下易出现低钾，患者出现的心律失常有可能是低钾导致的，也有可能是洋地黄中毒导致的，所以在没有完全明确的情况下，首先停用洋地黄，并查血钾是最好的措施，即使是洋地黄中毒，也建议立即停药。患者心率48次/分，没有血流动力学异常，在停用地高辛、补钾的情况下心率可能很快恢复正常。

203. 【答案】BCDEFH
【解析】心力衰竭的诱因有：①感染是最常见和最重要的诱因；②心律失常；③血容量增加，如钠盐摄入过多、输液过多过快；④过度体力消耗或情绪激动，如妊娠后期及分娩过程、暴怒等；⑤治疗不当，如不恰当停用利尿药物或降压药；⑥原有心脏病变加重或发其他疾病：如冠心病发生心肌梗死，或合并甲亢、贫血等。

204. 【答案】ACDE
【解析】心肌梗死的主要危险因素包括吸烟、高血压、糖尿病、高脂血症等。这些因素都与动脉粥样硬化的形成和发展密切相关，从而增加心肌梗死的风险。

205. 【答案】BCDE
【解析】夜间阵发性呼吸困难主要与以下四方面有关：①睡眠时迷走神经兴奋性增高，冠状动脉收缩，心肌供血不足，心功能较低；②小支气管收缩，肺通气量减少；③仰卧位时，肺活量减少，静脉回流血量增多，导致肺淤血加重；④呼吸中枢敏感性降低，对缺氧反应迟钝。

206. 【答案】B
【解析】消化性溃疡最常见的并发症包括：出血、穿孔、幽门梗阻、癌变等，其中出血是消化性溃疡最常见的并发症，也是上消化道大出血最常见的病因。

207. 【答案】DFGHIJ
【解析】幽门螺杆菌感染可引起慢性胃炎、胃溃疡、十二指肠溃疡、胃癌、胃黏膜相关性淋巴样组织淋巴瘤（MALT），功能性消化不良。

208. 【答案】AC
【解析】特殊类型的消化性溃疡有复合溃疡、幽门管溃疡、球后溃疡、巨大溃疡、老年人消化性溃疡、难治性溃疡等。

209. 【答案】BDG
【解析】雷尼替丁、法莫替丁是H_2受体拮抗剂，枸橼酸铋钾是铋剂。

210. 【答案】D
【解析】丹毒好发于下肢或面部，炎症呈片状红疹，色鲜似玫瑰，界限清楚，用手指轻压，红色即可消退，除去压力，红色很快恢复。下肢丹毒反复发作应考虑有血丝虫感染。

211. 【答案】C
【解析】治疗时注意卧床休息，抬高患肢。局部可用50%硫酸镁液湿敷。全身应用抗菌药物，如静脉滴注青霉素、头孢菌素类敏感抗生素。丹毒一般无需进行手术治疗。

212. 【答案】ABDEF
【解析】本患者符合多囊卵巢综合征的诊断，此病常伴有高催乳素血症，可能为无排卵性闭经。患者短期内减肥体重下降过快，也不能排除中枢性闭经、卵巢早衰和甲状腺功能减退的可能。

213. 【答案】ABCEF

【解析】多囊卵巢综合征的治疗原则为：调整月经周期、治疗高雄激素与胰岛素抵抗，兼以生活方式调整，同时注意预防远期并发症的发生。卵巢打孔术是治疗多囊卵巢综合征导致的无排卵性不孕的方法，未婚患者此方法不适宜。在治疗过程中应监测血清女性激素和血生化指标。

214. 【答案】C

【解析】临床以形体消瘦，面色无华，毛发干枯，精神萎靡或烦躁，饮食异常，大便不调为特征的一类疾病为疳证。患者形体日渐消瘦，食欲不振、困倦喜卧，易发脾气，腹胀，精神欠佳，面色萎黄少华，毛发稍稀，故辨为疳证。

215. 【答案】C

【解析】脾虚健运失司则不思饮食，大便干稀不调；气机不畅则腹胀，性急易怒；脾虚失于濡养则精神欠佳，形体略瘦，或体重不增，面色萎黄少华，毛发稀疏；舌淡，苔薄微腻，脉细有力，指纹淡均为疳气之征。

216. 【答案】CE

【解析】本病需要与厌食、积滞相鉴别。

参考文献

[1] 汪建荣. 卫生法[M]. 5版. 北京：人民卫生出版社，2018.
[2] 吴勉华，石岩. 中医内科学[M]. 5版. 北京：中国中医药出版社，2021.
[3] 张伯礼，吴勉华. 中医内科学[M]. 4版. 北京：中国中医药出版社，2017.
[4] 李冀，连建伟. 方剂学[M]. 4版. 北京：中国中医药出版社，2016.
[5] 周祯祥，唐德才. 中药学[M]. 2版. 北京：中国中医药出版社，2016.
[6] 李灿东. 中医诊断学[M]. 4版. 北京：中国中医药出版社，2016.
[7] 陈红风. 中医外科学[M]. 4版. 北京：中国中医药出版社，2016.
[8] 谈勇. 中医妇科学[M]. 4版. 北京：中国中医药出版社，2016.
[9] 马融. 中医儿科学[M]. 4版. 北京：中国中医药出版社，2016.
[10] 刘蓬. 中医耳鼻咽喉科学[M]. 4版. 北京：中国中医药出版社，2016.
[11] 彭清华. 中医眼科学[M]. 4版. 北京：中国中医药出版社，2016.
[12] 葛均波，徐永健，王辰. 内科学[M]. 9版. 北京：人民卫生出版社，2018.
[13] 陈孝平，汪建平，赵继宗. 外科学[M]. 9版. 北京：人民卫生出版社，2018.
[14] 万学红，卢雪峰. 诊断学[M]. 9版. 北京：人民卫生出版社，2018.
[15] 王卫平，孙锟，常立文. 儿科学[M]. 9版. 北京：人民卫生出版社，2018.
[16] 谢幸，孔北华，段涛. 妇产科学[M]. 9版. 北京：人民卫生出版社，2018.
[17] 张学军，郑捷. 皮肤性病学[M]. 9版. 北京：人民卫生出版社，2018.
[18] 杨培增，范先群. 眼科学[M]. 9版. 北京：人民卫生出版社，2018.
[19] 孙虹，张罗. 耳鼻咽喉头颈外科学[M]. 9版. 北京：人民卫生出版社，2018.
[20] 贾建平，陈生弟. 神经病学[M]. 8版. 北京：人民卫生出版社，2018.
[21] 梁繁荣，王华. 针灸学[M]. 4版. 北京：中国中医药出版社，2016.
[22] 高树中，杨骏. 针灸治疗学[M]. 4版. 北京：中国中医药出版社，2016.
[23] 方敏，宋柏林. 推拿学[M]. 北京：中国中医药出版社，2016.
[24] 刘明军，王金贵. 小儿推拿学[M]. 2版. 北京：中国中医药出版社，2016.
[25] 黄晓琳，燕铁斌. 康复医学[M]. 5版. 北京：人民卫生出版社，2013.
[26] 黄桂成，王拥军. 中医骨伤科学[M]. 5版. 北京：中国中医药出版社，2021.
[27] 范炳华. 推拿治疗学[M]. 北京：中国中医药出版社，2016.
[28] 林果为，王吉耀，葛均波. 实用内科学[M]. 15版. 北京：人民卫生出版社，2017.
[29] 郭曲练，姚尚龙. 临床麻醉学[M]. 4版. 北京：人民卫生出版社，2016.
[30] 李文志，姚尚龙. 麻醉学[M]. 4版. 北京：人民卫生出版社，2018.
[31] 吴孟超，吴在德. 黄家驷外科学[M]. 7版. 北京：人民卫生出版社，2012.
[32] 韩萍，于春水. 医学影像诊断学[M]. 4版. 北京：人民卫生出版社，2017.
[33] 鄂明艳，董丽华. 肿瘤放射治疗学[M]. 4版. 北京：人民卫生出版社，2022.
[34] 任芸芸，董晓秋. 妇产科超声诊断学[M]. 北京：人民卫生出版社，2019.
[35] 中国医师协会超声医师分会. 中国妇科超声检查指南[M]. 北京：人民卫生出版社，2017.
[36] 陈金水. 中医学[M]. 9版. 北京：人民卫生出版社，2018.
[37] 程海英. 程海英《针灸学》精品课程教案[M]. 北京：中国古籍出版社，2013.
[38] 王富春，马铁明. 刺法灸法学[M]. 北京：中国中医药出版社，2016.
[39] 田伟. 实用骨科学[M]. 2版. 北京：人民卫生出版社，2016.
[40] 刘家琦，李凤鸣. 实用眼科学[M]. 3版. 北京：人民卫生出版社，2010.
[41] 陈灏珠，林果为，王吉耀. 实用内科学[M]. 14版. 北京：人民卫生出版社，2013.
[42] 步宏，李一雷. 病理学[M]. 9版. 北京：人民卫生出版社，2018.
[43] 李兰娟，任红. 传染病学[M]. 9版. 北京：人民卫生出版社，2018.
[44] 马家骥，窦肇华，吴建清. 人体解剖学与组织胚胎学[M]. 6版. 北京：人民卫生出版社，2009.